常见疾病护理临床实践

主编　杜　萍　贾琎蕊　刘　娟
王海燕　刘　娅　孙　琳

天津出版传媒集团
天津科学技术出版社

图书在版编目(CIP)数据

常见疾病护理临床实践 / 杜萍等主编. -- 天津 : 天津科学技术出版社, 2024. 6. -- ISBN 978-7-5742-2207-6

Ⅰ. R47

中国国家版本馆 CIP 数据核字第 202458HQ10 号

常见疾病护理临床实践

CHANGJIAN JIBING HULI LINCHUANG SHIJIAN

责任编辑：张建锋

出　　版：天津出版传媒集团 / 天津科学技术出版社

地　　址：天津市西康路 35 号

邮　　编：300051

电　　话：(022)23332400

网　　址：www.tjkjcbs.com.cn

发　　行：新华书店经销

印　　刷：廊坊市海涛印刷有限公司

开本 787×1092　1/16　印张 31.25　字数 600 000

2024 年 6 月第 1 版　2025 年 1 月第 1 次印刷

定价：180.00 元

《常见疾病护理临床实践》编委会

主　编

杜　萍（临沂市人民医院）

贾琎蕊（首都医科大学附属北京朝阳医院）

刘　娟（首都医科大学附属北京世纪坛医院）

王海燕（首都医科大学附属北京世纪坛医院）

刘　娅（首都医科大学附属北京世纪坛医院）

孙　琳（淄博市中心医院）

副主编

胡雪芹（济宁医学院附属医院）

韦艳艳（济宁医学院附属医院）

前　言

护理学是医学科学领域中的一门独立的分支学科，是以自然科学和社会科学理论为基础的研究、维护、促进、恢复人类健康的护理理论、知识、技能及其发展规律的综合性应用科学。伴随着医学及科学技术的发展、人们生活水平的提高和健康需求的增加，护理学经历了从简单的清洁卫生护理到以疾病为中心的护理，再到以患者为中心的整体护理，直至以人的健康为中心的发展过程。

全书共分为五篇，第一篇为内科常见病护理，主要包括心、脑血管病护理；第二篇为胸外科常见病护理；第三篇为乳腺科肿瘤护理；第四篇为儿科护理；第五篇为麻醉护理。本书着重介绍临床常见的护理内容，涵盖面广，资料新颖，贴近临床，科学实用，重点突出整体护理理念，可供各科护理同仁及医学院校师生参阅使用。

由于科技的飞速发展，加之学识有限，本书编写的内容中难免存在不足之处，望广大读者予以批评指正。

《常见疾病护理临床实践》　编委会

目 录

第五篇 麻醉护理

第一篇　内科常见病护理

第一章　内科护理常规

一、呼吸困难的护理常规

（一）评估要点

1. 病史

起病的缓急、发病的时间、诱因、伴随症状、严重程度、心理反应和用药情况等。

2. 身体评估

神志、面容与表情、口唇、指（趾）端皮肤颜色、呼吸的频率、深度和节律、体位、胸部体征、心率、心律等。

3. 辅助检查

血氧饱和度、动脉血气分析、胸部X线检查、CT、肺功能检查等。

（二）护理措施

（1）提供安静、舒适、洁净、温湿度适宜的环境，保持室内温度18~22℃，湿度50%~60%。

（2）每日摄入足够的热量，避免刺激性强、易于产气的食物，做好口腔护理。

（3）保持呼吸道通畅，痰液不易咳出者采用辅助排痰法，协助患者有效排痰。

（4）根据病情取坐位或半卧位，改善通气；以患者自觉舒适为原则，借助坐姿，向前倾伏于桌上；利用放置软枕或靠背架等方法，帮助患者呼吸，保持舒适，减少疲劳。

（5）根据不同疾病呼吸困难的严重程度及患者实际情况选择合理的氧疗或机械通气。

（6）遵医嘱应用支气管舒张剂、抗菌药物、呼吸兴奋药等，观察药物疗效和副作用。

（三）健康教育

（1）告知患者呼吸困难的常见诱因，指导患者识别并尽量避免诱发。

（2）指导患者进行正确、有效的呼吸功能锻炼，缩唇呼吸和腹式呼吸每天训练3~4次，每种重复8~10次。

（3）指导患者合理安排休息和活动，调整日常生活方式，循序渐进地增加活动量。

（4）指导患者配合氧疗或机械通气的方法。

二、咳嗽、咳痰的护理常规

（一）评估要点

1. 病史

有无着凉、急性上呼吸道感染、慢性支气管炎、肺结核等病史。

2. 身体评估

咳嗽的发生时间、诱因、性质、节律、与体位的关系、伴随症状，睡眠等；咳痰的难易程度，痰液的颜色、性质、量、气味和有无肉眼可见的异常物质等；生命体征、意识状态、营养状态、心理状态，有无脱水、多汗及发绀，有无干、湿啰音。

3. 辅助检查

痰液直接涂片和染色镜检（细胞学、细菌学、寄生虫学检查）、痰培养和药物敏感试验等检验结果、血气分析结果、X线胸片、纤维支气管镜检查、肺功能测定有无异常。

（二）护理措施

（1）提供整洁、舒适的环境，温湿度适宜，保持室内温度18℃～22℃，湿度50%～60%，避免灰尘和烟雾刺激，注意休息。

（2）保持舒适体位，避免诱因，注意保暖。

（3）对于慢性咳嗽者，给予高蛋白、高维生素、足够热量的饮食，避免进食辛辣食物，以免刺激引起咳嗽；痰液黏稠不易咳出者要多饮水。

4. 有效排痰

包括深呼吸和有效咳嗽、湿化和雾化疗法、胸部叩击与胸壁震荡、体位引流及吸痰等。

5. 留取痰标本并送检

密切观察咳嗽、咳痰情况，记录痰液的颜色、性状、量，正确留取痰标本并送检。

6. 正确用药

按医嘱指导患者正确用药，观察药物疗效和副作用。

（三）健康教育

（1）指导患者识别、避免诱因。

（2）告知患者养成正确的饮食习惯。

（3）指导患者配合雾化吸入并掌握正确的咳嗽咳痰方法：患者尽可能采用坐位，先进行深而慢的呼吸5～6次，其后深吸气至膈肌完全下降，屏气3～5s，继而缩唇，缓慢地通过口腔将肺内气体呼出，再深吸一口气后屏气3～5s，身体前倾，从胸腔进行2～3次短促有力的咳嗽，同时收缩腹肌，或用手按压上腹部，帮助痰液排出。

（4）对于过敏性咳嗽患者，告知其避免接触过敏原。

三、咯血的护理常规

（一）评估要点

1. 病史

既往史及个人史、伴随症状、治疗情况、心理反应。

2. 身体评估

生命体征、意识状态、面容与表情；咯血的颜色、性状及量；有无窒息的先兆症状：咯血停止、发绀、自感胸闷、心慌、大汗淋漓、喉痒有血腥味及精神高度紧张等情况。

3. 辅助检查

血常规、出凝血时间、结核菌等检查结果。

（二）护理措施

（1）嘱患者卧床休息，专人护理，保持安静，避免不必要的交谈。及时清理污染物品，保持床单位清洁干燥。

（2）向患者做必要的解释，使其放松身心，配合治疗，并告知患者感到咽喉仍有血时要轻轻咳出，严禁屏气和用力咳嗽。

（3）保持口腔清洁、舒适，咯血后及时为患者漱口。

（4）小量咯血以静卧休息为主，大咯血患者绝对卧床，取患侧卧位，减少翻动及搬动患者。出血部位不明者取仰卧位，头偏向一侧。

（5）建立静脉通道，及时补充血容量，遵医嘱使用止血药物，观察疗效及副作用。

（6）大咯血者暂禁食，小咯血者宜进少量凉或温的流质饮食，避免饮用浓茶、咖啡、酒等刺激性饮料，多饮水及多食富含纤维素食物，保持大便通畅。

（7）严密观察病情变化，监测生命体征及神志瞳孔，观察患者面色、肢端温度，准确记录咯血量、性状和每小时尿量，必要时吸氧。

（8）床旁备好急救药品如止血药、强心药、呼吸兴奋剂等，此外应备齐开口器、压舌板、舌钳、气管插管、负压吸引等抢救用品。

（三）健康教育

（1）告知患者及家属咯血发生时的正确卧位及自我紧急护理措施。

（2）向患者说明咯血时屏气是无助于止血的，应尽量将血咳出，防止窒息。

（3）指导患者合理饮食，补充营养，选择温或凉的饮食，避免进食过热、辛辣刺激及坚硬的食物。

四、恶心、呕吐的护理常规

（一）评估要点

1. 病史

评估患者有无消化系统疾病如胃肠炎、食物中毒、肠梗阻；有无中枢神经系统性疾病如脑膜炎、高血压脑病；有无怀孕等。

2. 身体评估

恶心、呕吐发生的时间、频率、原因或诱因；呕吐的特点及呕吐物的颜色、性质、量、气味，伴随的症状；生命体征、神志、营养状况、精神状态；有无脱水、水电解质紊乱、酸碱平衡失调表现；注意腹部体征。

3. 辅助检查

呕吐物、毒物分析或细菌培养等检查结果。

（二）护理措施

（1）有呕吐前驱症状时协助患者取坐位或侧卧位，预防误吸。

（2）呕吐后及时清理呕吐物，协助患者及时漱口、洗脸、开窗通风。

（3）剧烈呕吐时暂禁食，呕吐停止后进食少量清淡、易消化的食物，少食多餐，逐渐增加进食量。鼓励患者进食，餐后取半坐位。

（4）严格记录每日的出入量，评估脱水情况及电解质平衡情况，必要时复查电解质、补液。若频繁呕吐致营养严重失调，可酌情给予静脉补液。

（5）按医嘱正确给予止吐药物治疗，并防止椎体外系反应。

（6）加强口腔护理，清除口腔异物，防止口腔炎症。应注意避免刺激舌、咽、上颚等，以防诱发呕吐。

（7）严密观察病情变化：如出现持续呕吐并带粪臭味的呕吐物常见于肠梗阻，喷射性呕吐则见于颅内高压的患者，出现这些情况应及时报告医生，紧急处理。

（三）健康教育

（1）告知患者和家属恶心、呕吐的发生频率和严重程度与药物的种类、剂量、使用途径及患者的情绪密切相关。

（2）指导患者突然起身时可能出现头晕、心悸等不适，故坐起或站起时应动作缓慢，以免发生直立性低血压。

（3）指导患者使用放松疗法、转移注意力或配合穴位按摩等辅助措施，减少呕吐的发生。

五、吞咽困难的护理常规

（一）评估要点

1. 病史

评估个人病史，是否有口咽部疾病如口咽炎（病毒性、细菌性）、口咽损伤（机械性、化学性）、咽白喉、咽结核、咽肿瘤、咽后壁脓肿等；是否有食管疾病如食管炎（细菌性、真菌性、化学性）、食管良性肿瘤（平滑肌瘤、脂肪瘤、血管瘤等）、食管癌、食管异物、食管肌功能失调（贲门失弛缓症、弥漫性食管痉挛等）、甲状腺极度肿大等。

2. 身体评估

评估患者的进食量及营养状况、有无呕吐症状，呕吐物的颜色、性质、量。

3. 辅助检查

（1）饮水试验：患者取坐位，将听诊器放置于患者剑突与左肋弓之间，嘱饮水一口，正常人在 8~10s 后可听到喷射性杂音，如有食管梗阻或运动障碍，则听不到声音或延迟出现，梗阻严重者甚至可将水呕出。

（2）食管滴酸试验：对诊断食管炎或食管溃疡有重要帮助。

（3）食管 24HpH 监测：对诊断酸性或碱性反流有重要帮助。

（4）X 线胸部平片：可了解纵隔有无占位性病变压迫食管，食管内有无异物等；食管 X 线钡餐检查可观察钡剂有无滞留，以判断病变为梗阻性或肌蠕动失常性。

（5）内镜及活组织检查：可直接观察到食管病变，如食管黏膜充血、水肿、糜烂、溃疡或息肉、癌肿等；可观察食管有无狭窄或局限性扩张、有无贲门失弛缓等。胃镜下行活组织病理检查，对鉴别食管溃疡、良性肿瘤与食管癌有重要意义。

（二）护理措施

1. 一般护理

（1）饮食护理：吞咽困难患者进食量少，可能导致营养失调，因此应嘱患者保证饮食的质量，并根据病情鼓励患者进流质或半流质，但应少量多餐，避免粗糙、过冷、过热和有刺激的食物，如浓茶、咖啡、辣椒、酸醋、酒及对食管黏膜有损害的药物，应忌酒。中晚期食管癌引起的吞咽困难，则可插胃管进行鼻饲饮食。

（2）口腔护理：口腔护理是防止口腔感染，保持口腔正常生理功能及促进食欲的重要措施，清晨、餐后及睡前均应进行口腔护理。

（3）休息：吞咽困难的患者进食量相对较少，身体衰弱，故应保证足够的睡眠以减少机体消耗，增加抵抗力，但应注意睡眠的姿势。长期卧床的患者多翻身，防止压疮的发生。

2. 病情观察

观察病情变化，首先了解吞咽困难的原因，实施对症护理，告知患者注意事项，并做好解释工作，配合医生做出正确判断。

3. 药物治疗

静脉内给予治疗药物的同时，可酌情补充营养，如多种维生素、脂肪乳、血浆等，以增强体质。输注静脉营养时，应严格注意无菌操作，防止污染，并做好输液巡视工作，定期测量体重和判断营养状况。

4. 对症护理

进食后出现呕吐的患者，应立即将头偏向一侧，防止呕吐物进入气管引起窒息。仔细观察呕吐物的性状、颜色、气味及量的变化，并立即清洁口腔，清除被褥上的呕吐物以减少刺激。患者进食后出现胸闷、胸痛，应报告医生及时处理。严重腹胀者可采用肛管排气。

（三）健康教育

（1）耐心向患者讲明疾病的发生、发展规律及康复过程，帮助患者了解病情。

（2）正确指导患者进食的方法及配合的体位，消除患者的恐惧心理，使患者积极进食，配合治疗，以改善吞咽困难的症状。

（3）对神经功能紊乱引起的吞咽困难，应多做患者的思想工作，解除顾虑，并嘱患者生活要有规律，饮食定时定量，注意饮食卫生并配合药物治疗。

六、胸痛的护理常规

（一）评估要点

1. 病史

评估患者病史，是否有胸壁疾病如急性皮炎、皮下蜂窝织炎、带状疱疹、流行性胸痛、肌炎、非化脓性肋软骨炎、肋间神经炎、肋骨骨折、急性白血病、多发性骨髓瘤等；心血管疾病如心绞痛、急性心肌梗死、冠状动脉粥样硬化性心脏病、心肌炎、急性心包炎、二尖瓣或主动脉瓣病变、主动脉瘤、主动脉窦瘤破裂、夹层动脉瘤、肺梗死、肺动脉高压和心脏神经官能症等；呼吸系统疾病如胸膜炎、胸膜肿瘤、自发性气胸、肺炎、急性气管支气管炎、肺癌等；纵隔疾病如纵隔炎、纵隔脓肿、纵隔肿瘤及食管炎、食管裂孔疝、食管癌等；其他如膈下脓肿、肝脓肿等。评估本次发病特点与目前病情、患病及治疗经过、危险因素等。

2. 身体评估

观察患者意识状态、疼痛部位及放射部位、性质及持续时间。观察影响疼痛的因素，观察伴随症，心脏听诊注意心率、心律、心音的变化，有无奔马律、心脏杂音及肺部啰音等。

3. 辅助检查

（1）心电图有无 ST 段及 T 波异常改变。

（2）24h 连续心电监测有无心肌缺血的改变。

（3）冠脉造影检查结果有无单支或多支病变。

（4）心脏标志物肌钙蛋白（cTn）T 的峰值是否超过正常对照值的百分位数。

（二）护理措施

1. 休息与体位

注意休息，调整情绪，转移注意力，可减轻疼痛。调整体位，采取舒适的体位，如半坐位、坐位，以防止疼痛加重。胸膜炎患者取患侧卧位，以减少局部胸壁与肺的活动，缓解疼痛。

2. 病情观察

如因胸部活动引起剧烈疼痛者，可在呼气末用 15cm 宽胶布固定患侧胸廓（胶布长度超过前后正中线），以降低呼吸幅度，达到缓解疼痛目的。亦可采用局部热湿敷、冷湿敷或肋间神经封闭疗法止痛。

3. 用药护理

疼痛剧烈影响休息，可按医嘱适当使用镇痛剂和镇静剂。

4. 心理护理

安慰患者，消除紧张不安情绪，改变易躁易怒性格，保持心理平衡；告知患者及家属过劳、情绪激动、饱餐、用力排便、寒冷刺激等都是胸痛发作的诱因，应尽量避免，消除其恐惧情绪，帮助患者建立战胜疾病的信心。

（三）健康教育

1. 改变生活方式

生活起居有规律，戒烟酒；合理饮食，摄入低热量、低脂肪、低胆固醇、低盐饮食，多进食新鲜水果和蔬菜，少食多餐，控制体重在正常范围。

2. 适量运动

根据自身的年龄、活动能力以及兴趣爱好选择适合的体力劳动强度与锻炼方式，以有氧运动为主，如快走、慢跑等，注意运动强度和时间要根据病情和个体差异而不同。

3. 遵医嘱服用药物

不要擅自停药或者增加药物，自我监测药物不良反应；胸痛发生时及时就医。

七、疼痛的护理常规

（一）评估要点

1. 病史

评估疼痛的诱发因素、伴随症状；有无风湿性疾病、肿瘤、心理疾病等病史。

2. 身体评估

疼痛的部位、性质、程度、发生及持续的时间、活动时疼痛的程度，应用疼痛评估量表评估疼痛的严重程度；生命体征的变化。

3. 辅助检查

血液学检查、电生理检查等相关的化验检查结果。

（二）护理措施

1. 一般护理

（1）根据疼痛的部位协助患者采取舒适的体位。
（2）为患者提供安静、舒适的环境。
（3）合理饮食，避免便秘。

2. 病情观察

观察患者对疼痛的反应，评估并记录疼痛的严重程度，遵医嘱给予治疗或镇静药物，并观察效果和副作用。

3. 心理护理

分散患者注意力，如音乐疗法、指导想象、松弛疗法、有节律按摩、深呼吸、参加活动；理解患者对疼痛的反应，讲解疼痛相关知识，解除患者对疼痛的恐惧心理。

（三）健康教育

告知患者及家属疼痛的原因或诱因，讲解减轻和避免疼痛的方法，包括听音乐、分散注意力等放松技巧。

八、水肿的护理常规

（一）评估要点

1. 病史

评估患者是否有引起身体水肿的疾病如肾脏疾病、肝硬化、心力衰竭、丝虫病等，此外淋巴管广泛性的癌细胞栓塞可引起局部水肿。评估水肿的部位、时间、范围、程度、发展速度，与饮食、体位及活动的关系；有何伴随症状，是否有尿量减少、头晕、乏力、呼吸困难、心率加快、腹胀等情况。了解患者的水肿治疗经过及用药情况，是否遵从医嘱用药。是否有精神紧张、抑郁、焦虑的表现，程度如何。

2. 身体评估

患者的精神状况、生命体征、尿量、体重的改变。全身皮肤的检查，包括皮肤水肿的范围、程度、特点，有无眼睑和面部水肿、下肢水肿、外阴水肿等；腹部有无膨隆、叩诊有无移动性浊音，测量腹围的改变。

3. 辅助检查

（1）血、尿、大便常规，尿蛋白定性和定量。

（2）生化全套（包括血清电解质、肝肾功能、血白蛋白、血脂及心肌酶）。

（3）静脉肾盂造影、胸片、心电图、超声心动图、腹部 B 超、尿道 X 线片。

（二）护理措施

1. 一般护理

（1）休息：轻度水肿患者限制活动，严重水肿患者取适宜体位卧床休息，保持床单位清洁、干燥、无皱褶；观察皮肤完整性，预防压疮发生；根据病情摄入适当蛋白质。

（2）饮食护理：①限制钠盐和水分的摄入，轻度水肿患者的钠盐摄入量一般限制在 6g 以下，严重水肿应限制在 1g 以下。②除了低盐饮食外，还需限制含钠高的食物及饮料，如香肠、罐头食品、汽水、豆腐干、松花蛋等。③水肿消失后宜维持含钠较低的饮食，即每日钠盐摄入量限制为 5~7g。严格限制钠摄入量的患者，一般来说水分可不必加以严格限制，但严重水肿患者应酌情限制水分的摄入量。④若水肿因低蛋白血症引起，在无氮质潴留时，可给予正常量的优质蛋白饮食，每日 1.0g/kg；有氮质血症的水肿患者，应同时限制食物中蛋白质的摄入量。低蛋白饮食的患者需提供足够的热量，以免引起负氮平衡，注意补充各种维生素。

2. 病情观察

计算和记录出入液体量，可了解每日液体平衡状况；监测体重和病情变化；检查水肿的部位，估计患者病情及对药物治疗的反应。

3. 用药护理

（1）遵医嘱使用利尿药、肾上腺皮质激素或其他类免疫抑制剂药品，注意观察药物的疗效及可能出现的不良反应：①使用利尿药可出现电解质紊乱，如低钾、低氯血症。呋塞米等强效利尿药有耳毒性，应避免与链霉素等氨基糖苷类抗生素同时使用。②使用糖皮质激素的患者可出现水钠潴留、血压升高、动脉粥样硬化、血糖升高、精神兴奋性增高等，应密切观察患者的情况。

（2）用药期间记录每日尿量，观察水肿有无消退，症状有无减轻，以估计疗效。

4. 心理护理

理解患者的感受，鼓励其配合治疗，缓解焦虑情绪。

（三）健康教育

（1）告知患者水肿发生的原因及治疗措施，如何观察水肿的变化，以及如何保护水肿部位的皮肤，解释限制水钠对水肿消退的重要性。

（2）指导患者合理限盐、限水，与患者一起讨论制定符合患者治疗要求且能为患者接受的饮食计划。

（3）服用糖皮质激素和细胞毒性药物时注意：口服激素应饭后服用，以减少对胃黏膜的刺激；长期用药者应补充钙剂和维生素 D，以防骨质疏松；使用环磷酰胺（CTX）时注意多饮水，以促进药物从尿中排泄。

九、发热的护理常规

（一）评估要点

1. 病史

评估患者是否有颅脑外伤、出血、炎症、癫痫持续状态、甲状腺功能亢进症、广泛性皮肤病、心力衰竭、恶性肿瘤、败血症、肺炎、肺结核、急性白血病等。

2. 身体评估

发热的时间、程度及诱因、伴随症状、口腔黏膜情况、意识状态、生命体征的变化。

3. 辅助检查

（1）血液检查：白细胞计数及分类、白细胞总数及中性粒细胞升高，提示为细菌性感染，尤其是化脓性感染，也见于某些病毒性感染，如出血热病毒、EB 病毒；白细胞总数减少见于病毒感染（肝炎病毒、流感病毒等）及疟原虫感染，若同时伴嗜酸粒细胞减少或消失，见于伤寒或副伤寒；嗜酸粒细胞增多见于急性寄生虫感染；分类中有不成熟细胞出现，见于急性白血病、骨髓增生异常综合征；有异常淋巴细胞出现，见于传染性单核细胞增多症；有异常组织细胞出现，见于恶性组织细胞病；若全血细胞减少伴发热，见于急性再生障碍性贫血、急性白细胞增多性白血病、恶性组织细胞病等。

（2）尿液检查：尿中白细胞增多，尤其是出现白细胞管型，提示急性肾盂肾炎；蛋白尿伴或不伴有管型尿提示为系统性红斑狼疮。

（3）放射学检查：包括胸部 X 线摄片或腹部 CT 扫描，以明确胸腹部有无病变及病变性质，如肺炎、肺结核、肺脓肿、肺癌、胸膜炎、肝脓肿、肝癌、肾癌等，并有助于了解胸腹腔内及腹膜后有无淋巴结肿大。

（4）疑有败血症（包括伤寒、副伤寒及感染性心内膜炎）应做血培养，必要时做骨髓培养。

（5）疑为结核病应做 PPD 试验、痰结核菌培养及 24h 尿浓缩找抗酸菌。

（6）疑为白血病、急性再生障碍性贫血、恶性组织细胞病、骨髓增生异常综合征，应做骨髓穿刺涂片检查。

（7）疑为恶性淋巴瘤、恶性组织细胞病，应做淋巴结穿刺、活检及涂片，必要时加做免疫生化检查。

（二）护理措施

1. 一般护理

监测体温变化，观察热型。

（1）休息：卧床休息，减少机体消耗；加强皮肤护理，勤换衣服，防止感染。

（2）降温过程中出汗应及时擦干皮肤，随时更换衣物，保持皮肤和床单清洁、干燥，注意降温后的反应，避免虚脱。

（3）饮食：补充水分，防止脱水，应鼓励患者每日饮水 3000mL 以上，鼓励患者进食高热量、高维生素、营养丰富的半流质或软食。

（4）保持口腔清洁，晨起、睡前刷牙，餐后温盐水或漱口液漱口。

2. 病情观察

（1）病因明确的发热患者每日测量体温、脉搏、呼吸 4～6 次，直至体温降至正常，改为每日测量一次。

（2）采用物理或药物降温 1h 后，复查体温一次，并记录在体温单上。

（3）体温升至 39℃时，可做头部冷敷；体温持续上升的高热或过高热患者，可用冰袋置头部、腋下或腹股沟部冷敷，温水或乙醇擦浴，或冷盐水灌肠，必要时遵医嘱予药物降温。

3. 心理护理

解除患者焦虑、紧张情绪，陪伴患者，耐心讲解发热的有关知识。

（三）健康教育

（1）鼓励患者多饮水，出汗较多的及时更换衣裤及床单，保持皮肤清洁干燥。

（2）告知患者穿透气、棉质衣服，寒战时应给予保暖。

（3）告知患者及家属限制探视的重要性。

（胡雪芹）

第二章　心内科常见疾病护理

第一节　心力衰竭的护理

一、心力衰竭概述

心力衰竭又称“心肌衰竭”，是指心脏当时不能搏出同静脉回流及身体组织代谢所需相应的血液供应。往往由各种疾病引起心肌收缩能力减弱，从而使心脏的血液输出量减少，不足以满足机体的需要，并由此产生一系列症状和体征。

心力衰竭不是一个独立的疾病，是指各种病因致心脏病的严重阶段。心力衰竭发病率高，五年存活率与恶性肿瘤相似。心力衰竭是由于初始的心肌损害和应力作用：包括收缩期或舒张期心室负荷过重和（或）心肌细胞数量和质量的变化（节段性如心肌梗死，弥漫性如心肌炎），引起心室和（或）心房肥大和扩大，心室重塑，继以心室舒缩功能低下，逐渐发展而成。心瓣膜疾病、冠状动脉硬化、高血压、内分泌疾患、细菌毒素、急性肺梗死、肺气肿或其他慢性肺脏疾患等均可引起心脏病而产生心力衰竭的表现。妊娠、劳累、静脉内迅速大量补液等均可加重有病心脏的负担，而诱发心力衰竭。

（一）基本病因

1. 原发性心肌损害

（1）缺血性心肌损害：冠心病心肌缺血或心肌梗死是引起心力衰竭的最常见的原因之一。

（2）心肌炎和心肌病：各种类型的心肌炎及心肌病均可导致心力衰竭，以病毒性心肌炎及原发性扩张型心肌病最为常见。

（3）心肌代谢障碍性疾病：以糖尿病心肌病最为常见，其他如继发于甲状腺功能亢进或减低的心肌病、心肌淀粉样变性等。

2. 心脏负荷过重

（1）压力负荷（后负荷）过重。见于高血压、主动脉瓣狭窄、肺动脉高压、肺动脉瓣狭窄等左、右心室收缩期射血阻力增加的疾病。为克服增高的阻力，心室肌代偿性肥厚以保证射血量。持久的负荷过重，心肌必然发生结构和功能改变而终至失代偿，心脏排血量下降。

（2）容量负荷（前负荷）过重。见于以下两种情况：①心脏瓣膜关闭不全，血液反流，如主动脉瓣关闭不全、二尖瓣关闭不全等。②左、右心或动静脉分流性先天性心血管病如间隔缺损、动脉导管未闭等。此外，伴有全身血容量增多或循环血量增多的疾病如慢性贫血、甲状腺功能亢进症等，心脏的容量负荷也必然增加。容量负荷增加早期，心室腔代偿性扩大，心肌收缩功能尚能维持正常，但超过一定限度，心肌结构和功能发生改变即出现失代偿表现。

（二）常见诱发因素

（1）感染：可直接损害心肌或间接影响心脏功能，如呼吸道感染、风湿活动等。

（2）严重心律失常：特别是快速性心律失常如心房颤动、阵发性心动过速等。

（3）贫血、怀孕、分娩、过多过快地输液、过多摄入钠盐等可增加心脏负荷。

（4）过度的体力活动和情绪激动，可增加心脏负荷。

（5）洋地黄中毒或不恰当地停用洋地黄。

（6）其他疾病，如肺栓塞等。

二、老年心力衰竭的护理

心力衰竭是各种心脏病在病情严重或发展到晚期时的常见综合征。是老年人的常见病、多发病，随着我国人口老龄化的加剧，心力衰竭的发病率不断上升。老年心力衰竭由于其具有高发病率、高复发率、高死亡率的特点，因此，做好老年心力衰竭的护理显得尤为重要。

（一）心理护理

由于老年心力衰竭是一种慢性进行性发展性疾病，易反复发作，加之疾病的长期折磨与长期服药的痛苦，使患者对治疗失去信心。患者常有紧张、焦虑、孤独、烦躁不安等情绪。情绪激动可使交感神经兴奋性增高，全身小动脉痉挛，加重心脏负荷，导致心力衰竭而危及生命。同时由于肾血管收缩，血流量减少，导致抗利尿激素和肾上腺皮质醛固酮分泌增加，造成水钠潴留，也使心力衰竭加重。心力衰竭发作时，患者常因严重缺氧而有濒死感，护士应给予患者精神安慰及心理支持，增加安全感，保持患者情绪稳定以减少组织对氧的消耗，及时执行医嘱，主动解决患者生活上的困难，在患者面前不随便谈论患者的病情，做好家属工作，尽量避免一切不良刺激，使患者产生信任感和安全感，多给患者以爱心关怀。调动患者的自我保健与康复的意识，使其更好地配合护理工作。

（二）体位

休息是减轻心脏负担的主要措施之一，可使机体耗氧量明显减少，肾脏供血增加，有利于水肿的减退。如出现呼吸困难、端坐呼吸时，应立即采取半卧位或坐位，以减少回心血量，减轻心脏负担，同时也使膈肌下降，增加肺活量，从而改善呼吸困难，使患者舒适。方法：患者床上取半卧位或坐位时，摇高床头，或用靠背架及枕头将上身抬高 45°或 90°，使患者呈半卧位或坐位，腰部垫以薄枕，下肢屈膝，摇高床尾 30°，使患者舒适且防止下滑，加强巡视病房，必要时加床挡，以防坠床跌倒。

（三）吸氧

老年人采用鼻塞法吸氧依从性较好，能够配合治疗。患者出现气急、发绀时，必须立即给予氧气吸入，一般为低流量 2L/min 持续吸氧，肺源性心脏病患者为 1～2L/min 持续低流量吸氧，必要时湿化瓶内可加入 20%～30%酒精。应耐心细致地向患者及家属说明持续低流量吸氧的治疗意义，未经医护人员允许，不得自行停用或调节氧气流量。

（四）饮食

由于心力衰竭患者胸闷，活动量减少，消化功能差，同时消化道存在不同程度的淤血，故而导致食欲减退。饮食治疗的原则是限制水分，给予低热量、低钠、低脂肪且易消化的饮食，少食多餐。护士应向患者说明饮食与疾病转归的关系。因钠盐摄入过多，可加重心衰，可根据病情适当控制含钠食物，以防钠盐摄入过多导致体液潴留而增加心脏负担。对进食量少的患者，可不限钠盐，以免影响食欲。但在心力衰竭急剧加重期间，特别是利尿剂失灵的情况下，必须严格控制钠的摄入，每天不超过 2g。要鼓励患者进食含钾高的食物，对无法自己进食或进食较少的患者，及时给予留置胃管鼻饲进食。根据患者病情变化，按每天 4 次或 6 次给予鼻饲流质，以保证患者食入量，同时确保药物的服用。当患者食欲好转后，进食不宜太快，避免过饱、腹胀而加重心脏负担。由于排便用力可增加心脏负担，加重心力衰竭，所以对便秘者，要鼓励其在饮食中适当增加粗纤维食物，以刺激肠蠕动缓解便秘，注意保持大便通畅。

（五）静脉通道护理

由于老年患者血管条件差，输液速度慢时间长，易发生药液外渗，因此，我们常采用静脉留置针。静脉留置针护理的重点是：保持管道通畅，预防管道性并发症，如感染或静脉炎发生。心力衰竭患者为减少对心脏的负荷，应严格控制输液量及输液速度。多种药物需依靠输液泵持续小剂量泵入。对可以封管的患者，给予少量肝素盐水正压封管。在预防管道感染方面，由有经验的护士跟踪管理，监测患者体温变化，观察穿刺点有无红、肿、痛、渗液、渗血等情况，如有异常及时处理。静脉留置针不仅能及时快速确保用药通畅，同时克服了老年人血管条件差、不易穿刺带来的痛苦，提高了老年患者治疗的耐受性和依从性。

（六）用药指导及护理

由于老年人药物排泄缓慢，故易引起严重的毒副作用。如洋地黄类药物：洋地黄用量的个体差异大，且治疗量与中毒剂量较接近，故用药期间需要密切观察洋地黄的毒性反应。老年患者用洋地黄制剂时要慎重，剂量要小，如患者出现食欲缺乏、恶心呕吐、头痛、头晕、眩晕、视觉改变等临床症状应及时报告医生调整药物剂量。利尿剂：应用利尿剂后要密切观察尿量，每日测体重，准确记录 24 小时出入水量，大量利尿者应测血压、脉搏和抽血查电解质，观察有无利尿过度引起的脱水、低血容量和电解质紊乱的表现，尤其是应用排钾利尿剂后有无乏力、恶心、呕吐、腹胀等低钾表现。血管扩张剂：使用血管扩张剂时，要密切观察血压、呼吸、脉搏、心率、尿量等，慎防血管扩张过度、心脏充盈不足、血压下降、心率加快等不良反应。护理人员应全面熟悉常用的治疗药物知识，加强不良反应的观察，对特殊用药前后的各项临床表现、体征进行严密观察并做好记录。静脉用药应严格掌握滴数，一般控制在 20 滴/分钟左右或输液泵控制在 80ml/h 左右，静脉注射用药可用微量注射泵持续均匀地泵入，监测血压、心率，以利于药物作用的观察。

（七）加强病情观察

由于老年人生理功能的改变和老化，使其临床表现不够典型或被其他疾病症状所掩盖，应引起重视。如阵发性夜间呼吸困难是老年人心血管病患者常见的症状，不少患者对此已习惯，能耐受短时间的缺氧，所以在轻度发作坐起后呼吸困难逐渐缓解，就不愿麻烦他人，此时护士应重视预见性护理，要耐心、细心地询问，给予高枕卧位，吸氧或按医嘱给利尿剂、解痉剂或镇静剂；咳嗽多在活动时或夜间平卧时为重，休息或坐起后减轻，可能为肺循环淤血，肺毛细血管血量和压力增高引起。咳血痰可能为肺动脉高压引起支气管内膜微血管破裂所致。因此，咳嗽是心力衰竭的早期症状之一，常出现于心力衰竭其他征象之前；心率增快可能是心功能不全的先兆，如心率加快超过平时 20 次/分钟以上并伴有呼吸困难者，应做早期心力衰竭的处理。如有房室传导阻滞或用洋地黄制剂的患者不能采用以上标准，应做全面观察；头晕、疲乏无力，常是老年人心力衰竭首发症状，甚至出现神志恍惚、反应迟钝等，应引起重视；上腹胀痛、肝区隐痛或恶心、呕吐等消化道症状出现时，常是右心衰早期表现。有时出现上消化道出血，使心血管症状不明显；心脏病患者如有颈静脉搏动增强或下肢轻度水肿，或夜尿增多及体重增加，常是右心衰的早期表现。护士应特别注意观察患者的意识，定时巡视病房，了解患者的生活习惯及性格特点，随时发现患者可能出现的意识障碍表现，及时报告医生进行处理。

（八）控制感染

老年心力衰竭反复发作多为感染诱发加重。护士应严格执行无菌技术操作。加强病房管理，做好室内空气消毒。使用抗生素观察用药后反应、疗效、不良反应等。对咳嗽咳痰多的患者要经常协助患者翻身拍背，对病重体弱痰液黏稠者可给予雾化吸入或吸引器吸痰，避免坠积性肺炎的发生。对氧气湿化瓶及管道应严格消毒后晾干备用，干燥保存，使用中的氧气湿化瓶每天消毒，湿化液每天更换灭菌水。

（九）重视宣传教育

忧虑和沮丧、愤怒和挫折是常见的加重身体疾病的行为方式，常可加重心衰，应采取措施使其摆脱这些因素。疾病的复发、活动的限制、某些药物的不良反应，都易使患者产生失望情绪。通过恰当的宣教，往往会使疾病好转。尤其是根据老年患者的生理特点，更需要做耐心细致的健康教育和指导，必要时教育陪护人员。如避免诱发因素，秋冬季节转换时要预防感冒，及时添加衣服；指导注意调整自我心态，学会放松技巧和用情绪转移达到心境平和，情绪平稳不要大起大落过于激动；详细说明活动量和每日应保持的睡眠时间及如何遵医嘱应用安眠药，体力劳动不要过重；详细交代各种药物名称、作用、剂量、不良反应及随意停药或乱用药的危害；做好皮肤护理，自我监测，定期复查，若有明显不适时需要随时复查。目的是增强自我保健意识，建立正确的遵医行为，提高生活质量，预防心力衰竭的发生。

第二节　心律失常的护理

一、窦性心律失常的护理措施

1. 休息与体位

（1）对无器质性心脏病的良性心律失常患者，鼓励其正常生活和工作，保证充足的休息与睡眠，避免过度疲劳。

（2）当心律失常发作导致胸闷、心悸、头晕等不适时，指导患者采取高枕卧位、半卧位或其他舒适体位，尽量避免左侧卧位，因该体位常使心脏搏动加强。

（3）当出现阵发性室性心动过速、二度 1 型及三度房室传导阻滞时，应绝对卧床休息。

2. 饮食指导

（1）低脂、易消化、营养饮食，不宜过饱，少量多餐。

（2）戒烟，避免咖啡、浓茶、酒等刺激性食物。

（3）保持大便通畅。心动过缓者应避免排便时过度屏气用力，以免兴奋迷走神经而加重心动过缓。

3. 病情观察

（1）定时测量生命体征，仔细检查心率、心律及脉率（测定时间在1min以上）。对于心房颤动患者同时测量心率和脉率，观察脉搏短绌的变化。

（2）严重心律失常时必须进行连续心电监护，密切观察并记录。观察引起猝死危险征兆的心律失常频发、多源性、成联律出现的室性期前收缩、阵发性室上性心动过速、心室颤动、三度房室传导阻滞，当出现随时有猝死危险的心律失常时（阵发性室性心动过速、心房颤动、三度房室传导阻滞），立即报告医生，做出紧急处理。

4. 用药护理

（1）奎尼丁：会引起心脏毒性反应，如窦性停搏、心力衰竭、房室传导阻滞、室性心动过速、低血压等；一般白天给药，避免夜间给药。给药前要测量血压、心率、心律，如血压低于90/60mmHg，心率慢于60次/分，或心律不规则时报告医生。

（2）利多卡因：能抑制中枢神经系统，引起眩晕、意识模糊、谵妄、昏迷，严重者出现呼吸抑制、惊厥；心血管反应表现为窦房结抑制、房室传导阻滞、心肌收缩力下降、低血压等；用药时注意给药的剂量和速度。

二、房性期前收缩的护理措施

1. 一般护理措施

消除各种诱因，如精神紧张、情绪激动、吸烟、饮酒、过度疲乏、焦虑、消化不良、腹胀等。应避免过量饮用咖啡和浓茶等。必要时可服用适量的镇静剂。

2. 重点护理措施

（1）β受体阻滞剂常为首选药物：①阿替洛尔（氨酰心安）：12.5～25mg/次，1～2次/日；老年人宜从小剂量开始，12.5mg，1次/日。然后剂量逐渐加大到每天50～100mg。房性期前收缩被控制或心率降至50～55次/分或运动后心率无明显加快，即为达到定量的标志。当患有急性左心衰竭、急性肺水肿、心率缓慢或房室传导阻滞、慢性支气管炎、支气管哮喘、雷诺现象、糖尿病等不宜使用。②美托洛尔（甲氧乙心胺、倍他乐克）：12.5～25mg/次，1～3次/日，逐渐增加剂量，维持量可达100～300mg/d。β-受体阻滞剂需停用时，应逐渐减量后再停用，不能突然停用。

（2）钙通道阻滞剂对房性期前收缩也有明显疗效：①维拉帕米（异搏定）：40～80mg/次，3～4次/日。不良反应有低血压、房室传导阻滞、严重窦性心动过缓，甚至窦性停搏等，应密切观察。心力衰竭、休克、房室传导阻滞及病态窦房结综合征患者禁用。②地尔硫卓（硫氮卓酮）：30～60mg/次，3～4次/日。钙通道阻滞剂不宜与洋地黄合用，因为其可显著提高洋地黄血浓度，易导致洋地黄中毒。

（3）胺碘酮：0.2g/次，3次/日，2周有效后改为0.1～0.2g/日维持量。口服胺碘酮起效慢，不良反应较多，仅用于上述药物疗效不佳或症状明显的患者。

（4）洋地黄：过量的洋地黄可引起室性期前收缩，但适量的洋地黄可治疗房性期前收缩，特别是由心力衰竭引起的房性期前收缩。服用洋地黄后可使期前收缩减少或消失。地高辛0.25mg/次，1～2次/日，连服2～3天，再改为维持量0.125～0.25mg，1次/日。

3. 治疗过程中可能出现的情况及应急措施

（1）心房颤动：心房颤动患者急性发作期应绝对卧床休息，若发作程度较轻时，可以根据原发心脏病的状况及体力状态而进行适当的活动或休息。消除患者的思想顾虑和恐惧感，保持心境平和，增强其治疗疾病的信心，避免长期精神紧张、思虑过度。积极治疗原发病；当出现心律不齐时，应考虑其他疾病因素，积极采取相应的治疗措施。心房颤动患者要经常观察心率、血压、节律的变化，如突然出现心率过快、过慢，心律不齐或有明显心悸、气短、心前区不适、血压下降等，应立即前往医院就诊。在服药期间应定期复查心电图，并密切注意其不良反应。如出现身体不适，明显头晕、言语不清、胸闷、不能平卧等症状，应警惕有血栓脱落造成栓塞及心力衰竭的可能，及时到医院检查以及早处理。

（2）房性心动过速：严密观察生命体征及心电图的变化，发现频发、多源性、成对的或呈R-on-T现象的室性期前收缩、阵发性室性心动过速等应立即报告医生，并协助采取积极的处理措施，电极放置部位避开胸骨右缘及心前区，以免影响做心电图和紧急电复律。做好抢救准备，准备静脉通道，准备好纠正心律失常的药物及其他抢救药品和除颤器。指导患者进食清淡易消化食物，避免摄入刺激性食物如浓茶、咖啡等，多食纤维素丰富的食物，保持大便通畅。与患者保持良好的沟通，关注患者心理动态，及时满足患者需要。向患者讲明良好心理状态的重要性，避免情绪激动。

4. 健康教育

（1）避免诱发因素：一旦确诊后患者往往高度紧张、焦虑、忧郁，严重关注，频频求医，迫切要求用药控制心律失常，而完全忽略病因、诱因的防治，常见诱因：吸烟、酗酒、过劳、紧张、激动、暴饮暴食，消化不良，感冒发烧，摄入盐过多，血钾、血镁低等。

（2）保持情绪稳定：保持平和稳定的情绪，精神放松，不过度紧张。精神因素尤其紧张的情绪易诱发心律失常。所以患者要以平和的心态去对待，避免过喜、过悲、过怒，不计较小事，遇事自己能宽慰自己，不看紧张刺激的电视、球赛等。

（3）生活要规律：养成按时作息的习惯，保证睡眠，因为失眠可诱发心律失常。运动要适量，量力而行，不勉强运动或运动过量，不做剧烈及竞赛性活动，可打太极拳。洗澡水不要太热，洗澡时间不宜过长。养成按时排便习惯，保持大便通畅。饮食要定时定量；不饮浓茶，不吸烟。避免着凉，预防感冒。

（4）合理用药：心律失常治疗中强调用药个体化，而有些患者往往愿意接受病友的建议而自行改药、改量，这样做是危险的。患者必须按医生要求服药，并注意观察用药后的反应。有些抗心律失常药有时能导致心律失常，所以，应尽量少用药，做到合理配伍。

（5）定期检查：定期复查心电图、电解质、肝功能、甲状腺功能等，因为抗心律失常药可影响电解质及脏器功能，用药后应定期复诊及观察用药效果和调整用药剂量。

（韦艳艳）

第三章　脑血管病概述

一、概念

脑血管病（CVD）是指脑血管破裂出血或血栓形成引起的以脑部出血性或缺血性损伤症状为主要临床表现的一组疾病，又称脑血管意外或脑卒中，俗称脑中风。该病患者多为中老年人，急性发作较多，严重者可发生意识障碍和肢体瘫痪，是造成人类死亡和残疾的主要疾病之一，也是高血压患者的主要致死原因。

二、分型

1. 按性质分

脑血管病按其性质通常分为缺血性脑血管病和出血性脑血管病两大类。

（1）缺血性脑血管病：① 短暂性脑缺血发作（TIA），又名小中风或一过性脑缺血发作，其病因与脑动脉硬化有关，是脑组织短暂性、缺血性、局灶性损害所致的功能障碍。②脑血栓形成，多由于动脉粥样硬化、各种动脉炎、外伤及其他物理因素、血液病引起脑血管局部病变形成的血凝块堵塞而发病。③脑栓塞，可由多种疾病所产生的栓子进入血液，阻塞脑部血管而诱发。临床上以心脏疾病为最常见原因，其次是骨折或外伤后脂肪入血、虫卵或细菌感染、气胸等导致空气入血、静脉炎形成的栓子等栓塞脑血管所致。

（2）出血性脑血管病：① 脑出血，指脑实质血管破裂出血，不包括外伤性脑出血，多由高血压、脑动脉硬化、肿瘤等引起。② 蛛网膜下腔出血，由于脑表面和脑底部血管破裂出血，血液直接流入蛛网膜下腔所致。常见原因有动脉瘤破裂、血管畸形、高血压、动脉硬化、血液病等。

（3）混合性脑血管病：由于 CT 和核磁共振的广泛应用，临床上发现出血和梗死并存的脑血管病，即混合性脑血管病，占同期各种脑血管病住院人数的 2.67%。其病因和发病机制迄今尚不完全清楚，目前多认为高血压和动脉硬化是重要病因，并与其严重程度密切相关。

2. 按进程分

可分为急性脑血管病和慢性脑血管病两种。

（1）急性脑血管病：包括短暂性脑缺血发作、脑血栓形成、脑栓塞、高血压脑病、脑出血和蛛网膜下腔出血等。

（2）慢性脑血管病：包括脑动脉硬化、脑血管病性痴呆、脑动脉盗血综合征、帕金森病等。

通常所说的脑血管病是指急性脑血管病，发病急，常危及患者生命，因此，也易引起人们的重视。慢性脑血管病病程长，易被人忽视。

第一节　脑血管病流行病学

脑血管疾病（Cerebrovascular disease，CVD）是由各种血管源性病因引起的脑部疾病的总称，具有高发病率、高死亡率、高致残率、高复发率的特点，特别对中老年人是重要的致残和死亡原因，死亡率约占所有疾病的 10%，是目前人类疾病三大死亡原因之一。因此，对 CVD 流行病学调查以及防治的研究是一项重要的课题，早已引起了医学界的高度重视。

流行病学是指对人群中“疾病的分布频度及其决定因素的研究”，因此，对于脑卒中流行病学的研究也应包括两个方面，即分布（病死率、发病率、患病率和长期趋势）和决定因素（易患条件和危险因素）。

一、脑血管病的患病率

高致残率是脑血管病的特点之一，但可存活多年，这些患者是对患病率很好的说明。国外资料表明，CVD 年患病率为 500~700/10 万人口。国内报道 TIA 的年患病率为 2191. 4/10 万人口，完全性脑卒中的年患病率为 1407. 6/10 万人口，显著高于国外资料。

二、脑血管病的死亡率

据报道，CVD 发病第一天的死亡率为 10%~40%，发病 3 周内的病死率为 25%~50%，3 周后死亡速度减慢，5 年后存活率为 15%~40%。然而，脑卒中的病死率在世界各地的差异很大，即使在同一国家的不同地区其变化也很大，这提示环境因素的作用强烈，而且脑卒中的发生不是衰老或遗传因素的必然结果。在美国，脑卒中是最常见的威胁生命的神经系统疾病，是位于心脏病和肿瘤之后的第三位原因，平均每 15 例死亡者中就有 1 人死于脑卒中。根据世界卫生组织脑血管病协作研究组对 57 个国家的统计资料，脑血管病列为前 3 种死亡原因的有 40 个国家。因 CVD 致死的患者占 57 个国家总死亡数的 11. 3%。我国是 CVD 的高发区之一，是第二位的死亡原因，因 CVD 致死的占城市死亡总数的 20. 98%，占农村死亡总数的 15. 57%，我国北京、上海等 14 个城市统计，CVD 平均年死亡率高达 135. 3/10 万人口，这充分说明在我国，CVD 已成为构成威胁人类生命的主要疾病之一。

三、脑血管病的自然史

（一）脑血管病患者存活时间

影响 CVD 患者存活时间的因素很多，主要有如下。

（1）CVD 的类型 如脑出血比脑梗死存活率低。

（2）意识状态 CVD 患者发病时昏迷者存活率显著低于意识清醒者。

（3）合并血压及心脏异常情况者 如舒张压高于 14. 7kPa、心力衰竭、心律失常及心电图异常者，存活率低。

（4）复发患者 CVD 复发者比首次发布者存活率低。

（5）血管病变的程度 动脉闭塞越严重、受累血管越多、存活率越低。

（6）年龄 脑卒中的发病与死亡都与年龄有十分密切的关系。随着年龄的增长，脑卒中的发病率与死亡率都增加，65 岁以上人群增长更显著，75 岁以上发病率是 45 ~54 岁组的

5~8 倍。在半对数线图上，年龄每增加 5 岁，脑卒中死亡率接近增加 1 倍。

（7）运动功能 不能自主活动者 3 年存活率不足 50%，而长期卧床者平均存活 15 年。

（8）其他因素 如有无痴呆、括约肌障碍、感染、合并其他疾病，均显著影响患者的生存率。

（二）CVD 的复发

有 25%~30%的 CVD 患者，在首次发病 2~5 年内可以复发。据报道，1 次复发者达 74%，2 次复发者达 22%，3 次复发者 4%，4 次复发者比较少见。复发在 1 年内占 30%，

1~3 年者占 25%，3~5 年者占 16%，5 年以上者占 29%。CVD 的复发仍与高血压密切相关。蛛网膜下腔出血者 6 周内复发者占 80%。

四、CVD 与家族史

有研究报道 CVD 患者的父母死于 CVD 者比对照组高 4 倍，提示遗传因素对 CVD 的发病有一定的作用，但其遗传度受环境等其他因素的影响很大，故文献报道各异，国内报道 CVD 患者及对照祖父母、父母、兄弟姊妹及子女患病情况，进行了配对研究，发现相对危险度为 3.76，说明遗传因素对 CVD 的发生无重要影响。

五、地理、种族与时间分布

国内报道，CVD 的发病率具有随经纬度增高而上升的趋势，纬度每升高 5°，CVD 的发病率上升 14.48/10 万人口，并指出北纬 40°以上有更高发生 CVD 的危险性。不同经度分析表明：120°以东和 95°以西的居民，有更高的 CVD 的危险性。不同海拔对 CVD 发病率也有影响，海拔 500 米以下地区发病率显著高于全国，500 米以上则显著低于全国。平原高于全国，而山区、草原和洼地则低于全国。从城乡关系看，标准化发病率大城市显著高于全国，农村低于全国。从时间分布看，CVD 发病高峰在 1 月中上旬。人群分布表明，男高于女，男女之比为 1.3∶1~1.7∶1，且年龄越大发病率越高。

国外资料表明，CVD 在地理分布和种族分布上是有差异的。从地理分布上看，CVD 死亡率最高的是日本，是波兰、墨西哥的 6 倍。在美国，东部地区尤其是秋田县是 CVD 的高发区，黑人的 CVD 发病率均高于同一性别和年龄以及同一地理位置的白人，有的甚至高出 2 倍之多，特别是脑出血，黑人明显高于白人。

六、脑血管病的病程和预后

据报道，CVD 的即刻死亡率为 30%~60%，这主要取决于年龄、CVD 的类型、病变的部位及范围。约有 75%的脑出血及 25%~30%的缺血性脑卒中死亡。存活的患者中有 20%~30%可遗留永久性残疾。另外，对 CVD 患者进行长期随访，发现有不少因素对患者的存活率或存活质量有影响。具有局限症状及体征如瘫痪、语言障碍、眩晕、视物模糊及共济失调者比没有这些症状和体征者要好；有意识障碍或昏迷者预后差；X 线显示心脏扩大或心电图异常者存活时间短，且存活率明显降低；接受理疗者比不接受者存活质量高；脑梗死比脑出血者存活率高，蛛网膜下腔出血者的存活比脑出血多，尤其男性；全部 CVD 存活者男性比女性要多；青年患者比老年患者存活高；CVD 住院治疗后出院回家比长期住院者存活率高。CVD 存活的患者中，可出现反复发作。每年的复发率男性为 8.9%，女性为 10.6%。青岛医

学院脑血管病研究所对46例缺血性脑血管病进行了平均10.2年的随访，复发率为48.5%，复发的高峰为12.16个月。

第二节　脑血管病的防治

心脑血管病的大流行是当今人类面临的严重的公共卫生问题，迄今为止，脑卒中一旦发病，尚无特效或令人满意的治疗方法。所以，积极预防显得尤为重要，明确其危险因素和变化趋势，制订有效可行的防治策略和措施，及时调整医疗资源的配置，是世界各国政府和医学界的共识。

一、脑卒中的危险因素

（一）不可改变的危险因素

脑卒中的危险因素包括年龄、性别、种族/族裔、家族史、遗传因素。脑卒中更有可能影响老年人、男性和有脑卒中家族史的人。另外，低出生体重也是一个潜在的不可改变的危险因素。

1. 年龄

脑卒中发病率随年龄增长而增加，55岁以后每10年增加1倍。年龄是脑卒中的一个绝对危险因素。

2. 性别

男性发病率高于女性，男女之比为1.3∶1~1.7∶1。

3. 种族和民族

美国一项调查显示，相同年龄、性别和居住地的黑人较白人发病率高。我国各民族中汉族的发病率稍高于少数民族，其比例为1.4∶1。其中社会因素，如生活方式和环境，也可能起到一定的作用。

4. 遗传因素

多数学者认为脑血管病为多基因遗传病，并受环境因素影响，有脑卒中家族史者高于正常家族的10倍，父母死于脑卒中者的脑卒中发病率较正常对照组高4倍。此外，某些脑卒中的危险因素是家族遗传性的。有10余种继发性高血压是受常染色体单基因遗传控制的，遗传因素在原发性高血压的发展中也起了重要作用，有家族史的高血压患者达46%。各种脂质和脂蛋白代谢障碍也被认为与遗传因素有关。糖尿病也是多基因遗传病。一些以脑卒中为主要表现的综合征的发病基因也已明确，如常染色体显性遗传脑动脉病合并皮质下梗死和白质脑病（CADA-SIL），表现反复发作皮质下缺血性脑卒中，不伴高血压病史，中年早期发病，常可导致痴呆。线粒体脑肌病伴高乳酸血症和脑卒中样发作（MELAS），临床表现为缺血性脑卒中伴有乳酸酸中毒。

（二）可能改变的危险因素

与脑卒中发病关系明确并有预防意义的危险因素有高血压、心脏病、颈动脉疾病、糖尿病、短暂性脑缺血发作等。吸烟、过度饮酒、高盐饮食、膳食不平衡、缺乏体力活动和心理压力大等不健康的生活方式，可直接或间接影响脑卒中发病。血脂代谢紊乱、高同型半胱氨酸血症、肥胖、代谢综合征也与脑卒中的发生有关系。可改变的危险因素是脑卒中预防干预措施的针对目标，如控制高血压、不吸烟、避免被动吸烟、经常运动并加强对有脑卒中风险的一些疾病的治疗（如心房颤动、颈动脉病和心力衰竭）。

二、预防策略

在人群中开展有效的干预措施，消除和减少暴露的危险因素，从而达到降低或控制人群发病率和死亡率的目的。脑血管病的预防策略正确与否，对疾病的控制有重要影响。

（一）梯级预防

梯级预防体现了对个体和群体在疾病发生各个阶段的全方位预防，在疾病不同阶段的预防，所产生的效果和效益不同。

1. 一级预防

一级预防又称病因预防，是根本性的预防。它的主要任务是针对疾病发生的生理、物理、化学和社会因素，提出综合性的预防措施，改善生产和生活环境，消除致病因素。主要措施包括卫生立法、改善环境卫生、普及卫生知识、加强健康教育、合理营养和改变不良生活行为方式等。

2. 二级预防

二级预防也称临床前期预防，通过病例的筛查，早期发现、早期诊断和早期治疗，以促使机体的功能完全恢复。脑血管病是致病因素经过长期作用的结果，而且疾病的发展过程较长，诊断时期愈早，预后愈好。

3. 三级预防

三级预防即临床期的预防，对已患某些疾病者，采取及时的、有效的治疗措施，防止病情恶化，预防合并症或伤残；对已丧失劳动力或残疾者，主要是促进功能恢复、心理康复，进行家庭护理指导，使患者尽量恢复生活和劳动能力，并能参加社会活动及延长寿命。其主要措施是治疗和康复。

（二）个体、家庭和社会在疾病预防中的作用

脑血管病与社会因素、环境因素、遗传因素和行为生活方式密切相关，应当重视个体、家庭和社会三者的预防作用。

1. 个体预防

以个体为对象预防疾病。优点在于把预防疾病从被动预防变为主动预防。自我保健是个体预防的核心。自我保健使得每个人能自己掌握健康的主动权，自觉减少自身创造的健康危险性，积极地参与决策自己的保健行为，以及主动地进行医疗照顾。

2. 家庭预防

家庭对预防疾病有着重要影响，家庭氛围影响着人的心理情绪和性格的健康，家庭的生活方式影响着人的卫生习惯和行为生活方式，对疾病的发生有重要影响。有些危险因素的干预只有在家庭的范围内才可实施，如平衡膳食和食盐的控制等。家庭环境的支持将更容易纠正个体的行为危险因素，如子女和妻子对吸烟者和酗酒者的劝阻效果比其他的措施更有

成效。

3. 社会预防

社会预防的观点是实现人人健康的社会目标和卫生发展观的体现，促进了社会发展与人民健康的同步性和双向性，有利于医学的社会化进程。

（三）脑血管病的防治策略

人类与疾病斗争的历史和医学科学发展的成果证明，理智而有策略地面对疾病，保持心理上的健康和准备，对预防和控制疾病极其重要。对脑血管病的防治策略可分为两种模式。

1. 个体策略

目标是检查、发现并治疗有发生脑卒中的高危个体。例如在人群中检出高血压患者，通过控制血压，减少脑卒中发病的危险。这种方法在实践中被证明有效。

2. 群体策略

强调不仅查出高危个体，更要努力改变周围环境、人们的不健康行为和不良的生活方式，促进人群增强健康意识。

三、我国脑血管病防治展望

为有效提高脑血管病防治水平，应实行公众健康教育与专科医务人员培训，建立可靠的脑血管病的预防、治疗、随访监控网络势在必行。

（1）预防脑血管病的关键是源头，及时发现病变，早期预防，早期治疗。人们已经认识到急性脑血管病不是一个独立的疾病，而是一组临床综合征。急性脑血管病是各种危险因素长期作用的结果，在这种意义上可视为这些基础疾病的晚期阶段，积极管理脑血管病基础病的防控，延缓其发展进程可以明显减少脑血管病的发病率。人们正在研究引发脑血管病的各种危险因子并积极干预，力图将其控制在危险因素阶段，尽量控制或者延缓脑血管病的发生。运作的手段有科普材料、固定电话咨询、手机短信、电视电台健康教育栏目以及脑血管病预防网站等。

（2）从社区医院到高级医院，培养脑血管病专科医师，规范脑血管病的预防和治疗。

（3）保证脑血管病急诊抢救流程顺畅。脑血管病的治疗关键是在发病急性期阶段，患者应在发病后 1 小时之内到中心急救室。专科脑血管病医师在接到患者后半小时内做出初步临床诊断和 CT 诊断，同时完成常规检查（血压、凝血象、血常规、心电图等）。按照 CT 和临床诊断决定治疗方案，进入下一个流程，按照出血或缺血各项规范化操作完成治疗。脑血管病的综合防治需要影像医学、内科、外科、介入技术、康复以及基础研究等多学科的协作，以便更好地应用于脑血管病的预防和治疗，达到最佳的效果。

第三节　脑血管病的病因

一、脑卒中的病因

（一）基本病因

1. 血管壁病变

近百年的实验与临床病理研究都反复证明，血管壁病变是大多数脑血管疾病发生的基础，所以称为脑“血管”病。引起血管壁病变的主要原因有如下。

（1）高血压脑小动脉硬化：高血压时在过高的血流压力下，小动脉平滑肌收缩，管腔缩窄以维持脑血流稳定并保护血管壁，这是功能调节；一旦血流张力超过中膜平滑肌收缩力时，血管就被动扩张，血管壁所受张力加大，通透性增加，血浆成分渗入，导致小动脉纤维素性坏死，这是急性失代偿。如小动脉能耐受长期高血压，小动脉壁发生结构性代偿：平滑肌先重塑、肥大、增生、重构，后减少；胶原、蛋白聚糖等结缔组织成分增加，血管壁增厚，坚固性增加，舒缩性降低，自动调节上下限均升高；血管壁增厚导致管腔狭窄，血流速度增快，对内膜的切应力增大，使内膜也代偿性增厚，管腔更狭窄，影响通畅性；长期高血压状态下，平滑肌玻璃样变、坏死；小动脉壁变薄部分可在高张力下膨出成为微动脉瘤。以上病理改变可先后或同时存在。局部严重的纤维素性坏死变薄的小动脉壁和微动脉瘤破裂是脑出血的主要原因；而管腔狭窄的细小动脉和微动脉瘤内血栓形成则是腔隙性脑梗死的主要原因。皮质下广泛的玻璃样变，管腔狭窄，导致皮质下白质灌流不足，脑室周围白质脱髓鞘，称皮质下动脉硬化性白质脑病（Binswanger 病），是血管性痴呆的主要原因。高血压还可使较大动脉分叉处形成袋状动脉瘤，合并动脉粥样硬化易形成梭形动脉瘤，均是蛛网膜下腔出血的常见原因。

（2）脑动脉粥样硬化主要侵犯管径在 500μm 以上的供应脑的大、中动脉。它们的中膜平滑肌在长期高血压下也经历如上述小动脉平滑肌的功能代偿至结构代偿的过程，致管壁增厚，管腔变窄，但仍要维持原来的血流量，故流速增快，血流对内膜的切应力增大，内皮细胞受损，血液脂蛋白渗入，内膜增厚，粥样硬化斑块形成，导致血管腔更狭窄，在血流动力学作用下粥样硬化斑块可破裂、溃疡、出血，诱发原位血栓形成，引起动脉闭塞及其供血区脑梗死；脱落的粥样硬化斑块或血栓碎片可成为动脉-动脉脑栓塞的栓子。长期高血压是脑动脉粥样硬化的最重要的促进因素。

（3）血管的先天发育异常和遗传性疾病包括动脉瘤、动静脉畸形以及各级血管的发育不全、狭窄、扩张、迂曲等，这些血管病变可以引起脑出血、蛛网膜下腔出血，也可导致脑梗死。

（4）各种感染和非感染性动、静脉炎是引起缺血性脑卒中的较常见原因之一。

（5）中毒、代谢及全身性疾病导致的血管壁病变如血液病、肿瘤、糖尿病、结缔组织疾病、淀粉样变等也可引起出血性或缺血性脑卒中。

2. 心脏病

风湿性心瓣膜疾病、先天性心脏病、细菌性心内膜炎、心房颤动等引起的心内栓子脱落是心源性脑栓塞的主要病因。

3. 侧支循环发育先天缺陷

如脑底动脉环先天发育缺陷是脑梗死是否发生和严重程度的重要影响因素。

（二）促发因素

1. 血流动力学因素

（1）高血压或低血压：瞬时高血压是缺血性脑卒中重要诱发因素，一过性低血压可诱发缺血性脑血管病。

（2）侧支循环代偿不全：侧支循环代偿不全可诱发缺血性脑血管病。

（3）心脏病：心功能不全、心律失常可诱发脑梗死。

（4）血容量改变：血容量不足，血液浓缩可诱发缺血性脑卒中。

2. 血液成分异常

（1）高血黏度：红细胞增多症、异常球蛋白血症等引起异常高血黏度，可诱发脑梗死。

（2）血小板减少或功能异常：常引起脑出血或蛛网膜下腔出血。

（3）凝血或纤溶系统功能障碍：可引起出血或缺血性脑卒中。

二、高血压

（一）高血压是脑卒中的最主要危险因素

90%的脑卒中发病可以归因于高血压，无论是缺血性脑卒中还是出血性脑卒中都与高血压密切相关，收缩压和舒张压均与脑卒中的危险性呈持续正相关。

正常人血压呈明显的昼夜波动，波动曲线类似长柄勺。血压在夜间 2：00 ~3：00 处于最低谷，凌晨血压急剧上升，白昼基本上处于相对较高的水平，多数人有双峰（6：00~8：00 和 16：00~18：00），18：00 后血压呈缓慢下降趋势。高血压患者的血压昼夜波动曲线也与此相似，但整体水平较高，波动幅度也较大。老年人夜间血压下降更为明显，易造成脑缺血。清晨起床后血压急剧上升，血压持续升高可引起斑块内出血，从而使动脉粥样化的血管更狭窄，这种急剧的血压变化更具危害性。

我国对上海宝山区 5646 名 15 岁以上的农民进行的 9 年随访研究表明，收缩压>149mmHg 者脑卒中发病率相对危险度是收缩压<149mmHg 者的 28. 8 倍；舒张压>90mmHg 者脑卒中发病率相对危险度是舒张压<90mmHg 者的 19 倍。在控制了其他危险因素后，收缩压每增加 10mmHg，男性脑卒中危险参数增加 1. 9 倍，女性增加 1. 7 倍。无症状的高血压比有症状的高血压危险性更大，前者发生脑梗死的危险比后者高 4 倍。

我国的高血压控制情况并不乐观，突出表现为“三高”（患病率高、致死率高、病死率高）、“三低”（知晓率低、服药率低、控制率低）和“三不”（不规律用药、不难受不吃药、不爱用药）的特点。

芬兰、美国、日本等国的社区的高血压控制计划已经成功地降低了脑卒中的发病率、死亡率。我国的一项大宗的临床双盲研究证实血压水平和脑卒中发病率密切相关，抗高血压可明显降低脑卒中的危险性，每降低高血压患者舒张压 5~6mmHg、收缩压 10~12mmHg，可使脑卒中发生率下降 35%~40%，在接受降压治疗 2~3 年后治疗的益处更突出。同时，控制血压还能预防脑卒中再发。

降压治疗不仅对高血压患者有益，而且将非高血压患者血压控制在135/85mmHg以下也有降低脑卒中危险的作用。

（二）高血压的诊断标准

1. 血压测量

血压的特点是有明显的波动性，只有根据在几个不同场合下反复多次测量的结果，才能判断血压是否升高。

诊所或临床血压测量是目前临床判断高血压并分级的标准方法。测量血压的医师应特别注意：让患者在安静的房间里先静坐，至少5分钟；使用标准袖带和（12~13）cm × 35cm的气囊，臂粗者用大规格的气囊，儿童使用较小的气囊；采用Korot Koff音第五相（消失音）确定舒张压；第一次就诊时应测量左右两侧上臂血压，以高的一侧为准；老年人、糖尿病患者和有其他容易发生直立位低血压的患者，应测量立位血压；不管被测者体位如何，血压计应放在心脏水平，更主要的是水银柱处于“0”点水平。

2. 高血压的诊断

心血管危险绝对水平的分层如下。

（1）低危组：1级高血压患者，无心血管疾病的危险因素。

（2）中危组：包括1级高血压伴有1~2种危险因素者，2级高血压无危险因素或伴有1~2种危险因素者。

（3）高危组：包括危险因素3种，有糖尿病或靶器官损害的1级或2级的高血压患者，以及不伴有其他危险因素的3级高血压患者。

（4）极高危组：3级高血压患者，有1种或1种以上危险因素，以及有临床心血管疾病或肾脏疾病的所有患者。

其中危险因素指男性>55岁；女性>65岁；吸烟；总胆固醇>6.5mmol/L；糖尿病；有早发心血管疾病家族史。

靶器官损害：左心室肥厚；蛋白尿和（或）血肌酐浓度升高；动脉粥样硬化斑块；视网膜动脉狭窄。

相关临床情况：脑血管疾病（缺血性脑卒中，脑出血，TIA）；心脏疾病（心肌梗死，心绞痛，冠状动脉血管重建术，心力衰竭）；肾脏疾病（糖尿病肾病，肾衰竭）；血管疾病（夹层动脉瘤，有症状性动脉疾病）；视网膜病变（出血或渗出，视盘水肿）。

（三）高血压的治疗

现代治疗观点认为，良好的血压控制应该包括整个24小时内的血压，应合理选择药物，既要保持正常的血压昼夜节律，又要防止清晨血压急剧升高。要了解各种降压药对夜间血压波动的影响：β受体阻滞剂的夜间血压下降幅度较小，转换酶抑制剂的夜间血压下降较明显，钙通道阻滞剂或利尿剂昼夜血压下降幅度大致相同。治疗时，降压药对昼夜血压的不同降压作用十分重要。如果夜间本该降低的血压下降不明显，甚至增高，就有必要进行夜间抗高血压治疗或用长效制剂使夜间血压降至正常。

单纯控制血压是不够的，只有对高血压及其危险因素进行综合防治，把高血压控制在单纯高血压阶段，才能最大限度地降低脑血管合并症，因此强调行综合治疗。

1. 非药物疗法

（1）戒烟 尼古丁兴奋交感神经，导致肾上腺素、去甲肾上腺素释放增加，血压升高。戒烟可能是高血压患者预防心血管疾病及非心血管疾病的最有效的一个方法。

（2）减轻体重 在体重超过正常值 10%的高血压患者中，体重减少 5kg，就能降低一定血压，而且有助于控制伴随的危险因素如胰岛素抵抗、糖尿病、高脂血症和左心室肥厚。建议最初减重目标为 5kg，是否要进一步减少 5kg 取决于患者的反应和体重。

（3）节制饮酒 过度饮酒往往降低患者对抗高血压药物的反应性，会增加脑卒中的危险。建议每天饮酒的乙醇含量男性<30g，女性<20g。

（4）限制食盐 对高血压患者的试验表明，每天钠盐的摄入量由原先的 10. 5g 降低 4. 7~5. 8g，可使收缩压平均降低 4~6mmHg。每天食钠盐量应 <6g。老年人、肥胖者对盐最敏感。

（5）复合饮食改变 素食者血压低于肉食者，素食方式可以降低高血压患者的血压。一系列对照饮食试验表明这些作用取决于水果、蔬菜、纤维素和不饱和脂肪的联合摄入而不取决于有无肉类蛋白。建议高血压患者多吃水果和蔬菜并减少脂肪摄入。

（6）体育锻炼 建议以静坐方式工作的患者进行规则的一定量的有氧运动，如快步走或游泳 30~45 分钟，每周 3~4 次，可降低收缩压 4~8mmHg。不主张大运动量如快跑、跳跃、举重等，血压控制不佳的高血压患者应避免登山。

（7）正确对待心理和环境压力应注意的是许多高血压患者常伴有抑郁症或焦虑症。心理因素和环境压力常使患者采取不健康的生活方式，后者与高血压及心血管疾病的危险性增高有关。因此，帮助人们正确对待环境压力，保持正常心态，对控制和改善对抗高血压药物治疗的顺从性极为重要。

（8）其他措施 当高血压患者伴有糖尿病和高脂血症时，通常应减少饮食中的饱和脂肪，多食天然水果和蔬菜。而生物反馈，饮食中添加钙、镁、纤维素或鱼油对降压效果不肯定。

2. 降压药物

用于治疗高血压的几类药物，包括噻嗪类利尿剂、血管紧张素转化酶抑制剂（ACEI）、血管紧张素受体拮抗剂（ARB）、β 受体阻滞剂、钙通道阻滞剂均可以降低脑卒中的危险性。

药物治疗原则：低剂量开始，如血压未能达到目标，应当根据患者的耐受情况增加该药的剂量。如果第一种药物疗效很差或耐受性差，可换另一类降压药，而不是加大第一种药物的剂量或加用第二种药物。如第一种药有效但血压控制不理想，应选用合理的联合用药，有效的联合用药组合包括利尿剂+β 受体阻滞剂；利尿剂+血管紧张素转化酶抑制剂（或血管紧张素受体拮抗剂）；钙通道阻滞剂（二氢吡啶类）+β 受体阻滞剂；钙通道阻滞剂 + 血管紧张素转化酶抑制剂；α 受体阻滞剂+β 受体阻滞剂。最好选用 1 天 1 次具有 24 小时平稳降压的长效药物。

一旦诊断为原发性高血压，须终身降压治疗。其优点是提高患者治疗的顺从性；更平稳地控制血压；保护靶器官，减少发生心脑血管病事件的危险性。

（1）利尿剂：利尿剂主要用于轻、中度高血压，尤其适用于老年收缩期高血压、心力衰竭时，增强其他降压药的疗效。①噻嗪类利尿剂。双氢克尿塞（氢氯噻嗪）12. 5~25mg/次，每天 1 次，每日最大剂量不超过 50mg。②泮利尿剂。速尿（呋塞米），常用剂量 20~40mg/次，每天 1 次，每日最大剂量不超过 320mg。③保钾利尿剂。安体舒通（螺内酯），常用剂量 60 ~320mg/d；分 3 次，每日最大剂量不超过 320mg。吲达帕胺 2.5~5mg/次，每天 1 次，每日最大剂量不超过 5mg。

不良反应：如低钾，糖耐量降低，室性期前收缩，脂质异常和阳痿多见于大剂量应用时。

（2）β 受体阻滞剂：β 受体阻滞剂是一类安全价廉而有效的药物，可作为单一药物治疗或与利尿剂、二氢吡啶类钙通道阻滞剂和 α 受体阻滞剂联合使用。对一些心衰患者，可从极小剂量开始，根据心功能情况，逐渐调整剂量。β 受体阻滞剂主要用于轻、中度高血压，尤其适用于心率快、年轻人、冠心病患者，与利尿剂合用疗效增强。①非选择性 βr 受体阻滞剂。心得安（普萘洛尔），常用剂量 30mg/d，分 3 次。心得平（氧烯洛尔），常用剂量 60mg/d，分 3 次。②选择性 β1 受体阻滞剂。美托洛尔（倍他乐克），25mg 或 50mg，每天 2 次或 3 次。氨酰心安（阿替洛尔），常用剂量 25~100mg/次，每天 1 次或 2 次。

不良反应：传导阻滞、支气管痉挛、代谢异常。

（3）肾素-血管紧张素转换酶抑制剂（ACEI）用于各种程度高血压，尤其适用于糖尿病、心衰、肾损害蛋白尿患者，与利尿剂合用疗效增强。用于心力衰竭患者，能降低心衰患者病残率和死亡率。还能有效地延缓 2 型糖尿病，特别是伴有蛋白尿的肾脏损害的进展。①卡托普利（巯甲丙脯酸或开搏通）。常用剂量 12.5~25mg/次，每天 2 次或 3 次，每日最大剂量可达 100mg，心力衰竭或肾功能不全者，剂量应从 6.25mg 开始。②依那普利。常用剂量 10~20mg/次，每天 1 次或 2 次，每日最大剂量不超过 40mg。③贝那普利（洛丁新）。常用剂量 10~20mg/次，每天 1 次或 2 次，每日最大推荐剂量 40mg。④福辛普利（蒙诺）。常用剂量 10~20mg/次，每天 1 次或 2 次。

不良反应：干咳、肌酐升高、高钾等。妊娠、肾动脉狭窄或肾衰者禁用。

（4）钙通道阻滞剂 钙通道阻滞剂用于各种程度高血压，尤其适用于老年人、冠心病，急性心肌梗死时禁用二氢吡啶类，不用于心力衰竭和传导阻滞。①长效制剂。氨氯地平（洛活喜），初始剂量 2.5mg/次，每天 1 次，维持量 5mg/次，每天 1 次，最大剂量 10mg/次，每天 1 次。硝苯地平控释片（拜心同），常用剂量 30~60mg/次，每天 1 次。②短效钙通道阻滞剂。硝苯地平（心痛定），常用剂量 10~20mg/次，每天 3 次，每日最大剂量不超过 60mg。尼群地平，常用剂量 10mg/次，每天 2 次或 3 次。

（5）血管紧张素受体拮抗剂 血管紧张素受体拮抗剂有许多与血管紧张素转化酶抑制剂相同的特点，适用于各种类型高血压，不良反应发生率低。①芦沙坦（科素雅）。初始剂量 50mg/次，每天 1 次，最大剂量 100mg/次。②颉沙坦（代文）。初始剂量 80mg/次，每天 1 次，最大剂量 320mg/次。

（6）血管扩张剂：肼屈嗪，常用剂量 10 ~25mg/次，每天 3 次或 4 次。米诺地尔（长压定）初始剂量 2.5~5mg/次，每天 2 次，逐渐加量至 5~10mg/次。

不良反应：常引起反射性心动过速、头痛和水钠潴留，不适宜作为一线药物。

（7）其他药物：α 受体阻滞剂能安全有效地降低血压，适用于各种程度的高血压、前列腺肥大、血脂异常和糖耐量异常的患者。主要不良反应是直立性低血压，尤其老年人更易发生。

许多作用于中枢神经系统的降压药如利舍平、甲基多巴、可乐定，因不良反应大，不适宜作为一线降压药。

三、心脏疾病

（一）各种心脏疾病是脑卒中的主要危险因素

1. 冠心病

研究发现，脑动脉粥样硬化与冠状动脉狭窄及其严重程度密切相关，而且冠状动脉粥样硬化性狭窄病变与颅内外动脉硬化性狭窄或闭塞所致的缺血性脑卒中同样关系密切。颅内外血管硬化狭窄性病变与冠状动脉狭窄程度是平行的。研究显示，随着冠状动脉粥样硬化性狭窄病变的加重，颈动脉系统的血管狭窄程度也有所增加。尸检发现，冠状动脉粥样硬化程度与椎-基底动脉粥样硬化程度呈正相关。

2. 心源性栓子脱落

房颤患者脑卒中的危险比无房颤者高 5 倍。房颤引发的脑卒中占缺血性脑卒中的 10%~15%。房颤合并心瓣膜病时，脑卒中的危险性更大。急性心肌梗死后 2~4 周内发生脑栓塞的比例约为 2.5%，栓子多来源于左心室血栓，心室壁活动障碍或不活动，心内膜表面受损或左心室血流持续不正常，导致左心室血栓形成。感染性心内膜炎患者，在心瓣膜上有血小板、纤维蛋白、红细胞、白细胞和细菌沉着组成赘生物，其容易破碎脱落，随血液循环入脑内引起脑栓塞。

（二）心源性脑卒中的预防

1. 积极治疗心脏原发病

对于冠心病而言，很多针对危险因素的内科对症治疗可以降低缺血性脑卒中的发生率，如降糖、降压及调脂治疗，分别可降低 30%、20%及 25%的脑卒中发生率。因此，积极有效地控制和消除各种危险因素，不仅有利于预防各种心脑血管疾病的发生，而且对于已经患有心脑血管疾病的患者，有助于延缓病变的进展。

2. 全面综合地分析评价并积极干预血管狭窄性病变

对于较为严重的冠状动脉狭窄，尤其是同时存在多种危险因素且伴脑缺血症状的患者，应及早行颈动脉或脑血管造影检查以明确颅内外动脉粥样硬化性病变的情况，以便尽早行药物预防性治疗或介入性干预，减少缺血性脑卒中事件的发生。

3. 抗栓治疗

房颤是一种可以治疗的重要脑卒中危险因素，对于无抗凝禁忌证的高危患者，长期抗凝治疗可显著降低脑卒中风险。对患有瓣膜性心脏病的房颤患者（特别是植入机械心脏瓣膜者）进行抗凝治疗。建议根据患者脑卒中的绝对危险度评价、估计的出血风险、患者的偏好以及能否进行高质量的抗凝监测，在非瓣膜性房颤患者中进行抗栓治疗（华法林或阿司匹林）以预防脑卒中。对于那些临床无明显口服抗凝药禁忌证的高危房颤患者，建议应用华法林，监测 INR 为 2.0~3.0。

四、糖尿病

糖尿病是由于胰岛素分泌相对缺乏和（或）胰岛素的生物效应降低引起的以高血糖为特征的代谢病。糖尿病通过直接损害血管内膜细胞，脂质代谢异常，血液成分和血流动力学改变，导致血黏度增加，血流缓慢，脑灌注压下降，进而脑缺血发作，脑梗死。

（一）糖尿病的临床表现

1. 糖尿病典型临床表现

（1）多尿：血糖高，经肾小球滤出不能被完全重吸收，形成高渗性利尿。每天排出 5~10L 尿，与血糖及酮尿成正比。

（2）多饮：因多尿而多饮、口渴、口腔干燥等。

（3）多食：机体丢失大量葡萄糖，处于半饥饿状态，能量缺乏，导致食欲增加。

（4）乏力：血糖不能完全氧化释放能量，同时组织缺水、电解质失调等导致乏力。

（5）消瘦：机体不能充分利用葡萄糖，使脂肪和蛋白质分解增加，消耗过多，呈负氮平衡，机体逐渐消瘦，体重减轻。

2. 糖尿病合并症

（1）急性合并症：常见酮症酸中毒，其次为高渗性糖尿病昏迷、乳酸酸中毒、低血糖反应。

（2）慢性合并症：包括糖尿病大血管病变（脑动脉、冠状动脉、下肢动脉）及微血管病变（视网膜、肾脏、神经的微血管）、神经病变、皮肤、肌肉、关节病变、感染等合并症。

（二）糖尿病诊断和分型

1. 糖尿病诊断新标准

（1）糖尿病症状+任意时间血浆葡萄糖水平>11. 1mmol/L。

（2）空腹血浆葡萄糖（FPG）水平>7. 0mmol/L。

（3）口服葡萄糖耐量试验（OGTT）中，2 小时后血浆葡萄糖水平>11. 1mmol/L。

空腹血浆葡萄糖（FPG）3. 9~6. 0mmol/L 为正常；6. 1~6. 9 mmol/L 为空腹血糖调节受损（IFG），代表正常葡萄糖稳态和糖尿病高血糖之间的中间代谢状态，表明血糖调节受损，是发生糖尿病的危险因素。

2. 糖尿病分类

（1）1 型糖尿病。多发于小儿及青少年，起病急，胰岛素绝对不足，必须依赖胰岛素治疗。

（2）2 型糖尿病。超过 95%的糖尿病属于此型，多发于中老年人，起病缓慢，胰岛素相对不足，早期口服降糖药物效果明显。

（3）妊娠糖尿病。

（4）其他特殊类型糖尿病。

（三）糖尿病治疗

1. 一般治疗

一般治疗包括戒烟限酒，适量运动，预防各种感染。

2. 饮食疗法

饮食总热量和营养成分需适应生理需要，进餐定时定量，以利血糖水平的控制。饮食热量估计首先按照患者的性别、年龄和身高得出理想体重，然后根据理想体重和工作性质，参照原有生活习惯等因素，计算出每天所需总热量。食品成分大致配比为糖类占饮食总热量的50%~60%，蛋白质占12%~15%，脂肪占30%~35%，忌食用各种糖果、甜点等，少食胆固醇含量高的食品，提倡多食用绿叶蔬菜。

3. 口服降糖药

（1）磺脲类：促进胰岛素分泌。适用对象：2型糖尿病，有胰岛素分泌者；血糖，尤其是空腹血糖较高者；体重较轻或正常者。服用时应从小剂量开始，逐渐加量，餐前服用。①格列本脲（优降糖）。2.5mg/次，每天3次，最大量不超过20mg/d。②格列齐特（达美康）。80mg/次，每天3次，最大量320mg/d。③格列吡嗪（美吡达）。2.5mg/次，每天3次，最大量不超过30mg/d。④格列喹酮（糖适平）。30mg/次，每天3次，最大量不超过180mg/d。

不良反应：低血糖症，体重增加，消化道反应，皮肤变态反应，血细胞减少，神经系统反应如头晕、视力模糊、共济失调。

（2）非磺脲类胰岛素刺激物：促进胰岛素分泌，与磺脲药受体相同，作用机制、适用对象及不良反应与磺脲药相似。作用位点不同。特点：起效快，代谢快（1小时达到最大血药浓度，半衰期1小时）。①瑞格列奈。0.5~4mg/次，从小剂量开始，于餐前或进餐时口服，不进餐不服药，最大量不超过16mg/d。②那格列奈。120mg/次，于餐前口服 。0.92%经粪胆途径排出，无肾毒性作用。

轻、中度肾功能不全时，瑞格列奈无蓄积作用。

（3）双胍类：增加外周组织摄取和利用葡萄糖，可减少1型或2型糖尿病患者胰岛素用量，单独应用不出现低血糖。适用对象：各型糖尿病，食欲较为旺盛者，肥胖患者，年龄偏低，无乳酸增高的患者。

二甲双胍，250~500mg/次，每天3次，最大剂量不超过2.5g/d，从小剂量开始，逐渐加量。

不良反应：乳酸性酸中毒，消化道反应如食欲下降、恶心、呕吐、腹泻等，肝、肾损害。

（4）葡萄糖苷酶抑制剂 抑制小肠黏膜上皮细胞表面的α-葡萄糖苷酶而延缓糖类的吸收，降低餐后高血糖。适用对象：各型糖尿病、餐后血糖较高者。

阿卡波糖，50mg/次，每天3次，最大量不超过600mg/d。

不良反应：阿卡波糖服用初期有腹胀、排气多等消化道症状。患者发生低血糖时，应使用葡萄糖。

（5）噻唑烷二酮 又称格列酮类，增加靶组织对胰岛素的敏感性，减轻胰岛素抵抗。适用对象：各型糖尿病及血糖增高阶段者，胰岛素抵抗较重者。

罗格列酮4~8mg/d，每天1次或分2次口服；吡格列酮15~30mg/d。每天1次口服。

不良反应：低血糖、水肿、体重增加、ALT升高。

4. 胰岛素治疗

（1）速（短）效：胰岛素（RI），唯一可静脉注射的，用于抢救。控制餐后高血糖，皮下注射，0.5小时开始作用，2~4小时达高峰，持续6~8小时。

（2）中效：低精蛋白胰岛素（NpH），1~3 小时开始作用，6~12 小时达到高峰，持续 18~24 小时，控制夜间、清晨血糖。

（3）长效：精蛋白锌胰岛素（PZI），3~8 小时开始作用，14~24 小时达到高峰，持续 28~36 小时，主要提供基础水平胰岛素。

适应证：1 型糖尿病；2 型糖尿病合并急性代谢紊乱，严重感染、创伤、大手术、急性心肌梗死、肺结核、肝肾功能损害、糖尿病自主神经病变、腹泻；磺脲类治疗失败等。

五、血脂代谢异常

（一）高脂血症与脑血管病的关系

血脂中各成分与脑血管病的关系复杂。血脂代谢异常包括总胆固醇（TC）、低密度脂蛋白胆固醇（LDL-C）和三酰甘油（TG）增高，高密度脂蛋白胆固醇（HDL-C）下降。血脂水平受多种因素的影响，例如性别、年龄、遗传或生活方式等。

研究缺血性脑卒中各亚型的血脂分布，发现三酰甘油和总胆固醇在小血管和大血管病变中均升高；在大血管病变的脑卒中组内高密度脂蛋白显著降低。血总胆固醇与脑卒中危险性呈“U”形相关。2003 年亚太地区队列研究项目协作组对胆固醇水平与脑卒中发病和死亡关系进行了评估，结果显示：胆固醇水平与缺血性脑卒中呈弱的正相关关系，胆固醇每增高 1mmol/L，缺血性脑卒中的风险增高 25%；而胆固醇水平与出血性脑卒中呈负相关关系，胆固醇每增高 1mmol/L，出血性脑卒中的风险下降 20%。

高脂血症的危险性主要取决于低密度脂蛋白的含量。血浆中低密度脂蛋白（LDL）是沉积在动脉壁粥样硬化斑块内的主要脂质成分，血管壁内和动脉粥样硬化损伤处的所有主要细胞都能氧化 LDL，产生氧化型 LDL（OX-LDL），轻度氧化的 LDL 在引起单核细胞聚集方面具有启动因子的作用，巨噬细胞吞噬了大量的 OX-LDL 后就演变成泡沫细胞，巨噬细胞或泡沫细胞内的脂质饱和后，无论破裂与否，都可释放大量的活性物质，加速病变的发展，导致动脉粥样硬化。因此，降低 LDL 是防治心脑血管疾病的关键一环。

（二）调脂治疗

1. 调脂治疗降低脑卒中的作用机制

（1）减少心肌梗死的发生：他汀类药物可降低血小板聚集，减少血栓形成。可能通过降低心脏附壁血栓形成，减少心源性血栓栓塞脑血管，使脑卒中发生率下降。

（2）降低血压：降低胆固醇可使血压下降 2~5mmHg，而血压的下降可使脑卒中的危险性减小。推测与他汀类药物改善损伤血管内皮功能，增加局部一氧化氮的释放，改变血管的弹性有关。

（3）他汀类药物可延缓粥样硬化斑块的进展和增加斑块的稳定性，抑制泡沫细胞的形成；抑制基质金属蛋白酶活性，增加斑块中胶原的含量；减少血管损伤局部炎症因子的释放；动员并改善血管内皮祖细胞功能，参与损伤内皮细胞的修复；抑制血管平滑肌细胞的迁移和增殖等诸多综合作用，使粥样硬化斑块稳定。

2. 高脂血症的非药物治疗

（1）综合治疗措施：指导患者纠正不利于健康的行为习惯，包括劝导戒烟、控制饮酒、指导超重者减肥等。限制高胆固醇食物过多摄入，如动物脂肪、内脏、奶油、鱼子、贝类等。饮食结构合理调配：其比例为蛋白质 15%、脂肪 20%、糖类 65%低脂饮食。对于血脂水平稍偏高的患者，饮食调节通常能达到预期目标。这种饮食结构的调节必须保证进行至少 6 个月。

（2）积极进行体育锻炼：典型的锻炼计划包括三个阶段，先通过 5～10 分钟轻度活动热身；然后根据个人的适应性，进行 20 分钟或更长时间的耐力或有氧锻炼；最后是放松阶段，逐渐稳定下来。有氧锻炼是用大肌肉群做阻力较小但重复次数较多的运动，例如步行就是一种很好的有氧活动形式，其他有慢跑、骑车、游泳、健美、体操、划船等。

3. 高脂血症的药物治疗

（1）树脂（胆酸螯合物）：阻止肠肝胆酸循环，增加 LDL 受体数量。考来烯胺，16～24g/d。适用于家族性高胆固醇血症和家族性混合型高脂血症。

不良反应：便秘、胃肠道不适。

（2）普罗布考药物：增加非受体介导的 LDL 分解代谢。普罗布考 1g/d，分 2 剂。适用于家族性高胆固醇血症和家族性混合型高脂血症。

不良反应：腹泻、软便、Q-T 间期延长。

（3）烟酸：抗脂肪分解，肝胆固醇合成减少，乳糜微粒/VLDL/LDL 分解代谢增加。烟酸，1～6g/d，分 3 剂。

不良反应：潮红、瘙痒、皮肤干燥、十二指肠溃疡、胃肠道不适、痛风、黑棘皮病、胃酸增加、空腹血糖升高、ALT/AST 升高。

（4）贝特类：加强 VLDL 分解代谢，抑制 Hmg-CoA 还原酶，增加 LDL 受体数量，抑制三酰甘油、胆固醇合成。适用于家族性高甘油三酯血症，家族性混合型高脂血症。吉非贝齐（诺衡）1.2g/d，分 2 剂；非诺贝特（力平脂）300mg/d，分 3 剂；环丙贝特 100mg/d，苯扎贝特（必降脂）400mg/d，氯贝丁酯 2g/d。

不良反应：胃肠道不适、性欲减退、肌痛、胆石、脱发、CK 升高。

（5）他汀类（Hmg-CoA 还原酶抑制剂）抑制胆固醇合成，并且上调 LDL-C 受体，加速清除循环中的 LDL-Co 他汀类药物还有非降脂作用，如改善内皮功能，稳定斑块，减少炎症反应和抑制血栓形成等。适用于高胆固醇血症。洛伐他汀（美降之）20～80mg/d，普伐他汀（普拉固）20～40mg/d，辛伐他汀（舒降之）10 ～40mg/d，阿托伐他汀（立普妥）10～80mg/d，氟伐他汀（来适可）20～40mg/d，每天临睡前口服。

不良反应：皮疹、胃肠道反应、肌痛、疲劳、头痛、CK 升高、ALT 升高、AST 升高。

高胆固醇血症使用他汀类药物；高甘油三酯血症使用贝丁酸类药物；混合型高脂血症，以 TC 和 LDL 升高为主者使用他汀类药物，以 TG 升高为主者使用贝丁酸类药物；三项指标都明显升高者同时使用他汀类药物和贝丁酸类药物；需要定期复查肝功能，避免肌纤维溶解症的不良反应。

六、动脉粥样硬化

动脉粥样硬化是一种主要累及大、中血管动脉内膜的疾病。血液中的脂质和有形成分在血管壁沉积形成粥样硬化斑块，伴有典型的局限增厚和纤维增生形成纤维斑块，同时可以出现复合损伤，包括斑块破裂、血栓形成、管腔狭窄、管腔壁进行性变薄和室壁瘤膨出。

（一）动脉粥样硬化的发病机制

动脉粥样硬化的发病机制尚不完全清楚，由氧化修饰脂蛋白扳机的动脉壁炎性扩增是目前公认的假说。LDL-C是动脉粥样硬化的核心，是最常见的斑块诱导因子。新发现的动脉粥样硬化因素包括脂蛋白α、高半胱氨酸、感染原（如疱疹病毒和肺炎支原体）和血管压力应答激素（血管紧张素Ⅱ）引起的氧超载。

根据Ross提出的动脉粥样硬化发生理论，动脉粥样硬化主要是“损伤应答”引起的炎症反应。

1. 粥样硬化斑块细胞形成期

早期的动物实验发现，动脉粥样硬化早期的脂肪纹中就存在巨噬细胞和T淋巴细胞，提示动脉粥样硬化早期存在与炎症有关的免疫应答反应。此外，在不同时期的动脉粥样硬化斑块内都可发现包括多种白细胞介素（IL）、干扰素、肿瘤坏死因子α（TNF-α）、不同类型的生长因子和细胞集落刺激因子等细胞活性物质。这些活性物质可促进炎症的扩散，进而加速粥样硬化斑块的形成。

2. 粥样硬化斑块的进展期

随着动脉粥样硬化的发展，斑块内的炎症细胞将持续增加。这些细胞来自循环着的血液，或直接在病变区内自身繁殖产生。当内皮衍生的IL族诱导单核细胞和T细胞黏附，特别是黏附在动脉分支处时，会引起显著的血液湍流。而这种切应力的改变可导致与上述分子产物有关的基因表达上调，使含有细胞活素和生长因子的血浆水平进一步升高，促进单核细胞不断进入粥样硬化斑块内，最终使粥样硬化斑块充分发展。

3. 粥样硬化斑块急性破裂期

粥样硬化斑块急性破裂是斑块充分进展后，在某些触发因素的作用下发生的急性事件，同样涉及炎症机制。粥样硬化斑块表面的纤维帽是保持斑块稳定性的基础。而进入粥样硬化斑块内的巨噬细胞活化后，可释放大量基质金属蛋白酶（MMP）和其他蛋白水解酶，后两者均可破坏粥样硬化斑块的纤维帽，轻者造成斑块表面炎症浸润或溃疡，重者导致粥样硬化斑块急性破裂。

（二）动脉粥样硬化的预防和治疗

动脉粥样硬化预防和治疗应有针对性。

1. 预防发病

已有危险因素的个体，应认真综合控制多重危险因素，预防心脑血管疾病。应坚持治疗性生活方式改变（TLSC），包括减少饱和脂肪酸（<总热量的7%）和胆固醇的摄入，选择能加强降低低密度脂蛋白效果的食物，如植物甾醇和可溶性黏性纤维，戒烟、减轻体重、增加有规律的体力活动等。并且有效控制高血压、血脂异常、糖代谢异常、肥胖和代谢综合征。

2. 预防事件

预防致残、致命的血管事件--脑卒中和心肌梗死。主要对象是稳定斑块，早期使用他汀类药物，发挥其稳定斑块、抗缺血、减少事件的作用和强化抗栓、防栓，联合使用阿司匹林和氯吡格雷。

3. 预防后果

急性脑梗死患者应尽快送到医院，用溶栓或血管内介入的方法，开通被血栓闭塞的血管，挽救半暗带，挽救生命。

4. 预防复发

二级预防，应与康复（包括机体与心理的康复）相结合，预防脑血管事件的复发，治疗性生活方式改变和药物干预并用-ABCDE 系统。A-Aspirin（阿司匹林），ACEI（血管紧张素转换酶抑制剂）；B-β-blocker（β 受体阻断剂），Blood pressure lowering（降血压）；C-Cholesterollowering（降胆固醇），Cigarequitting（戒烟）；D-Diabetescontrol（控制糖尿病），Diet（合理饮食）；E-Exercises（有氧代谢运动）以及 Education（参加患者教育）。对患者行 DSA 在内的全面检查，以及尽早发现包括脑血管狭窄及闭塞在内的病因学证据，颈动脉狭窄大于 70%者在条件适当时还可以选择包括血管内支架成形术和颈动脉内膜切除术在内的手术治疗。控制脑动脉粥样硬化对于减少脑卒中的发病率、致残率、死亡率有重要意义。

（王海燕）

第四章　脑血管病的护理管理

第一节　脑血管病的护理评估

【健康史】

1. 患病及治疗经过

询问和了解患者本次疾病的起病时间、发病原因和有无诱因。症状：一般包括出现症状的部位、范围、症状性质和持续时间、严重程度、加重或减轻的因素；症状是否为发作性或持续性，是否突发性或渐进性，是否有伴随症状或并发症。既往检查、诊断、治疗经过及效果；有无特殊的饮食要求，如糖尿病饮食或流质饮食等，是否存在其他用药，如目前药物的种类、剂量和用法，医嘱等。

2. 生活史和家族史

询问和了解患者的出生地和生活地、性别、年龄、职业、家族中有无类似疾病或症状等。了解患者居住情况，如与子女、父母或老人单独居住等。日常生活状况评估：工作、学习、活动、休息与睡眠等，了解患者日常饮食习惯、是否吸烟或饮酒，吸烟和饮酒史以及每日总量等。

【身体状况】

1. 意识障碍

意识是指大脑的觉醒程度，是机体对自身和周围环境的感知和理解能力以及机体对环境刺激所作出反应的能力。人意识清醒的维持有赖于正常的大脑皮质和脑干网状结构不断地将各种感觉经丘脑广泛地投射到大脑皮质，即上行性网状激活系统。当弥漫性的大脑皮质或脑干网状结构发生损害或功能抑制时，上述能力减退或消失，称意识障碍。临床上可通过对病人的言语、疼痛的刺激、瞳孔对光反射、吞咽反射、角膜反射等来判断意识障碍的程度。

（1）嗜睡：为早期的意识障碍，病人处于睡眠状态。能被唤醒，醒后能进行语言交流并可配合检查，语言停止刺激后又进入睡眠状态。

（2）昏睡：病人处于熟睡状态。强烈刺激方可唤醒，能进行简单、模糊且不完整的答话，语言含糊不清。当外界停止刺激后立即进入熟睡状态。

（3）昏迷：意识丧失，对言语刺激无应答反应。可分为浅、中、深昏迷。①浅昏迷：对强烈刺激（如压迫眶上缘）可有痛苦表情及躲避反应，无语言应答。瞳孔对光反射、咳嗽反射、吞咽反射、角膜反射及生命体征尚稳定。②中昏迷：对疼痛反应消失，病理反射阳性，瞳孔对光反射、咳嗽反射、吞咽反射、角膜反射及生命体征无明显改变。③深昏迷：自发性动作完全消失，对任何刺激均无反应，咳嗽反射、吞咽反射、角膜反射等均消失，病理反射消失，生命体征也常有改变。

（4）特殊类型的意识障碍①谵妄：意识内容的改变，表现为清晰度的下降、对周围环境的理解和判断失常。定向力和自知力均有障碍，有丰富的伴有幻觉、错觉，以错觉为主，形象生动而逼真。②去皮质状态：大脑皮质广泛性受损，在恢复过程中受损较轻的皮质下中枢和脑干先恢复，皮质由于受损较重而处于抑制状态，称为去皮质状态，多见于缺氧性脑病、脑血管病及脑外伤等。护理评估可见：无意识地睁闭眼、眼球能活动、瞳孔对光反射、角膜反射存在，四肢肌张力增高，病理反射阳性。大小便失禁，存在觉醒与睡眠周期，可有吞咽动作和无意识咀嚼，身体呈上肢屈曲，下肢伸直姿势（去皮质强直状态）。③无动性缄默症：为脑干上部和丘脑的网状激活系统及前额叶—边缘系统受损，而大脑半球及其传导通路无病变。护理评估可见：无目的地注视检查者和周围的人，貌似醒觉，但缄默不语，不能活动。肌肉松弛，无锥体束征。伴有体温高、多汗、皮脂腺分泌旺盛、心跳或呼吸节律不规则、大小便失禁等。

2. 言语障碍

言语是人类特有的功能，言语障碍分为失语和构音障碍。当大脑皮质言语功能区发生病变时使人后天获得的说话、听话、阅读和书写等能力残缺或丧失，称为失语。由于发音肌肉的瘫痪、共济失调或肌张力增高所引起的口语障碍称为构音障碍，是一种纯语言障碍。注意区别两者。

（1）失语：是优势大脑半球损害的重要症状之一。语言活动的中枢常集中在一侧大脑半球，称为语言中枢的优势半球。

（2）构音障碍：当机体出现肌肉病变（重症肌无力、肌营养不良症）、运动神经元病变（运动神经元疾病、延髓空洞症、吉兰-巴雷综合征和后颅窝病变）、皮质延髓束受损（脑血管病）、延髓性麻痹、多发性硬化、锥体外系病变（震颤麻痹、肝豆状核病变和舞蹈病）以及小脑病变时，引起病员发音不清而用词正确的言语障碍。护理评估：发音不清、发音困难、言语缓慢、发音生硬（爆发性言语）、音调及语速异常、吟诗样语言（音节停顿不当或停顿延长）等。

3. 感觉障碍

感觉是作用于各种感受器的各种形式的刺激在人脑中的直接反映。感觉障碍是神经系统的常见症状，一般将感觉障碍分为特殊感觉（视、嗅、听和味觉）障碍和一般感觉（浅、深、复合）障碍。

第二节　脑血管病的营养管理

神经重症患者常伴有吞咽困难、意识障碍、精神障碍、延髓麻痹、神经源性呕吐等严重并发症而影响患者的进食，同时在严重应激因素的作用下，机体处于高分解、高代谢状态，可迅速出现低蛋白血症、免疫力下降甚至多脏器功能障碍。及时、合理、充分的营养支持可以改善患者的全身情况，降低危重症患者并发症的发生率和病死率，是综合治疗的重要组成部分，是危重患者抢救治疗的重要环节，是一切治疗的保障。早期营养支持并给予监测是保证患者营养的重要手段。随着基础理论和应用研究的日趋深入，营养支持已经成为一门综合治疗技术，尤其对于危重症患者来说，更是阻止疾病发展、促进患者恢复的重要措施。

（一）营养评估

营养评估是通过人体组成测定、人体测量、生化检查、临床检查以及多项综合营养评定方法等手段，判定人体营养状况，确定营养不良的类型和程度，评估营养不良所致的严重后果，并监测营养支持的疗效。营养评价的指标主要包括以下几点。

1. 体重

体重是营养评定中最简单、直接而又可靠的指标，是沿用已久而且目前仍是最主要的营养评定指标。理想体重百分率=实测体重/理想体重×100%。理想体重的计算方法：IBW 男=48.2+［1.06×（H-154）］，IBW 女=45.4+［0.90×（H-154）］（单位：IBW：kg，H：cm）。

2. 皮褶厚度

皮下脂肪含量约占全身脂肪总量的50%，通过皮下脂肪含量的测定可推算体脂总量，并间接反映热能的变化。

3. 上臂围（AC）

被测者上臂自然下垂，取上臂中点，用软尺测量，软尺误差不得大于0.1cm。

4. 上臂肌围（AMC）

上臂肌围可间接反映体内蛋白质储存水平，它与血清白蛋白水平相关。

5. 血浆蛋白水平

可反映机体蛋白质营养状况，最常用的指标包括血清白蛋白、转铁蛋白、甲状腺结合前白蛋白和维生素结合蛋白。

6. 氮平衡与净氨利用率氮平衡（NB）

是评价机体蛋白质营养状况的最可靠和最常用指标。

7. 肌酐/身高指数（CHI）

肌酐系肌肉中的磷酸肌酸经不可逆的非酶促反应，脱去磷酸转变而来。肌酐身高指数是衡量机体蛋白质水平的灵敏指标。

8. 免疫功能评定

细胞免疫功能在人体抗感染中起重要作用。蛋白质热量营养不良常伴有细胞免疫功能损害，将增加患者感染率和病死率。通常采用总淋巴细胞计数和皮肤迟发性超敏反应来评定细胞免疫功能。

（二）营养支持的定义

临床营养支持是通过消化道以内或以外的各种途径及方式为患者提供全面、充足的机体所需的各种营养物质，达到预防或纠正热量-蛋白质缺乏所致的营养不良的目的，同时起到增强患者对严重创伤的耐受力，促进患者康复的作用。

（三）营养支持途径的选择

营养不良严重削弱了机体重要器官的功能，延迟损伤组织的修复，并降低机体免疫力，易导致感染等不良后果的发生。临床上及时发现并预防营养不良的存在，予以正确诊断，通过恰当途径，提供给危重患者有效的营养支持治疗，对帮助其度过危重期具有重要意义。营养途径的选择取决于营养不良及高代谢的程度，当前营养支持有肠内营养和肠外营养两大类方法，其目的是纠正已经存在的营养不良，以改善危重患者的代谢状态，减少并发症的发生，促进病情好转。

1. 肠内营养

肠内营养（EN）是经胃肠道提供代谢需要的营养物质及其他各种营养素的营养支持方式，是一种简便、安全、有效的营养治疗方法，其决定于时间长短、精神状态与胃肠道功能。与肠外营养相比，肠内营养更加符合生理状态，能维持肠道结构和功能的完整，且费用低，使用和监护简便，可避免与静脉导管相关的并发症，在临床营养治疗中占有重要的地位。肠内营养的途径有口服和经导管输入两种，其中经导管输入包括鼻胃管、鼻十二指肠管、鼻腔肠管和胃空肠造瘘管。

（1）肠内营养支持的输注途径①经鼻胃管途径：适用于短期肠内营养支持（<4 周）且无误吸危险的患者。②经鼻空肠置管喂养：适用于短期肠内营养支持（<4 周）且有误吸危险的患者。③经皮内镜下胃造口：适用于长期肠内营养支持（>4 周）且无误吸危险的患者。④经皮内镜下空肠造口：适用于长期肠内营养支持（>4 周）且有误吸危险或有食管、胃疾病或者腹部创伤、疾病的患者。

（2）肠内营养的输注方式：肠内营养的输注方式有一次性给予、间歇重力滴注和持续性经泵输注 3 种方式。对于危重患者，由于存在一定的肠内功能障碍，多难耐于一次性给予和间歇重力滴注，最好选用持续输注。①一次性推注是指每日数次，每次定时用注射器推注 200～250mL 肠内营养液进行喂养的方法，每次推注时间约 5～10 分钟。该方式仅适用于经鼻胃置管或胃造口的患者，空肠置管或肠造口患者不宜使用，可导致肠管扩张而产生明显不适的症状。实施时从 100mL/次起，时间间隔约 2 小时，逐渐增加至最大量 250mL/次，每日 4～6 次。该推注方式的主要缺点有：部分患者初期不耐受，可出现恶心、呕吐、腹胀等症状；增加护士的工作量；需要较粗管径的喂养管，会使患者产生不适感；很难给予大量营养液；不能用于小肠喂养等。②间歇重力滴注是指在 1 小时左右的时间内，将配制好的营养液置入输液容器中，输液管与胃管相连，借重力作用缓慢滴入胃肠内的方法。一般 4～6 次/天，每次 250～500mL，速度为 20～30mL/分钟，此方法的主要缺点是可能会发生腹胀、恶心、胃肠排空延缓等症状。③连续性经泵输注是指营养液在营养泵的控制下连续输注 1～24 小时的喂养方式。实施时开始速度较慢，首日肠内营养输注 40～60mL/小时，检查患者耐受性，如无不适，次日可 80～100mL/小时，12～24 小时输注完毕。每小时可用 20～30mL 温水冲洗管道 1 次，每次给药前后用 20～30mL 温水冲洗管道，冲洗的方法宜使用脉冲式。

上述任何一种输注方式在患者刚开始管饲或禁食一段时间再开始管饲时，均应由少量喂饲开始，然后再根据个人情况逐步调整至患者所需的营养量，不足部分可由静脉补充。

（3）肠内营养并发症的监护与防治措施：肠内营养的并发症主要有胃肠道并发症、代谢性并发症、机械性并发症和感染性并发症 4 大类。临床上发生率最高的是胃肠道的并发症，其次是代谢方面的并发症，感染并发症中误吸导致的吸入性肺炎是最严重的并发症。

①胃肠道并发症：主要有恶心、呕吐、腹泻、便秘等，主要由于饮食气味不佳、输注速度过快、乳糖不耐受、营养液浓度过高，处理时应针对不同病因采取相应措施。

监护要点：妥善固定喂养管，定时冲管，保持通畅，每次输注或喂药后喂养30mL的温开水冲管，定时换管，输注导管应每日更换。行喂养前应检查胃内残留物的量，大于100mL应暂停输注数小时或减慢输入速度，注意营养液的温度及输注速度。

②代谢性并发症：主要有水、电解质与酸碱失衡、血糖紊乱及微量元素缺乏等，预防的关键是每天监测出入量、血生化变化，监测电解质，注意补充水量及其他的异常丢失。

监护要点：准确记录出入量及监测血常规、肝功能、血生化、尿糖、血糖等变化，定期进行营养评估。

③机械性并发症：与喂养管的质地、粗细和留置时间有关，主要有鼻咽部、食管、胃黏膜的糜烂、溃疡，应采用优质喂养管，定期做好鼻腔和口腔护理。喂食时将床头抬高30%预防并及时处理胃潴留致胃食管反流造成吸入性肺炎。

④感染并发症：误吸最容易发生在胃内喂养者，是一种严重的并发症，应特别注意预防。一旦发生误吸，对支气管黏膜和肺组织将产生严重损害，轻者可致肺炎，严重的可引起窒息。临床表现为呼吸急促，心率加快，X线表现肺有浸润影。治疗原则：一旦发生误吸，立即停用肠内营养，并将胃内容物吸净，必要时行纤维支气管镜冲洗治疗。

（4）肠内营养支持的监控内容：①喂养管的位置监控：位置改变或脱出应重新调整位置，然后再行肠内营养治疗。②胃肠耐受性监控：注意营养液配方、浓度、速度、温度，观察患者有无腹胀、腹痛、腹泻、恶心、呕吐等症状。③代谢监控：准确记录出入量、查尿糖和酮体、血生化、电解质等检查。④营养监控：通过营养评估，定期体检，测蛋白及氮平衡以确定肠内营养治疗效果，及时调整营养素补充量。

（5）肠内营养泵的使用：肠内营养泵是一种运用微电脑控制系统，调节和控制肠内营养液喂饲流量和速度的电子机械装置。肠内营养泵能精确地控制营养液的输注量和速度，避免营养液进入胃肠道的速度过快或过慢，提高患者对肠内营养的耐受性，减少呕吐、误吸、腹胀等不良反应，避免血糖水平的明显波动，有利于营养物质的吸收和利用。肠内营养泵使用注意事项如下：①注意把握好“三度”，即营养液配方的浓度，营养液输注的速度和营养液的温度。②管饲前需确定导管位置是否正确，固定良好，管饲时抬高患者床头30°~45°。③每次间歇输注后、经喂养管给予其他药物后、各种原因停输后，均须用25~30mL温开水冲洗导管，连续输注时每4~6小时冲洗喂养管一次。④营养液输注时间不超过8小时，每天需更换输注管。⑤经喂养管给药时需要注意酸性药品不应与肠内营养液同时输注，固体药物应充分溶解后再经导管给予，药物给予前后均应用30mL温开水冲洗导管。⑥观察输注过程中患者的反应，早期发现，早期处理。⑦记录每日出入量，输入营养液的总量、浓度、输注方式及输注速度。⑧定期评估患者营养状况。⑨肠内营养泵的故障排除：每一种营养泵都有报警装置，当出现故障时，泵会发出报警声音，同时屏幕会有符号或文字提示。大多数故障，只要遵循仪器使用说明书的指引一般都可以自行排除。

2. 肠外营养

肠外营养（TPN）是指营养物质通过静脉途径投给完全和充足的营养素，以维持机体正氮平衡，预防和纠正机体热量及蛋白质缺乏所致的营养不良，增强患者对严重创伤的耐受性，加速伤口愈合，促进疾病康复。凡是引起机体营养代谢障碍，而又不能或不宜接受肠内营养的患者可实行肠外营养。TPN治疗目前已成为临床危重症和严重营养不良患者支持治疗的重要措施。

（1）肠外营养的适应证①胃肠道功能障碍：如胃肠道梗阻、胃肠内瘘、肠道炎性疾病急性期发作或术前准备时。②严重腹腔内感染或腹膜后感染者。③高代谢状态：如严重外伤、烧伤等。④严重营养不良患者等。

（2）营养液的配制：将脂肪乳剂、氨基酸、糖类、电解质、微量元素及维生素等各种营养液混合于密封的3L输液袋中，称为全营养混合液，配制的注意事项如下。①配制营养液所有操作要严格执行无菌操作规程。有条件的医院，应由药房或制剂室完成或在病房内设有专门的配制室，配备专职药师或护士。每次配制前和配制后均应按规定对配制室进行清洁消毒，定时对配制室内进行无菌监测，确保无菌程度的可靠性。②配制营养液期间应减少人员出入。③按照正确的配液顺序配制液体。④对易发生配伍反应的药物不能用同一注射器抽吸，防止发生配伍反应。⑤混合的顺序：水溶性维生素、微量元素和电解质加入氨基酸溶液或葡萄糖液中，将磷酸盐、胰岛素加入另外的葡萄糖液或氨基酸溶液中，将脂溶性维生素加入脂肪乳剂，用3L袋把上述含有各种添加物的液体，按葡萄糖、氨基酸、脂肪乳剂的顺序进行混合，钙剂和磷酸盐应分别加入不同的溶液内稀释，以免发生磷酸钙沉淀。在加入氨基酸和葡萄糖混合液后，检查无沉淀生成，方可再加入脂肪乳液体。⑥不得加入没有经过实验验证的其他药物。⑦加入液体体积总量应等于或大于1500mL，混合液中葡萄糖的最终浓度为5%～23%，有利于混合液的稳定。⑧营养液最好现配现用，一般24小时内输完，最多不超过48小时，且放在4℃冰箱内保存。⑨配制过程中如发现浑浊、沉淀、结晶、变色等异常现象，应立即停止操作，待查明原因并解决后方可继续，或与医师联系修改处方后再进行配制。

（3）肠外营养的输注途径：静脉营养输注主要通过两大途径，周围静脉导管和中心静脉导管，需根据患者静脉条件、既往静脉置管史、出凝血功能、预计肠外营养持续时间、护理水平等，选择适宜的输注途径。①经周围静脉输注途径：短期肠外营养（<2周），营养液渗透压低于1000mmol/L者、营养需求量不是很大者、中心静脉置管禁忌或不可行者、导管感染或有脓毒症者可经周围静脉输注营养液，成人患者周围静脉穿刺首选上肢远端部位。②中心静脉肠外营养：肠外营养支持时间预计超过2周，营养液渗透压高于1000mmol/L者，可选择中心静脉输注营养液。一般穿刺部位首选锁骨下静脉，股静脉置管的感染发生率和静脉栓塞发生率高于其他部位，所以不推荐作为肠外营养支持途径。

静脉，股静脉置管的感染发生率和静脉栓塞发生率高于其他部位，所以不推荐作为肠外营养支持途径。

不管是哪一种方法，均应严格控制输入速度，尽量使用输液泵，使营养液能够持续、均匀、恒定地输入，防止心脏的负荷过重，发生心力衰竭。

（4）中心静脉导管的护理

①导管穿刺口敷料的更换：采用透明敷贴，便于观察，每3天更换一次。汗多时可用无菌纱布换药，敷料卷边。穿刺口有渗血渗液，或贴膜内有水蒸气时，应及时更换。②导管妥善固定：中心静脉导管用于固定的两翼，应缝在患者皮肤上，固定牢固。导管入，敷料固定，每班观察导管插入深度，固定的缝线有无松动、脱落，经常检查有无回血及通畅情况。③每日更换输液管道：采用一次性密闭式输液系统，防止液体污染，每次输液前后均用肝素盐水冲洗管腔，防止血栓形成。④导管一般不作抽血、输血及测中心静脉压等其他用途，以防堵塞污染，只能输注肠外营养液。如发现导管扭折或血液反流而阻塞管道时，严禁将血凝

块直接推入血管内，防止血栓意外。

（5）肠外营养并发症的监测与处理：①机械性并发症：肠外营养的机械性并发症与中心静脉导管有关，其中多数发生在导管插入过程中，也有因护理不当引起的，常见的有气胸、空气栓塞、出血、血管及神经损伤、置管处静脉炎等。②感染并发症：接受肠外营养的患者，具有发生导管相关感染和败血症的高度危险。常见感染菌为真菌、革兰阳性菌和革兰阴性菌，导管置管处可出现红、肿、脓液渗出等症状。美国疾病控制中心定义的局部感染为：导管入口处红肿、硬结、有脓性分泌物。一般感染是因为穿刺置管时没有遵循严格无菌技术、导管护理不当或输注过程受污染致细菌快速繁殖，导管放置时间过长及异物反应作用和患者存在的感染病灶等原因造成。在肠外营养过程中如出现高热、寒战，而找不到感染病灶的，则高度怀疑导管性败血症存在，应立即拔除导管，同时做血培养及导管头端培养。具体方法是：拔管时注意先局部皮肤消毒，拆除缝线，轻轻拔出，拔出的导管尖端用无菌剪刀剪下 1~2cm 送细菌和真菌培养。拔管后穿刺点局部消毒，同时按压 5 分钟，防止空气沿导管入口进入产生气栓，然后用无菌敷料压迫 24 小时。③代谢性并发症：多见于长期（2 周以上）应用肠外营养的患者，常见的包括糖代谢紊乱、必需脂肪酸缺乏症、氨基酸代谢紊乱、电解质平衡紊乱、酸碱平衡失调、微量元素和维生素缺乏症等。

（6）肠外营养护理监护要点及注意事项①肠外营养支持的常规监护主要有 5 点：a. 体重：监测体重有助于判断患者水合状态和营养量的供给是否适合。使用静脉营养的 2 周内，应每天测体重一次，以后每周测一次。b. 生命体征：监测体温能及时了解感染等并发症，以便早期发现感染征象。每日监测体温 4 次，如患者出现高热、寒战等，应及时寻找感染源，进行抗感染治疗。c. 输注速度：最好使用输液泵，准确记录 24 小时出入量，输注速度严禁过快或过慢。d. 电解质：监测血常规、肝功能、血生化、尿糖、血糖等变化，及时给予补充或调整。e. 营养评价：在静脉营养期间应进行营养状态的动态评价。②肠外营养支持的注意事项主要有 6 点：a. 严格无菌操作，维护好输液管道，减少感染的发生。b. 根据计划应用持续输入或循环输入的方法，按时按量均匀完成输液量。c. 勤观察，及时调节输液滴速，防止过快或过慢。d. 及时更换液体，严防空气进入输液系统形成气栓。e. 观察患者的反应，及时发现高血糖反应、氨基酸过敏反应及因脂肪乳摄入过快引起的反应。f. 加强医务人员对开展中心静脉导管应用的指征、正确的置管及护理的方法、感染控制措施等内容的培训。

（王海燕）

第五章　脑血管病的预防

第一节　脑血管病的一级预防

脑血管病的一级预防系指发病前的预防，即通过早期改变不健康的生活方式，积极主动地控制各种危险因素，从而达到使脑血管病不发生或推迟发病年龄的目的。从流行病学角度看，只有一级预防才能降低疾病的人群发病率。所以对于病死率及致残率很高的脑血管病来说，重视并加强开展一级预防的意义远远大于二级预防。

一、我国脑血管病的现状

随着我国国民经济的快速发展，人们生活条件和生活方式的明显改变，加之迅速到来的人口老龄化，导致国民的疾病谱、死亡谱发生了很大的变化。目前脑血管病已成为危害我国中老年人身体健康和生命的主要疾病。据卫生部统计中心发布的人群监测资料显示，无论是城市或农村，脑血管病近年在全死因顺位中都呈现明显前移的趋势。

与西方工业发达国家相比，所不同的是我国脑血管病的发病率和死亡率大大高于心血管疾病，原因尚不十分明确。值得引起重视的是当前我国高血压患者的数量正在快速递增，且多数患者血压控制不理想，这可能是导致脑血管病高发的最主要原因。此外，人口老龄化的进程加速也是一个重要的影响因素。另一个不容忽视的原因，即很多人由于缺乏科学的防病保健知识，养成了不健康的生活方式。因此，预计脑血管病近期在我国还会继续上升，造成的危害也将日趋严重。所以进一步加大防治力度，尽快降低脑卒中的发病率和死亡率，已成为当前一项刻不容缓的重要任务。

二、易患脑卒中的风险评估

一级预防关键是改变不健康的生活方式，核心是控制危险因素，从而达到使脑卒中不发生或延迟发生的目的。关于一级预防，最新 AHA/ASA 指南强调控制证据充分的危险因素和改变生活方式。

在一级预防中，首先需识别脑卒中的高危或易患个体，然后针对可干预的危险因素进行干预从而减少首次脑卒中的发生，这是目前最有效的降低脑卒中发病的方法。

对每个个体应用脑卒中风险评估工具评价脑卒中的风险，有助于判定哪些个体可从治疗干预中获益，也有助于判断哪些个体因仅有单一危险因素而不需治疗。

三、控制证据充分的危险因素

脑血管病的危险因素分为可干预与不可干预两种，年龄和性别是两个不可干预的危险因素。随着年龄的增长，脑卒中的危险性持续增加，55 岁以后每 10 年脑卒中的危险性增加 1 倍。世界各国普遍存在性别之间的明显差异，从总体看，脑卒中的发病率男性高于女性，男女之比为 1.1∶1~1.5∶1。此外，不可干预的危险因素还有种族和家族遗传性。可干预的一些主要危险因素包括高血压、心脏病、糖尿病、吸烟、酗酒、血脂异常、颈动脉狭窄等。

各国一级预防指南尽管有些差异但核心内容相同，均建议首先控制证据充分的脑卒中危险因素。由于高血压、糖尿病、血脂异常、心房颤动和心脏病等危险因素其损害的主要系统是循环系统，尤其是动脉和心脏；在长期不良生活方式作用下，这种损害呈持续性和不可逆性，因此，一级预防的关键是控制血管和心脏病变相关的危险因素与改变生活方式两方面。

（一）高血压

国内外几乎所有研究均证实，高血压是脑出血和脑梗死最重要的危险因素。脑卒中发病率、死亡率的上升与血压升高有着十分密切的关系。这种关系是一种直接的、持续的，并且是独立的。近年研究表明，老年人单纯收缩期高血压（收缩压>160mmHg，舒张压<90mmHg）是脑卒中的重要危险因素。国内有研究显示：在控制了其他危险因素后，收缩压每升高 10mmHg，脑卒中发病的相对危险增加 49%；舒张压每增加 5mmHg，脑卒中发病的相对危险增加 46%。东亚人群（中国、日本等）汇总分析结果，血压升高对脑卒中发病的作用强度约为西方国家人群的倍。控制高血压可明显减少脑卒中，同时也有助于预防或减少其他靶器官损害，包括充血性心力衰竭。一项中国老年收缩期高血压临床随机对照试验结果显示，随访 4 年后，降压治疗组比安慰剂对照组脑卒中的死亡率降低 58%，两组有非常显著的统计学差异。

治疗高血压，既可以预防脑卒中发生，也可以保护其他靶器官。常规的血压监测及适当的治疗（包括改变生活方式和药物治疗）是必需的。对于早期或轻度高血压患者，首先改变不良生活方式，3 个月效果仍不佳者，应加用抗高血压药物治疗；对于中度以上高血压患者除应改变不良生活方式外，还应进行持续性的、合理的药物治疗。单纯高血压患者应将血压降至<140/90mmHg；伴有糖尿病或肾病患者最好降至<130/80mmHg。对于单纯收缩压升高的老年人（年龄>65 岁，收缩压>160mmHg，而舒张压<90mmHg），如能耐受，收缩压可降至<150mmHg。对于正常高值血压（120~139mmHg/80 ~89mmHg）如伴有充血性心力衰竭、心肌梗死、糖尿病或慢性肾衰竭者，应给予抗高血压药物治疗。

必须指出的是，血压并非越低越好，血压的下限值应在保持心、脑、肾等重要脏器有效灌注的基础上个体化，但这方面的临床研究甚少并无指南可以参考。

预防建议：

（1）进一步加大宣传教育力度，努力增强居民预防脑卒中的意识，主动关心自己的血压；建议>35 岁患者每年测量血压 1 次，高血压患者应经常测量血压（至少每 2~3 个月测量 1 次），以调整服药剂量。

（2）各级医院应尽快建立成年人首诊测量血压制度。

（3）各地应积极创造条件建立一定规模的示范社区，定期筛查人群中的高血压患者并给予恰当的治疗和随诊。

（4）对于早期或轻症患者首先采用改变生活方式治疗，3 个月效果仍不佳者应加用抗高血压药物治疗。

（二）糖尿病

糖尿病是脑血管病重要的危险因素。流行病学研究表明在糖尿病高发的欧美国家，糖尿病是缺血性脑卒中的独立危险因素，1 型糖尿病患者发生脑卒中的危险性增加 2 倍。脑血管病的病情轻重和预后与糖尿病患者的血糖水平以及病情控制程度有关，因此，应重视对糖尿病的预防和控制。

糖尿病患者应首先改变不良生活方式；2~3 个月后血糖控制仍不满意者，应选用口服降糖药或使用胰岛素治疗。糖尿病合并高血压应严格控制血压在 130/80mmHg 以下；选择 ACEI 或 ARB 类降压药物在降低心脑血管事件方面可能效果更明显。糖尿病患者，尤其合并其他脑卒中危险因素时，联合他汀类调脂药可降低脑卒中的风险。

（三）血脂异常

总胆固醇大于 7mmol/L 时，发生缺血性脑卒中的风险增加，胆固醇每增加 1mmol/L，脑卒中发生率就会增加 25%。血浆总胆固醇水平低于 4. 14mmol/L 时，发生颅内出血的风险增加 3 倍。HDL-C 和脑卒中呈负相关。甘油三酯和脑卒中之间关系的流行病学研究结果并不一致。

40 岁以上男性和绝经期后女性应每年进行血脂检查；缺血性脑血管病的高危人群，有条件者建议定期（每 6 个月）监测血脂。血脂异常的患者依据其危险分层决定血脂的目标值。首先应改变不良生活方式，并定期复查血脂；改变生活方式无效者采用药物治疗。药物选择应根据患者的血脂水平以及血脂异常的类型决定。糖尿病伴心血管病患者为脑血管病极高危状态，此类患者不论基线 LDL-C 水平如何，均提倡采用他汀类药物治疗，将 LDL-C 降至 2. 07mmol/L 以下或使 LDL-C 水平比基线时下降 30%~40%。冠心病及高血压高危患者即使 LDL-C 水平正常，也应改变生活方式和给予他汀类药物治疗。

必须指出的是，他汀降脂治疗是把双刃剑，LDL-C 过低导致颅内出血的风险增加，因此，服药期间的定期监测和适时调整药物剂量是规范化治疗的重要部分。

（四）心房颤动/房颤（AF）

心房纤颤是脑卒中的一个非常重要的危险因素。循证医学研究资料已经确定对其进行有效的治疗可以预防脑卒中的发生。非瓣膜病性房颤的患者每年发生脑卒中的危险性为 3%~5%，大约占血栓栓塞性脑卒中的 50%。据美国 Framingham 研究，房颤患者发生脑卒中的危险性与年龄增高呈正相关，50~59 岁发病率为 1. 5%，80~89 岁增加至 23. 5%。国外有 5 项随机对照试验观察了华法林和阿司匹林治疗房颤预防脑卒中的效果，综合分析结果表明：应用华法林治疗可使血栓栓塞性脑卒中发生的相对危险减少 68%。

应根据房颤患者绝对危险因素分层、出血风险评估、患者意愿以及当地医院是否可以进行必要的抗凝监测，决定进行何种抗栓治疗。无其他脑卒中危险因素的房颤患者，年龄小于 60 岁、没有其他心脏病或任何一种血栓栓塞危险因素（低危患者）的房颤患者，推荐采用 75~325mg/d 阿司匹林预防脑卒中。除禁忌证外，有任何一种中度危险因素的房颤患者，可以选择阿司匹林（75~325mg/d）或华法林治疗［国际标准化比值（INR）控制在 2. 0~3. 0］；有任何一种高危因素或>2 种中危因素的房颤患者，应选择华法林抗凝治疗（INR 控制在 2. 0~3. 0）。对中、低危脑卒中风险的房颤患者，推荐使用抗血小板治疗（阿司匹林 150~325mg/d）。

（五）其他心血管疾病

其他类型心脏病包括扩张型心肌病、瓣膜性心脏病（如二尖瓣脱垂、心内膜炎和人工瓣膜）、先天性心脏病（如卵圆孔未闭、房间隔缺损、房间隔动脉瘤）等也对血栓栓塞性脑卒中增加一定的危险。据总体估计，缺血性脑卒中约有20%是心源性栓塞。有些研究认为，高达40%的隐源性脑卒中与潜在的心脏栓子来源有关。急性心肌梗死后近期内有0.8%的人发生脑卒中，6年内发生脑卒中者约为10%。成年人应定期体检，早期发现心脏病。确诊为心脏病的患者，应积极找专科医师治疗。

（六）无症状的颈动脉狭窄

国外一些研究发现，65岁以上人群中有7%～10%的男性和5%～7%的女性颈动脉狭窄大于50%。北美症状性颈动脉狭窄内膜切除试验的医生回顾分析了他们的研究数据，在狭窄程度为60%～99%的人群中脑卒中年发病率为3.2%（经5年以上观察）。同侧脑卒中年发病危险在狭窄60%～74%的患者中为3.0%，狭窄程度在75%～94%的患者中上升为3.7%，而狭窄95%～99%的患者中则降为2.9%，颈动脉完全闭塞的患者中仅为1.9%。

除有禁忌证外，推荐无症状的颈动脉狭窄患者行颈动脉内膜切除术（CEA）后使用阿司匹林是有益的。若DSA显示颈动脉狭窄>60%，超声显示>70%，在有条件的医院（围术期脑卒中和死亡发生率<3%的医院）行CEA是有益的。对于行CEA风险较高的患者，可以考虑做颈动脉支架成形术（CAS），但CAS是否可完全替代CEA目前尚不明确。

（七）镰状细胞病

输血治疗对于高危脑卒中风险的儿童是有效的。成人镰状细胞病患者还需评价其已知脑卒中危险因素并进行相应干预。

四、改变生活方式

（一）吸烟

经常吸烟是一个公认的缺血性脑卒中的危险因素。其对机体产生的病理生理作用是多方面的，主要影响全身血管和血液系统，如加速动脉硬化、升高纤维蛋白原水平、促使血小板聚集、降低高密度脂蛋白水平等。

长期被动吸烟也可增加脑卒中的发病危险。有证据显示，约90%的不吸烟者可检测到血清可铁宁（N-甲-2-5-吡咯烷酮），考虑是由于暴露于吸烟环境所致。因为人群的高暴露率，即使对单一个体影响很小，但也是一个非常重要的危险因素。有些报道显示，暴露于吸烟环境者其冠状动脉事件发生的危险由20%升高到70%。动脉硬化既可以导致脑卒中也可致冠心病，因此有理由相信被动吸烟也是造成部分脑卒中的原因之一。Bonita和其同事发现，在去除年龄、性别、高血压、心脏病和糖尿病史的影响后，长期被动吸烟者脑卒中的发病危险比不暴露于吸烟环境者的相对危险增加1.82倍，且在男性和女性中都有显著意义。

建议：

（1）劝吸烟者戒烟（动员吸烟者亲属参与劝说，提供有效的戒烟方法）。

（2）动员全社会参与，在社区人群中采用综合性控烟措施对吸烟者进行干预。

（3）促进各地政府部门尽快制定吸烟法规，如在办公室、会议室、飞机、火车等公共场所设立无烟区，仅在指定地点可供吸烟，以减少被动吸烟的危害。

（二）饮酒

人群研究证据已经显示，酒精摄入量对于缺血性脑卒中有直接的剂量相关性。但对于缺血性脑卒中的相关性目前仍然有争议。长期大量饮酒和急性酒精中毒是导致青年人脑梗死的危险因素。同样在老年人中大量饮酒也是缺血性脑卒中的危险因素。国外有研究认为饮酒和缺血性脑卒中之间呈“J”形曲线关系，即与不饮酒者相比，每天喝酒 2 个“drink”（1 个“drink”相当于 11～14g 酒精含量），每周饮酒 4 天以上时对心脑血管可能有保护作用。也就是说，男性每天喝白酒不超过 50mL（1 两，酒精含量 <30g），啤酒不超过 640mL，葡萄酒不超过 200mL（女性饮酒量需减半）可能会减少心脑血管病的发生。而每天饮酒大于 5 个“drink”者发生脑梗死的危险性明显增加。酒精可能通过多种机制导致脑卒中增加，包括升高血压、导致高凝状态、心律失常、降低脑血流量等。国内迄今尚无饮酒与脑卒中之间关系的大样本研究报道。

建议：

（1）对不饮酒者不提倡用少量饮酒来预防心脑血管病；孕妇更应忌酒。

（2）饮酒者一定要适度，不要酗酒；男性每天饮酒的酒精含量不应超过 20～30g，女性不应超过 15～20g。

（三）合理膳食

每天饮食种类应多样化，混搭包括水果、蔬菜和低脂奶制品以及总脂肪和饱和脂肪含量较低的均衡食谱。推荐的食盐摄入量<6g/d，钾摄入量>4.7g/d。每天总脂肪摄入量应小于总热量的 30%，饱和脂肪<10%；每天摄入新鲜蔬菜 400～500g、水果 100g、肉类 50～100g、鱼虾类 50g；蛋类每周 3～4 个；奶类每天 250g；食油每天 20～25g；少吃糖类和甜食。

（四）缺乏体力活动

应采用适合自己的体力活动来降低脑卒中发生的风险。中老年人和高血压患者进行体力活动之前，应考虑进行心脏应激检查，全方位考虑患者的运动限度，个体化制订运动方案。成年人（部分高龄和身体因病不适合运动者除外）每周至少有 5 天，每天 30～45 分钟的体力活动（如快走、慢跑、骑自行车或其他有氧代谢运动等）。

（五）控制体重

肥胖和超重者应减轻体重，有利于降低血压，减少脑卒中风险。肥胖和超重者可通过健康的生活方式、良好的饮食习惯、增加体力活动等措施减轻体重。

（六）口服雌激素和避孕药

不推荐使用绝经后雌激素治疗或选择性雌激素受体调节剂治疗用于脑卒中的一级预防。不推荐年龄大于 35 岁、有吸烟、高血压、糖尿病、偏头痛、既往血栓病史等危险因素的女性使用口服避孕药。对于那些口服避孕药，并由此而导致脑卒中危险增加者，应更加积极治疗已有的脑卒中危险因素。

五、个体化控制证据尚不充分的脑卒中危险因素

偏头痛、代谢综合征、酒精及药物滥用、睡眠呼吸紊乱、高同型半胱氨酸血症、高凝状态、炎症和感染、高纤维蛋白原血症等在一些临床研究中被证实可能是脑卒中的危险因素，需评估个体情况后适当给予干预。

六、阿司匹林在脑卒中一级预防中的作用

心血管病风险明显增高者（10年心血管事件风险6%~100%）应预防性应用阿司匹林；不建议低危患者应用阿司匹林进行脑卒中一级预防；阿司匹林在其他特殊情况下（例如心房颤动、颈动脉狭窄）的应用在其他相关部分中已经讨论。

第二节　脑血管病的二级预防

二级预防的主要目的是预防或降低再次发生脑卒中的危险，减轻残疾程度。针对发生过一次或多次脑血管意外的患者，通过寻找意外事件发生的原因，治疗可逆性病因，纠正所有可干预的危险因素，在中青年（<50岁）患者中显得尤为重要。

脑卒中二级预防应该从急性期就开始实施，关键在于对脑卒中病因的诊断及危险因素的认识，制订出具有针对性的个体化治疗方案。

一、首次脑卒中发病机制的正确评估

了解首次脑卒中的病因学机制，对于积极有效地进行脑卒中的二级预防至关重要。首次缺血性脑卒中的病理生理学机制主要分为4种类型：动脉硬化血栓形成性梗死、心源性栓塞、腔隙性梗死和原因不明型。腔隙性梗死病变常位于大脑半球深部，头颅计算机断层扫描（CT）检查结果可以为阴性或可见直径<15mm的小梗死灶，磁共振成像（MRI）检查比CT更为清晰敏感。临床表现为单纯运动障碍、单纯感觉障碍、感觉运动型腔隙综合征或共济失调性轻偏瘫。心源性栓塞则由多种心脏源性疾病诱发，包括房颤、冠心病、心肌梗死、扩张型心肌病、感染性心内膜炎、二尖瓣脱垂、病态窦房结综合征、心房黏液瘤等。非心源性梗死主要原因往往是大动脉粥样硬化伴发相应部位动脉狭窄。腔隙性梗死的患者常伴发糖尿病。如果明确首次脑卒中类型为腔隙性梗死，可通过对危险因素的正确干预而减少脑卒中再发的风险。如果已明确首次脑卒中为房颤诱发心源性栓塞，则适宜应用小剂量阿司匹林（抗血小板）加华法林（抗凝）干预。如果是其他亚型的缺血性脑卒中伴发房颤者，使用抗凝干预效果并不理想，而患者却必须承担不必要的风险。对于伴有冠心病、高脂血症的患者还需加用他汀类药物调节血脂水平。近期的研究结果表明，他汀类药物还有稳定血管内膜粥样硬化斑块以防脱落的作用。首次发生脑出血的病因学机制分为高血压性出血和非高血压性出血。对于那些反复发生于脑实质的出血，需要高度怀疑存在隐性血管瘤或血管淀粉样变性，这种情况依靠单纯的降压治疗往往无效，必须在降压的基础上结合其他干预措施去除病灶。蛛网膜下腔出血多由颅内动脉瘤或脑血管畸形破裂引起。故在对患者实施干预措施前需要明确初次脑卒中发作的类型及相关的危险因素。

对于已经发生脑卒中的患者，为进一步明确发病机制，可考虑选择做下列检查：实验室检查（包括全血细胞计数、生化全套）、心电图、头颅CT、颈动脉B超、头颅MRI、磁共振血管造影（MRA）、超声心动图、心脏Holter、经颅多普勒超声（TCD）甚至脑血管造影（DSA）等。如果需要，还应检查血同型半胱氨酸水平、血沉、C反应蛋白、抗心磷脂抗体等。

建议：对已发生脑卒中者选择必要的影像或其他实验室检查，尽可能明确患者的脑卒中

类型及相关危险因素，以便针对病因采用合理的治疗措施。

二、控制危险因素

（一）高血压

脑卒中无论是初发还是再次发作，高血压都是一种密切相关的危险因素。患者血压水平高于 160/100mmHg 可使脑卒中再发的风险明显增加。首次脑卒中后的患者，不论既往有否高血压史，均需密切监测血压水平。近来有研究表明虽然脑卒中患者约 80% 伴有高血压，但在脑卒中发生后由于脑血流自动调节作用，仅 1/3 患者继续存在血压水平偏高。脑卒中后急性期过度降压会导致全脑低灌注或脑白质疏松，是脑卒中后痴呆发生的重要基础，因此降压需平缓。

改变不良生活方式是降压治疗的一部分，包括限制钠盐摄入、减肥、多进食水果及蔬菜、低脂肪饮食、规律的有氧运动及限制饮酒。所有患者均应在改变生活方式的基础上，合理选用降压药物治疗。除非存在高血压脑病以及壁间动脉瘤等特殊情况，否则血压水平不宜降得过低过快，并以控制舒张压为主。系统研究表明，舒张压保持在 80mmHg 以上时，每降低 5mmHg，脑卒中再发风险降低 15%。大样本随机双盲对照研究（Progress）结果证实，对于先前有脑卒中史或 TIA 史的患者实施降压治疗可以减少脑卒中再发的风险并可降低发生痴呆与认知障碍的危险。脑卒中/TIA 后的理想血压目前仍然不清楚，但并非越低越好，须进一步的临床试验后确定。

（二）糖尿病

糖尿病血糖控制的靶目标为 HbA1c<7%；糖尿病合并高血压患者应严格控制血压在 130/80mmHg 以下，糖尿病合并高血压时，降压药物 ACEI 类、血管紧张素Ⅱ受体拮抗剂类（ARB 类）在降低心脑血管事件方面获益明显。在严格控制血糖、血压的基础上联合他汀类药物可进一步降低脑卒中的风险。

（三）脂代谢异常

对于有动脉粥样硬化证据或 LDL-C>2. 59mmol/L（>100mg/dL）但不伴冠心病的缺血性脑卒中或 TIA 患者，强化他汀降脂治疗能够降低脑卒中及心血管事件的再发风险；对动脉粥样硬化性缺血性脑卒中或 TIA 但不伴冠心病的患者，LDL-C 下降幅度至少达 50%，或者 LDL-C 水平降至<1. 81mmol/L（<70mg/dL）。对于有高胆固醇血症或伴有冠心病的缺血性脑卒中或 TIA 患者，应改变不良生活方式、健康饮食及药物干预。

长期使用他汀类药物总体上是安全的。他汀类药物治疗前及治疗中，应定期监测肌痛等临床症状及肝酶、肌酶变化，如出现监测指标持续异常并排除其他影响因素，应减量或停药观察。对于有脑出血病史或脑出血高风险人群应权衡风险和获益，建议谨慎使用他汀类药物。由于 SPARCL 临床试验中使用的阿托伐他汀的剂量为 80mg，对其他人种尤其是亚洲人种是否适宜目前尚不清楚。

（四）促发因素的控制

躯体内、外环境发生骤然改变时，极易启动体内的凝血或出血的病理生理过程，促发血栓形成或血管破裂出血导致脑卒中发生，当机体罹患高血压时，受内外环境突变的影响更大。已知的促发因素包括气温骤降、过量饮酒、过度疲劳、情绪波动、感染等等，应在气温明显变化时适时保温，在日常生活中避免上述不良促发因素。

（五）其他

针对吸烟、酗酒、肥胖、体力活动少等危险因素应改变生活方式，方法可参阅一级预防。

三、大动脉粥样硬化病变的血管介入或手术

（一）症状性颈动脉颅外段病变

症状性颈动脉狭窄 70%～99%的患者（过去 6 个月内发生缺血性脑卒中或 TIA），推荐在围术期并发症（脑卒中及死亡）发生率 <6%的医院实施 CEA；症状性颈动脉狭窄 50%～69%的患者，根据年龄、性别、伴发疾病及首发症状严重程度等在围术期并发症（脑卒中及死亡）发生率<6%的医院实施 CEA；对于症状性颈动脉狭窄（非侵入性检查狭窄>70%或血管造影狭窄>50%）的患者，无条件做 CEA 时，可考虑行 CAS；对于症状性颈动脉高度狭窄（>70%）的患者，如果有 CEA 手术不能到达狭窄、CEA 后早期再狭窄、放疗后狭窄，可以考虑行 CAS；建议在围术期并发症（脑卒中及死亡）发生率为 4%～6%的医院施行 CAS；对于颈动脉狭窄导致的脑卒中或 TIA 患者的治疗还包括使用抗血小板药物、他汀类药物及控制脑卒中危险因素等。建议 CEA 术后继续抗血小板治疗。

（二）椎—基底动脉颅外段病变

对椎动脉狭窄导致的脑卒中或 TIA，最理想的治疗是抗血小板治疗、他汀类治疗及控制脑卒中危险因素。

（三）颅内动脉粥样硬化

对伴有颅内大动脉狭窄（50%～99%）的脑卒中或 TIA 患者，推荐口服阿司匹林（50～325mg/d）；血压应<140/90mmHg，总胆固醇应<5.17mmol/L（<200mg/dL）。血管成形术和（或）支架植入术的有效性还不确定。

四、心源性脑栓塞的抗栓治疗

（一）心房颤动

对于心房颤动（包括阵发性或永久性）的缺血性脑卒中和 TIA 患者，推荐使用适当剂量的华法林口服抗凝治疗（维持 INR 在 2.0～3.0）；对于不能接受抗凝治疗的患者，推荐使用抗血小板治疗，不推荐氯吡格雷联合阿司匹林，联合应用会增加出血风险。

（二）急性心肌梗死和左心室血栓

急性心肌梗死并发缺血性脑卒中和 TIA 的患者应使用阿司匹林，剂量推荐为 75～325mg/d；对于发现有左心室血栓的急性心肌梗死并发缺血性脑卒中或 TIA 的患者，推荐使用华法林抗凝治疗至少 3 个月，最长 1 年，目标 INR 为 2.0～3.0。

（三）心肌病

对于有心肌病的缺血性脑卒中或 TIA 患者可考虑华法林（目标 INR 为 2.0～3.0）、阿司匹林（81mg/d）、氯吡格雷（75mg/d）或者阿司匹林（25mg，每天两次）联合双嘧达莫（200mg，每天两次）预防脑卒中再发。

（四）瓣膜性心脏病

1. 自体心脏瓣膜病

对于有风湿性二尖瓣病变的缺血性脑卒中和 TIA 患者，无论是否合并房颤，推荐长期使用华法林抗凝治疗；不建议在抗凝的基础上加用抗血小板药物以避免增加出血性并发症的风险；对于其他瓣膜病变不合并心房颤动时，可考虑抗血小板治疗。

2. 人工心脏瓣膜

对于有人工机械瓣膜的缺血性脑卒中和 TIA 患者，采用华法林抗凝治疗，目标 INR 为 2.5~3.5；对于有缺血性脑卒中或系统性栓塞的人工机械瓣膜患者，如果无高危出血风险（如出血史、静脉曲张或凝血障碍），在抗凝基础上，可加用阿司匹林（75~100mg/d），目标 INR 为 2.5~3.5。

五、非心源性缺血性脑卒中和 TIA 的抗栓治疗

主要是指由于动脉粥样硬化、小动脉闭塞或病因不明所导致的缺血性脑卒中和 TIA。对于非心源性缺血性脑卒中或 TIA 患者，建议给予抗血小板药物预防脑卒中和其他心血管事件复发；单用阿司匹林（50~325mg/d）、阿司匹林（25mg/d）联合双嘧达莫（200mg，每天两次）或单用氯吡格雷（75mg/d）都可以作为首选药物治疗，有证据表明氯吡格雷优于阿司匹林，尤其对于高危患者获益更显著；不推荐常规应用阿司匹林联合氯吡格雷，这样会增加出血风险，但对于有急性冠状动脉疾病（例如不稳定型痛、无 Q 波心肌梗死）或近期有支架成形术的患者，推荐联合应用氯吡格雷和阿司匹林。

六、其他特殊情况的处理

（一）动脉夹层

对颈动脉颅外段或椎动脉夹层的缺血性脑卒中或 TIA 患者进行至少 3 ~6 个月的抗栓治疗，抗血小板治疗与抗凝治疗相比，其相对有效性还不确定；若接受药物治疗后再发缺血性脑卒中，可以考虑血管内治疗（支架植入术），不适合做血管内治疗时，可考虑外科治疗。

（二）卵圆孔未闭（PFO）

不明原因的缺血性脑卒中和 TIA 合并卵圆孔未闭的患者，使用抗血小板治疗，还没有证据表明 PFO 患者在脑卒中二级预防时抗凝治疗等同或优于阿司匹林。

（三）高同型半胱氨酸血症

对伴有高同型半胱氨酸血症的缺血性脑卒中患者，补充叶酸可以降低同型半胱氨酸水平，但目前还没有证据表明降低同型半胱氨酸水平能预防脑卒中再发。

（四）高凝状态

1. 遗传性易栓症

对有明确遗传性易栓症的缺血性脑卒中或 TIA 患者，需评价有无深静脉血栓形成，它能够提示是否需要短期或长期的抗凝治疗；无静脉血栓形成的遗传性易栓症患者，发生缺血性脑卒中或 TIA 后，抗凝或抗血小板治疗均可。

2. 抗磷脂抗体

对于原因未明的缺血性脑卒中或 TIA 患者，若抗磷脂抗体阳性，推荐抗血小板治疗；对于诊断为抗磷脂抗体综合征的缺血性脑卒中或 TIA 患者，推荐抗凝治疗，目标 INR 为 2. 0~3. 0。

（五）镰状细胞

病伴镰状细胞病的缺血性脑卒中或 TIA 的成年患者，推荐使用抗血小板治疗，同时要控制脑卒中其他危险因素；其他治疗还包括常规的输血治疗（血红蛋白 S 降至总血红蛋白的 30%~50%）、羟基脲或手术治疗。

（六）颅内静脉窦血栓形成

对急性颅内静脉窦血栓形成的患者抗凝治疗很可能有效；建议抗凝治疗至少 3 个月，然后改为抗血小板治疗。

（七）Fabry 病

伴 Fabry 病的缺血性脑卒中或 TIA 患者，推荐 a 半乳糖苷酶替代治疗，同时对其他脑卒中危险因素进行相应的二级预防。

七、女性脑卒中患者

（一）妊娠期

缺血性脑卒中或 TIA 的妊娠期女性患者，伴高危血栓栓塞（如高凝状态或人工机械性心脏瓣膜）因素时，可在妊娠期给予适当剂量普通肝素（UFH，每隔 12 小时皮下注射，监测 APTT）或低分子肝素（LMWH，妊娠期全程监测抗 Xa 因子）前 13 周给予 UFH 或 LMWH，之后给予华法林直至妊娠的晚期，最后再恢复 UFH 或 LMWH 直至分娩；不伴高危血栓栓塞因素时，在早期妊娠时可给予 UFH 或 LMWH 治疗，后期可给予低剂量阿司匹林。

（二）绝经后激素治疗

不推荐绝经后的缺血性脑卒中或 TIA 女性患者激素治疗（雌激素伴或不伴孕激素）用于脑卒中的二级预防。

八、颅内出血后处理

对于脑出血、蛛网膜下腔出血或硬膜下血肿的患者，需停用抗凝及抗血小板药物至少 1~2 周，同时立即用新鲜冰冻血浆或凝血酶原复合物及维生素 K 对抗华法林；鱼精蛋白可用来对抗肝素；抗栓药物相关性脑出血患者何时开始抗栓治疗取决于血栓栓塞的风险、再发脑出血的风险及患者整体情况。

动脉瘤性蛛网膜下腔出血的处理：只要条件允许，就应对动脉瘤行夹闭手术或者血管内治疗。每例 SAH 患者最合适的治疗方案均应该由经验丰富的神经外科和血管内治疗医师共同商议决定。高血压与动脉瘤性 SAH 之间的关系尚不明确，但还是建议对高血压患者行降压治疗，以预防缺血性脑卒中、脑出血以及心脏、肾脏等器官损害；戒烟可以降低 SAH 风险，但目前仅有间接证据支持此观点。

（王海燕）

第六章　急性脑血管疾病的护理

脑血管疾病（CVD）是各种血管源性脑部病变所引起的脑功能障碍，是神经系统的常见病和多发病，包括脑卒中和短暂性脑缺血发作。脑卒中（Stroke），是急性脑循环障碍迅速导致局限性或弥漫性脑功能缺损的临床事件，脑卒中根据病理性质可分为缺血性和出血性两大类，前者又称为脑梗死，包括脑血栓形成和脑栓塞，后者包括脑出血和蛛网膜下腔出血。

在我国，脑卒中已成为当今严重危害中老年人生命与健康的主要公共卫生问题，根据我国 7 城市和 21 省农村神经疾病流行病学调查结果显示，脑血管病的年发病率分别为 219/10 万人口和 185/10 万人口，年死亡率分别为 116/10 万人口和 142/10 万人口；我国城市居民脑卒中死亡位居首位，农村居于第二位。脑卒中还成为重要的严重致残疾病，据统计，在存活的脑血管疾病患者中，约 3/4 存在不同程度的劳动能力丧失，其中重度致残者约占 40%。

1. 病因

（1）血管壁病变

以动脉粥样硬化为最多见，其次是动脉炎、先天性脑动脉瘤、脑动静脉畸形等。

（2）血液流变学异常及血液成分改变

如高脂血症、高糖血症、红细胞增多症等导致的血液黏度增高，以及血小板减少性紫癜、血友病、应用抗凝药、DIC 等导致的凝血机制异常等。

（3）血流动力学改变如高血压、低血压及心脏功能障碍等。

（4）其他空气、脂肪、肿瘤等栓子，脑血管受压、痉挛和外伤等。

2. 危险因素

（1）无法干预的因素如年龄、性别、种族和家族遗传性等。随着年龄的增长，脑卒中的危险因素持续增加，男性发病率高于女性。

（2）可干预的因素如高血压、心脏病、糖尿病已被一致认为是脑血管病发病最重要的危险因素；高脂血症、血黏度增高、吸烟、酗酒、肥胖、体力活动减少、饮食因素等与脑血管病发病有关。若对以上因素进行积极的干预可以减少脑血管病的发生。

第一节　短暂性脑缺血发作的护理

短暂性脑缺血发作（TIA）是指颅内血管病变引起的一过性或短暂性、局灶性脑或视网膜功能障碍，症状一般持续 10~15min，多在 1h 内恢复，最长不超过 24h，可反复发作，不遗留神经功能缺损的症状和体征。

【病因与发病机制】

关于本病的病因和发病机制，目前仍不完全清楚，多数认为系多病因综合征，但主要的病因是动脉粥样硬化。发病机制有多种学说，目前多数学者支持微栓子学说，其他还有血流动力障碍学说和脑血管痉挛学说等。

【临床表现】

1. 症状与体征

（1）临床特征①发作突然。②历时短暂，一般为 10~15min，多在 1h 内恢复，最长不超过 24h。③有局灶性脑或视网膜功能障碍的症状。④完全恢复，不遗留神经功能缺损体征。⑤常有反复发作的病史。

（2）颈动脉系统 TIA①常表现为对侧单肢无力或轻偏瘫。②特征性症状为眼动脉交叉瘫（病变侧单眼一过性黑蒙、对侧偏瘫及感觉障碍），优势半球缺血时可有失语。

（3）椎-基底动脉系统 TIA①通常表现为眩晕、头晕、共济失调。②跌倒发作。③短暂性全面性遗忘症。④双眼视力障碍。

2. 并发症

TIA 发作约 1/3 的患者可自行停止；1/3 发展为脑梗死；1/3 继续发作，可能会引起外伤、骨折等。

【辅助检查】

（1）血液检查血常规及血液生化是否异常。

（2）TCD（颈动脉多普勒超声）检查可显示血管狭窄、动脉粥样硬化斑。

（3）SPECT（单光子发射计算机断层扫描）检查可发现局部脑灌流量减少的程度及缺血部位。

（4）影像学检查 EEG、CT 或 MRI 检查大多正常。

【诊断要点】

详细的病史询问是 TIA 诊断的主要依据。

（1）老年人，反复发作。

（2）发作突然，历时短暂，一般为 10~15min，多在 1h 内恢复，最长不超过 24h；完全恢复，不遗留神经功能缺损体征。

（3）常见症状为眩晕、共济失调及单肢无力或轻偏瘫等。

（4）有跌倒发作、短暂性全面性遗忘症、双眼视力障碍等特征性症状。

【治疗要点】

TIA 治疗的目的是消除病因，减少及预防复发，保护脑功能，防止脑梗死发生。

1. 病因治疗

如控制血压，治疗心律失常、心肌病变，稳定心脏功能，治疗脑动脉炎，纠正血液成分异常，防止颈部活动过度等诱发因素。

2. 药物治疗

抗血小板聚集药（阿司匹林、双嘧达莫、奥扎格雷等）可能会减少微栓子的发生，对预防复发有一定疗效；对频繁发作的 TIA，常用肝素、华法林等进行抗凝治疗；钙通道拮抗剂尼莫地平、氟桂利嗪等可改善脑灌注。

3. 外科手术和血管内介入治疗

经血管造影确定 TIA 是由颈部大动脉病变如动脉硬化斑块引起明显狭窄或闭塞者，为了消除微栓塞，改善脑血流量，建立侧支循环，可考虑外科手术和血管内介入治疗。

【治疗原则】

1. 有受伤的危险

与突发眩晕、平衡失调及一过性失明等有关。

2. 知识缺乏

缺乏疾病防治与自我保健知识。

【护理措施】

1. 一般护理

发作时卧床休息，注意枕头不宜太高，以 15°~20°为宜，以免影响头部的血液供应；仰头或头部转动时应缓慢、动作轻柔，转动幅度不要太大，防止颈部活动过度过急而诱发发作或摔伤。频繁发作的患者应避免重体力劳动，如厕、沐浴以及外出活动时应有家人陪伴。

2. 运动指导

散步、慢跑、踩脚踏车等规律的体育锻炼可以改善心脏功能、增加脑血流量、改善微循环，也可以降低已升高的血压、控制血糖水平和降低体重，应增加和保持适当的体育运动，注意运动量和运动方式，劳逸结合。

3. 用药护理

遵医嘱正确服药，不能随意更改、终止或自行购药服用。告知患者药物的作用机制、不良反应及用药注意事项。如肝素抗凝治疗时应密切观察有无出血倾向；使用阿司匹林等抗血小板聚集药治疗时，可出现食欲缺乏、皮疹或血细胞减少等不良反应，发现异常情况应及时报告医师处理。

4. 病情观察

频繁发作的患者应注意观察和记录每次发作的持续时间、间隔时间和伴随症状，观察肢体无力或麻木是否减轻或加重，有无头痛、头晕或其他脑功能受损的表现，警惕完全性缺血性脑卒中的发生。

【健康指导】

1. 疾病知识指导

让患者及家属了解脑卒中的基本病因、主要危险因素和危害、早期症状、就诊时机以及治疗与预后的关系；帮助寻找和去除自身的危险因素，主动采取预防措施，积极治疗相关性疾病，改变不健康的生活方式。

2. 饮食指导

进食低盐、低脂、充足蛋白质和丰富维生素的饮食；注意粗细搭配、荤素搭配，戒烟、限酒，控制食物热量，保持理想体重。

3. 保持心态平衡

长期精神紧张不利于控制血压和改善脑部的血液供应，甚至还可以诱发某些心脑血管病。应积极调整心态、稳定情绪，培养自己的兴趣爱好，多参加有益身心的社交活动。

4. 积极治疗相关疾病

如高血压、动脉硬化、心脏病、糖尿病、高脂血症和肥胖症等。遵医嘱正确服药，禁止自行停药、减量或换药。

5. 定期体检

了解自己的心脏功能、血糖、血脂水平和血压高低，尤其有高血压病史者应经常测量血压，糖尿病患者监测血糖变化等，以便及时调整药物剂量。出现肢体麻木无力、头晕、头痛、复视或突然跌倒时应引起高度重视，及时就医。

第二节　脑梗死的护理

脑梗死（CI）又称缺血性脑卒中（CIS），是各种原因导致脑动脉血流中断，局部脑组织缺血、缺氧而产生的局限性脑组织的缺血性坏死或软化。脑梗死发病率为110/10万，占全部脑卒中的60%~80%。常见的临床类型包括脑血栓形成和脑栓塞。

（一）脑血栓形成

脑血栓形成（Cerebral thrombosis，CT）是脑梗死中最常见的类型。指脑动脉血管因各种原因导致管腔狭窄或闭塞，进而形成血栓，造成脑局部血流减少或中断，脑组织缺血缺氧导致软化坏死，出现局灶性神经系统症状与体征。

【病因与发病机制】

（1）脑动脉粥样硬化是脑血栓形成最常见的病因，高血压常与脑动脉硬化并存，两者相互影响，使病变加重；高脂血症、糖尿病等往往加速脑动脉硬化的进展；脑动脉炎、胶原系统疾病、先天性血管畸形、巨细胞动脉炎、肿瘤、真性红细胞增多症、血液高凝状态等也可导致本病的发生。

（2）在颅内血管壁病变的基础上，睡眠、失水、心力衰竭、心律失常等原因导致血压下降、血流缓慢、血液黏度增高时，在病变的动脉壁处，血小板及纤维素等血液中有形成分黏附、聚集、沉着、形成血栓，从而使动脉管腔变狭窄，以至完全闭塞，受累血管供应区的脑组织则缺血、水肿、坏死。

【临床表现】

1. 症状与体征

（1）前驱症状

可有头晕、头痛等，部分患者发病前曾有 TIA 史。

（2）起病形式

多数患者在安静休息或睡眠中急性发病。

（3）常见症状

常见为局灶性神经功能缺损的表现，如失语、偏瘫、偏身感觉障碍等，部分患者可有头痛、呕吐、意识障碍等全脑症状。

2. 并发症

约半数患者留有不同程度的后遗症，部分大面积梗死或脑干梗死患者可并发脑水肿、颅内高压、肺部感染或因呼吸循环衰竭而致死。

【辅助检查】

1. 血液检查

包括血常规、血糖、血脂、血液流变学、凝血功能等。

2. 影像学检查

CT 是最常用的检查方法，多数病例发病 24h 以后梗死区逐渐显示低密度灶；MRI 检查可以早期显示缺血组织的大小、部位，甚至可以显示皮质下、脑干和小脑的小梗死灶；SPECT 检查可显示有无脑局部的血流灌注异常。

3. TCD 检查

对判断颅内外血管狭窄或闭塞、血管痉挛、侧支循环建立程度有帮助，还可用于溶栓监测。

【诊断要点】

（1）中老年患者，有高血压、动脉硬化及糖尿病等病史，或有 TIA 发作史，在安静休息或睡眠中突然发病。

（2）偏瘫、失语等神经系统局灶性症状体征明显。

（3）头部 CT 或 MRI 检查发现梗死灶。

【治疗要点】

1. 急性期治疗

（1）早期溶栓

早期溶栓是指发病后 6h 内采用溶栓治疗使血管再通。常用的溶栓药物有重组组织型纤溶酶原激活剂（rt-PA）、尿激酶、链激酶等。

（2）调整血压

脑血栓形成患者急性期的血压应维持在发病前平时稍高的水平，防止血压过低而导致脑血流量不足而加重脑梗死。

（3）防治脑水肿

当梗死范围大或发病急骤时可引起脑水肿，常用脱水药物有 20% 甘露醇、呋塞米等。

（4）抗凝治疗和抗血小板聚集治疗见本节短暂性脑缺血发作。

（5）脑保护治疗

目前推荐早期（2h）应用头部或全身亚低温治疗。药物可用胞磷胆碱等。

（6）外科治疗可行开颅切除坏死组织和去颅骨减压、脑室引流术、颈动脉内膜切除术等。

（7）血管内介入治疗有颈动脉支架放置术等。

2. 康复治疗

当患者的神经系统症状和体征不再加重、并发症得到控制、生命体征稳定，应尽早进行系统的肢体运动和语言功能康复训练。

【护理诊断/问题】

1. 躯体运动障碍

与偏瘫或平衡能力降低有关。

2. 吞咽障碍

与意识障碍或延髓麻痹有关。

3. 语言沟通障碍

与大脑语言中枢功能受损有关。

【护理措施】

1. 一般护理

急性期取平卧位或头低位，以保证脑的血液供应；瘫痪患者卧气垫床或按摩床，保持肢体功能位，定时翻身；观察患者能否自口进食，有无吞咽困难和饮水呛咳，有无营养障碍。

2. 饮食指导

鼓励能吞咽的患者自口进食，少量多餐。吞咽困难者选择软饭、半流质或糊状、冻状的黏稠食物，避免粗糙、干硬、辛辣等刺激性食物；可将食物做成“中药丸”大小，并将食物送至患者舌根部以利吞咽；给患者提供充足的进餐时间，以利充分咀嚼；如有食物滞留口内，鼓励患者用舌的运动将食物后送以利吞咽；进食后应保持坐立位 30min～1h，防止食物反流。严重吞咽困难不能进食时给予营养支持，或遵医嘱胃管鼻饲。

3. 防止窒息

保持进餐环境的安静、舒适；进食前注意休息，进餐时不要讲话，减少环境中分散注意力的干扰因素，如关闭电视、收音机，停止护理活动等；避免使用吸水管吸水和低头饮水的体位；床旁备吸引装置，如果患者呛咳、误吸或呕吐，应立即让患者取头侧位，及时清理口鼻分泌物和呕吐物，保持呼吸道通畅，预防窒息和吸入性肺炎。

4. 用药护理

使用溶栓、抗凝药物时应严格把握药量，密切观察意识和血压变化。定期进行神经功能评估，监测出凝血时间和凝血酶原时间，观察有无皮肤及消化道出血倾向和栓子脱落引起的小栓塞；使用尼莫地平等钙通道阻滞药时，应监测血压变化、控制输液滴速。

5. 心理护理

卒中患者容易产生无用感、孤独感、失落感和死亡恐惧，不利于患者的有效康复，影响患者的生活质量，因此应重视对精神情绪变化的监控，及时发现患者的心理问题，进行针对性心理治疗，以消除患者思想顾虑，稳定情绪，增强战胜疾病的信心。

【健康指导】

1. 生活指导

①合理饮食，进食高蛋白、低盐、低脂、低热量的清淡饮食，多吃新鲜蔬菜、水果、谷类、鱼类和豆类，戒烟、限酒。②建立正常的生活方式，如每天坚持适当运动，做力所能及的家务，合理休息和娱乐等。③起床、起坐等体位变换时动作宜缓慢，转头不宜过猛过急，洗澡时间不宜过长，训练或外出时有人陪伴等，防止跌倒。④气候变化时注意保暖，防止感冒。

2. 康复指导

偏瘫康复和语言康复都需要较长的时间，应鼓励患者树立信心，克服急于求成心理，循序渐进，坚持锻炼。康复过程中应经常和康复治疗师联系，以便及时调整训练方案。

3. 定期体检

预防复发遵医嘱正确服用降压、降糖和降脂药物；定期门诊检查，动态了解血压、血糖、血脂变化和心脏功能情况；预防并发症和脑卒中复发。当患者出现头痛、一侧肢体麻木无力、讲话吐词不清或进食呛咳、发热、外伤时，家属应及时协助就诊。

4. 照顾者指导

家属应关心体贴患者，给予精神支持和生活照顾，但要避免养成患者的依赖心理，鼓励和督促患者坚持锻炼，增强自我照顾的能力。

（二）脑栓塞

脑栓塞是由各种栓子沿血液循环进入脑动脉，引起急性血流中断而出现相应供血区组织缺血、坏死及脑功能障碍。

【病因与发病机制】

脑栓塞的栓子来源可分为心源性、非心源性、来源不明性三大类，其中心源性栓子为脑栓塞最常见的原因。非心源性原因中，主动脉弓及其发出的大血管动脉粥样硬化斑块与附着物脱落，也是脑栓塞的重要原因，此种栓塞又称血栓栓塞；其他如感染性脓栓、长骨骨折的脂肪栓子、寄生虫虫卵栓子、癌性栓子、气体栓子、异物栓子等均可引起脑栓塞。有少数栓子来源不明。

【临床表现】

1. 发病年龄

任何年龄均可发病，风湿性心脏病引起者以中青年为多，冠心病及大动脉病变引起者以中老年居多。

2. 起病形式

安静与活动时均可发病，以活动中发病多见；起病急骤，在数秒钟或很短的时间内症状发展至高峰。

3. 完全性卒中

局限性抽搐、偏盲、偏瘫、偏身感觉障碍、失语等，意识障碍常较轻且很快恢复；严重者可突起昏迷、全身抽搐。

4. 并发症

急性期可因严重脑水肿、脑疝、肺部感染和心力衰竭而死亡，存活者多遗留严重后遗症。

【辅助检查】

1. CT 或 MRI 检查

可显示缺血性梗死或出血性梗死改变。

2. ECG 检查

可确定心肌梗死、风湿性心脏病、心律失常等。

【诊断要点】

（1）中青年多见，有心脏病史或动脉粥样硬化病史、手术史等。

（2）突起偏瘫、失语、一过性意识障碍，可伴有抽搐发作。

（3）CT 或 MRI 可确定栓塞部位、数目及伴发出血等。

【治疗要点】

1. 一般治疗

同“脑血栓形成”。严重病变应积极脱水、降颅压，必要时可行开颅去骨片减压术。

2. 原发病治疗

主要为消除栓子的来源，防止脑栓塞复发。如心脏疾病的手术治疗、细菌性心内膜炎的抗生素治疗；减压病行高压氧舱治疗等；脂肪栓的处理可用扩容药、血管扩张药、5%的碳酸氢钠注射液；对于气栓的处理应采取头低、左侧卧位；感染性栓塞需选用有效足量的抗感染药物治疗。

3. 抗凝治疗

能预防新的血栓形成、杜绝栓子来源，或防止栓塞部位的继发性血栓扩散、促使血栓溶解，预防脑栓塞复发。

第三节　脑出血的护理

脑出血（Lntracerebral hemorrhage，ICH）系指原发性非外伤性脑实质内出血，占急性脑血管病的 10%~30%，在脑出血中，大脑半球出血占 80%，脑干和小脑出血占 20%。

【病因与发病机制】

高血压合并细小动脉硬化为脑出血最常见的病因，其次是颅内动脉瘤、脑动静脉畸形、脑动脉炎、血液病、淀粉样血管病、抗凝及溶栓治疗并发症以及脑肿瘤细胞侵袭血管破裂出血等。发病机制主要是在原有高血压和脑血管病变的基础上用力和情绪改变等外加因素作用使血压进一步骤升导致血管破裂出血。

【临床表现】

1. 症状和体征

（1）起病形式多在情绪紧张、兴奋、排便、用力时发病；起病突然，往往在数秒钟至数小时内病情发展至高峰。

（2）颅内高压血压常明显升高，并出现头痛、呕吐、意识障碍，呼吸深沉带有鼾声，重则呈潮式呼吸或不规则呼吸。

（3）神经功能受损偏瘫、失语、大小便失禁、轻度脑膜刺激症状等。

（4）常见的临床类型及特点①壳核出血：最常见，占脑出血的 50%~60%。壳核出血最常累及内囊出现三偏征，优势半球出血可有失语。出血量较大（>30mL）时，可出现意识障碍和占位效应，甚至引起脑疝而危及生命。②丘脑出血：占脑出血的 20%。患者常出现丘脑性感觉障碍、失语、痴呆和眼球运动障碍，侵及内囊可出现对侧肢体瘫痪，下肢重于上肢。③脑干出血：约占 10%，大多为脑桥出血。常表现为突然发病，剧烈头痛、呕吐、眩晕、复视；双侧面部和肢体瘫痪，双侧病理反射阳性，两侧瞳孔极度缩小；还可出现中枢性高热和呼吸改变，病情多迅速发展，在 24~48h 内死亡。④小脑出血：约占脑出血的 10%，表现为突起一侧后枕部的疼痛、眩晕、呕吐、病侧肢体血管破裂出血共济失调；可有脑神经麻痹、眼球震颤和意识障碍，无明显瘫痪。⑤脑叶出血：占脑出血的 5%~10%，老年人脑叶出血常见于高血压动脉硬化。脑叶出血的部位以顶叶多见，依次为颞、枕、额叶，40%为跨叶出血。顶叶出血可有偏侧感觉障碍；颞叶出血表现为对侧中枢性面舌瘫和以上肢为主的瘫痪；枕叶出血有视物模糊、同向偏盲或象限盲；额叶出血常表现为偏瘫、Broca 失语、精神障碍等。

2. 并发症

脑出血通常在短期内停止，部分患者可生活自理甚至恢复工作，脑干、丘脑及大量脑室出血患者可因脑水肿、脑疝或并发消化道出血、肺部感染等导致死亡，急性期病死率为 30%~40%。

【辅助检查】

1. 血液检查

可有白细胞增高、血液尿素氮和血糖升高。

2. 影像学检查

头部 CT 为首选检查方法，可显示边界清楚的圆形或卵圆形均匀高密度灶，并可发现血肿部位、大小、形态；MRI 检查可早期发现 CT 不能确定的脑干或小脑的小量出血；DSA 检查可清楚地显示异常血管、造影剂外漏的破裂血管和部位。

3. 脑脊液检查

脑脊液压力常增高，多为血性脑脊液。

【诊断要点】

（1）50 岁以上有高血压史的患者，在情绪激动或体力活动时突然发病。

（2）迅速出现偏瘫、失语等局灶性神经功能缺损症状和严重头痛、呕吐、意识障碍等颅内压增高症状。

（3）CT 检查显示脑内均匀高密度灶。

【治疗要点】

治疗原则是防止再出血、控制脑水肿、维持生命功能和防治并发症。

1. 一般治疗

卧床休息，保持安静；保持呼吸道通畅，吸氧；预防感染；保证营养和维持水电解质平衡等。

2. 调控血压

急性期一般不使用降压药物降血压，舒张压应维持在 100mmHg（13.3kPa）水平；急性期后，血压仍持续过高时可系统应用降压药。

3. 控制脑水肿

控制脑水肿，降低颅内压是脑出血急性期处理一个重要环节。常用药物有 20%甘露醇、甘油果糖、呋塞米等。

4. 手术治疗

可采用开颅清除血肿、脑室穿刺引流、血肿抽吸等方法。

5. 康复治疗

脑出血病情稳定后宜尽早进行康复治疗，有条件的医院应建立卒中单元（Stroke unit，SU）。SU 是指改善住院卒中患者的医疗管理模式，专为卒中患者提供药物治疗、肢体康复、语言训练、心理康复和健康康复、提高疗效的组织系统。卒中单元的核心工作人员包括临床医师、专业护士、物理治疗师、职业治疗师、语言训练师和社会工作者。将卒中的急救、治疗、护理及康复有机地融为一体，使患者得到及时、规范的诊断和治疗，有效降低病死率和致残率、改善患者的预后，提高生活质量，缩短住院时间和减少药费，有利于出院后的管理和社会治疗。卒中患者均应收入 SU 治疗。

【护理诊断/问题】

（1）意识障碍与脑出血、脑水肿所致大脑功能受损有关。

（2）潜在并发症脑疝、消化道出血。

【护理措施】

1. 一般护理

急性期绝对卧床休息，抬高床头 15°~30°，以减轻脑水肿；谵妄、躁动患者加保护性床栏，必要时给予束带适当约束；保持环境安静、安全，严格限制探视，避免各种刺激，各项治疗护理操作应集中进行；给予高蛋白、高维生素的清淡饮食；昏迷或吞咽障碍者，发病第 2~3 天遵医嘱给予胃管鼻饲。

2. 病情监测

严密观察病情变化，监测生命体征及意识、瞳孔并详细记录，评估有无剧烈头痛、喷射性呕吐、躁动不安、血压升高、脉搏减慢、呼吸不规则、一侧瞳孔散大、意识障碍加重等脑疝的先兆表现；观察有无呃逆、上腹部饱胀不适、胃痛、呕血、便血、尿量减少等症状、体征，警惕上消化道出血的发生；使用脱水降颅压药物时应注意监测尿量与水电解质的变化，防止低钾和肾功能受损。

3. 抢救脑疝

当患者出现脑疝先兆表现时，应立即报告医师，迅速输氧，建立静脉通路，遵医嘱给予快速脱水、降颅内压药物（如使用甘露醇应在 15~30min 滴完）；立即清除呕吐物和口鼻分泌物，保持呼吸道通畅，防止舌根后坠和窒息；备好气管切开包、脑室穿刺引流包、监护仪、呼吸机和抢救药物。

4. 防治上消化道出血

遵医嘱给予保护胃黏膜和止血的药物，如雷尼替丁、吉胃乐凝胶、巴曲酶（立止血）、奥美拉唑（洛赛克）等，并密切观察用药后反应；给予清淡、易消化、无刺激性、营养丰富的流质饮食，注意少量多餐和温度适宜，防止损伤胃黏膜，必要时遵医嘱禁食。

【健康指导】

避免诱因脑出血的发病大多因用力和情绪改变等外加因素使血压骤然升高所致，应指导患者尽量避免使血压升高的各种因素。如保持情绪稳定和心态平衡，避免过分喜悦、愤怒、焦虑、恐惧、悲伤等不良心理和惊吓等刺激；建立健康的生活方式，保证充足睡眠，适当运动，避免体力或脑力的过度劳累和突然用力过猛；养成定时排便的习惯，保持大便通畅，避免用力排便；戒烟酒。遵医嘱正确服用降压药，防止血压骤升或骤降，因为血压突然降低可导致脑血流减少，引起缺血性脑卒中。

（王海燕）

第七章　脑血管病的康复护理

第一节　软瘫期康复护理

一、上肢部分

相当于 Brunnstrom 1~11 期，此期肌力为 0，患者无任何主动运动，但易出现肩关节半脱位、肩痛等一系列并发症，此期康复治疗的早期介入显得尤为重要。所以在急性期，一旦患者生命体征稳定，疾病不再进一步发展，应尽早进行康复治疗。软瘫期上肢训练方案中基础部分主要是利用原始反射诱发瘫痪侧上肢及手的肌肉收缩，通过对健侧肢体的活动施加阻力引起患侧肢体的联合反应或共同运动，以及姿势反射等，提高患侧肢体的肌张力和肌力，促使肩胛带的功能部分恢复，并注意预防痉挛。同时进行上肢及手所有关节的活动，防止肌肉萎缩、关节挛缩与畸形等。同时，在确定治疗措施后，应及时让患者家属及护理人员了解治疗内容，指导他们采用正确的方法对患者进行有效的监督与指导，以预防各种并发症及继发功能障碍的产生，原则上每 2 小时更换体位，嘱家属帮助患者保持良好的肢体位置。本节主要介绍软瘫期针对肌张力低下及感觉障碍的康复策略，该期上肢常见问题总结如下。

（一）肌张力低下

1. 原因及分析

肌张力低下即肌张力低于正常静息水平，对关节进行被动运动时感觉阻力消失的状态。可由上运动神经元受损导致，但为暂时性，也可由下运动神经元损害导致。主要临床表现为肌肉松弛、随意运动消失、腱反射减弱或消失，此期患者上肢关节活动度基本不受限，以保持良肢位摆放、关节被动活动及诱发上肢主动运动为主。

2. 康复策略

（1）肩胛带运动诱发训练：①通过头颈部运动易化肩胛带的运动。患者取坐位，将患侧前臂和手掌置于治疗台上，取肩外展、肘屈曲位。治疗师一手扶持肩锁关节处，另一手抵于患者的头部侧面，令患者的头向患肩方向侧屈，同时治疗师用手施加阻力，诱发颈部肌肉等常性收缩。在这项训练中，治疗师用力要适度，随患者的用力缓慢柔和地加以对抗，防止颈部损伤。此法适用于肩胛带处于弛缓状态、随意运动减弱或消失的患者。训练过程中痉挛加重、经手法调整不能缓解或者颈部疼痛难以合作的患者不得使用此手法。②肩胛胸廓关节运动的诱发训练。在早期应让患者取健侧卧位，治疗师坐在患者腰部附近靠近其躯干，一手握住患侧盂肱关节，使患侧肩胛骨恢复正常对线，另一手托扶患侧肩胛骨下角，协助完成肩胛骨的前方上提动作及后方下掣动作。最后用两手配合，协助完成肩胛骨的内收、外展运动。随着患者肩胛胸廓关节随意运动的出现，逐渐减少辅助量，直至患者能较好地完成主动运动和抗阻力运动。当肩胛胸廓关节的运动逐渐得到改善时，上肢的正常运动模式也会被较容易地诱发出来。应当强调的是，在肩胛胸廓关节运动功能缺失时，不能过度完成肩肱关节的屈曲和外展的被动运动，尤其不得使用滑轮或肩关节训练器。③利用联合反应诱发耸肩运动。患者取仰卧位，嘱患者健侧做耸肩动作，治疗师在患者做耸肩动作的同时施以阻力，由于联合反应，患侧肩关节也可以出现耸肩动作。

（2）患侧上肢负重训练：①患者取坐位，上肢保持肩关节外展、外旋、前臂旋后位支撑于床面。②上肢伸展并支撑体重，将身体重心向前、后、左、右各方向移动。③当患侧上肢可以完成支撑后，治疗师从肩部垂直向下施加压力，从而提高患侧伸肌张力，加强上肢的稳定性。

（3）日常生活能力训练：此期患者可以根据病情进行基本日常生活活动的训练，如在各种卧位下正确摆放肢体、定时变换体位、维持和改善关节活动度。如果患者意识清醒，病情允许，可以指导患者进行自助被动肢体运动及早期自理活动，如进食、排便、更衣时抬高臀部等活动，尽早完成床上或床边坐位。

（4）被动关节活动训练：软瘫期患者生命体征稳定后，应尽早进行被动关节活动训练，以预防关节挛缩。被动关节活动及训练过程中为了防止出现误用综合征，应注意以下几点。①在绝对无痛状态下训练。治疗师应在熟悉解剖学和功能解剖学的基础上进行手法治疗，杜绝粗暴手法。对伴有关节疼痛的患者，训练前可做热敷或止痛疗法，手法应在无痛范围内进行，防止出现肩关节半脱位、肩-手综合征和加重痉挛。②被动运动要在关节正常范围内进行，若患者出现疼痛，不可勉强；动作要缓慢、轻柔、有节律性，避免因粗暴动作造成软组织损伤；活动顺序应从近端关节到远端关节，各关节要进行各方向的运动；对容易引起变形或已有变形的关节要重点运动；在被动活动患侧肩关节外展时，当外展 90°时应将肩置于外旋位，以防止肱骨大结节与肩峰碰撞产生肩痛。③应特别注意保护肩关节。在弛缓阶段肩关节很容易出现半脱位，同时因肩胛骨活动受限，早期肩关节活动应在正常活动范围的 50%，随着肩胛胸廓关节运动的改善逐渐扩大关节活动范围，一般情况严禁使用牵引手法。④ 鼓励患者自我训练。治疗师告诉患者活动的部位、方向和收缩的肌肉，然后缓慢地进行 2～3 次被动运动，使患者体会运动的感觉，在逐渐减少辅助量的前提下进行主动运动，并教会患者利用健侧肢体辅助患肢运动。⑤ 这一时期应重点训练肩胛胸廓关节的运动。⑥直立性低血压的适应性训练。对一般情况良好、症状较轻的患者，可以在医生指导下尽早地进行体位变化的适应性训练。利用起立床或可调节角度的病床，从倾斜 45°、训练 5 分钟开始，每日增加起立床倾斜的角度 10°～15°，维持时间 5～15 分钟，两项交替增长。一般情况下，可在 10 日内达到倾斜 80°、维持 30 分钟状态。在此基础上增加坐位训练次数，尽早离开病床到训练室训练。

（二）感觉障碍

1. 原因及分析

软瘫期患者常伴有不同程度和不同类型的感觉障碍，根据大脑损伤部位不同可分为皮质型、内囊型、丘脑型及脑干型感觉障碍。早期患者感觉系统受到刺激或者兴奋性增高时，会引起感觉过敏、感觉过度、感觉异常和感觉倒错及疼痛等情况；感觉系统被损坏或功能受到抑制时，出现感觉减退或消失等情况。

2. 康复策略

（1）Rood 技术：主要给予 Rood 促进方法，包括在偏瘫侧肢体表面用软毛刷快速擦 3~4 次、冰袋冰敷和轻敲拍打，并对其加压、按摩以增强机体感觉的输入，使弛缓的肌肉易化，提高肌张力。①针对偏瘫侧肢体表面用软毛刷快速擦。连续刷擦，在治疗部位的皮肤上做 3~5 秒的来回刷动。诱发小肌肉时每次要小于 3 秒，休息 2~3 秒后再进行下一次，每块肌肉刺激 1 分钟，诱发大肌肉时没必要休息 3 秒。刷擦一般由远端向近端进行。② 冰袋冰敷，冰具有与快速刷擦和触摸相同的作用。所用的冰应刚从冰箱里取出，带白雾（温度-12℃~-17℃）。具体方法有 2 个，一是一次刺激法，用冰一次性快速地擦过皮肤；二是连续刺激法，将冰放在局部 3~5 秒，重复 5 次，然后用毛巾轻轻蘸干，以防冰化成水，不可用毛巾擦皮肤，直到皮肤变红，一般 30~40 分钟时疗效达到高峰，这种方法可以引起与快速刷擦相同的效应。③轻敲拍打，并对其加压、按摩以增强机体感觉的输入，轻叩手背指尖或足背趾尖皮肤及轻叩掌心、足底均可引起相应肢体的回缩反应。

（2）关节挤压训练：患者取坐位，患侧上肢负重，健侧手协助控制患侧肘关节伸展，头转向患侧，体重向患侧上肢转移，压缩肩、肘、腕关节。该方法是提高患侧负重能力、改善本体感觉障碍的有效办法，要坚持自我训练。注意协助施加外力时要用力均匀，逐渐加压，逐渐减压，保护关节。

（3）感觉脱敏：感觉脱敏治疗的基本原则是进行脱敏治疗时，首先保护过敏的皮肤部位，可使用胶布，随着治疗的不断获效，逐渐取消保护性用品。先在患者健侧示范，开始刺激较弱，以后增强，每日 3~4 次，每次治疗时间不宜过长，5~10 分钟为宜。

（4）脑卒中后感觉障碍再教育：在脑卒中偏瘫的康复治疗过程中，常常将感觉功能与运动功能的再教育结合在一起进行。由于异常肌张力干扰感觉体验，因此在进行感觉训练之前，应首先使肌张力正常化并抑制异常的运动模式。偏瘫患者的感觉再训练需要成百上千次的重复，因此，感觉再训练的内容应当包括在每一个治疗过程中，不仅仅是软瘫期。在治疗运动功能严重障碍的患者时，将感觉刺激加入训练活动中有利于促进和加强运动功能的进步。在上肢负重训练过程中，采用不同质地的支撑面既可以易化运动又可以促进感觉功能的恢复。触觉障碍存在时应在每一次治疗开始时进行触觉刺激，如叩打、摩擦及用刷子刷皮肤表面，注意避免引起痉挛。

用于增加偏瘫患者感觉输入的作业活动举例如下：① 软瘫期包括在皮肤上涂擦护肤液，用粗的毛巾摩擦皮肤表面，用健手对患手进行反复摩擦，电刺激。②恢复期包括揉面或揉捏不同硬度的橡皮泥，用手洗小件衣物，编织或刺绣，将各种器皿把手或手柄的表面材料或形状进行改造以提供更多的触觉刺激。

（5）复合感觉训练：该训练更适合手部有部分主动运动的患者，让其主动用手感知物品，这样才会取得更好的效果。实体觉训练分 3 个阶段。

第 1 阶段：识别物品。患者闭目，让其尽可能描述手中物品的特征，睁开眼睛，如有遗漏，补充描述其特点。记录正确识别所需时间。触摸识别应从形状简单、体积较大且质地相同的目标开始，逐渐过渡到形状复杂、体积较小且质地不同的目标。

第 2 阶段：识别物品的质地。首先选择形状相同但质地不同的物品，如皮制品、毡子、砂纸、塑料等进行识别并比较。从差异明显的材料开始比较，如丝绒和粗砂纸的比较。随着触觉识别能力的提高，再识别两者质地差别细微、分辨难度较大的物品，如比较天鹅绒和棉絮。天鹅绒、棉絮、砂纸、金属片、软木、毛皮等是治疗中常用的材料。

第 3 阶段：识别日常生活用品。从识别较大的物品开始，逐步过渡到识别小巧的物品。

（6）运动想象疗法：患者取仰卧位，想象肩膀碰鼻尖；想象将上肢伸直并举过头顶，然后再慢慢放下；想象连续做最大范围的屈伸肘动作；想象翘手腕。

（7）注意事项：①训练应循序渐进，由易到难，由简到繁，由慢到快。对于缺乏保护性感觉的患者应提出下列指南：避免将受累区域接触冷、热和锐利的物体。②当抓握一个工具和物体时，有意识地不要用过大的力，物件的把手应尽量粗大，不使患手持物过久，经常变换工具，以免患区长时间受压。③注意有无皮肤红、肿、发热等受压指征，发现受压指征应立即休息，如果有水肿、破溃或其他创伤发生，应及时治疗，以免皮肤进一步感染。④经常保持手的柔软、湿润。

（三）心理障碍

偏瘫上肢的功能恢复不仅涉及运动功能问题，而且涉及心理问题。由于偏瘫上肢的运动功能恢复常较下肢缓慢，以及肩-手综合征等会引起一系列的心理问题，正确地处理好这些心理问题将有助于偏瘫患者整体功能的恢复。软瘫期患者的心理问题主要是否认心理，此时患者进入了所谓的“情绪休克期”。这期间的心理康复主要是通过医护人员和患者家人给予患者尽可能多的关爱，脑卒中偏瘫心理康复主要有以下几种方式。

1. 个别心理治疗

了解患者的个性特点和成长经历，给予针对性的解释与干预。

2. 集体心理治疗

让脑卒中偏瘫者在既有正常人也有偏瘫者的人群（如小组形式）中进行生活与学习，使患者既容易与其他人沟通，互相交流，也可以有更多的机会模仿正常的行为，这样不仅可以使患者建立和保持良好的心理状态，而且可以学会建立良好的人际关系。

3. 家庭治疗

有家人的理解与支持，脑卒中偏瘫者会较容易克服各种负性心理，建立对未来的信心，尽早进入到康复治疗的角色当中。因此，在脑卒中偏瘫者的心理治疗中，家庭成员应充分发挥积极作用。无论以何种方式进行心理治疗，其目的都是使脑卒中偏瘫者及时地克服各种不利于康复的心理，建立起合理的情绪，保持良好的心理状态，积极地投入到康复功能训练中，尽早回归家庭，回归社会。

二、下肢部分

偏瘫患者的软瘫期一般可持续数天、数周或更长时间，患者主要表现为肌肉松弛、肌张力低下、不能进行自主运动，此阶段的患者无法移动患侧肢体，经常忽略其存在，且患者不能完成向健侧的翻身动作，不能独立完成坐位。软瘫期应及早进行良好体位的摆放与翻身训练，还应尽早对患者进行心理疏导和对患侧进行各种感觉刺激，为恢复期的康复训练奠定基础。软瘫期存在的常见问题如下。

（一）肌张力低下

1. 原因及分析

软瘫期患者主要表现为肌肉松弛、肌张力低下、随意运动消失、腱反射减弱或消失。此期患者治疗应以良肢位摆放、关节被动活动及诱发主动运动为主。

2. 康复策略

（1）良肢位摆放：良肢位的正确摆放可以预防和减轻肢体痉挛，预防肩关节半脱位，对减少并发症、促进功能恢复、提高生活质量有着十分重要的意义。①仰卧位，患者头下垫枕，不宜过高，肩胛骨下放一枕头，使肩上抬前挺，上臂外旋稍外展，肘、腕均伸直，掌心向上，手指伸直并分开，整个上肢放在枕头上。在臀部和下肢外侧垫枕头，髋关节稍向内旋，膝关节下垫毛巾卷，保持膝伸展微屈，脚底不接触任何东西。② 健侧卧位，健侧在下，患侧上肢肩前伸，肘和腕关节保持伸展，腋下垫软枕，使肩和上肢保持前伸。患侧下肢骨盆旋前，髋和下肢呈自然屈曲位，置于枕上。健侧下肢放在自觉舒适的位置，轻度伸髋，稍屈膝。③患侧卧位：患侧在下，健侧在上，患侧肩和肩胛骨向前伸，前臂后旋，使肘和腕伸展，手掌向上，手指伸开，健侧上肢可放在躯干上。健腿屈曲向前置于支撑枕上，患腿在后，取自然伸展位，踝关节尽量保持90°。④悬吊良肢位，患者取仰卧位，中分带用非弹性绳固定支撑头部，中分带一边在枕骨处，另一边在接近头顶处。两根宽带用非弹性绳分别固定于胸椎和骨盆处，使用窄带和腕带伸直肘关节，腕关节稍背伸。两根窄带分别悬吊膝关节使膝微屈，使用踝带固定踝关节使其处于背屈位。作用：使患者处于不稳定的支撑面上，快速拍打骨盆上方的悬吊带，激发躯干和各肌群的协调收缩，增加感觉输入。

（2）床上翻身训练：翻身训练可能是患者日常生活最迫切的训练，且翻身训练是预防褥疮的重要措施，是一切康复训练的开始。①辅助下向健侧翻身，将患侧下肢放于健侧下肢上，翻身时健肢带动患肢一起翻转。由健手将患手拉向健侧，治疗师于患侧帮助抬起肩胛、骨盆，翻身至健侧。②向健侧翻身，健侧手握住患侧手上举，健侧下肢插到患侧腿下面。用健侧腿带动患侧，同时转头、转肩，完成翻身动作。③向患侧翻身，将患侧上肢外展防止受压，屈曲健侧下肢。头转向患侧，健侧肩上抬，上肢向患侧转，健侧下肢用力蹬床，将身体转向患侧。

（3）坐起训练：①辅助下坐起，患者健侧脚插到患侧腿下，将患侧手放到治疗师肩上，治疗师扶起患侧肩，同时患者用健侧肘撑起上身，患者将双下肢放到床下并伸展肘关节，支撑坐起保持坐位。②独自坐起，健手握住患手，健侧脚插到患侧腿下，用健侧腿将患侧下肢放到床边，同时颈部前屈，身体转向健侧，使双腿放至床下，健手松开患手，健侧肘于体侧撑起身体，抬头，肘伸直坐起，至床边坐位。

（4）床边坐位：在进行坐位训练前，应首先进行坐位适应性训练，摇高床头从30°开始逐渐增加到90°，每一角度应至少保持20分钟，防止直立性低血压。患者在坐位下的训练可以有效激活躯干肌，坐位下还可以增强偏瘫侧头、颈、上肢、躯干的协调控制能力。①坐位平衡训练，患者取坐位，治疗师通过手法向各个方向推动患者，使患者重新调整并维持平衡。治疗师的用力应从小到大，逐渐进行。需要注意的是，应事先向患者说明动作的目的和方法。为了保护肩关节，让患者用健手托住患侧肘部，患侧前臂搭在健侧前臂上。在这一时期患者尚不能主动完成平衡反应，故可向患者容易倾斜的方向轻轻加力，以诱发平衡反应。做这些动作时要注意保护患者的安全。②躯干前屈，为了预防患者躯干在伸展位变得僵硬，治疗师可以早期介入，让患者坐在床边，双脚平放在地面上并帮助其向前倾斜触摸自己的脚趾。当患者还不能够主动活动时，治疗师在患者的前方用膝盖抵住患者的膝盖以防止患者滑落到床下。③躯干旋转伴屈曲，患者坐直，治疗师帮助患者将患侧手放到对侧肩上，用其健侧手协助保持患侧上肢的位置，以便在治疗师向后移动患者躯干并超过重心时，使患侧肩胛骨向前。治疗师将上肢绕过患者颈后，并用自己的手指压住患侧手以保持其位置，同时用其上肢将患侧肩向前下压，另一只手指导患者肋部向下、向内活动，使患侧肘关节向健侧髋关节方向移动。

（5）被动转移：治疗师把患者移到床边，患者两脚平放在地上。治疗师的两脚放在患者的脚两边，用膝部在前面抵住患侧膝关节，同时注意保护患者，患者常常因为患侧膝关节不稳而导致身体失衡。治疗师将患者前臂放在自己的肩上，把自己的手放在患者肩胛骨上并抓住其肩胛骨的内缘，使其向前。治疗师用伸直的上肢托住患者的上肢然后将患者的重心前移至脚上，在肩胛骨上加压直至患者的臀部离开床面，如果患者抬起头则有助于将重心转移到腿上。治疗师帮助患者接近坐位，患者后背应紧贴轮椅靠背。

（6）站立床训练：对于早期卧床的患者，在身体状况允许的情况下，早期站立训练是很有必要的。站立床训练是一个渐进的体位变化过程，应从30°开始，待患者逐渐适应并无不良反应时逐渐增加站立床的角度，防止直立性低血压。一旦患者出现不良反应时，应及时将患者平放并做相应的处理。站立床训练可使长期卧床的患者重新站立起来，增加患者康复的信心。

（7）神经肌肉电刺激疗法：是应用低频脉冲电流刺激神经或肌肉使其收缩，以恢复其运动功能的方法。当肌肉失去神经支配后容易发生萎缩变性，为了延缓这种变化，选择适合患者病情的脉冲电流刺激肌肉或者肌群使之发生被动的节律性收缩可延迟萎缩及变性的发展。神经肌肉电刺激疗法可以使肌肉体积增大、肌力增强，还能改善淋巴和血液循环。

（8）保持关节活动度的训练：通过适当的关节被动运动，可维持肌肉的生理长度和张力，保持关节的正常活动范围。被动活动对维持关节正常活动范围有较大的帮助，是维护关节正常形态和功能的重要方法之一。① 髋关节屈曲被动活动。患者取仰卧位，治疗师一手托住患者小腿，另一手托住患者足跟，双手将患者大腿沿矢状面向上屈曲，使大腿前部尽量接近患者腹部。②髋关节伸展被动活动。患者取俯卧位，治疗师一手抓握患者踝关节上方，另一手从下方抓住患者膝关节前部，并用前臂托住患者小腿和膝关节，用力向上方抬，被动伸展患者的髋部。③髋关节外展被动活动。患者取仰卧位，治疗师一手放在患者膝关节的下方，另一只手握住患者踝关节上方，将患者下肢沿额状面方向移动，一直达到全关节活动范围。④踝关节背屈被动活动。患者取仰卧位，治疗师一手固定患者踝关节上方，另一只手握住患者的后足跟，前臂贴住患者脚掌及外侧，用力向上方拉动。

（9）利用联合反应诱发下肢训练：联合反应是指在某些环境下出现，的一种非随意运动或反射性肌张力增高的表现。脑损伤患者在进行抗阻力运动时，可以不同程度地增高患侧肢体的肌张力或患侧出现相应的动作。利用联合反应可以诱发患侧下肢的内收和外展动作。①患侧下肢外展的诱发。患者取仰卧位，嘱患者用力外展健侧下肢，治疗师对其外展施加阻力，利用联合反应，患侧下肢也出现外展动作。②患侧下肢内收的诱发。患者取仰卧位，使患侧下肢处于外展位，健侧下肢同样取外展位，嘱患者用力内收健侧下肢，治疗师沿相反方向对其施加阻力，利用联合反应，患侧下肢出现内收动作。

（10）桥式运动：临床患者生命体征稳定、意识清楚就应该尽早开始床上的桥式运动训练，即使患者偏瘫侧躯干和肢体无力，也可通过健侧带动患侧完成桥式动作，并且对患侧的恢复起到促进作用。桥式运动还可以抑制下肢伸肌痉挛模式，有利于提高骨盆对下肢的控制和协调能力，是成功站立和步行训练的基础。①辅助双桥运动。患者取仰卧位，屈髋屈膝，双足平踏在床面上，用力使臀部抬离床面。治疗师将一只手掌放于患侧膝关节的稍上方，在向下按压膝部的同时向足前方牵拉大腿；另一只手帮助患者抬起臀部，必要时可铺一中单或浴巾由 2 人提拉辅助完成此动作。随着患者的进步，治疗师可在逐渐减少帮助的同时，要求患者学会自己控制活动，防止向侧方倾倒。②双桥运动，患者取仰卧位，屈髋屈膝，使小腿与水平面呈 90°，足平放在床上，慢慢将臀部抬起，保持 5~10 秒后慢慢放下，指导患者保持患肢及重心的稳定，训练时两腿之间可夹持枕头或其他物体。

（11）骨盆 PNF 训练：①骨盆的前方上提运动模式，患者取健侧卧位，髋关节前屈 45°，膝关节屈曲 90°。治疗师站于患者身体后方，双手叠放于患者髂前上棘部，将骨盆向后、向下牵伸，嘱患者将骨盆拉向前上方，口令："将你的骨盆拉向前上方""用力，拉"，根据患者功能施加适当的助力或阻力。②骨盆的后方下掣运动模式，患者姿势、体位同上，治疗师双手叠放于患者坐骨结节部位，将骨盆向前上方推，嘱患者骨盆向后、向下运动，口令："顶住我的手，坐下来"，根据患者功能施加适当的助力或阻力。③骨盆的前方下掣运动模式，患者姿势体位同上，治疗师一手放于患者髂前上棘部位，另一手抓握患者膝关节部位，双手一起将骨盆向后上方推，嘱患者骨盆向前下方运动，口令："拉动我的手，向前向下拉""用力"，根据患者功能施加适当的助力或阻力。④骨盆的后方上提运动模式，患者姿势体位同上，双手叠放于患者髂嵴后方部位，将患者骨盆向前下方推，嘱患者骨盆向后上方运动，口令："用你的骨盆向后推我的手"，根据患者功能施加适当的助力或阻力。

（二）感觉障碍

1. 原因及分析

软瘫期患者常伴有不同程度和不同类型的感觉障碍，根据大脑损伤部位可分为皮质型、内囊型、丘脑型及脑干型感觉障碍。早期患者感觉系统受到刺激或者兴奋性增高时，会引起感觉过敏、感觉过度、感觉异常和感觉倒错及疼痛等情况。感觉系统被损坏或功能受到抑制时，出现感觉减退或消失等情况。

2. 康复策略

主要给予 Rood 促进方法，包括在偏瘫侧肢体表面用软毛刷快速擦（3~4 次/秒）、冰袋冰敷和轻敲拍打，并对其加压、按摩以增强机体感觉的输入，使弛缓的肌肉易化，提高肌张力。具体方法同上肢软瘫期感觉障碍训练。

三、躯干部分

软瘫期患者躯干肌力与肌张力明显降低，仰卧位时胸廓向上、向外牵拉，脐被牵拉向健侧，腹部张力低下，肌肉松弛，坐位时患侧骨盆上方腹部肌肉松弛，腰部丧失正常轮廓。整个躯干部丧失运动控制能力，此时躯干训练先从卧位训练开始，此期躯干治疗的目的为提高躯干肌力及肌张力，诱发躯干主动运动，为下一步翻身、坐起等治疗性活动做基础，软瘫期躯干部分常见问题总结如下。

（一）躯干肌张力、肌力低下

1. 原因及分析

迟缓期患者躯干表现为腹部肌肉收缩活动与肌张力明显降低，患者仰卧位时胸廓被向上、向外牵拉，脐被牵拉向健侧，患者翻身及坐起活动受限，早期患者试图移动时常利用较原始的躯干伸肌活动。

由于在迟缓期躯干肌张力明显降低，导致呼吸肌不能有效地发挥作用，患者在随意吸气过程中患侧肋间肌和膈肌活动明显减少，患者在早期可表现为用力吸气量、吸气量及最大通气量都有较明显减少。

2. 康复策略

（1）呼吸训练：①腹式呼吸的诱导训练，治疗师坐于患者的头端，左手托于患者的枕骨位置，右手放松患者后颈部肌肉，嘱患者自然放松，治疗师左手置于枕后位置，右手放于患者胸骨前面，手指方向与患者身体长轴平行，左手轻轻抬起患者头部，嘱患者跟随治疗师左手用力的方向主动轻轻抬起头部，患者抬起头的速度应与治疗师左手辅助抬起的速度保持一致，此时治疗师的右手沿着患者身体长轴贴着胸骨向下推动，引导患者进行腹式呼吸，此过程可以多重复几次直到患者能够掌握腹式呼吸的方法。②腹式呼吸加强训练，治疗师双手托住患者枕骨后方，缓慢同时用力将患者头部抬起，嘱患者顺着治疗师双手用力方向主动抬起头部，速度与治疗师用力速度保持一致。当患者头部抬起约 45°时，利用滞空效应停留 5~10 秒，此时患者腹肌收紧，然后在治疗师辅助下患者缓慢将头放下。③利用腹式呼吸增强腹肌力量，患者仰卧于升降床上，肩胛骨探出床头，治疗师坐在升降床头端，将升降床的高度调节到与治疗师膝盖等高位置，用膝盖顶住患者两侧肩胛骨的下缘，双手托住患者枕骨后方，治疗师双手和膝盖缓慢向上抬起，嘱患者主动跟随治疗师受力方向和运动速度向上抬起头部和躯干，嘱患者腹部收紧，利用腹式呼吸进行腹肌力量增强练习。在最高位置利用滞空效应停留 5~10 秒以加强腹部核心，最后嘱患者顺着治疗师双手及膝盖放下的方向，缓慢将头与躯干放下。

（2）新 Bobath 治疗技术应用：①半卧位躯干促通，治疗师跪于患者身后，在患者两腿之间放一枕头，患者仰卧于治疗师身上，治疗师一手稳定健侧躯干，另一手对患侧躯干进行手法促通，以激活迟缓的躯干，每次促通时间为 2~3 分钟，促通 2 次，然后让患者跟随治疗师促通诱导的方向进行坐起训练，同时向对侧进行躯干旋转训练。②上半部躯干屈曲旋转训练，患者取仰卧位，治疗师站在患者侧面，将患侧上肢放在治疗师肩上，治疗师双手重叠置于患者患侧肩胛骨上。患者首先跟随治疗师做被动活动，使患者上部躯干能够尽可能充分地屈曲、旋转，当患者具备一定主动活动后，治疗师嘱患者尽力抬起头做躯干屈曲、旋转等主动活动。③仰卧位躯干坐起促通，患者取仰卧位，治疗师首先促通偏瘫侧上肢与手，目的在于给予感觉输入，然后轻握患者手腕，嘱患者进行肩前伸，同时眼睛朝向自己的肚脐方向，转动躯干至坐起。患者在训练过程中若出现患侧肩前伸不充分及坐起时躯干控制差等情况，应首先训练患侧肩胛骨前伸及半卧位至坐起促通训练。④仰卧位下双桥训练，患者取仰卧位，屈髋屈膝，在患者腰下放毛巾卷，治疗师跪坐于患者下肢的前方，一手稳定双侧大腿，一手放在腹部引导患者，让患者跟随着治疗师手指慢慢地节段性地抬高躯干，然后再跟随着慢慢地节段性地放下。

（3）悬吊训练：①仰卧位训练，患者取仰卧位，使用非弹性吊带分别悬吊患者双腿，腰部或骨盆处加弹性吊带辅助，嘱患者收腹，上提骨盆，并保持。②侧卧位训练，患者取患侧卧位，使用非弹性吊带悬吊患者双腿，骨盆处使用弹性吊带辅助，嘱患者以双腿及肩部为支点，上提骨盆，并保持。

第二节　痉挛期康复护理

一、上肢部分

痉挛期主要治疗目标是预防并发症，应减轻患肢肌痉挛的程度和抑制异常运动模式，促进分离运动出现，加强患肢的主动运动与日常生活能力相结合。这一时期上肢主要出现屈肌痉挛模式，即头向患侧屈，面朝向健侧；肩胛骨后撤、下降；肩关节内收、内旋；肘关节屈曲、前臂旋前；腕关节屈曲、尺偏；拇指及手指屈曲、内收。常见的痉挛模式包括屈肌共同运动和伸肌共同运动。本节将围绕上肢的屈肌痉挛模式的康复治疗策略展开论述。该期上肢常见问题及策略如下。

1. 原因及分析

肌张力增高是一种由牵张反射高兴奋性所致的以速度依赖的紧张性牵张反射增强、伴腱反射异常为特征的运动障碍。

2. 康复策略

（1）缓解诱因：部分痉挛与各种外界刺激有关，因此在治疗前要尽量消除诱发肌肉痉挛的因素，如发热、结石、尿路感染、压疮、疼痛、便秘和服用加重肌肉痉挛的药物等。通常诱因解除后，肌肉痉挛会有明显减轻。

（2）姿势和体位：某些姿势和体位可减轻肌肉痉挛，如早期良肢位的摆放可有效缓解肢体的痉挛，可使异常增高的肌张力得到抑制，促进分离运动的出现（见软瘫期下肢良肢位的摆放）。

坐位：利用轮椅板保持肩部的正常位置，避免肩部的下坠和肩胛骨的后缩；在轮椅板上于放置前臂的位置上固定一块软垫，防止肘部长期受压损伤尺神经；在轮椅板上于放置手的位置上固定一块较大的硬海绵，使患手置于其上时自然形成腕关节背伸位；前臂有旋前倾向的屈曲时，可在轮椅上放手的位置处固定一个小立柱，让患者握住立柱，保持前臂中立位。

（3）反射性抑制手法：患者仰卧，被动使其肩关节稍外展、伸肘、前臂旋后、腕背伸、伸指并拇指外展。通过缓慢持续牵伸屈肌，可明显降低上肢屈肌张力，可重复训练。

（4）肩胛带的放松训练：① 由于菱形肌、斜方肌，尤其是背阔肌、肩胛周围的肌肉痉挛，使肩胛带后缩、下沉，影响肩胛骨的正常活动度。因此，治疗上应手法松解菱形肌、背阔肌，然后使肩向前、向上运动。患者取坐位，治疗师一手放于患者盂肱关节，另一手放于肩胛骨下角，被动使患者肩胛骨向前、向上活动，当患者能够不代偿完成这个动作时，治疗师的口令是："肩膀朝向你的鼻尖方向运动。"可明显改善肩胛带的痉挛。②激活患者前锯肌有利于缓解患者肩胛带的张力，患者坐于物理治疗桌旁，利用滚筒激活患者前锯肌。治疗师站在患者的患侧，患者 Bobath 握手或者双臂与肩同宽放于滚筒上，让患者向前方推，这里要注意两点：第一，防止患者躯干代偿；第二，治疗师的手一定要放于患者的肩胛骨上以感知患者肩胛骨有没有运动，并时刻提醒患者肩胛骨要在肩胛胸壁上运动。

（5）肩关节的训练：① 肩关节的 PNF 训练，由于上肢痉挛的影响，患者上肢不能自由活动，在前屈时容易出现肘的屈曲，利用 PNF 节律性起始技术可增加肩关节的稳定性，从而促进分离运动。患者取仰卧位，肩关节前屈 90°、肘关节屈曲，治疗师坐于患者患侧，双手相对放于患者的肘关节上方，先辅助患者做肩屈曲、伸展及内收、外展的动作，逐渐由辅助改为患者自主练习，从而增加上肢、肩的稳定性，缓解上肢的痉挛。②松解肩胛下肌及胸小肌，由于肩胛下肌、胸小肌痉挛，患者出现肩内收、内旋，为了缓解这一问题，应对肩胛下肌及胸小肌进行松解，患者取仰卧位，上臂稍外展。治疗师站在患者的患侧，将一只手放于患者肩胛骨下面，手指尖向上钩住肩胛骨内缘并将其向外侧拉，治疗师用另一只手的指尖在腋窝下紧紧向肩胛骨下面按压，沿着肌肉慢慢向下或向上移动手指尖。患者取仰卧位，治疗师站在患侧，将患侧上肢稍外展，治疗师双手交叉放于胸小肌位置，进行相反方向的牵拉。③悬吊下抑制肩的痉挛，增加肩的稳定性。患者侧卧于悬吊床上，患侧在上，肩关节前屈 90°，窄带放于肘关节，悬吊带放于手部虎口位置，治疗师一手控制关键点肩，另一手控制拇指，让患者向前推及肩屈曲，也可以一手控制拇指，另一手拍打悬吊绳，通过震动缓解患者上肢的痉挛。

（6）抑制肱二头肌张力，促进肘的伸展：① 通过紧张性腰反射促进肘的伸展。患者取仰卧位，治疗师站在患者的健侧，一手拉患者患侧手，口令为“躯干向你的健侧旋转”。②患者在伸肘时，治疗师在患者肱三头肌皮肤表面有力地来回推摩，促进肱三头肌的收缩，使肘伸展。③ 双侧抗阻划船样动作。治疗师坐在患者对面，相互交叉前臂再握手做类似划船时推拉双桨的动作，向前推时前臂旋前，肘关节伸直，向回拉时前臂旋后，肘关节屈曲，治疗师在健侧施加阻力以引导患侧用力（利用健侧肢体和躯干的本体冲动对患者难以进行的推、拉或往复运动进行促进）。④ 肘伸展强化训练。患者取坐位，患肢沿伸肌联带运动的运动轨迹伸展肘关节。治疗师坐在患者对面，控制患侧腕关节呈背伸位，同时对患侧手掌近端施加抵抗，患者对抗外力完成肘伸展的动作。

（7）抑制前臂旋前、诱发腕背伸及伸指：①由于旋前圆肌、腕桡肌和手内在肌痉挛，而腕伸肌、旋后肌力量不足，导致伸腕、伸指受限。在练习前臂旋后时，要先松解旋前圆肌，患者坐位下肩 0°、屈肘 90°进行缓慢持续的牵拉。治疗师一手握住患者虎口，一手松解腕桡肌，恢复其黏弹性、扩大运动范围，在前臂旋后时诱发腕背伸。②利用伸肌的共同运动模式促使伸腕。患者取仰卧位，治疗师在患者患侧，将患者肩关节摆在内收、内旋位，治疗师一手握住患者腕关节，另一手放于肘关节上防止肘关节屈曲，让患者做背伸，对于能力差的患者，治疗师也可以直接叩击腕伸肌诱发腕的背伸。③通过瓶刷的手法诱发手指的伸展。患者取坐位，肩前屈 90°，治疗师托住患者的手臂向前，肘伸直，让患者非常轻地握住瓶刷，然后治疗师将刷子从手中拉出，再让患者握住它。患者常能伸指以便让瓶刷通过。④通过擦–拍的手法诱发手指的伸展。患者取坐位，肩前屈 90°，治疗师一手托住患者的手臂，另一手在患者前臂伸肌群表面，自肘关节向手指尖有力地快速擦过，当擦过手腕后给予手背一个向下的压力，再快速向上擦过手指。治疗师的手必须伸直。

（8）在给患者进行被动关节活动度训练时，动作宜缓慢，预防挛缩，在必要时可进行充分的牵引，但快速运动往往无效，还会加重痉挛。一般上肢完成一个动作以默数 3~5 为宜，下肢以默数 5~10 的速度为宜。每一个动作模式做 5~10 次即可达到预防挛缩的效果。

（9）支具的使用：①当患者做肩关节前屈时会出现屈肌共同运动，肩外展、外旋，肘屈曲，前臂旋后或旋前。患者取仰卧位，治疗师将肘支具绑于患者的肘关节，注意绑的力度要适宜，避免太紧造成血液循环障碍，然后让患者做肩屈曲，可有效避免上肢屈肌共同运动，从而增加肩的稳定性，促进分离运动。②手部可用分指板支具以维持抗痉挛体位，注意每 2 个小时要给患者松解下来活动手指，促进血液循环。

（10）患侧负重对抗痉挛：患者取坐位，上肢稍外展、外旋，肘伸展，前臂旋后，伸腕，手指伸展，拇指外展，平放于身体一侧进行负重，患者将身体重心移到此侧上肢。注意不能用背部肌群代偿，让患者微收下颌，微含胸，保持良好的身体姿势。

（11）物理治疗：①水疗，水压对肌肉持久的压迫和按摩有利于肌痉挛的缓解。室温保持在 25℃，水温宜采用不感温水浴或温热水浴的温度。②温热疗法，各种传导热（如蜡、沙、泥等）、辐射热（红外线）及内生热（超短波）等。③痉挛肌及其对抗肌的交替电刺激疗法，是将波宽和频率相同，但出现的时间有先后的两组方波，分别刺激痉挛肌及其对抗肌，使两者交替收缩，利用交互抑制和高尔基腱器兴奋引起的抑制对抗痉挛。

（12）日常生活能力：日常生活活动能力的水平是反映康复效果和患者能否回归社会的重要指标，应包括基本的日常生活活动（如主动转移、进食、个人卫生、穿脱衣袜、洗澡、步行和如厕等）。为了充分利用和发挥已有的功能，可配置辅助用具，有助于提高患者的功能活动。①进食，在两根筷子中间安装一根弹簧片，松手后借弹簧的张力自动分离，适用于手指伸肌无力不能自行释放筷子的患者。将叉、勺的手柄加粗，以易于抓握，用于手活动受限、握力不足者。叉、勺两用可以解决频繁更换叉、勺的问题。将叉、勺加装万能袖带，用于手屈曲痉挛、手指变形、握力丧失者。叉、勺的手柄呈弯形或加长，用于前臂和腕手关节活动受限，取食或进食困难者。②梳洗，用于上肢功能障碍者，使用的牙刷包括抓握能力较差者使用的粗柄牙刷、无抓握能力者使用的手掌套式牙刷等。偏瘫患者一只手为废用手时，可以设计带负压吸盘的刷子，固定在水池边，一只手就可以很方便地完成动作。③更衣，对于上肢关节活动受限者，可以利用棒上方的“L”形钩把要穿的衣服拉上，也可以把要脱的衣服脱掉。另一端可设计成鞋拔，便于穿脱鞋。为穿入拉锁拉舌孔内的大环，以便手指功能差时将手伸入和拉动拉锁。手指屈曲受限或握力不足者可制作加粗手柄的拉锁钩。患者因手指屈曲受限、灵巧性和精细功能障碍，故系纽扣有困难，可以采用系扣器。手指屈曲受限或握力不足者可将手柄加粗，加长手柄适用于上肢活动受限的患者。

二、下肢部分

此阶段相当于临床的亚急性期，此阶段患者的痉挛进一步加强。下肢伸肌痉挛程度的加强，导致偏瘫侧肢体形成异常运动模式，影响后期的康复效果。下肢典型的痉挛模式是骨盆上提，髋关节外旋，髋、膝关节伸展，踝关节趾屈、内翻。本期治疗目标除预防前述的常见并发症以外，重点在于减轻患侧肢体肌肉痉挛的程度和避免异常运动模式的加强，促进分离运动尽早出现。常见问题总结如下。

（一）肌张力增高

1. 原因及分析

肌张力增高是一种由牵张反射高兴奋性所致的以速度依赖的紧张性牵张反射增强、伴腱反射异常为特征的运动障碍。

2. 康复策略

（1）挤压、牵拉：治疗师利用对下肢肌肉关节的牵拉诱发牵张反射，利用对下肢肌肉关节负重（压缩）以激活关节感受器。

（2）抗阻夹腿：两下肢屈髋、屈膝，两足支撑于床面，由治疗师固定患腿，然后让健腿内旋向患腿靠拢，同时由治疗师在间隙内侧施加一定的阻力，以增强完成抗阻夹腿力量。

（3）抱膝运动：该训练的目的在于缓解下肢和躯干的伸肌痉挛、促进骨盆运动、缓解上肢的屈曲痉挛。患者仰卧，双腿屈曲，双手叉握，抱住双膝，将头抬起，轻轻前后摆动，使下肢更加屈曲。训练者可帮助固定患手，以防滑脱。

（4）屈曲动作训练：患者取俯卧位，治疗师一手握住患腿踝部，一手放在患者的臀部，帮助患者屈膝。还可患者取仰卧位，上肢放在体侧或双手交叉上举过头，治疗师一手将患足保持在背屈位，足掌支撑于床面，另一手扶持患侧膝关节，维持髋关节在内收位，指导患足不离床面向头端进行髋、膝关节屈曲运动，然后缓慢伸直下肢，反复练习。

（5）夹腿屈曲：双腿伸直靠拢，同时屈髋、屈膝，要求足跟紧贴床面移动，充分弯曲后，双足抬起，双膝向腹部靠拢。如果患腿力量不足，则将患足置于健足上完成这一动作。

（6）桥式运动：患者取仰卧位，屈髋屈膝，双足底平踏在床面上，用力使臀部抬离床面。治疗师将一只手掌放于患侧膝关节的稍上方，在向下按压膝部的同时向足前方牵拉大腿，另一只手帮助患者臀部抬离床面，髋自然伸展，骨盆保持水平，防止向健侧后旋。

（7）神经损伤治疗仪：患者取仰卧位，下肢自然伸直，两路输出，分别有两个通道一路输出刺激股直肌肌腹与肌腱，另一路输出刺激胫前肌肌腹与肌腱。

（8）起立床训练：使患者平卧于起立床，用固定带固定腰、膝关节，踝背屈 90°，缓慢调节高度，依患者情况逐次增加高度。

（二）异常运动模式的加强

1. 原因及分析

下肢伸肌痉挛模式的加强导致了下肢骨盆上提，髋关节外旋，髋、膝关节伸展，踝关节趾屈、内翻。随着痉挛模式的加强，会阻碍分离运动的产生。

2. 康复策略

（1）屈曲动作训练：患者取仰卧位，上肢放在体侧或双手交叉上举过头，治疗师一手将患足保持在背屈位、足掌支撑于床面，另一手扶持患侧膝关节，维持髋关节在内收位，指导患足不离床面向头端进行髋、膝关节屈曲运动，然后缓慢伸直下肢，反复练习。

（2）伸髋屈膝训练：患者取仰卧位，治疗师一手托住患足，让患者屈膝并将患肢放到床缘以下，此时已伸髋，然后治疗师再帮助患者将患足放回原位。

（3）夹腿运动：患者取仰卧位，双腿屈曲，足踏床，先把双膝分开呈外旋位，然后让患者主动合拢双膝，同时治疗师对患者的双膝内侧施加压力，阻止其内收、内旋，通过联合反应诱发患腿的内收、内旋。

（4）踝背屈训练：患者取仰卧位，治疗师一手向下压其踝关节，然后用另一只手将患者的足和足趾提至充分背屈并外翻位。

（5）PNF 螺旋对角线运动：下肢屈曲-内收-外旋+屈膝运动模式与下肢伸展-外展-内旋+伸膝运动模式的动态反转。动态反转即先完成一个主动肌发起的运动模式，再接着完成一个拮抗肌发起的运动模式，有助于改善肌张力，缓解痉挛。

患者取仰卧位，将患者患侧髋关节置于外展内旋位，踝关节趾屈外翻位，治疗师一手握患者脚背，一手握患者膝关节上方，嘱患者踝关节先背屈内翻，接着患腿髋关节屈曲内收内旋加屈曲膝关节，口令："勾脚内翻，向上抬腿用力""用你的膝盖顶我的手"。当达到终末位时，紧接着治疗师一手握于患者的脚掌，另一只手放于患者膝关节下方，嘱患者髋关节外展内旋加伸直膝关节，口令："蹬脚，将你的腿伸直"，治疗师全程施加适当的阻力。

（6）单腿半桥：双上肢伸展于体侧，患腿屈髋、屈膝，足撑于床面，健腿伸直抬高 30°~40°或翘在患膝上，用力抬臀伸髋，并保持。

（7）坐站转移：①练习躯干在髋部前倾伴膝向前移动。患者取坐位，双足平踩地面，通过屈髋伴颈部和躯干伸展练习躯干前倾，同时使双膝前移。②练习站起。患者双肩和双膝前移，练习站起，治疗师可一手放在其患侧肩胛骨处，引导其肩尽量前移，另一手放在其患膝上，当膝前移时，沿着胫骨方向下压膝部，使双足充分着地。③练习坐下，站起的反向运动，治疗师帮助患者前移双肩和双膝，让患者向下、向后移动臀部并坐下。

（8）跪位强化训练：采用可折叠运动治疗床，患者健侧靠近折叠床侧，健手抓住折叠端的上面，治疗师帮助患者双膝立于运动治疗床上。治疗师一手辅助患者偏瘫侧肩，一手辅助骨盆，要求患者做跪起训练。治疗师双手帮助患者在跪起过程中保持肩和膝在垂直位上，并帮助患者协调有序地完成跪起动作，将一侧下肢放在患者两小腿间保证患者患腿不偏移，逐渐减少辅助至患者能独立完成跪起训练。

（9）站立架+斜板：斜板置于站立架内，用固定带帮助患者站在站立架内的斜板上。

（10）物理因子治疗：① 电脑双低频（痉挛肌）治疗仪。需将 A 路的 2 个电极放在痉挛肌的肌腱处，将 B 路的 2 个电极放在拮抗肌的肌腹处，通过主动肌与拮抗肌相互抑制使痉挛肌松弛，并提高拮抗肌的肌力股二头肌-股四头肌、半膜肌-股直肌、小腿三头肌-胫前肌、胫后肌-腓骨长短肌。②蜡疗。利用蜡的温热效应松弛痉挛肌，直接用制作好的蜡饼包裹于痉挛肌或下肢关节处 20~30 分钟。

三、躯干部分

进入痉挛期，患者肌张力增高，出现异常痉挛模式，躯干常表现为向患侧屈曲并向后方旋转，躯干稳定肌及核心稳定性降低，无法为四肢活动提供较好的稳定基础，导致上下肢异常痉挛模式加重。痉挛期躯干的康复训练主要以躯干牵伸抗痉挛为主，康复训练以神经肌肉本体感觉促进技术为主要训练方法，现将痉挛期躯干部分常见问题总结如下。

（一）躯干核心稳定性下降

1. 原因及分析

痉挛期患者躯干肌张力增高，出现异常痉挛模式，此期患者大部分已经开始站位平衡及早期步行功能训练，患者异常痉挛模式的出现及加重与躯干核心稳定性下降有着密切关系，脑卒中患者痉挛期躯干功能障碍常表现为躯干肌力量减退和激活延迟、躯干肌位置觉障碍、坐位时身体重心偏移和步行时躯干不对称等。

躯干核心稳定性训练可以提高人体核心稳定性，改善神经肌肉控制，提高人体控制能力和平衡能力，同时稳定脊柱和骨盆保持在正确的姿势。脑卒中后患者腰腹部肌肉力量不足，腹部的深层肌肉一般表现为迟缓和低兴奋，导致深层肌肉负责的稳定和耐力运动出现障碍。常出现运动和感觉通路发生障碍，导致肌张力、肌力异常及运动控制障碍。

2. 康复策略

（1）躯干抗痉挛训练：患者取健侧卧位，治疗师站于患者身后，一手扶住患者肩部，另一手扶住其髋部，双手做相反方向牵拉动作，在最大牵拉范围内停留 5~10 秒。

（2）悬吊训练：①仰卧位训练，患者取仰卧位，使用非弹性吊带分别悬吊患者双腿，腰部或骨盆处加弹性吊带辅助，嘱患者收腹，上提骨盆，并保持。②侧卧位训练，患者取患侧卧位，使用非弹性吊带悬吊患者双腿，骨盆处使用弹性吊带辅助，嘱患者以双腿及肩部为支点，上提骨盆，并保持。③俯卧位训练，使用非弹性吊带分别悬吊双腿，于骨盆处根据情况加弹性吊带辅助，上臂支撑于床面，嘱患者收腹，骨盆及躯干抬高至水平，并保持。

（3）躯干 PNF 训练：①仰卧位躯干屈曲训练，患者取仰卧位，双腿并拢，并偏向一侧，治疗师一侧手臂环抱患者双膝关节处，另一只手放于患者双侧脚背侧，嘱患者双侧踝背屈并屈髋、屈膝，向对侧运动，治疗口令：“勾脚，双腿并拢将膝盖向对侧肩部方向靠近”，治疗师全程施加适当阻力。②坐位躯干屈曲训练，患者取坐位，双手自然下垂于躯干两侧，治疗师位于患者侧前方，双手分别放于患者肩部前方，嘱患者将患侧肩部向对侧膝盖方向靠近，治疗口令：“将你的肩膀往对侧膝盖方向靠近”，根据患者的功能情况决定运动的幅度，治疗师全程施加适当阻力，注意不要让患者用手支撑代偿。③坐位躯干伸展训练，患者取坐位，当患者躯干屈曲达到自身的最大幅度时，治疗师将双手放于肩部后方，嘱患者躯干伸直，治疗口令：“将你的躯干伸直，坐直”，治疗师全程施加适当阻力，注意不要让患者用手来支撑代偿。

第三节　恢复期康复护理

一、上肢部分

恢复期康复治疗的主要目标是以加强协调性和选择性随意运动为主，并结合日常生活活动进行上肢实用功能的强化训练，同时注意抑制异常的肌张力。脑卒中患者运动功能训练的重点是正常运动模式和运动控制能力的恢复。相当一部分偏瘫患者的运动障碍与感觉缺失有关，因此，在偏瘫运动功能训练的同时应注意进行改善各种感觉功能的康复训练。本节将从偏瘫患者近端控制、远端协调、精细运动及日常生活能力方面进行论述。该期上肢常见问题分析如下。

（一）上肢近端稳定性差

1. 原因及分析

偏瘫患者肩胛骨稳定性下降，前锯肌力量不足，肩周肌群力量不均衡，肩关节疼痛及活动受限，长时间不正确的姿势、体位或者是患侧上肢长期屈曲制动。

2. 康复策略

（1）肩胛骨稳定性训练：偏瘫患侧上肢手的功能恢复以肩胛骨的稳定性为前提。治疗上肢各个方向运动时，首先要保证近端肩胛骨的稳定性。①前锯肌训练：患者取坐位，治疗师站在患者患侧，嘱患者微收下颌激活核心，治疗师将患者患侧上肢置于肩外旋、前臂旋后位，让患者跟随做肩屈曲运动，可在近端给予抗阻，以激活前锯肌。②闭链运动：上肢闭链训练对增强肩胛骨的稳定有重要意义。患者俯卧于床上，能力稍差的患者从肘关节支撑逐渐过渡到手掌支撑，让患者微收下颌，吸气时使肩胛骨向前推，将脊柱顶起，呼气时放松，激活前锯肌增加肩胛骨的稳定性。③通过推磨砂板增加肩胛骨的控制训练。患者端坐于磨砂板前，双手握住磨砂板向上推时肘关节要伸直，在推的过程中防止躯干代偿。④患者取坐位，治疗师站于患者身后，双手放于患者肩胛骨外侧缘，嘱患者肩胛骨向脊柱的方向靠拢，通过患者肩胛骨生理性内收，激活前锯肌及菱形肌，促进肩胛骨的稳定。⑤肩胛骨 PNF。前方上提：患者取健侧卧位，髋关节前屈 45°，膝关节屈曲 90°，治疗师站于患者身体后方，双手叠放于患者肩胛骨喙突部，将患者肩胛骨向后下方牵伸，直到感觉颈部前侧肌肉绷紧，嘱患者向前上方上提，口令："向你的鼻子方向耸肩"，过程中全程施加适当阻力。后方下掣：患者体位同上，治疗师站于患者后方，一手四指抵住肩胛冈，另一手抵住患者肩胛下角，将患者肩胛骨向前上方推上去，直到感觉肩胛下角部的肌肉绷紧为止，嘱患者向后下方下掣，口令："用你的肩膀推我的手"，过程中全程施加适当阻力。前方下掣：患者体位同上，治疗师站于患者后上方，一手抓握患者三角肌前束位置，一手贴紧患者肱三头肌位置，将肩胛骨拉向后上方，直到感觉被拉长肌肉有绷紧的感觉，嘱患者向前下方下拉，口令："将你的肩膀向肚脐方向拉下去"，过程中全程施加适当阻力。后方上提：患者体位同上，治疗师站于患者后上方，双手叠放于患者肩胛冈（斜方肌）位置，将肩胛骨向前下方推下去，直到感觉上斜方肌绷紧，嘱患者向后上方耸肩，口令："向后上方耸肩顶我的手"，过程中全程施加适当阻力。肩胛骨模式可用到的技术包括初始范围的反复牵拉、全范围的反复牵拉、动态反转。

注意事项：患者做动作时躯干应与地面垂直，不发生躯干的旋转；手的抓握方式为蚓状抓握。

（2）肩关节稳定性训练：①利用上肢的滞空训练增加肩关节的稳定性。患者取坐位，治疗师坐于患者的患侧，让患侧上肢屈曲至 90°保持，治疗师手拿木钉让患者从各个方向触摸木钉，增加肩的稳定性。②脑损伤后损伤侧半球对损伤对侧半球的抑制减弱，损伤对侧半球对损伤侧的抑制增强，双上肢同时训练可以使半球间抑制正常化，同侧皮质脊髓通路激活。举体操棒：患者取坐位，双手握住体操棒，双手距离与肩同宽，共同将体操棒举至 90°然后再举过头顶。③患者坐于物理治疗桌前，将篮球放于治疗桌上，把患侧上肢放于篮球上，按上臂—前臂–手的顺序进行控球训练，增加肩关节的稳定性及肩肘的控制。④ 患者面对墙站立，治疗师帮助患者肩前屈，在 90°下维持其手压在墙上，治疗师帮助患者将臂放置于该位置。通过其臂施以水平压力，防止其手从墙上滑落。开始时，治疗师要让其肘关节伸展。在这个姿势下，患者练习肘关节的屈曲与伸展可改善对肘关节的控制。同时，当患者重新获得对肩关节和肘关节的部分控制后，嘱其练习转动躯干。此训练方法可以增加肩关节的稳定性及预防指长屈肌群、肩关节屈肌群和内旋肌群的挛缩。⑤肩关节 PNF：上肢恢复期上肢 PNF 协调性训练为屈曲-内收-外旋+屈肘与伸展-外展-内旋+伸肘的动态反转：患者取仰卧位，治疗师站于患者患侧，将患侧上肢置于外展-内旋位；治疗师一手握住患者手掌使腕关节充分背伸，一手轻握于患者肘关节处，嘱患者先腕关节掌屈后，将患侧上肢向内收-外旋方向屈曲，口令："握住我的手""拉向你对侧耳朵，并屈曲你的肘关节""用力抓紧我的手，拉上去"。终末位置时患者的鹰嘴部位应处于其身体的正中线上，肩关节处于屈曲-内收-外旋位，肘关节屈曲。当完成上述动作后，患者的上肢停留在此位置，治疗师一手握住患者手背使腕关节充分掌屈，一手轻握患者肘关节，嘱患者先腕关节背伸，将患侧上肢向外展-内旋方向伸展，口令："打开你的手，手臂朝我向下推并伸直你的肘关节"。提示：模式中可用到的技术包括起始范围的反复牵拉、全范围的反复牵拉。过程中应始终施加与患者运动方向相反的适当阻力。屈曲-外展-外旋+屈肘与伸展-内收-内旋+伸肘的动态反转：患者取仰卧位，治疗师站于患者患侧，将患侧上肢置于内收-内旋位，治疗师一手握住患者手掌使腕关节充分掌屈，一手轻握于患者肘关节处，嘱患者先腕关节背屈后，将患侧上肢向外展-外旋方向屈曲，口令："打开你的手""举起你的手，并屈曲你的肘关节""用力抬起来"。终末位置时患者的前臂与头部接触，肩关节处于屈曲-外展-外旋位，肘关节屈曲。当完成上述动作后，患者的上肢停留在此位置，治疗师一手握住患者手掌使腕关节充分背屈，一手轻握患者肘关节，嘱患者先使腕关节掌屈，将患侧上肢向内收-内旋方向伸展，口令："抓紧我的手，向下拉并伸直你的肘关节"。提示：模式中可用到的技术包括起始范围的反复牵拉、全范围的反复牵拉。过程中应始终施加与患者运动方向相反的适当阻力。上肢双侧对称交替模式训练：PNF 上肢双侧对称模式主要是包括一侧上肢屈曲-外展-外旋，同时对侧上肢伸展-内收-内旋，来回交替进行，过程中治疗师施加适当的阻力。上肢双侧不对称交替模式训练：PNF 上肢双侧不对称模式主要包括一侧上肢屈曲-内收-外旋，同时对侧上肢伸展-内收-内旋，来回交替进行，过程中治疗师施加适当的阻力。

（二）上肢远端协调性差

1. 原因及分析

协调运动的产生需要有功能完整的深感觉、前庭、小脑和锥体外系的参与，其中小脑对协调运动起着重要的作用，每当大脑皮层发出随意运动的命令时，小脑便产生了制动作用。卒中患者后期主动肌与拮抗肌协调性差，主要表现为分离运动不充分。

2. 康复策略

（1）促进上肢分离运动：任务导向训练针对患者的缺失成分和异常表现，以实际生活所需的功能为目标，以任务为导向引导患者主动参与有控制的运动训练，从而让患者在具体的任务实践中提高运动功能。

患者取坐位，治疗师辅助患侧上肢上举 90°，向前上方、侧方触碰物体。患者取坐位，治疗师辅助患侧上肢，要求患者用患手摸对侧肩、口、前额。患者取坐位，将患手放置于正前方桌子上的盒子上，盒子高度可根据患者情况选择。

（2）上肢平衡与协调训练：①患者取坐位，治疗师站于患者的对面，拿一球与患者进行抛接球训练，可增加上肢的协调与稳定性。②患者取坐位，要求患者双上肢交替搭肩上举，双手交替指鼻回到指定的位置。③患者取坐位，患手拿毛线，在镶有钉子的木板上来回绕，可双上肢交替进行，可增加患者上肢的耐力及协调与平衡能力，注意躯干不可以左右晃动。

（3）手部精细运动不充分：①腕关节背伸。伸腕是抓握、操作和放开物体的关键性动作，训练时我们让患者坐于物理治疗桌前，上肢放于桌上，前臂中立位，通过伸腕沿着桌面滑动水杯等物体达到训练目的。训练时应给患者一个明确的目标，让患者知道要移动多远。② 腕关节尺偏、桡偏。通过练习腕关节桡侧偏移以引发腕伸肌的活动通常是较为有效的。患者取坐位，手臂放在桌上，前臂处于中立位，拇指和其余四指环握杯子，试着将杯子抬起。可以给患者口令，如："将杯子抬起来""让它慢慢放低"。如果患者有一定伸肌活动，则前臂处于中立位，患者练习抬起物体、伸腕、再放下、屈腕、再放下。可以给患者指令："移动杯子到桌上这个点"。③单指训练。该练习可以让患者用手指依次敲打桌面或者每一个指尖按顺序尽可能快地与拇指对指（可以要求患者在规定的时间内完成一定的数量，随着能力提高逐渐增加），患者能力提高后，可练习使用电话键盘或者敲击计算机键盘，增加任务与难度训练。④手指力量训练。使用橡皮筋或手指分指弹力带进行手指分指力量练习。握力练习可通过握力计、有弹性阻力的握力装置或可塑性的油泥橡皮泥进行。手持重物练习伸腕肌、屈腕肌。在够物、提物和操作活动中逐渐增加物体的重量。⑤拇指侧捏训练。可以让患者通过捏橡皮泥的作业活动完成训练，不仅达到训练目的，同时增加训练的趣味性，增强患者的信心。⑥对指训练。患者前臂旋后，练习拇指和其他手指相碰，特别是第四、第五指，治疗师示范。可以用语言引导患者："用你的小指尖碰拇指，确保你的拇指和小指都在动"。注意确保腕掌关节活动而不只是掌指关节活动。可指导患者捏起大小不同的物体，如豆子等。⑦手指阶梯训练。患者取坐位或者站于手指阶梯前，分别用五指交替爬阶梯，以达到训练手指灵活性的目的。⑧手指滞空训练。手指的单独伸展运动，先进行食指独自屈伸练习，其后将食指末端为关键点在空间内做指向练习，食指滞空易激活三角肌。注意手指灵活运动训练要求患者持续注意力集中。⑨镜像疗法，有助于改善上肢功能，提高日常生活能力，缓解疼痛，并可在一定程度上改善触觉功能。该方法是指利用平面镜成像的原理，将健侧活动的画面复制到患侧，让患者想象患侧运动，通过视错觉、视觉反馈及虚拟现实，结合康复训练项目而成的治疗手段。方法主要为：将一面镜子放置在患者正前方，健侧上肢放在镜子前面，健侧上肢进行腕及手指的屈曲和伸展等运动，患者同时看着镜子，观察健侧上肢的镜像，偏瘫侧上肢同样做健侧上肢的动作。

（4）日常生活能力训练：①更衣训练。穿上衣方法为：患者取坐位，健侧手找到衣领和内侧的商标，将衣领朝前平铺在双膝上，将患侧袖口垂直于双腿之间。患侧上肢先穿入衣袖，再用健手帮助衣袖近端达到肩部。用健侧上肢将另一侧衣袖拉到健侧斜上方，穿入健侧上肢。用健侧上肢整衣服，系扣。脱上衣方法为：先脱健侧，再脱患侧。脱套头衫时，用健侧手向后上方拉衣领后方，褪出头部，再褪出双肩、双手。穿裤子方法为：患者坐在床上，先穿患腿，再穿健腿，用健手将裤子向上拉，用健手整理。②进食训练。一般患者多无困难，如为利手瘫痪，则根据患者的具体情况进行利手交换训练或使用自助具。常用的自助具有万能袖袋、碟挡、带吸盘的碗和特制的筷子等。自助具的使用见痉挛期。③梳洗训练。刷牙、洗脸、洗澡都存在单手操作的困难。在卫生间洗手盆前安装固定牙刷的架子，刷牙时将牙刷固定，用健手挤牙膏。这种方法也可以解决刷洗假牙的困难。安装一个带吸盘的毛刷，用健手打香皂刷手。拧干毛巾时，可将毛巾绕在水龙头上固定，然后用健手持干。洗澡时可以利用长柄海绵刷子洗背部。④在患者上肢功能及手指精细功能恢复较好的情况下，可以指导患者进行更高难度的作业活动，以进一步增强患者的上肢协调与控制能力。比如书写、画图、下棋、织毛衣、进行家务活动、搭乘交通工具等。

（三）感觉障碍

很多偏瘫患者在运动障碍的同时伴有感觉障碍。感觉功能和运动功能关系密切，感觉丧失、迟钝、过敏等会严重影响运动功能，因此，感觉训练和运动训练不能截然分开，必须建立感觉-运动训练一体化的概念。具体内容见软瘫期感觉训练。

二、下肢部分

进入恢复期，患者的痉挛逐渐减轻，偏瘫肢体出现分离运动，即关节的独立运动及运动的协调性向正常接近。此期的治疗目的在于改善步态的质量，最后进行各种有意义的日常生活动作训练，再逐渐向正常运动过渡。改善步态训练的患者必须具备以下条件：髋关节有良好的控制能力，膝关节有较好的选择性运动，并具有踝关节的背屈和趾屈；有一定的立位平衡能力和协调能力；患侧肢体处于负重时，踝关节能保持中立位等。本节将围绕改善脑卒中恢复期患者的步态问题，从如下几方面展开论述。

（一）骨盆不稳

1. 原因及分析

骨盆具有承上启下的作用，是连接躯干与下肢的枢纽，能在行走时控制好躯干与下肢之间的协调。偏瘫患腿站立时，往往骨盆过度水平侧移或骨盆过度向健侧下方倾斜。原因多为同侧髋外展肌，群无力、伸髋不足。

2. 康复策略

（1）悬吊治疗：患者取俯卧位，腰部中立位放置，患侧下肢和胸部均用非弹性绳带支撑，腹部髂前上棘处给予弹性绳带。嘱患者抬高健侧下肢，与患侧下肢保持平行，通过负重腿向下压吊带使身体保持在伸直的姿势。注意，患者双上臂应垂直于床面，则骨盆能保持在水平面上，脊柱保持在正常的生理曲度范围内且身体不发生侧屈。

（2）PNF 治疗：①骨盆前方上提，患者取健侧卧位，髋关节屈曲 45°，膝关节屈曲 90°，治疗师站于患者身体后方，双手叠放于患者髂前上棘处，将骨盆向后、向下牵伸，嘱患者将骨盆拉向前上方，口令：“将你的骨盆拉向前上方”“用力拉”，过程中全程施加适当阻力。注意患者做动作时躯干应与地面垂直，不发生躯干的旋转，治疗师手的抓握方式为蚓状抓握。②骨盆后方下掣，患者取健侧卧位，髋关节屈曲 45°，膝关节屈曲 90°，治疗师双手叠放于患者坐骨结节部位，将骨盆向前上方推，嘱患者骨盆向后、向下运动，口令：“顶住我的手，坐下来”，过程中全程施加适当阻力。③骨盆前方下掣，患者取健侧卧位，髋关节屈曲 45°，膝关节屈曲 90°，治疗师一手放于患者髂前上棘部位，另一手抓握患者膝关节部位，双手一齐将骨盆向后上方推，嘱患者骨盆向前下方运动，口令：“拉动我的手，向前向下拉”“用力”，过程中全程施加适当阻力。④骨盆后方上提，患者取健侧卧位，髋关节前屈

45°，膝关节屈曲 90°。治疗师双手叠放于患者髂嵴后方部位，将患者骨盆向前下方推，嘱患者骨盆向后上方运动，口令："用你的骨盆向后推我的手"，过程中全程施加适当阻力。

（3）四点跪位训练：患者取四点跪位，膝盖与臀部同宽，治疗师辅助患者患侧下肢后伸，尽可能达到最高位置，停留 2 秒，然后返回原来位置，重复动作，过程中其他三点负重支撑。注意动作过程中尽量保持头部到臀部的躯干接近平行于地面，呈一条直线，保持稳定，腹部紧张，不要弓腰。

（4）巴士球训练：患者取半仰卧位，背靠在巴士球上，屈髋屈膝，治疗师引导患者做双桥动作，在臀部抬起一定高度时，双侧下肢髋外展外旋。嘱患者训练过程中注意保持姿势稳定。

（5）绳带疗法：患者取坐位，屈髋屈膝 90°，小腿外旋，足尖向外侧。绳带取中间位，将患侧最上面一格套入患侧肩，将患侧绳带的倒数第三格从患侧下肢外侧足跟处套入。将倒数第二段从足尖套入，将最后一格从足跟处向前套入，将最后一格内的小格从足尖套入。同样方法用于健侧。注意对于伴随足下垂患者，小格调整至足趾关节处，无足下垂者，小格放于足心，靠近足跟，足背上的绳带压于距骨上，最后适当调整，使整条绳带松紧均匀地伏贴于身体。

（二）划圈步态

1. 原因及分析

患者步行时，瘫痪侧下肢向前迈步，只能代偿性地骨盆上提，髋关节外展和外旋，经外侧划一个半弧向前迈出，故又称"划圈步态"。常见原因包括：摆动相患者骨盆代偿性上抬后旋，髋关节外展、外旋，髋关节屈曲角度不充分、膝关节僵直在摆动相活动范围减少及足下垂内翻。

2. 康复策略

（1）跪起训练：患者双膝跪位，身体的肩、髋、膝保持在一条直线上，治疗师辅助患者从跪坐位向跪立位进行体位转换，过程中辅助患者训练伸髋和收腹，注意患者训练过程中保持身体不发生倾斜，伸髋时腰部没有代偿。

（2）悬吊训练：患者取患侧卧位，非弹性绳置于上方大腿远端或膝关节处，宽带使用弹性绳带置于腰部，嘱患者抬高腰部，下方腿略抬高，注意骨盆抬高时身体保持伸直姿势，身体与床面成一条直线，躯干不发生侧屈、旋转。

（3）绳带治疗：患者取坐位，屈髋屈膝 90°，小腿外旋，足尖向外侧。取有一定弹力和宽度的下肢绳带，把一端最后一小格套在患者前脚趾关节内外侧，另一头从脚趾关节外侧向内经过小腿三头肌向膝关节后上绕行一圈，然后在膝前方腓骨小头处从圈内穿出，向外侧沿大腿有一定间隔斜向绕行 2 圈，最后从大腿内侧穿出。从大腿内侧穿出的绳带经过同侧的臀大肌向对侧髂前上棘绕行，然后再从对侧的髂前上棘向同侧的髂前上棘来回绕行，最后用挂钩固定。

（4）仰卧位双桥训练：患者取仰卧位，屈髋屈膝，两脚与肩同宽，两腿膝关节处放一个软球，缓慢抬起臀部，在抬高的同时嘱患者收腹，注意保持躯干和下肢不发生偏转。

（5）髋关节内收、内旋促通治疗：患者取仰卧位，屈髋屈膝，治疗师先从大腿近端向大腿远端依次促通，再从大腿的外侧向内侧促通，然后治疗师一手患者扶持大腿外侧，一手扶持膝关节，嘱患者跟随引导，主动内收内旋髋关节。注意在促通时手法力度要达深层肌肉，增加感觉输入，建立正确的身体图示。

（三）膝过伸

1. 原因及分析

站立时如果膝关节到了过伸的位置，从侧面看大腿与小腿形成一个向后的弧形，所以也有人把膝过伸称为膝反弓。常见原因包括：小腿三头肌张力高，导致踝关节背曲受限；股四头肌张力高或挛缩，牵张膝关节过度伸展；股四头肌无力，此时患者靠膝反张维持膝关节伸展而保持直立位；腘绳肌及小腿三头肌无力，同样靠膝反张维持直立位等。

2. 康复策略

（1）闭链-开链训练：① 靠墙下蹲训练。患者背依靠墙面，双下肢自然下垂，双足分开与肩同宽，双下肢屈髋屈膝 90°，治疗师抵住患者双膝双足加以保护。②仰卧空蹬自行车，患者取仰卧位，屈髋屈膝，小腿离开床面腾空，治疗师辅助患者模仿在空中蹬自行车的动作。注意训练过程中不要出现髋关节外展、外旋及躯干的旋转。

（2）股四头肌训练：① 股四头肌离心向心收缩训练。患者取直立位，健侧下肢伸向前方，嘱患侧膝关节在 0°～15°做股四头肌离心向心收缩训练及膝关节控制训练。②Bobath 促通训练，患者取站立位，靠墙，在患者的患侧下肢膝关节后面放一个普拉提球，治疗师跪坐于患者前面，双手掌根部放在股四头肌上面，从近端向远端一次促通，增加感觉输入，然后让患者在慢慢控制下伸膝和屈膝。注意根据患者的体力增加适当的运动次数。

（3）屈膝肌训练：① 俯卧位渐进屈膝训练。患者取俯卧位，用网架绳索装置，一侧固定患者的患侧下肢踝部，另一侧加阻力。嘱患者在抗阻力的情况下练习屈膝训练，训练要遵循循序渐进的原则，从轻阻力开始，慢慢地增加阻力；从小角度开始，慢慢地加大度数。注意躯干不发生倾斜，没有腰部和臀部代偿。② 坐位屈膝滚球训练。患者端坐于治疗床上，床缘在大腿的中间位置。在患侧下肢足部放一个球，把患足放到足球上，让患者在控制下练习前、后、左、右四个方向，屈膝滚动球。注意躯干保持中立位，不要发生倾斜；滚动球速度要慢、稳。

（4）PNF 技术膝过伸的下肢训练：患者取仰卧位，治疗师一手握住患者的踝关节，一手放于患者的腘窝上方固定患者大腿。嘱患者屈膝，运用等张组合技术，先进行膝关节屈曲的向心运动。治疗师施加阻力，到关节终末时，再进行离心运动，嘱患者继续保持屈膝的力量方向，口令："继续保持屈膝，让我慢慢拉动你"。治疗师用力将患者膝关节拉直，自此腘绳肌先完成了向心运动，后完成了离心运动，这个过程称为等张组合。注意身体不要倾斜，根据患者的情况控制训练量，不要过度疲劳，防止摔倒。

（四）足下垂、内翻

1. 原因及分析

脑卒中患者由于中枢神经受损，影响大脑对踝关节周围肌肉组织和韧带组织的正常支配活动，出现足下垂和（或）内翻。摆动相踝关节背屈不足，常与足内翻同时存在，可导致廓清障碍。原因包括内翻肌痉挛或外翻肌力不足、趾屈肌群张力增高、足背屈肌力不足。

2. 康复策略

（1）外翻肌肌力训练及内翻肌牵拉训练：① 外翻肌肌力训练。患者取坐位，将治疗床升高，治疗师坐于患者正前方，患者的患足放于治疗师大腿，治疗师一手握住其小腿远端，另一手握住患足的外侧缘，嘱患者踝关节外翻，过程中治疗师施加适当的阻力。② 内翻肌牵拉训练。患者取仰卧位，将治疗床升高，治疗师坐于患者正前方，患者的患足放于治疗师大腿，治疗师一手握住患侧踝关节，另一手握住足的内侧缘，牵拉踝关节使其充分外翻，保持 10 秒，然后放松。根据患者的情况施加适当的牵拉力量。

（2）Rood 技术诱发足的背屈：患者取仰卧位，屈髋屈膝，把足平放于治疗床上，治疗师一手固定患侧下肢，另一手用手指背面快速擦刷足的外侧缘，同时嘱患者用力背屈踝关节，每秒 3~5 次，操作 5~10 秒休息，再重复训练，刷擦过程要注意力度，不要擦破患者的皮肤。

（3）Bobath 技术促通背伸：患者取仰卧位，治疗师从大腿向下促通，非意识感觉输入到大腿、小腿，再到足底、足面，促通每一个脚趾、肌腱、关节，包括骨间肌、足背侧肌、蚓状肌、趾短屈肌。促通手法渗透性强，促通 5~10 分钟然后一手扶持脚踝下部，一手控制足前外侧缘，让患者跟随治疗师主动背伸脚踝，促通脚踝的功能出现。过程中患者要注意力集中，跟随着治疗师的引导做出动作。

（4）绳带纠正训练：患者取端坐位，小腿外旋，足尖朝向外侧，将绳带对折找到中点，把绳带中间位置的小格套于患者足部前方，然后将内侧束从外侧束的小格中穿过使两束交叉，内侧束经小腿外侧拉紧，从而有助于纠正足内翻，外侧束经小腿内侧向小腿后方绕行，在小腿三头肌处两束再次交叉，交叉后向膝前上方绕行，在膝上方交叉后，两束多次缠绕，然后用挂钩固定。根据患者的情况调整绳带的松紧。

（5）踝足矫形器应用：在手法训练的基础上加用踝足矫形器，在患者站立时给予足底充分的支持，有助于站立的稳定，防止行走中足下垂内翻导致的异常步态，并可提高步行速度。持续穿戴还可抑制小腿三头肌痉挛，改善偏瘫患者下肢伸肌痉挛模式，避免踝关节痉挛的发生。

（五）步幅异常

1. 原因及分析

偏瘫肢体运动异常导致健侧腿的步幅下降。由于偏瘫肢体的骨盆、髋、膝、踝和趾不能有效运动，身体不能正常地向前移动，健侧肢体可能出现“跳跃”，而不是迈过偏瘫肢体，偏瘫侧腿也出现步幅下降。

2. 康复策略

（1）踝背屈肌力训练：患者取坐位，将训练带套在患侧脚背上。患者保持膝关节伸直，嘱患者踝背屈，踝背屈时被动运动，然后主动踝背屈，最后抵抗踝背屈，阻力要适宜。

（2）步幅训练：患者站立，健侧脚在前，患侧脚在后，治疗师在地面上画一条直线，让患者沿直线行走。治疗师站于患者身后，行走时治疗师需提醒患者髋关节外旋，然后帮助其髋关节伸展，同时一手置于胸骨角，维持胸椎稳定。

（3）普拉提球训练：患者取仰卧位，在踝关节处放一普拉提球，嘱患者双腿并拢，踝部夹紧球，然后屈髋屈膝，在练习屈髋屈膝的同时嘱患者提肛，放下时嘱患者肛部放松。此训练有助于加强盆底肌的控制练习，收缩与放松肛部肌肉各维持 5 ~ 10 秒，训练时身体不要倾斜，足掌紧贴床面以避免足内翻或者外翻的出现。

（4）背屈踝足矫形器（AFO）的使用：AFO 可以保证踝关节的稳定性，矫正足下垂，有利于摆动相时患肢廓清，促进足跟提前触地。站立相的稳定有助于降低步行能量消耗，符合患者理想运动频率，帮助偏瘫患者在省力高效地完成步行的同时纠正步幅的异常。

（5）膝关节控制训练：将患者健侧下肢置于前面台阶上，患侧膝关节做小范围屈伸交替练习，在屈曲 15°左右时保持 3 ~ 5 秒，伸直保持 5°左右屈曲状态，重心放于患侧下肢。过程中避免躯干前倾，防止膝关节过伸。

（6）骨盆的稳定性训练：方法同上。

三、躯干部分

进入恢复期，患者躯干痉挛逐渐减轻，肢体出现部分分离运动。此期的治疗目的在于改善步态和上肢及手的精细复杂功能，同时进行各种有意义的日常生活动作训练。在恢复期，躯干较好的选择性控制及稳定性是患者平衡及步行功能的重要前提，该时期躯干训练以提高躯干选择性控制活动功能及不同姿势下的躯干灵活、稳定性为主，常用的训练技术包括跪位躯干控制训练、巴士球辅助训练及悬吊训练等。恢复期躯干部分常见问题总结如下。

1. 原因及分析

恢复期患者在进行训练时常会出现动作代偿及异常痉挛模式加重而导致分离运动不充分，其中一个重要原因是躯干和肢体的活动不能有选择性地活动及分离，当躯干肌活动时，肢体也会活动，当肢体活动时，躯干又不能控制其自身的稳定，常见表现为患者在恢复期因为躯干选择性控制及躯干稳定性不足而导致分离运动诱发及协调性训练不充分。

2. 康复策略

（1）坐位下躯干选择性控制训练：患者双手置于胸前，躯干伸直，治疗师一手放在患者手上，协助稳定患者伸展躯干，另一手协助伸展胸椎，患者保持躯干伸直做躯干前后运动，若患者能够完成，则治疗师不用辅助，并增大躯干前后活动范围。

（2）上肢负重下躯干选择性控制训练：患者双手支撑在前方的凳子上（与膝同高），双上肢伸展，患侧治疗师可给予帮助，指导患者抬起臀部，将重心转移到双上肢上，此时患膝在治疗师帮助下保持轻度屈曲，让患者做脊柱屈曲和伸展交替动作，同时保持膝的位置不变。

在腰部伸展的情况下，患者保持上述姿势，治疗师用自己的腿保持患侧手臂于伸展位，同时帮助患者稳定胸椎，治疗师用双手引导患者做骨盆侧向运动。

（3）巴士球辅助训练：①仰卧位训练。患者取仰卧位，双足支撑在球上，双膝伸直向下压球并抬起臀部，保持球不动，如果球有移动，治疗师引导患者躯干及下肢运动进行纠正，随着控制能力逐渐改善，可把球逐渐向远离膝部的位置放置。若患者能够较轻松地保持稳定，则保持与上述相同的姿势，抬高健侧上肢做各个方向的活动，嘱患者在活动健侧上肢的同时保持身体不动。②坐位训练。患者两腿均匀分开，臀部坐于球的中心，躯干保持水平直立，双膝位于双踝正上方，在治疗师保护下静止保持稳定坐在球上，治疗师一手支撑患者胸部，另一手辅助患者做腰椎屈曲伸展动作，并调整其姿势，患者掌握该动作后逐步过渡到在治疗师保护下主动训练。

（4）躯干 PNF 训练：①坐位斜劈训练。患者取坐位，健侧手抓握于患侧手的手腕部，双上肢向健侧方向上举，治疗师一手握于患者患侧手小鱼际处，另一手抵住患者患侧头前角处，嘱患者双侧上肢用力向患侧劈下并用力向患侧低头，治疗口令："向你的患侧劈下去，低头对抗我的手"，治疗师全程施加适当阻力，并在动作的终末停留 3~5 秒。②坐位上提训练。患者取坐位，当患者斜劈达到最大运动幅度时，治疗师变换手的抓握部位，一手握于患者的大鱼际处，另一手放于患者头后角，部，嘱患者双上肢上举，头向健侧抬起，治疗口令："举起你的手，顶我的手抬头"，治疗师全程施加适当阻力，并在动作的终末停留 3~5 秒。

第四节　意识障碍的康复

各种脑损伤均可能导致意识障碍。在发病急性期，患者通常处于昏迷状态；若患者出现睡眠-觉醒周期但意识内容丧失，则称为植物状态；受伤后 1 个月患者仍然处于植物状态则称为持续植物状态。创伤性脑外伤后意识障碍超过 1 年或非创伤性脑外伤后超过 3 个月则称为永久性植物状态。康复促醒的原则主要是增强患者感觉的输入和知觉的重塑。本节所介绍的就是围绕着这个原则对意识障碍患者采取综合、多感官促醒干预的康复方法。

一、促醒治疗

（一）感觉刺激法

1. 被动吞咽功能训练

口腔冰刺激、吞咽器官的被动活动、被动训练。

2. 听觉刺激

给患者输入各种声音，如自然音、动物的叫声、乐器的声音，可以播放患者喜欢的音乐，平时多与患者聊天，根据患者的具体情况与视觉刺激相结合，给予各种带声响的玩具等。

3. 视觉刺激

光线刺激采用强光、弱光和彩色光线交替，使患者能够注视，追踪光源。可将光源来回移动，如上、下、左、右、远、近，若患者意识稍好，上肢有动作，可辅助其用手追逐光源，当这个刺激完成较好时，可以改用颜色鲜艳的物体模型、小镜子或与听觉刺激相结合的摇铃或风车等，也可结合电视节目、各种画报及以往的照片等。另可安排适当的户外活动。

4. 味觉刺激

用沾有酸、甜、苦、辣、咸等不同味道物品的棉签刺激舌头。使用有强烈味道的食物，如醋、糖、盐，可结合吞咽功能训练进行。注意剂量要少，以免发生误吸，若患者无法控制唾液，则避免甜味刺激，因为甜味能促进唾液分泌。

5. 嗅觉刺激

取味道鲜明的材料进行嗅觉刺激，如风油精、芥末油、香精、香水等。注意一次刺激时间不宜过长，5 秒左右为宜，因为长时间刺激就会形成习惯，起不到刺激作用。

6. 温度刺激

强冷热刺激。可用冷热毛巾交替刺激患者较敏感的部位，如睫毛根部（棉棒）、颈部、腋下、腹部两侧、大腿内侧、手心脚心等。

7. 触觉刺激

用冷、热、粗糙、光滑的物体对患者进行触觉刺激，如快速擦刷患者皮肤，用小毛刷、按摩棒对患者敏感部位进行刺激。

8. 痛觉刺激

针刺、捏挤、拍打使患者产生疼痛感。

9. 本体感觉刺激

快速而轻柔地牵拉肌肉，轻叩肌腱与肌腹，较有力地挤压关节。

（二）音乐疗法

可以选择患者喜欢的音乐及种类，可配合纯音乐、流行音乐、激进型音乐，选择曲目尽量多样化，最终选择 5~10 首歌曲形成一张音乐处方，时间为 30 分钟/次，3 次/天。

（三）家庭治疗

对意识障碍患者家属的宣教工作极为重要，可嘱咐家属在日常生活中给予各种刺激，如呼唤式护理（吃饭、睡觉、大小便），给患者爱抚、呼唤交流等。可把患者当成清醒者，呼唤患者的名字、昵称，并用鼓励、询问的语言与患者主动进行交谈，交谈内容可以为熟悉的人和事、感兴趣的话题，尤其是与患者本人工作、生活、学习有关的内容，每天最少 2 次，30 分钟/次；也可为患者朗读一些优美的文章或讲述动听的故事，45 分钟/次，2 次/天。

（四）其他治疗

如站立床训练，被动肢体活动，共振治疗，经颅磁刺激，药物治疗等。

二、意识障碍的针灸治疗

（一）中医对意识障碍的认识

昏迷归属于中医学的头部内伤范畴。“脑为元神之府”，中医认为其病位主要在心、脑，但同时也与肝、肾相关，病理因素归纳为“风、火、痰、气、瘀、虚”6 种因素，此为中医内科治疗头部内伤昏迷的精要。《针灸大成校释》阐述道：“中于脏者，则令人不省人事，痰涎壅盛厖”，这是早期对昏迷患者痰迷神窍病理因素的描述。颅脑损伤后，瘀阻脑络，蒙蔽清窍而致神昏，瘀血、肝风和痰浊为该病的主要病理因素，这是目前比较公认的针对颅脑损伤昏迷病因病机的阐述。朱丹溪在昏迷病理因素方面主张湿痰化热论。气虚血瘀论在昏迷后期辨证论治中得到普遍认可，现代医家经使用发现补阳还五汤有钙拮抗及改善脑组织能量代谢、抗脑缺血的作用。近年来，安宫牛黄丸及其演化制剂针对昏迷神昏、谵妄等症状在临床上也收到了很好的治疗效果。另外，传统的针刺促苏醒疗法较为直接，在临床上也较为常用。

中医学文献中既无针对植物状态的描写，更无相同的病名可查。由于本病患者丧失认知功能，无知觉、感觉、思维和交流能力，故属于中医学意识神志病变的范畴。中医学对神志、意识、思维的认识源远流长，主要认为与脑、心、肾、肝等功能有关。中医学认为，脑髓是精神活动的物质基础。《灵枢·海论》篇说："脑为髓之海，其输上在于其盖，下在风府。"《素问·五脏生成》篇认为"诸髓者，皆属于脑。"指出了人脑由髓汇集而成，同时指出了脑与髓相通。明代李梴编写的《医学入门》则进一步指出："脑为髓之海，诸髓皆属于脑，故上至脑，下至尾骶，皆精髓升降之道路也。"关于脑与精神、意识、思维活动的关系，《素问·脉要精微论》篇说："头者，精明之府。"指出了脑与精神的关系。唐·孙思邈《千金方》认为："头者人神所注，气血精神三百六十络上归头。"明·李时珍明确指出："脑为元神之府。"清·王清任《医林改错》总结了前人对脑的认识，提出了"灵机记性不在心在脑。"进一步指出了脑主灵机记性的功能。然而，虽然中医学认识到脑在精神、意识、思维活动方面的作用，但在以五脏为中心的理论体系中，脑属奇恒之腑，故未明确提出脑主神志。脑在精神、意识、思维活动方面的功能建立在五脏功能基础之上。如《素问·宣明五气》篇："心藏神，肺藏魄，肝藏魂，脾藏意，肾藏志。"表明神志方面的功能分属对应的五脏，尤其是心神。神志方面的病症也是通过调治五脏来治疗的。因此，虽然中医学对脑的结构、功能有一定的认识，但在临床辨证论治中很少运用。中医学认为植物状态属于"神昏""尸厥"等意识障碍的范畴，属于心脑神志性病症，多属邪气内干心脑或者气血衰竭使心脑蒙蔽或失荣。大致由头部外伤、毒邪犯脑、外感热病重症、内伤杂病导致的中风及类中风等引起。初为瘀血阻络、热毒犯脑、肝风内动等实证，日久可造成血虚经亏、脑髓失养，也可因老年虚衰、先天禀赋不足直接造成脑髓空虚。以上病机都能引起清窍不利、昏不识人、神明失明，表现为不能理解、表达语言及认知功能丧失等。因此，植物状态属中医学"神昏""昏蒙""昏不识人"等范畴，属于一种特殊类型的"神昏"，并同时具备中风、类中风、脑外伤、外感热病、毒邪犯脑等后遗症候。从植物状态临床症状看，患者表现为脑髓失健、神明失主、睁眼若视、貌似清醒、七窍失司（如失语、失视、失聪、失嗅等）、肢体失用（如筋惕肉润、半身不遂等）、自汗盗汗、便溺不知，治疗可考虑扶正祛邪，扶正以益肾填精、补气养血为主，祛邪以祛瘀血、化痰浊、通经络为主，综合治疗达到肾精足、脑髓充、瘀血去、痰浊消，从而恢复神志之目的。

（二）意识障碍的常规针刺（醒脑开窍针刺法）

1. 治则

醒脑开窍、滋补肝肾、疏通经络

2. 醒脑开窍针刺法主穴之方Ⅰ

（1）腧穴组成：双侧内关（PC6，手厥阴心包经）、人中（Du26，督脉）、患侧三阴交（SP6，足太阴脾经）。

（2）规范操作：先刺双侧内关，位于腕横纹中点直上2寸，两筋间，直刺0.5~1.0寸，采用提插捻转结合的泻法。内关穴捻转法采用作用力方向的捻转泻法，即左侧逆时针捻转用力，自然退回；右侧顺时针捻转用力，自然退回。配合提插，双侧同时操作，施手法1分钟。

继刺人中，位于鼻唇沟上1/3处，向鼻中隔方向斜刺0.3~0.5寸，采用雀啄手法（泻法）。针体刺入穴位后，将针体向一个方向捻转360°，使肌纤维缠绕在针体上，再施雀啄手法，以患者流泪或眼球湿润为度。

再刺三阴交，位于内踝直上 3 寸，沿胫骨内侧缘与皮肤呈 45°角斜刺，进针 0.5～1.0 寸，针尖深部刺到原三阴交穴的位置上，采用提插补法，即快进慢退或者可以形容为重按轻提。针感到足趾，下肢出现不能自控的运动，以患肢抽动 3 次为度。三阴交仅刺患侧，不刺健侧。

（3）方义：内关为八脉交会穴之一，通于阴维，属厥阴心包经之络穴，有养心安神、疏通气血之功。人中为督脉、手足阴阳之合穴，督脉起于胞中，上行入脑达巅，故泻人中可调督脉，开窍启闭以健脑宁神。三阴交系足太阴脾、足厥阴肝、足少阴肾经之交会，该穴有补肾滋阴生髓的功能。髓主精，精生髓，脑为髓海，髓海有余与脑有益。

3. 醒脑开窍针刺法主穴之方Ⅱ

（1）腧穴组成：印堂（EX-HN3，经外奇穴）、上星（Du23，督脉）、百会（Du20，督脉）、双侧内关（PC6，手厥阴心包经）、患侧三阴交（SP6，足太阴脾经）。

（2）规范操作：先刺印堂，刺入皮下后使针直立，采用轻雀啄手法（泻法），以患者流泪或眼球湿润为度。继刺上星，选 3 寸毫针沿皮透刺向百会，施用小幅度，高频率，捻转补法，即捻转幅度小于 90°；捻转频率为 120～160 转/分，行手法 1 分钟。内关穴、三阴交穴操作手法同主穴之方。

（3）方义：印堂为经外奇穴，属于头面，位于督脉循行线上，具有醒神清窍之功能。中医认为人头形圆象天，上星穴居头上，如星在天而得名，与百会穴同属督脉，百会穴在头的巅顶部，是足三阳经、肝经、督脉等多经之交会部位。督脉循行入脑，上巅与肝经相会，且督脉与任脉相接与冲脉同出一源，故针上星透百会可调阴阳、平肝熄风、填精补髓、益气养血、醒神开窍。

4. 醒脑开窍针刺法辅穴

（1）腧穴组成：患侧极泉（HTI，手少阴心经）、患侧尺泽（Lu5，手太阴肺经）、患侧委中（BL54，足太阳膀胱经）。

（2）规范操作：极泉在部分古籍记载中为禁针穴，究其缘由有以下几点：① 极泉穴部位腋毛茂密，不易消毒。②极泉穴部位汗腺丰盛，细菌容易滋生。③极泉穴部位组织疏松，对穴位部位中的血管缺少压迫，容易出现皮下血肿。根据极泉穴的解剖特点，醒脑开窍针刺法将其延经下移 1～2 寸，避开腋毛，在肌肉丰厚的位置取穴。直刺 1～1.5 寸，施用提插泻法，以上肢抽动 3 次为度。

尺泽的取法应屈肘为内角 120°，术者用手托住患肢腕关节，直刺进针 0.5～0.8 寸，用提插泻法，针感从肘关节传到手指或手出现外旋，以手外旋抽动 3 次为度。

取委中穴时，患者取仰卧位抬起患肢取穴，术者用左手握住患肢踝关节，以术者肘部顶住患肢膝关节，刺入穴位后，针尖向外倾斜 15°，进针 1～1.5 寸，用提插泻法，以下肢抽动 3 次为度。

（3）方义：正如前文所述，脑卒中的关键性病理改变在于中风所致的“窍闭神匿”。内关、人中、上星、百会、极泉、尺泽、委中等穴可开窍醒神通络，补三阴交既可生髓醒脑，又可滋水熄风，补泻兼施，则可收到标本兼顾、相得益彰之效。

第五节　认知障碍的康复

认知功能由多个认知域构成，包括定向力、注意力、记忆力、计算力、分析能力、综合能力、理解力、判断力、视空间能力、执行功能等。认知障碍是认识过程一方面或多方面的损害，导致上述过程效率的降低或功能的受损。

认知康复是指对患者大脑行为先做出评估而后进行治疗性活动，其目标是提高患者个体处理和解释信息的能力，改善在家庭和社会生活中各方面的功能。它是脑损伤后认知功能再学习的过程，包括基本技能再训练和将教育和训练的成果应用到日常生活中的训练，以改善实际活动能力，其治疗方式包括"一对一"人工训练、小组训练，以及专业设备辅助训练、远程训练、计算机辅助治疗等。

本节的认知障碍康复是以认知心理复杂程度递增的顺序，针对最常见的认知缺陷的康复进行介绍，包括单侧忽略症的训练、注意障碍训练、记忆障碍训练、语言和交流障碍训练等功能障碍的训练。

一、认知障碍康复治疗

（一）原则

1. 早期治疗原则

"早期诊断，早期治疗"是所有疾病治疗的基本原则；越早介入认知康复，效果越佳。早期诊断治疗还可让患者尽早发掘补偿技能，防止不良行为模式的养成。早期宜以注意训练为突破口，用多通道感觉刺激诱发患者的良性反应。

2. 激发动机原则

患者是否热心接受康复治疗，对治疗过程与效果关系重大，故治疗师应帮助患者参与并坚持治疗计划，时时鼓励患者，开始只进行活动中的1~2个步骤，一次只专注于一个概念或活动。待患者病情改善后再逐渐增加治疗复杂性，令其真切体会自己努力的价值，减少痛苦、失望及挫败感；当治疗师运用心理学原理和技术巧妙地激发起患者学习、生存的动机，使其饶有兴致地投入训练课题时，治疗效果就会接踵而来。

3. 及时调整原则

训练活动中密切观察患者注意力状况，在患者疲劳和受挫之前安排休息时间，及时调整训练任务以适应注意水平，必须时时鼓励患者面对困难进行自我改进，从失败中学习求得进步。当患者病情改善后，逐渐减少帮助。仅给予较少的手把手的帮助、有限的口头指导和一点反馈。增加活动的复杂性，增加和延长完成活动所需的步骤和时间，也可以逐渐在具有较多刺激的地方进行活动。

4. 目标行为原则

认知障碍的治疗方案因人而异。开始治疗之前，根据患者的问题得出治疗前患者认知状况的基线，提出哪些是要解决的"目标行为"。基线有助于判断疗效，增添患者对治疗的信心。"目标行为"包括要解决的是什么问题、如何解决、解决到什么程度、如何巩固扩大疗效。通过对认知障碍的有无、对认知障碍类型的辨别，观察和了解患者对哪些类型的刺激会做出适当的反应，可采用哪些类型的刺激引起患者有效的认知行为反应。治疗师必须妥善设计治疗计划，帮助患者逐渐达到目标。

5. 引导代偿原则

患者经过相应治疗后认知障碍的减轻和日常生活能力的增强不一定归结于中枢或周围神经系统的相应改善。患者的某一神经通路严重受损或完全被毁，信息传递通过改换通路达到代偿，体现认知能力的进步。治疗师应及时运用促进认知的策略，利用选择或增强认知能力的辅助设置。整体目标是最大限度地提高认知活动的有效性、高效率和自然化。总之，治疗师应帮助患者学会最大限度地利用受损后残存的潜能，克服阻碍，适应未来的生活。

（二）分类治疗措施

1. 单侧忽略（USN）的训练

（1）感觉输入：被动关节活动训练增加患者感觉输入；患侧肢体负重训练促进本体感觉出现；触摸患侧肢体，让患者判断触及部位；在患者的注视下用手、粗糙的毛巾、毛刷、冰或振动按摩器摩擦患侧上肢；患者用健侧手在注视下摩擦患侧上肢，如果上肢近端功能有所恢复可借助滑板在桌面上做弧形运动。

（2）视扫描训练：主要采用划销作业，用文字、字母、数字或图形作为划销目标，使患者双眼在视野范围内，不断交换注视点，提高寻找并追踪的能力。

（3）交叉促进训练：健侧上肢越过中线在患侧进行作业，主要采用木钉作业，将木钉放在忽略侧，患者将木钉拿起插进位于对侧的木钉盘中，整个过程均在注视下进行。

（4）交互式电脑游戏：比如注视小人走动游戏，利用一个较大的显示屏，游戏开始时，小人位于患者非忽略侧，然后慢慢地走向忽略侧，小人的大小可逐渐改变，这样可以有效引起患者的注意。

（5）病灶同侧单眼遮蔽或双眼同半侧遮蔽：病灶在右脑，则遮蔽右侧眼睛；亦可给患者戴上平光眼镜，在眼睛的两侧玻璃的右半边贴上纸片，只留左半边可以透光，以提高对左侧物体的注意，要注意保证患者的安全。机制可能是由于右眼的遮盖减弱了左上丘核团对右上丘核团的抑制作用。

（6）提示：暗示形式与任务方式必须相一致才能取得最好效果。阅读文章时给予视觉暗示，在忽略侧用彩色线条做标记或用手指指出，书写时给予运动提示，在桌面上或膝上间歇移动左手（主动或被动）。

（7）躯干旋转：反复训练患者向忽略侧旋转躯干，比如在坐位下双手 Bobath 握手向患侧转动身体，然后恢复原来姿势。在这个训练中可以结合一些作业任务，比如手功能训练常用的“彩虹桥”、木钉板等设备，可以通过巧妙的位置摆放达到诱发患者向忽略侧转动躯干的活动。也可以采用小组疗法，组织几个患者围成一个小圈，让他们从右边的同伴处接过小球，然后传递给左侧的同伴，如果患侧手不能完成动作，可以用健侧手完成。如果患者运动功能较差，也可以在床上卧位下进行向患侧转身活动。

（8）肢体提示器的使用：给患侧上肢佩戴能间歇发出震动和蜂鸣的提示器，提醒患者对患侧肢体的注意，并要求患者在提示器响动时活动患侧肢体。

（9）患侧肢体负重：在患侧手腕或脚腕上绑上一小沙袋，以增加患侧本体感觉输入。

（10）环境改造：治疗师在查房或治疗、交流中，站在忽略侧的一方增加患者对患侧的关心和注意。日常生活中将红色胶带贴在忽略侧的桌面或餐具上。将闹钟、手机、寻呼机放在忽略侧或忽略侧的衣服口袋里，提醒患者注意。嘱患者在镜子面前穿衣服，将食物或将床靠近忽略侧墙壁。重度偏瘫忽略者在进行站立、步行练习时应使用腰带保护，以防跌倒。注意床边的暖气位置，防止烫伤，避免忽略侧使用热水袋，使用较宽大的椅子和硬质沙发以防坐下时摔倒，理疗仪器的摆放应注意位置、距离，随时观察理疗反应。

2. 注意障碍的训练

（1）基本技能训练：技能训练及多种技能的协调性训练应作为注意分配的主要内容。在某种任务达到一定的熟练程度后，加入另一项活动同时进行。训练主要包括注意的广度训练、注意的维持与警觉训练、注意的转移训练及注意的分配训练，训练方法如下。

反应时训练：可用反应时记录仪，也可用计算机软件中简单的反应时作业，提高患者对于刺激的反应速度。此外，有些粗大运动活动有助于改善患者对于刺激的反应能力，如投球、接球等。

注意的稳定性训练：意志锻炼法规定自己在一定时间内完成一定的工作量，干扰训练法让自己在外界有干扰的环境下完成学习或工作任务。

注意的选择性训练：将引起注意力分散或无关的信息合并，如在视觉删除活动中用塑料遮盖住引起注意力分散的图样，播放有背景噪声的磁带，找出要听的内容。

注意转移的训练：可以通过提高患者的自我控制能力实现，可配合计算机上的计算训练、读音颜色转换训练等。

注意分配的训练；注意力分配的游戏活动，如一手写字、一手拍球等，也可一边玩电子游戏机或进行计算机上的训练，一边判断计算题或图形轨迹等。

注意的广度训练：划数字训练。

（2）策略训练：①注意障碍的策略措施是指调动患者自身因素以学会自己控制注意障碍的一些方法。自我指导是针对注意分散、有离题倾向或过分注意细节的策略之一。策略措施并非强调训练某种特定的注意技能或品质，而是重点训练对策的应用。②治疗师对策。在肢体功能训练时，给予的各种信息——无论是指令的语音刺激还是指导动作的感觉刺激强度都要足够大，信息应尽量简短，保证患者准确理解动作要求和目的，并且需要强调患者提高主动性，注意自身信息。③对患者家属进行指导。告知家属患者存在的注意障碍，在日常生活中重视培养患者的注意能力。例如感觉疲劳就休息，接受正常慢节奏的工作速率，工作计划中也要考虑休息时间。

（3）作业与环境的适应性调整：作业的适应性调整或改造的目的是最大限度地降低对注意的要求。环境的适应性调整开始训练时应在有组织、整齐和安静的环境中进行，随着患者注意力的改善，环境应逐渐接近正常，不需要刻意组织和安排。

3. 记忆障碍的训练

记忆力训练包括内部策略（记忆的技巧）和外部策略（针对记忆衰退的适应调整）。

（1）内部策略

积极组块：扩大短时记忆广度，巧用 7±2 原则。

精细加工：对要记住的信息进行详细的分析，找出各种联系，以利记忆。

多重编码策略：当编码的两个系统一起工作时，记忆效果会极大增强。

主观组织法：对彼此无联系的记忆材料进行主观组织，使它们之间建立联系，以利于记忆。

兼容：将需记忆的材料与脑中已有经验相联系。

视觉化处理技术：积极利用心理表象，将记忆材料进行视觉形象化处理。

轨迹法或位置法：将要记忆的材料与已经储存在脑中的熟悉的位置联系起来。

词头记忆法：常用于罗列事物的记忆，将所列各项事物浓缩成一个字，编成自己容易记忆的词组和“顺口溜”。

编故事法：将要记忆的信息编成一个患者熟悉的故事，辅助记忆。

情景助忆法：利用情境帮助记忆。

PQRST 法：

Preview：预习或浏览需记忆的材料。

Question：向自己提问材料的意义或目的。

Read：仔细阅读材料。

State：用自己的话陈述所得的信息。

Test：用回答问题的方式进行自我测验。

记忆力训练方式：

顺向记忆：给予讯息，之后要求回忆出该讯息内容。

逆向记忆：告知一段范围的讯息，再给予其范围内的一段讯息，要求回忆出给予讯息以外的其他范围内的讯息。

数列记忆：给予一段未排序的数字，要求依照数字大小顺序回忆。记忆力的训练在于面对需记忆的内容时，能够依内容的特性以不同的方式（顺向记忆、逆向记忆）进行记忆动作，并且对信息能做排列整合（数列记忆）。

（2）外部策略：使用个人记忆辅助物具，如日历本、日记本、备忘录、日程表、照片等或带有电子蜂鸣器的便携辅助具。环境记忆辅助具，如路牌、提示板、箭头、符号、地域颜色的区分、钟表等明显的标志做指引进行时间和空间的辨别训练。

二、认知障碍的针灸治疗

同意识障碍的针灸治疗。

第六节　言语吞咽障碍的康复

一、构音障碍康复

构音障碍属于言语障碍，为卒中后常见并发症。构音障碍是指因神经肌肉的器质性病变造成发音器官的肌肉无力、瘫痪或肌张力异常和运动不协调等出现的发声、发音、共鸣、韵律、吐字不清等运动控制障碍。构音障碍依据神经系统损害部位和言语受损严重程度的不同可分为6型，分别为痉挛型、弛缓型、运动失调型、运动过少型、运动过多型、混合型，其中痉挛型最为多见，占87.8%。构音障碍治疗的基础方法通常有以下几个方面：放松治疗、呼吸治疗、构音器官的治疗、发音治疗、正音治疗及补偿、语言节奏治疗、替代交流方法的治疗等。治疗按：先呼吸，继而发声，然后共鸣，最后构音表达，改善语韵五个方面逐步改善。本部分针对轻度、重度构音障碍患者的言语康复基础性治疗方法进行简单描述。

1. 轻中度构音障碍治疗

（1）构音改善的训练：① 舌唇运动训练，患者舌唇的运动不良现象普遍存在，它会使所发的音歪曲、置换或难以理解。需训练唇的张开、闭合、前突、缩回，舌的前伸、后缩、上举、向两侧的运动等。可使用镜子做训练，冰刺激和手法按摩可增进患者感觉输入。对病情较重患者可以用压舌板和手法协助完成。②发音训练，当患者可以完成一些动作后，要让其尽量长时间地保持这些动作，随后做无声动作，进而轻声引出目的音。原则是先发元音，再发辅音。一般先由辅音双唇音开始，如“b、p、m”等，待能发辅音后，要训练将已掌握的辅音与元音相结合，也就是发无意义的音节，如“ba、pa、ma、fa”。采取元音+辅音+元音的形式。③减慢语言速度，轻至中度患者可由于痉挛或运动不协调而使多数音扭曲或失韵律。治疗可利用节拍器控制速度，由慢开始逐渐变快，也可由治疗师轻拍桌子，患者随着节律进行训练。但这种方法不适合重症肌无力患者，因为会进一步使肌力减弱。④ 辨音训练，患者对音的分辨能力对正确发音很重要，所以要训练患者对音的分辨能力。首先要能分辨出错音，可以通过口述或放录音，也可采取小组训练形式，由患者说一段话，让其他患者评议，最后由治疗师纠正。⑤ 利用患者的视觉途径，可以通过画图让患者了解发音的部位和机制，指出其主要问题并告诉他准确的发音部位。此外，也可以结合手法促进准确发音，首先是单音，然后是拼音、四声、词、短句。还可以为患者录音、录像，让患者一起对构音错误进行分析。

（2）克服鼻音化训练：鼻音化是由于软腭运动不充分，咽不能适当闭合，将鼻音以外的音发成鼻音。治疗的目的是加强软腭肌肉的强度。也可以用气流引导法进行治疗。①“推撑”疗法，具体做法是患者两手掌放在桌面上向下推时、两手掌由下向上推时、两手掌相对推进或两手掌同时向下推时发“au”的声音。随着一组肌肉的突然收缩，其他肌肉也骤然收缩，增加了腭肌的功能。这种疗法可以与打哈欠和叹息疗法结合应用，效果更好。另外，也可以训练发舌后部音，如“ka、kei”等，可加强软腭肌力。②引导气流法，引导气流通过口腔，减少鼻漏气。吹吸管、吹乒乓球、吹喇叭、吹哨子、吹奏乐器、吹蜡烛、吹羽毛、吹纸张等都可以用来集中和引导气流。如用手拿着一张中心有洞或画有靶心的纸，接近患者的嘴唇，让患者通过发“u”声去吹洞或靶心，当患者持续发音时，把纸慢慢向远处移，一方面可以引导气流，另一方面可以训练患者延长吹气。③使用腭托，软腭严重下垂患者重度鼻音化构音且训练无效时，可以采用腭托改善鼻音化构音。

（3）克服费力音训练：由于声带过分内收所致，听起来喉部充满力量，声音好像从其中挤出来似的。具体的训练方法可以采用打哈欠发声，开始时让患者打哈欠并伴随呼气，当成功时，在打哈欠呼气时再教他发出词和短句。另一种方法是训练患者随着“x”发音。另外，头颈部为中心的放松训练和咀嚼训练也可以改善费力音。

（4）克服气息音训练：气息音的产生是由于声门闭合不充分引起，所以训练要点是在发声时关闭声门。可以使用“推撑”方法促进声门闭合，也可以用一个元音或双元音结合辅音和另一个元音发音，如“ama、eima”等，再用这种元音和双元音诱导发音的方法产生词、词组和句子。

（5）语调训练：多数患者表现为音调低或单音调，训练者可以由低到高发音，如“do、re、mi、fa、sol、la、si”，也可以使用乐器的音阶变化或者通过视觉途径辅助。

（6）音量训练：可训练患者强有力地呼吸并延长呼气的时间。

2. 重度构音障碍治疗

（1）手法训练：①呼吸，呼吸训练的目的是延长呼吸相，增大声门下压力，使患者发音，可逐步让患者结合发“f、xa”等音进行。②舌训练，由于损伤严重，舌的活动会严重受限，可先借助吸舌器、压舌板、冰棉棒或治疗师手戴指套进行被动活动，再逐步进行舌的前伸、后缩、上举、侧方运动等。③唇训练，可先被动帮助患者进行双唇展开、缩拢、前突运动并进行吹气及爆破音的练习，对于下颌肌麻痹患者，要注意帮助其进行下颌的上举和下拉活动。

（2）交流辅助替代系统：可借助交流板、应用软件促使患者交流。

二、失语症康复

失语症是指由于脑部器质性损害使得大脑语言区域及其相关区域受到损伤，而造成后天习得的语言功能受损或丧失的一种语言障碍综合征，其特点是在语言的意思、形式或结构、应用或功能及作为语言基础的认知过程的降低和功能障碍，包括语言识别、理解、记忆和思维障碍，具体表现在听、说、读、写4个方面。失语症治疗的主要目的是采取各种方法改善患者听、说、读、写等方面的能力，使患者能尽可能像正常人一样生活。其治疗方法很多，包括传统方法或直接法、实用法、间接法和代偿法。本部分围绕失语症的传统治疗（Schuell刺激法）和改善交流治疗（交流效果促进法）进行介绍。

失语症包括Broca失语、经皮质运动性失语、Wernicke失语、经皮质感觉性失语、传导性失语、命名性失语、完全性失语、混合性经皮质失语、纯词聋、皮质下失语（包括基底节性失语和丘脑性失语）等。

1. 治疗原则

失语症的恢复过程一般分为3个阶段。急性期：为最初发病后2周；亚急性期：持续至发病后6个月；慢性期：发病后数月至数年。

（1）针对性要强：治疗前要对患者进行标准的失语症评定，掌握患者是否存在失语症，并确定类型及程度，以明确治疗方向。

（2）综合训练，注重口语：如果听、说、读、写等口语和书写语言有多方面受损，要进行综合训练，但治疗的重点和目标应放在口语的康复训练上，应从提高患者的听理解力开始，随着患者听理解的改善，应将重点转移到口语训练上来。对部分重度患者要重视读和写的训练，因其语言模式的改善对口语会有促进作用。

（3）因人施治，循序渐进：可从患者残存功能入手，逐步提高其语言能力。治疗内容要适合患者的文化水平及兴趣，先易后难，由浅入深，由少到多，要逐步增加刺激量。

（4）注意调整患者的心理反应，方法灵活多样：当治疗取得进展时要及时鼓励患者，使其坚定信心，患者精神饱满时，可适当增加难度，情绪低落时，应缩短治疗时间或做些患者感兴趣的训练或暂停治疗。

（5）家庭指导和语言环境调整：要经常对患者家属进行必要指导，使之配合治疗。还要让患者的家庭创造一个好的语言环境，以利于患者语言的巩固和应用。

（6）对有多种语言障碍的患者，要区别轻重缓急，针对性治疗：部分患者有失语症的同时可能伴有构音障碍，首先要注意构音器官和发音清晰度的治疗。

2. 治疗方法

治疗方法包括两方面：一是改善语言功能的治疗方法，包括 Schuell 刺激法、阻断去除法、旋律语调疗法、脱抑制法、功能重组、非自主性言语的自主控制；二是改善日常生活交流能力的方法，包括交流效果促进法、功能性交际治疗、小组治疗、交流板的应用、家庭训练。

（1）Schuell 刺激：Schuell 刺激疗法是指对损害的语言符号系统应用强有力的控制下的听觉刺激为基础，最大限度地促进失语症患者的语言再建和恢复。刺激的主要原则为刺激-反应-强化。

（2）交流效果促进法：具体方法为训练时可将一叠图片正面向下放在桌上，训练者与患者交替摸取，不让对方看见自己手中图片的内容，利用各种表达方式（如呼名、描述语、手势等）将信息传递给对方。接受者通过重复确认、猜测等质问方式进行适当反馈。适用于各型失语症，尤其是重度失语。

三、吞咽障碍康复

吞咽障碍指由于情感、认知、感觉或运动功能障碍而导致出现将物质从口腔传送至胃的功能受损，后果是不能维持液体摄入量及营养的摄入，并出现发生呛咳和误吸的风险。包括异常的食物加工处理、异常的食物递送功能、异常的下咽动作和异常食物推进方向等。本部分的治疗就是找出患者吞咽障碍康复的侧重点，通过间接训练、直接训练、局部改善、整体调整帮助患者改善吞咽功能，降低误吸的风险。

（一）各期常见问题的治疗策略

1. 口腔前准备期

常见问题有嘴唇无力、食物漏出，治疗可将食物放置于口腔后方。

2. 口腔期

（1）针对面颊无力，治疗可进行口腔运动训练，将食物放置在力量较强一侧。

（2）针对咀嚼无力，治疗可以改变食物性质，进行舌肌抗阻训练。

（3）针对过早溢出，治疗可以进行下颚抬起，改变食物性状。

3. 咽期

（1）针对吞咽启动延迟，治疗可进行温热刺激，冷酸刺激腭弓，增强舌的力量。

（2）针对喉部抬升减弱，治疗可进行拔出气管套管、鼻饲管。

（3）针对反复吞咽，治疗可进行液体固体交替吞咽，Masako 手法。

（4）针对吞咽后立即咳嗽/清嗓，治疗可进行声门上吞咽，改变食物性状。

（5）针对延迟咳嗽/清嗓，治疗可进行反复干吞咽，液体和固体食物交替。

（6）针对声音质量改变，治疗可进行不经口进食和改变食物性状。

4. 食管期

常见问题有吞咽明显延迟和误吸，治疗可进行药物治疗、改变食物性状、肠胃治疗。

（二）口腔期治疗性训练方法

1. 口腔感觉训练

（1）感觉促进综合训练：患者开始吞咽之前给予感觉刺激，使其能够快速地启动吞咽，称为感觉促进法。其方法包括：①把食物送入口中时，增加汤匙下压舌部的力量。②给予对感觉刺激较强的食物，例如冰冷的食团、有触感的食团（例如果酱）或有强烈味道的食团。③给予需要咀嚼的食团，借助咀嚼运动提供最初的口腔刺激。④ 鼓励患者自己动手进食，可使患者得到更多的感觉刺激。对于吞咽失用、食物感觉失认的患者鼓励多用此方式。

（2）冷刺激训练：用冰棉棒刺激或冰水漱口，此法适用于口腔感觉较差患者。在吞咽前，在腭舌弓给予温度触觉刺激。进食前以冷水刺激进行口腔内清洁或进食时冷热食物交替，以增强患者对食物的感知。

（3）嗅觉刺激：使用黑胡椒、薄荷脑进行嗅觉刺激，可改善吞咽反射，对于老年人行气管切开和鼻饲管等严重吞咽障碍患者有一定帮助。

（4）味觉刺激：通常舌尖对甜味敏感，舌根部对苦味敏感，舌两侧易感受酸味刺激，舌体对咸味与痛觉敏感。将不同味道的食物放置于舌部相应味蕾感受域，可以增强感觉传入，从而兴奋吞咽皮质，改善吞咽功能。

（5）K 点刺激：K 点位于磨牙后三角的高度，在腭舌弓和翼突下颌帆的凹陷处（两牙线交点），可用小岛勺或者棉棒刺激，通过刺激此部位可以诱发患者的张口和吞咽启动。

（6）深层咽肌神经刺激：该方法是利用一系列的冰冻柠檬棒刺激咽喉的反射功能，着重强调 3 个反射区：舌根部、软腭、上咽与中咽缩肌，达到强化口腔肌肉功能与咽喉反射、强化咳嗽及吐痰能力、减少呛口水机会、改善声音音质、强化咽肌功能等目的。

（7）改良振动棒感觉刺激：利用改良振动棒（如电动牙刷去刷头）感觉训练可为口腔提供口腔振动感觉刺激，通过振动刺激深感觉的传入反射性强化运动传出，改善口腔颜面运动功能。可直接将振动棒的头部放于口腔需要刺激的部位，如唇、舌、咽壁、软腭等部位。

2. 口腔运动训练

（1）口腔器官运动体操：徒手或借助简单小工具做唇、舌的练习，借以加强唇、舌、上下颌的运动控制、稳定性及协调、力量，提高进食咀嚼的功能，进而改善吞咽的方法。口唇闭锁练习、口唇运动训练可以改善食物或水从口中漏出的情况。让患者面对镜子独立进行紧闭口唇的练习。对无法主动紧闭口唇患者，可予以辅助。当患者可以主动闭拢口唇后，可让患者口内衔一个系线的大纽扣，治疗师牵拉系线，患者紧闭口唇进行对抗，尽量不使纽扣脱出。其他练习包括口唇突出与旁拉、嘴角上翘（做微笑状）、抗阻鼓腮等。下颌运动训练可促进咀嚼功能，做尽量张口、然后松弛及下颌向两侧运动练习。对张口困难患者，可对痉挛肌肉进行冷刺激或轻柔按摩，使咬肌放松，通过主动、被动活动让患者体会开合下颌的感觉。为强化咬肌肌力，可让患者做牙齿咬紧压舌板的练习。舌部运动训练可以促进对食团的控制及向咽部输送的能力。可让患者向前及两侧尽力伸舌，伸舌不充分时，可用纱布裹住舌尖轻轻牵拉，然后让患者用力缩舌促进舌的前后运动；通过以舌尖舔吮口唇周围，练习舌的灵活性；用压舌板抵抗舌根部，练习舌根抬高等。

（2）舌肌主被动康复训练：舌肌康复训练器又称吸舌器，不仅用于牵拉舌，也可在唇、舌、面颊部等肌肉运动感觉训练中使用。用舌肌康复训练器的吸头吸紧舌前部，轻轻用力牵拉舌头向上、下、左、右、前伸、后缩等方向做助力运动或抗阻力训练，进行舌肌肌力训练。把舌肌康复训练器放于上下磨牙间，嘱患者做咀嚼或咬紧动作，可以进行咬肌肌力训，练。用上下唇部夹紧舌肌康复训练器的头部，实施口轮匝肌抗阻运动。另外，舌肌康复训练器的球囊部也可以实施同样的抗阻训练，增强唇部肌群力量。

（三）咽期康复治疗性训练

1. 促进吞咽反射训练

用手指上下摩擦甲状软骨至下颌下方的皮肤，可引起下颌的上下运动和舌部的前后运动，继而引发吞咽。此方法可用于口中含有食物却不能产生吞咽运动的患者。

2. 气道保护手法训练

（1）声门上吞咽法：声门上吞咽法是在吞咽前及吞咽时通过气道关闭，防止食物及液体误吸，吞咽后立即咳嗽，清除残留在声带处食物的一项气道保护技术。适用于声带关闭减少或延迟，咽期吞咽延迟的患者。方法包括5个步骤：深吸一口气后屏住气；将食团放在口腔内吞咽位置；保持屏气状态，同时做吞咽动作（1~2次）；吞咽后、吸气前立即咳嗽；再次吞咽。

（2）超声门上吞咽法：其作用是让患者在吞咽前或吞咽时，将杓状软骨向前倾至会厌软骨底部，并让假声带紧密闭合，使呼吸道入口主动关闭。方法：吸气并且紧紧地屏气，用力将气向下压。当吞咽时持续保持屏紧气，并且向下压，吞咽结束时立即咳嗽。与声门上吞咽相比，超声门上吞咽需要用尽全力屏气，确保了声门的闭合。对于呼吸道入口闭合不足的患者更为合适。

（3）用力吞咽法：也称为强力吞咽法，主要是为了在咽期吞咽时增加舌根向后的运动而制订，适用于舌根向后运动减少的患者。方法：嘱患者用力吞咽，吞咽时所有咽喉肌肉一起用力挤压。

（4）门德尔松法：是为了增加喉部上抬的幅度与时间而设计，并借此增加环咽肌开放的时间与宽度的一种气道保护治疗方法。此手法可以改善整体吞咽的协调性，适用于喉部运动减少、吞咽不协调的患者。方法：对于喉部可以上抬的患者，当吞咽唾液时，让患者有喉向上提的感觉，同时保持喉上抬位置数秒；亦可在吞咽时让患者以舌尖顶住硬腭，屏住呼吸，以此位置保持数秒，同时让患者食指置于甲状软骨上方，中指置于环状软骨上，感受喉结上抬。对于上抬无力的患者，治疗师用手上推其喉部来促进吞咽，即只要喉部开始抬高，治疗师即可用置于环状软骨下方的食指与拇指上推喉部并固定。注意要先让患者感到喉部上抬，上抬逐渐诱发出来后，再让患者借助外力帮助有意识地保持上抬位置，此法可增加吞咽时喉部提升的幅度并延长提升后保持不降的时间，因而也能增加环咽段开放的宽度和时间，起到治疗的作用。

3. Masako 训练法

Masako训练法又称为舌制动吞咽法。目的：吞咽时，通过对舌的制动，使咽后壁向前突运动与舌根部相贴近，增加吞咽时的压力，使食团推进加快。适用于咽腔压力不足、咽后壁向前运动较弱的患者。方法：舌略向外伸，用牙齿轻轻咬住舌头或操作者戴手套帮助患者固定舌头，嘱患者吞咽，维持舌位置不变，随着患者适应掌握此方法，应循序渐进地将舌尽可能向外伸展，使患者咽壁向前更多地收缩，提高咽肌收缩力。

4. Shaker 训练

Shaker 训练即头抬训练，也称等长/等张吞咽训练法。通过强化口舌及舌根的运动范围，增强食管上括约肌（UES）肌肉力量，增加 USE 的开放；减少下咽腔食团内的压力，使食团通过 UES 入口时阻力较小，改善吞咽后食物残留和误吸；改善吞咽功能，尤其能够增加脊髓延髓萎缩症患者的舌压。方法：让患者仰卧于床上，尽量抬高头，但肩不能离开床面，眼睛看自己的足趾，重复数次。看自己的脚趾抬头 30 次以上，肩部离开床面累计不应超过 3 次。注意颈椎病、颈部运动受限，有认知功能障碍及配合能力差的患者应慎用。

5. 麦克尼尔训练程序

麦克尼尔训练程序是系统化、以运动理论为导向，以经口进食为目的的吞咽治疗方法，可广泛应用于吞咽障碍患者。实施方案共有 15 次治疗过程，每次约 1 小时，前 2 次治疗作适应性过渡，主要目的是让患者了解治疗方式和学习吞咽的技巧，并且测试吞咽的基本状况。

6. 导管球囊扩张

采用机械牵拉的方法，使得环咽肌张力、收缩性和（或）弹性正常化，促进食管上括约肌生理性开放，解决环咽肌功能障碍导致的吞咽困难，也被称为扩张技术。常用的治疗方法包括在内镜或无内镜引导下，用探条、导丝引导的聚乙烯扩张器、充气气囊或充水球囊、水银扩张管对环咽肌进行扩张。其中充气气囊或充水球囊扩张治疗方法被广泛使用。

（四）其他治疗性训练

（1）构音训练。

（2）咳嗽训练。

（3）声带内收训练

声带内收训练通过声带内收，以达到屏气时声带闭锁，防止食物进入气管。方法：患者深吸气，两手按住桌子或在胸前对掌，用力推压，闭唇、憋气 5 秒钟或者嘱患者对掌用力发“i”音。

（5）辅助吞咽动作①空吞咽。②交互吞咽：让患者交替吞咽固体食物和流食或者每次吞咽后饮 1～2mL 水，这样既有利于激发吞咽反射，又能达到去除咽部滞留食物的目的。③侧方吞咽：咽部两侧的梨状隐窝是吞咽后容易滞留食物的部位之一，通过颏部指向左右两侧的点头样吞咽动作可去除并咽下滞留于两侧梨状隐窝的食物。④点头样吞咽：会厌上凹是另一处容易残留食物的部位。颈部后屈时，会厌上凹变得狭小，残留食物可被挤出，反复进行几次形似点头的动作，同时做空吞咽动作，便可除去残留食物。

（五）摄食直接训练

1. 进食准备，食物选择

经过间接吞咽功能训练后，患者可逐步进行直接训练。进食时，患者要意识清醒（GCS>12 分），全身状态稳定，能产生吞咽反射，少量误吸能通过随意咳嗽排除。

进食环境一定要安静舒适，让患者注意力集中。吞咽障碍的患者进食程序为：糜烂食物与糊状液体—碎状食物与浓液—正常食物与稀液。容易吞咽的食物应符合以下要求：密度均匀；黏性适当，不易松散；有一定硬度；温度可以低一点，还要兼顾食物的色、香、味等。

进食餐具：勺子可以选择边缘厚钝，匙柄较长，匙面较小者；碗可选择广口平底边缘倾斜者；杯子可以选切口杯。

2. 进食的要求

（1）食物位置的改变：把食物放置在患者的健侧舌后半部和口腔最能感觉食物的部位。

（2）注意事项：一般正常人每口量为稀液体 5～20mL，果酱或布丁 5～7mL，浓稠泥状食物 3～5mL，肉团平均为 2mL。先以少量试之（稀液体 1～4mL），然后酌情增加。速度应由慢开始，不宜快，避免 2 次食物在口中重叠现象。如进食后残留食物，让患者反复咳嗽，清洁口腔。

3. 进食体位与姿势

（1）半坐位姿势：对于不能坐的患者可采用床上平卧位，一般至少采取躯干 30° 仰卧位，颈部前屈，偏瘫侧肩部以枕垫起，喂食者位于患者健侧。

（2）坐位姿势：对于身体控制良好的患者可采用坐位进食，进食时双脚面平稳接触地面，双膝关节屈曲 90°，躯干挺直，前方放一个高度适宜的餐桌，双上肢自然放于桌面，食物放于桌上，让患者能看到食物，以使食物的色香味促进患者食欲。

四、言语、吞咽障碍的针灸治疗

（一）中医对言语障碍的认识

西医的脑卒中相当于中医的“中风”。早在《内经》中，已有中风后失语症表现的记载，如“风喑”“瘖痱”“风懿”“舌强”等。《素问·脉解》曰“厥而内夺，则为瘖痱”；《千金要方》曰“风懿者，昏忽不知人，咽中窒塞然，舌强不能言，病在脏腑”；《医学正传·中风》曰“忽言不出”；《证治准绳》曰“失音不语”等。随着对中风失语的进一步认识，后世医家还注意到中风失语与脑部疾患、咽喉部疾患所致的失语不同。如明·楼英在《疡医大全》中对中风后失语症与其他原因引起的失语症进行了初步鉴别：“舌瘖者，中风而舌不转运，舌强不能言是也。”《证治准绳·幼科》曰：“若咽喉声音如故，而舌不能转运语言，则为舌瘖”。

历代医家对中风后失语症的病因认识各不相同。唐宋以前医家以感受外风立论，强调外风入中脏腑导致失语。随着临床实践经验的丰富和人们对于中风病研究的深入，至明清时，医家强调脏腑内伤为本病发病关键，《中藏经》曰“心脾俱中风，则舌强不能言”，另认为其病机大致可归为风、火、痰、瘀四邪伤及心、肝、脾、肾四脏。但总体而言，多认为是风、痰、瘀相互为因，痰瘀日久，化火生风，风性主升、主动，痰瘀随风，上蒙清窍，清窍失养，脑神失聪；痰瘀互结，阻于舌窍，窍闭不通，故见神昏失语。

（二）中医对吞咽障碍的认识

中风发病急骤，变化迅速，以猝然昏仆、半身不遂、舌强语謇、饮水呛咳等为主要表现。中医古籍并无吞咽障碍之名，吞咽障碍表现以纳食困难、吞咽不利、饮水呛咳等为主，多归属于中风、噎膈、喉痹、喑痱等范畴。喑痱又称风痱，“痱”“喑痱”之名早在《内经》中就有相关记载，《灵枢·热病》有云：“痱之为病也，身无痛者，四肢不收，智乱不甚，其言微知，可治，甚则不能言，不可治也。”《素问·脉解》记载：“内夺而厥，则为喑痱，此肾虚也，少阴不至者，厥也。”“风痱”之名首先记载于《诸病源候论·风病诸候》：“风痱之状，身体无痛，四肢不收，神智不乱，一臂不遂者，风痱也。时能言者可治，不能言者不可治。”

古代医家对中风病因病机进行了不断的探讨和发挥。在唐宋以前，提倡“外风”致病，认为是“内虚邪中”，如东汉时期张仲景提出“络脉空虚，风邪入中”是发病的主要因素。唐宋以后，尤其是金元时期，则以“内风”致病为主导，如张元素认为是“热”为主要病因，刘河间主张“心火暴盛”为主要病因，《医学发明·中风有三》认为：“中风者，非外来风邪，乃本气自病也。”其后，明·张景岳提出了“非风”之说，认为是“内伤积损”所导致，与外风无关。到了清代，叶天士开始明确以“内风”立论，近代医家张伯龙、张山雷等人进一步深化研究后认识到本病发生主要由于肝阳化风，气血上逆，直冲犯脑。

（三）言语障碍的常规针刺

言语障碍的常规针刺采用醒脑开窍法（同前）联合辅助穴位。

1. 辅助腧穴

上廉泉（RN23，任脉）、金津玉液点刺放血（EX-HN12、EX-HN13，经外奇穴）。

2. 规范操作

上廉泉位于任脉走行线上，舌骨上缘至下颌之间 1/2 处，向舌根部斜刺，进针 2 寸，施用提插泻法，以舌根部麻胀感为度。

取金津玉液时用舌钳或无菌巾将患者舌体拉起，在舌下可见 2 支静脉，用三棱针点刺舌下静脉，以出血 1～3mL 为度。

3. 方义

上廉泉、金津玉液亦属于局部取穴，有刺激舌体、疏调经脉、改善舌肌血液循环的重要作用，语言謇涩和舌强不语的患者治疗后即刻语音状态就可改变，效果显著。

（四）吞咽障碍的常规针刺

吞咽障碍的常规针刺采用醒脑开窍法（同前）加辅助配穴。

1. 腧穴组成

双侧风池（GB20，足少阳胆经）、双侧完骨（GB12，足少阳胆经）、双侧翳风（TE17，手少阳三焦经）、咽后壁点刺。

2. 规范操作

取风池、完骨、翳风时，均向喉结方向斜刺，进针 2～2.5 寸。施用小幅度高频率捻转补法，即捻转幅度小于 90°，捻转频率为 120～160 转/分，行手法 1 分钟。要求双手操作同时捻转，留针 20～30 分钟。

令患者张口，用压舌板将舌体压下，使咽后壁充分暴露，以 3 寸粗针或圆利针在患者咽后壁两侧点刺 8～10 点。

3. 方义

风池、完骨、翳风均为近脑腧穴，除具备前文风池、完骨、天柱的濡脑养髓作用外，三穴共为少阳中枢之脉，具有通利枢纽之功。所以，针刺风池、完骨、翳风可共奏养脑髓、通脑窍、利机关之效。咽后壁点刺为局部刺激，有很好的提高咽后壁神经反应的作用。

（王海燕）

第二篇　胸外科护理

第一章　胸部解剖与生理

第一节　气管、支气管及肺

一、气管

呼吸系统主要是由气管、支气管和肺组成。前者为提供气体的通道，后者则为气体的交换场所。

（一）气管的结构

气管的上端以环气管韧带与喉的环状软骨相连，下连两侧主支气管，它是由一系列软骨环，间以平滑肌纤维、黏膜和结缔组织构成的后壁略扁平的圆筒形管道。上平第 7 颈椎体上缘，向下至胸骨角平面分左、右主支气管。长度成年男性约 11 cm，女性稍短，管腔前后径小于横径，前者约 1.8 cm，后者约 2.0 cm，气管软骨呈 C 形，占气管周径的 2/3，为 18～22 个，约每厘米有两个环。缺口对向后方。

气管壁由黏膜层、黏膜下层、软骨及肌肉层构成。黏膜上皮正常为假复层柱状纤毛上皮，黏膜下层菲薄，含有微血管、淋巴管和神经纤维，黏液腺丰富，开口于管腔，肌层多为弹性平滑肌，外膜为疏松结缔组织。

（二）气管的分段和毗邻

气管依其所在部位，以胸廓入口为界分为颈段和胸段。颈段较短，沿颈前正中线下行，在胸骨上切迹处可以触及，气管可随颈部屈伸而上下移动，当颈屈曲时，气管几乎可以全部进入纵隔内。因此，气管袖状切除吻合术后常保持颈屈曲位。

颈段气管的前方有甲状腺峡部，两侧有甲状腺侧叶和颈大血管，后方有食管。胸段气管的前方有左无名静脉，主动脉弓和胸腺（小儿），后方紧靠食管。气管、食管沟内有喉返神经平行通过。

（三）气管的血管、淋巴管和神经

气管的血供是分阶段性的，上段来自甲状腺动脉的气管支，下段则由支气管动脉的分支供血，大部分气管和食管的血供是共同的。另外气管两侧还有纵形血管链，如手术时广泛地分离并切断侧面血管链，容易引起气管缺血而坏死，因此一般气管的游离长度掌握在 1.0 cm 左右。

气管的淋巴引流丰富，前方和两侧有淋巴结群，与颈部，肺及支气管淋巴结交通。

气管的神经来自迷走神经的分支、喉返神经的气管支及交感神经。

二、支气管

支气管为气管的向下延伸，左、右各一支，两支气管之间夹角为65°~80°，其大小与胸廓的形态有关。右主支气管短粗，长2~3cm，直径12~16mm，它与气管的延长线夹角仅为25°~30°，因此气管内异物易进入右侧支气管。左主支气管细长，4~5cm，直径为10~14mm，与气管延长线间夹角为40°~50°。右主支气管约在第5胸椎体高处经右肺门入右肺，左主支气管约在第6胸椎体高处，经左肺门入左肺。

右主支气管继续延伸发出二级支气管，即右上叶支气管、中叶支气管和下叶支气管，上叶和中叶开口之间的支气管部分称中间段支气管，1.7~2.0cm，右侧肺动脉干跨过此段。二级支气管很快分支成为三级支气管，即段支气管，通向相应的肺段。临床以肺段的相应名称来命名各肺段的支气管。

左主支气管分叉情形基本同于右侧，稍有不同的是：①左上叶支气管长度较右侧稍长11~16mm。②上叶支气管发出后，从上叶支气管发出舌段支气管（类似右侧中叶支气管）。③上叶支气管发出后再向下很快发出下叶第1个分支，即背段支气管，此距离较短，仅约0.5cm。因此，左下叶支气管肿瘤手术不易作袖状切除。

三、肺

分左、右肺叶。左、右肺由斜裂分为上、下两叶，右肺上叶又被水平裂分为上、中两叶。

（一）肺门与肺根

肺门位于肺内侧面中部的凹陷处，内有支气管、肺动静脉、支气管动静脉及淋巴管通过，临床上称此处为第1肺门。各肺叶的肺叶支气管，动、静脉出入肺的实质处又称为第2肺门。出入肺门的诸结构借助结缔组织相连，并被胸膜包绕形成肺根。肺根结构的位置关系由前向后依次为肺上静脉、肺动脉、支气管。由上向下左右略有不同，即左侧为肺动脉、支气管、肺静脉；右侧为上叶支气管、肺动脉、中下叶支气管、肺静脉。左右肺下静脉位置最低，切开下肺韧带向上可见肺下静脉。

（二）肺段

按肺内第3级支气管及其动脉分布情况，将肺又分成小段，称为肺段。各肺段呈锥形，底部构成肺表面，尖端朝向肺门。因此肺段为较小的肺叶独立单位，肺静脉在肺段之间走行。临床上可以作肺段切除，当采用的有舌段、背段切除。右肺叶分10段，左肺叶分8段。

（三）肺的血管

肺动脉干起于右心室，在主动脉弓下方分为左、右肺动脉。

左肺动脉较短，于左肺门顶部绕左上叶支气管上后方而进入肺裂。此后沿肺裂下行，沿途发出各基底动脉支进入相应的肺段。左侧肺动脉发出到上叶的分支变异较大，少则2~3支，多则6~7支，常见的是4~5支，而且各肺段动脉的发出程序也不恒定。舌段动脉有时为单支直接从左肺动脉发出，下叶的背段动脉64%为单支，34%为双支，为下叶动脉之最高分支，在左侧其发出平面常高于舌段动脉支，因此在下叶切除时，背段动脉常需单独处理。总之，由于左肺动脉分支变异较多，手术时一定要先游离、暴露出一定的长度，再认清该动脉是否通向需要切除的肺叶，确认无误后再结扎、切断。

右肺动脉较长，在右上肺静脉上后方横行进入右肺门，随即向下弯行入肺裂，于肺裂下部分再分成几支基底段动脉支，进入右下叶基底段内。右肺动脉的分支变异较少。第 1 分支为前干，可为单支或双支，进入右上肺尖段及前段，于横裂根部右肺动脉发出后升支动脉进入右上叶后段，因该支发出后向上行走，故称为升支，有时升支可能自背段动脉发出（约 10%），术中要看清。右上肺动脉的解剖显露须切断右上肺静脉之后才清楚，术中往往先处理右上肺静脉，后处理右上肺动脉。中叶动脉和下叶背段动脉发出平面大致相同，几乎呈对应关系，因此作肺下叶切除时须先单独处理背段动脉，以保全中叶动脉。中叶动脉可以是单支，也可以是双支。

肺静脉系统由末梢小静脉支汇集成为肺段静脉，再由肺段静脉汇集成为肺叶静脉，然后汇集为两侧上、下肺静脉。左上肺静脉长 1.0~1.5cm，右上肺静脉长约 1.0cm。两侧肺静脉均由肺门处进入心包，在心包内尚有少许行程，再注入左心房。各肺静脉走行、部位及分支均较恒定，两侧上、下肺静脉几乎均由三支汇合而成，处理肺上静脉时最好在分支平面结扎、切断比较安全，一旦意外出血，可先局部压迫，然后切开心包，于心包内解剖肺静脉控制出血。

（四）肺血管的心包内解剖

在心包内动脉的一圈大部分有浆膜壁层心包覆盖，因此手术中这些纤维组织层必须切断以后血管才能游离。上、下肺静脉经过心包时有浆膜层包绕，通常后 1/3 圈不是游离状态的，心包内处理上、下肺静脉同样要先剪开这一层。上、下肺静脉分别注入左心房，而左侧肺静脉变异较多。通常有 1/4 人群汇成一个共同静脉干入左心房，在做左侧肺叶切除需心包内处理血管时要加以注意。

（五）肺的淋巴与神经分布

肺的淋巴分深、浅两组。分别汇合成淋巴管，最后回流至支气管肺门淋巴结。

肺的神经来自肺丛。该丛由迷走神经和来自胸 1~5 交感神经节发出的神经纤维组成。迷走神经的传入纤维形成呼吸反射弧的传入部分，传出纤维管理支气管平滑肌的收缩和腺体的分泌。交感神经的传出纤维管理支气管的扩张。

第二节　食　管

食管为消化道的入口，主要功能是作为吞咽食物至胃的通道，同时在食管的上端和下端有括约肌功能，分别防止误吸及胃食管反流。

一、食管的走行

食管位于后纵隔内，始于第 6 颈椎水平，上起咽部，下端相当于第 10 胸椎处穿过膈肌，止于胃贲门。成人食管长约 25cm，如加上门齿到咽的距离 15~16cm，全程长 40~41cm，并随身高的不同略有改变。

临床上把食管划分为三段，食管有三个生理性狭窄，三个自然弯曲，有三处部位易发生憩室。

（一）分段

早年按照食管上下位置，以主动脉弓上缘和下肺静脉下缘平面为界分为上段、中段和下段。因临床检查很难确定下肺静脉的下缘，因此食管中，下段的划分常存在困难，且这两个部位的肿瘤切除在手术难度上和手术方式上均有不同，近年有人提出修改食管的分段标准，即食管自入口（环状软骨下缘）至胸骨柄上缘为颈段，其下为胸段，胸段食管又分为上、中、下三段，胸骨柄上缘平面至气管分叉（隆嵴）平面为胸上段，气管分叉至贲门口平面的中点以上为胸中段，以下为胸下段（包括腹段食管）。从实用性上，新标准更趋向合理性。

（二）生理性狭窄

第1个狭窄是咽与食管相接处，是由环咽肌围绕造成的。管腔直径约1.4cm，距门齿约15cm，是食管的最窄处。第2个狭窄是由左主支气管和主动脉弓跨过食管的前壁和左外侧壁的压迹造成。管腔直径1.5～1.7cm，距门齿约22.5cm。第3个狭窄位膈肌食管裂孔处，是由胃食管括约肌功能造成的，该处管腔经测量为1.6～1.9cm，距门齿约40cm。

（三）生理性弯曲

食管全程有3个自然弯曲，有3次偏离中线。起始端以下略偏左，在颈根部第2胸椎附近稍偏右，自第5胸椎以下又偏左，穿过膈肌食管裂孔与贲门相连，了解、掌握食管的走行有助于指导食管手术的径路。

由于解剖上的原因临床上有三个部位易发生憩室：咽与食管的交界处，膈上食管下段及食管中段的支气管旁。

二、食管的毗邻关系

（一）颈段食管

前方为气管，后方为覆盖于颈长肌的椎前颈筋膜。气管与食管的两侧沟内有左、右喉返神经。两侧有颈血管鞘相邻，内含颈动、静脉和迷走神经。并有相应的甲状腺及甲状腺下动脉，在颈部食管游离时应避免损伤动脉鞘及迷走神经的喉返支。

（二）胸段食管

位于胸腔内后纵隔。在第5胸椎水平以上前方有气管，在气管分叉平面食管的右侧有奇静脉弓，左侧有主动脉弓底部和降主动脉。由此向下，食管位于心包及左心房的后方。气管分叉以下食管位于脊柱前，食管、脊柱之间含有奇静脉、胸导管、肋间血管及降主动脉。腹段食管穿过隔裂孔位于主动脉的前方，长2～4cm，在腹腔内时，有腹膜（胃膈韧带）及筋膜覆盖，位于肝左叶的食管沟后方。前、后迷走神经干分别紧贴食管的前、后方。腹段食管的后部与膈肌脚、脾缘相邻，形成扁平细长的盲孔，是发生膈下感染不易充分引流的部位。

三、食管的血液供应

（一）食管动脉

颈段来自甲状腺下动脉的分支，胸段主要来自支气管动脉及降主动脉的分支，腹段来自胃左动脉分支。各动脉间虽有吻合支，但不丰富，故在做手术时不宜过多地游离食管。

（二）食管静脉

与食管动脉伴行，上段注入甲状腺下静脉，中段主要流入奇静脉、半奇静脉，下段与胃底静脉相吻合。此部为门脉及体循环静脉的主要交通支，门静脉高压患者食管静脉扩张，破裂时可造成大出血。

四、食管的淋巴引流及神经分布

食管上端的淋巴管注入气管淋巴结和颈深淋巴结。食管中段的淋巴管注入气管、支气管淋巴结以及沿食管和主动脉周围排列的纵隔淋巴结。食管下段的淋巴管汇入沿胃小弯排列的胃上淋巴结，一部分食管淋巴结可直接入胸导管。

胸导管长约40cm，起于乳糜池，沿腹主动脉右后方向上，经主动脉裂孔进入胸腔，位于胸椎右前方，奇静脉与胸主动脉之间，至第5胸椎平面，在胸主动脉平面跨过脊柱左前方，继续上行，沿左锁骨下动脉内侧至颈部转向左下，注入左颈内静脉或左静脉角。胸导管接受膈肌以下所有器官和组织的淋巴液。左上肢、头颈的左半，胸壁、大部纵隔器官、左肺及左膈的淋巴也流入胸导管，胸部其余淋巴汇入右淋巴导管。

食管的神经支配无外科重要意义，当施行食管切除时，喉返神经以下的迷走神经一般随同食管一并切除。

五、食管的结构

食管结构分4层：外层（纤维层）、肌层、黏膜下层及黏膜层。外层亦称纤维层，包括致密结缔组织的外膜。肌层由较厚的外层纵层及内侧环层组成。近食管的上端，纵形肌纤维在后方呈V形分开形成一薄弱处，咽部憩室即源于此。食管的上1/4部位肌层呈横纹状，以下渐为平滑肌替代，下1/2全部为平滑肌。食管下端环形肌较厚，但并无解剖上的括约肌。黏膜下层比较疏松，在吞咽时使黏膜层易于伸展，黏膜下层有食管腺，通过腺管开口于食管腔。黏膜层为浅灰红色的坚韧层，为非角化复层鳞状上皮。

六、食管与胃结合部

这个部位像咽、食管连接部一样，在非进食状态下时处于关闭状态。它的唯一生理功能是保证食物由食管到胃的单向流动，防止胃内容物反流入食管。从解剖结构上，食管胃结合部自上而下可分为膈上段的壶腹区、食管下端狭窄高压区、前庭（腹内段）及贲门。对贲门的抗反流作用具有生理作用的解剖因素有：①食管裂孔周围的膈肌角纤维吸气收缩时对食管下端有一种钳夹样作用。②食管下端增厚的肌纤维和来自胃底的内层斜形肌纤维相结合、交错，形成一种皱襞样的活瓣结构。③下段食管和胃底之间所形成的锐角，即HIS角，正常为70°～110°。④膈食管膜以及在横膈处食管裂孔的膈食管膜结构。⑤食管下端的生理高压区，1.47~2.45 kPa（15~25cmH_2O）。⑥吸气时腹段食管的正压作用。

第三节　纵　隔

纵隔位于左右胸膜之间各器官与组织的综合体，左右胸膜腔以此作为分界。前至胸骨，后达脊柱，上方为胸廓入口，下为膈肌。两侧为左、右纵隔胸膜。

一、纵隔的分区

纵隔的分区有多种划分，有三区分区法、九区划分法和四区划分法。目前常用的是采用四区分区法。此法以胸骨柄下缘与第 4 胸椎间隙连线为界分为上下两区；然后再以心包为界将下纵隔分成前、中、后三区。

根据疾病发生部位的统计结果与纵隔的划分区域有一定的发病规律，从而对疾病的鉴别诊断有很大帮助。

（一）上纵隔

自前向后有：胸腺、上腔静脉、主动脉弓及其分支、气管、支气管动脉、胸导管、副半奇静脉、迷走神经、喉返神经、膈神经、淋巴结、食管及交感神经节等（好发的纵隔肿瘤：胸腺瘤、淋巴瘤、胸内甲状腺、甲状旁腺腺瘤）

（二）下纵隔

前纵隔：胸腺、脂肪、淋巴和疏松结缔组织（好发的纵隔肿瘤：胸腺瘤、生殖细胞肿瘤淋巴管瘤、脂肪瘤）

中纵隔：心包和心脏、主动脉、气管分叉及主支气管、淋巴结等（好发的纵隔肿瘤：心包囊肿、支气管囊肿、淋巴瘤）

后纵隔：食管、降主动脉、胸导管、交感神经和周围神经（好发的纵隔肿瘤：神经源性肿瘤、肠系膜性囊肿）

二、纵隔的淋巴分布及引流

纵隔的淋巴结比较丰富，其引流方向由下向上，由外向内。一般分 7 组：气管旁、奇静脉或主动脉弓上、下肺门，气管隆嵴下、食管旁、汇总区及肺下韧带。肺的淋巴引流到相应的汇总区，进一步流向纵隔。经研究发现右肺的淋巴引流主要流向同侧上纵隔，对侧不常见；而左侧的肺淋巴引流既流向同侧，也流向对侧，左下肺叶的淋巴引流甚至更多流向对侧上纵隔，这在肿瘤淋巴转移时有意义。

三、纵隔的应用解剖要点

纵隔上方与颈部深筋膜下间隙相连，纵隔下方通过膈肌裂孔与腹膜后间隙相接。因此，在颈部深筋膜下间隙的渗血、感染，可延及纵隔。而纵隔的炎症、渗血也可延及胸膜后间隙。手术或外伤所致纵隔气肿，也可以蔓延到颈部和面部。

第四节 胸廓、胸膜及膈肌

一、胸廓

(一) 形态特点

胸廓位于颈、腹部之间，由 12 块胸椎、12 对肋骨和 1 块胸骨加上之间的连接组织构成两个横切面向上呈肾形的腔。上下各两个口。上方为入口，由胸骨柄、第 1 肋骨及第 1 胸椎形成，比较狭小，和颈部相连。下方为出口，由剑突、第 7 肋至第 10 肋融合在一起的肋软骨、第 11 肋前部、第 12 肋骨及 12 胸椎体构成，比较宽大，借助膈肌而和腹腔相隔。胸廓内面衬有壁层胸膜。

(二) 功能

胸廓的功能主要是担负肺通气的运动，其次是保护内脏并支撑上肢。

(三) 表面解剖标志

1. 胸骨柄切迹

胸骨上方的自然凹陷处。位于胸廓入口的前面，颈部气管的最低位，是作低位气管切开的位置。检查气管有无偏移可用手指在此处触诊。纵隔有气肿时此窝变浅、消失，有时此窝变浅，可能为上纵隔肿瘤前推所致。

2. 胸骨角

为胸骨柄与胸骨体连接处的隆起。胸骨角是临床的主要标志。其主要意义有：①第 2 肋骨附着处，是体表计算肋骨序数的标志之一。②两侧胸膜在前纵隔正中线的相遇处。③胸骨角和第 4、5 胸椎椎间盘位于同一平面。此平面有主动脉弓的下缘和气管的分叉部，又是上、下纵隔的分界处。

3. 肩胛骨

肩胛骨内上角，肩峰及下角均易摸到，可作为标志。肩胛冈对第 3 胸椎水平；肩胛骨内上角对第 2 胸椎；上肢自然下垂时，肩胛骨下角位第 7 肋间隙，相当第 8 椎体平面。

(四) 胸壁垂直线

为了对胸壁疾病检查或对胸部 X 片病灶部位判断，利用肋骨和胸骨的解剖标志，在胸壁上划分出垂直线，以便定位。

(五) 胸壁的主要结构

其包括骨骼支架、肌肉、神经、血管及胸膜。

1. 胸壁的骨性支架

其包括胸椎、胸骨及肋骨。

(1) 胸骨：为长形的扁平骨，位于前胸正中线。长度为 15~20cm，由分别骨化的软骨前体而形成三部分：胸骨柄、胸骨体及剑突。胸骨柄上缘形成胸骨上切迹，下缘与胸骨体相连，相连处凸起形成胸骨角是主要的体表标志。此处骨质薄弱，胸骨骨折多发生在此处。胸骨体是胸骨的主要部分，下端和剑突相连。剑突形状不一，有的下端呈分叉状。

（2）肋骨：共12对，偶可见颈肋和腰肋。第1肋骨最短，第7肋骨最长，胸部手术中，从切口向上不易摸到第1肋，故常以第2肋为起点向下数。肋骨呈弓状弯曲，分头，颈、结节、角及体部，在其下缘内面有肋骨沟，以第3~9肋明显，肋间血管和神经沿此沟前行。

2. 胸壁肌肉及筋膜

（1）胸壁的肌肉：覆盖在胸前外侧壁的肌肉有胸大肌、胸小肌；侧方有前锯肌；背侧有斜方肌、背阔肌、菱形肌、大圆肌、小圆肌、下后锯肌及骶棘肌等。以上肌肉主要作用是固定和运动颈、臂和躯干，有时亦辅助呼吸。胸部手术需切断某些肌肉，缝合时一定要对合整齐，术后尽早活动锻炼，争取更好地恢复功能。

胸大肌血运丰富，而背阔肌体积又较大，临床上常利用此肌修补胸壁的缺损，充填脓腔。

（2）胸壁的筋膜：胸壁的筋膜分深、浅两层。浅层位于皮下，深层覆盖在胸肌及胸背肌的表面，并伸入到各块肌肉内形成每块肌肉的鞘，并和颈深筋膜、腹部筋膜相连。故当外伤致张力性气胸严重时可引起颈部、腹部和会阴部皮下气肿。

3. 肋间隙

肋间隙为胸外科常见手术的必经之路，每对肋间隙中含有肋间肌及神经、血管。

肋间肌分两层：①肋间外肌位于外层，纤维方向斜向前下方，其作用是提肋助吸气，当切除肋骨剥离骨膜时，应遵循肋间外肌的方向，剥离上缘是由后向前，而剥离下缘时需由前向后，否则会感到困难，而且易伤及肋间血管、神经。②肋间内肌位于内层。肌纤维方向和肋间外肌相交叉，肋间神经和血管走行于该肌之间，其作用是助呼气。③胸横肌与肋间内肌、腹横肌属同一层次，位于胸壁的前面，其作用是收缩时可协助呼气。

4. 肋间神经

为胸神经前支，穿出椎间孔后行于胸膜和后肋间隙之间，在后方一般走在二肋之间，位于动脉上方，至肋角处进入肋沟，至肋角向前侧转位到动脉的下方，走在肋沟中。神经沿途分出肌支供邻近的肌肉，达腋中线处分出外侧皮支到前侧及背部皮肤，本干继续前进，末支在距胸骨缘约1.0cm处穿过肋间内肌和肋间外韧带成为前皮支，分布于正中线附近的皮肤，故开胸手术后常出现伤口前下方皮肤麻木，其原因在于此。

5. 肋间血管

（1）肋间动脉分前后两个来源，后肋间动脉自降主动脉每个肋间向左、右分别发出一支，沿肋下向前行，在腋中线前又分为两支，与来自胸廓内动脉的前肋间动脉吻合，前肋间动脉在每一肋间隙的上、下各有一支。因此在胸腔穿刺时，为了防止伤及肋间血管，如在肋角后方进针应在下位肋的上缘，在肋间隙前面进针应在上、下肋骨之间进行。

（2）肋间静脉同动脉伴行，前方汇入胸廓内静脉，后方汇合成奇静脉（右）及半奇静脉（左），然后注入下腔静脉。

（3）胸廓内动脉起自锁骨下动脉，距胸骨外缘1.5~2.0cm处平行下降，位于肋软骨后肋间内肌及胸横肌之间，有两条静脉伴行，至肋弓处分为膈肌动脉与腹壁上动脉。做漏斗胸胸骨板翻转手术时，最好保留此动脉，以维持胸骨的血运，在胸骨旁做心包穿刺时，应紧靠胸骨边缘进针，以免损伤此血管。由于第2、3肋间隙较宽，临床需要做胸廓内动脉结扎时，多选择此平面结扎较方便。当用游离空肠代食管时，可考虑用此动脉和肠系膜血管吻合。

二、胸膜

（一）解剖特点

胸膜是一层薄的浆膜，有互相移行的内、外两层，内层包绕在肺的表面称脏胸膜，外层位于胸壁的内面称壁胸膜。两层间构成一潜在的腔隙称胸膜腔，平时仅为一薄层浆液所分开。壁胸膜和胸壁骨及肌肉之间尚有一层疏松的蜂窝组织和胸廓内筋膜，胸膜外的手术沿此层进行。

（二）胸膜的功能

胸膜具有分泌和吸收的功能，二者互为影响。胸膜每日可分泌 600～1000mL 液体，同等量的液体又被胸膜淋巴系统所吸收，红细胞亦可能被正常胸膜吸收。毛细血管静水压和胸膜腔负压均可影响胸膜的分泌和吸收功能。

三、膈肌

（一）解剖特点

膈肌呈穹隆状，介于胸、腹腔之间，两侧膈肌不在同一平面上，通常右侧高于左侧约 4. 0cm。膈的周围为肌形纤维，周围的肌纤维向中央集中移行为中心腱。膈肌肌肉起源于三部分，即胸骨部分、肋骨部分和腰椎部分。膈肌在发育过程中，各起始部之间常形成三角形的腔隙。在膈的腰部与肋部之间称腰肋三角，膈的胸骨部与肋骨之间称胸肋三角。此三角区内有腹壁上血管通过。在胸骨的后方两个外肌束之间有一不尽明显的裂孔称正中三角。所有三角皆为解剖上的薄弱处，膈疝可发生于此，其中的左侧腰肋三角为膈疝的好发部位，占 70%～80%。从腰肋三角处发生的膈疝称为胸腹裂孔疝或椎体旁疝（Bochdalek 孔疝）；从胸肋三角处发生的膈疝称为胸骨旁疝（Morgagni 孔疝）。

来自腰椎部分的膈肌以左、右角的形式起自上第 2～3 腰椎两侧及腰大肌上端的内侧弓状韧带和腰方肌上段端的外侧弓状韧带，在第 12 胸椎至第 1 腰椎处，左右两脚会合而成一深长的裂孔，即主动脉裂孔，内有主动脉和胸导管通过。当右侧角上升时，肌纤维形成一个逐渐的向前弯曲度和左角的部分肌束围成一孔，即食管裂孔，内有食管和伴行的迷走神经通过。从此孔发生的疝称食管裂孔疝。位于膈肌腱之右侧；第 8 胸椎平面有一腔静脉裂孔，内有下腔静脉和右膈神经通过。

膈的运动及感觉神经来自颈丛（颈 3、4、5）。左、右膈神经在心包左右两侧，经肺门前方下行到达膈肌，分成 3 支进入膈肌支配膈肌运动。正常平静呼吸时，膈肌上下移动 1～2. 5cm，膈肌总面积 250～270cm^2，每下降 1. 0cm 可增加胸廓容积 250～270mL。

（二）膈肌的功能

膈肌除了分膈胸、腹腔以外，尚有下列功能：①协助肺通气，参与外呼吸过程。②有利于下腔静脉血液的回流：当膈肌收缩时，腹腔内压力升高，胸腔内压更低，增大了两部分的压力差。③膈肌食管裂孔膈肌脚纤维参与形成食管下端高压区的抗反流作用。④收缩时帮助增加腹压，有利于某些动作的完成，如喷嚏、咳嗽、咯痰、排便及分娩等。

（贾琎蕊）

第二章　胸外科基础

第一节　胸外科发展概况

胸部包括心脏、肺、食管、纵隔、大血管等重要脏器，如果没有妥善的措施，胸部手术必然导致呼吸和循环系统的严重功能障碍，因此胸外科在外科学中发展相对较晚，直到19世纪末期，胸腔仍是外科手术的禁区。但是随着气管内插管麻醉技术的发展，对解剖和生理认知程度的提高，胸部外科即逐步得到开展。随着外科技术的完善以及术前准备、术后处理方法的改进，已使胸部手术死亡率和并发症发生率明显下降，治疗效果也显著提高。

一、普胸外科发展概况

食管外科手术从食管部分切除后经胃造瘘饲食发展到同期施行食管部分切除和食管胃吻合术或结肠、空肠代食管术。1913 年 Torek 经左胸切口行食管鳞癌次全切除术，并通过一橡胶管道连接颈部食管和胃造瘘口。1938 年 Marshall 施行了胃食管切除术并通过端-侧吻合重建了消化道，患者术后可经口进食，改善了生活质量。1942 年 Churchill 和 Sweet 强调了胃血供的保留和细密的吻合技术，奠定了经左胸食管切除和胃代食管手术的基础。1954 年 Mahoney 和 Sherman 用结肠代替整个胸内食管，使结肠成为另一种食管替代物。20 世纪 90 年代以来，内镜技术飞速发展，使食管疾病诊断水平不断提高，同时内镜下黏膜切除、射频等技术改变了一些食管早期恶性病变和部分良性疾病的治疗方式。1933 年 Graham 完成了首例左全肺切除，奠定了外科切除在肺癌治疗中的基石。但当时采用肺门大块结扎法，术后大出血、支气管胸膜瘘和脓胸的发生率和死亡率均很高，而且牺牲了可保留的健康肺组织。之后肺切除的操作技术改进为肺动脉、肺静脉和支气管分别结扎处理，肺组织切除的范围也从一侧全肺改进为按病变情况施行肺叶或肺段切除术。20 世纪 50 年代早期，Shaw 和 Paulson 提出术前放疗后整块切除肿瘤的技术，为肺上沟瘤的手术治疗做出了巨大贡献。Pearson 和 Ginsberg 等为纵隔镜在纵隔淋巴结分期中的应用奠定了基础。气管外科也得到了发展，支气管成形术可以切除支气管内的肿瘤，而保留更多的肺组织。目前气管环形切除、气管隆嵴切除、主支气管袖状切除等重建术已较为普遍。肺癌的治疗目前采用以外科手术为主的多学科综合治疗方案，对于晚期肺癌，还开展了肺切除并发心脏大血管（心房、腔静脉）、食管、胸壁等的部分切除。在肺气肿的治疗方面，1995 年 Cooper 等重新将肺减容术用于部分肺气肿患者，在符合手术适应证的患者中，术后短、中期效果满意。目前国内肺减容术采用开胸手术和胸腔镜下手术的各占一半。2002 年以来出现经气管镜的肺减容术，成为外科治疗肺气肿的全新方式。

1946 年 Hardy 等施行了第一例人肺移植手术，患者术后 17d 死亡。1986 年 Cooper 等应用环孢素替代皮质激素并用大网膜包绕气管吻合口，并报道了最初手术成功的 2 例患者，分别生存 14 个月和 26 个月。目前肺移植术后 1 年存活率达 90%，5 年存活率为 55%左右，我国自 2002 年以来已有数个中心开展肺移植工作，但和国际先进水平相比仍有差距。以电视胸腔镜手术及其辅助下以小切口手术为代表的普胸微创外科发展迅速，目前应用最多的是胸腔镜下做肺大疱切除术、肺部分切除术，胸膜肿瘤切除术、胸交感神经切除术及积血积液清除术和粘连疗法等，另外还开展了腔镜下食管肿瘤切除和贲门肌层切开术等。微创技术的应用减少了并发症的发生，提高了治疗效果。

以电视胸腔镜手术及其辅助下以小切口手术为代表的普胸微创外科发展迅速，目前应用最多的是胸腔镜下做肺大疱切除术、肺部分切除术，胸膜肿瘤切除术、胸交感神经切除术及积血积液清除术和粘连疗法等，另外还开展了腔镜下食管肿瘤切除和贲门肌层切开术等。微创技术的应用减少了并发症的发生，提高了治疗效果。

二、心脏外科发展概况

肺和食管外科的发展推动了心脏和胸内大血管的外科治疗。先天性心脏病的外科手术治疗始于 1937 年，JohnStreider 医师首次成功阻断了未闭的动脉导管。在之后 7 年内，动脉导管未闭、主动脉狭窄和血管环等三种先天性心脏病相继被外科手术攻克。其中 1944 年 Alfred Blalock 医师为一位法洛四联症患儿施行了左锁骨下动脉-肺动脉分流术（Blalock-Taussig 术），手术对复杂心内畸形采取了姑息治疗的原则，并注意到了心脏病的病理生理变化。伴随 Lillehei 交叉循环或 Kirklin 心肺机的临床应用，开辟了常见先天性心脏病心内修补手术的先河，首先开展了改善生理循环的姑息性手术，包括改良锁骨下-肺动脉分流术、创建人工房间隔手术和上腔静脉-肺动脉分流术。随着体外循环安全性的提高，外科医师施行了更复杂的心脏畸形矫治。在瓣膜疾病方面，1925 年 Suttar 医师成功地用手指施行了二尖瓣分离术。但之后未曾开展更多的心脏瓣膜手术。直至 1948 年，Charles Bailey、Dwight Harken 和 Russel Brock 等医师分别开展了更多的二尖瓣交界分离术，为心内手术奠定了基础。1947 年 Thomas Holes Seller 成功进行了肺动脉瓣手术。1952 年 Trace 等第一次开展了多瓣膜手术。1953 年人工心肺机的发展、低温以及心肌保护技术使心内直视手术成为可能。首次临床成功的病例是 Dwight Harken 完成了主动脉瓣球笼人工瓣膜置换术。1960 年 Star 和 Edward 应用球笼瓣膜成功地进行了二尖瓣置换术。1967 年 Ross 首次报道应用自体肺动脉瓣置换主动脉瓣的手术技术。制造瓣膜的其他生物材料还包括心包、阔筋膜和硬脑膜，1965 年 Carpentier 报道首次应用异种瓣膜置换术。瓣膜修复术也受到人们的重视，Carpentier 和 Duran 研制了成形环，并分析了瓣膜病理的重要性，详细描述了几种瓣膜修复的技术。在冠状动脉外科方面，1946 年 Arghur Vineberg 通过在心肌打隧道并植入乳内动脉，但并非真正将乳内动脉与冠状动脉吻合。1960 年 Robert H Goetz 进行了第一次有明确记录并成功的人体冠状动脉旁路手术。1960—1967 年冠脉搭桥术仅有个案报道。1967 年 V. I. Kolessov 发表了其采用乳内动脉-冠状动脉旁路移植术的报道，1968 年 Rene Favalaro 应用大隐静脉作为旁路材料。之后随着心脏表面固定器的发明，出现了不停跳冠状动脉旁路移植术（OPCABG），1994 年首度开展了微创小切口冠状动脉旁路移植术（MIDCABG），1998 年完成了首例机器人辅助下冠脉搭桥术，目前冠脉外科正向着微创方向发展。第一例人体心脏移植是 Hardy 等进行的，当时用黑猩猩的心脏作为供心。1967 年南非开普敦的 Christian Barnard 完成了第一例人-人心脏移植，患者术后 18d 死亡。之后的一年内，全世界进行了 99 例心脏移植手术，但到 1968 年末，多数外科小组由于排斥反应所致的高病死率而放弃了心脏移植手术。1970 年 Sandoz 实验室的研究人员发现环孢素，1980年环孢素应用于心脏移植手术中，使并发症明显减轻。1981年Reitz开始了心肺联合移植的临床研究，第一例患者恢复良好出院，并健康生存超过5年。

1958年Harken首次提出主动脉内球囊反搏的概念，但直至1962年才应用于临床。1957年Akutsu和Kolff发明全人工心脏，并应用于动物实验，Denton Cooley等第一次应用全人工心脏作为等待心脏移植的替代装置。1982年De Vries等第一次完成了永久性全人工心脏的植入手术，其中一例患者术后生存620d。Alexis Carrel的“缝合技术和血管移植”研究工作大大促进了血管、心脏和移植外科的进展，研究者们应用新鲜和冷冻移植物进行动脉和静脉血管的吻合和移植术。之后Arthur Voorhees发明合成血管移植物，DeBakey发明涤纶织物取代了动脉血管自体移植物。另一主动脉外科的进展是1955年DeBakey等报道采用更具侵袭性的手术治疗方法治疗主动脉夹层分离，并和Denton Cooley、Stanley Crawford等系统发展了切除和替换升主动脉、降主动脉和胸腹主动脉的手术技术。近年来，主动脉瘤手术明显增多，采用的深低温停循环及顺行或逆行脑灌注等方法，降低了主动脉弓部手术的死亡率和并发症率。体外循环技术和心脏停搏技术仍是心内直视手术的基本方法，但人们始终致力于消除体外循环和各种操作技术或手术途径对机体的损害，微创心脏手术发展迅速，包括不用体外循环（如OPCABG）、用体外循环但不停跳、闭式体外循环等技术，以及改变手术途径（如右侧腋下进胸）或缩小切口等。

历史将永远记住这些勇敢的开拓者们的不朽贡献，现在成千上万的临床医师、科学家和工程师在包括生物学、化学、药物学、组织工程和计算机技术等基础学科的支持下，正以不懈的努力研制更新和更安全的手术方法、新的生物材料和新的生命支持系统。胸心外科的历史将继续被书写，外科医师将创造更光明的未来。

第二节　胸外科手术切口

手术切口决定手术径路，为完成手术提供必要条件，也是决定手术效果的重要因素之一。选用手术切口应满足以下条件：①有满意的术野暴露，有利于手术操作。②切口对组织创伤小，出血少。③手术切口对心肺功能影响少。④手术方法简便，易于掌握。切口长度决定于手术范围和手术者的操作技巧。常用剖胸切口的技术操作和对切口应用的评价如下。

一、后外侧剖胸切口

这是胸外科最为常用的切口。置患者于侧卧位，术侧向上，适当垫高健侧胸部，使术侧肋间隙增宽。健侧下肢髋、膝屈曲，术侧下肢伸直，两膝及小腿之间垫以软枕。腰部前后各置支撑架，以免手术过程中体位移动影响操作。常规消毒皮肤，铺放手术巾及剖胸单，从肩胛间区起作与肩胛骨后缘平行切口，到达肩胛下角下方约一横指处。根据手术需要，沿第5至第7肋骨方向到达腋中线或腋前线切开皮肤、皮下组织。在肩胛下角背阔肌后缘与斜方肌前缘之间，切开组织薄、血管少的听诊三角区筋膜，然后术者用示指和中指抬起胸壁浅层和深层肌肉分别向前、向后用电刀切开。切开的第一层肌肉为斜方肌和背阔肌，第二层为菱形肌、前锯肌。逐一结扎出血点或者电凝止血。牵开肩胛骨，手掌伸入肩胛下辨认肋骨，第一肋骨一般不能触及，因此摸到的最高一根肋骨是第2肋骨。

进入胸腔的方式如下。

1. 切除肋骨经肋床进胸

目前已少用。用电刀沿拟进胸肋骨上、下缘中间部切开骨膜，再用骨膜剥离器推开骨膜，从后向前推开肋骨上缘骨膜，从前向后紧贴肋骨推开肋骨下缘骨膜。注意避免损伤肋间血管。剥离肋骨内侧面骨膜，用肋骨剪切断肋骨前后端，修平肋骨断端，最后切开肋骨床和壁层胸膜，进入胸膜腔。

2. 保留肋骨经肋床进胸

可在肋骨的后端、中间或前端切断肋骨。中断肋骨剖胸切口又分为前上型和前下型，前者在切开皮肤肌肉后，剥离所选前半段肋骨下缘骨膜及后半段肋骨上缘骨膜，在切口中位处后上斜向前下约呈60°角斜形剪断选定的肋骨，从肋床进胸。前半段肋骨位于撑开器上方，故称前上型；后者肋骨横断线方向及肋骨骨膜剥离部位与前上型相反。在食管、贲门手术时，一般选用前上型，因其头足方位距离长，切口后端易于暴露主动脉弓上食管，切口前端易于分离胃。行肺切除术时宜采用前下型，因切口宽度大，切口前后端与肺门距离近，易于解剖前后肺门结构。

中山医院胸外科经过3000余例临床应用，表明中断肋骨剖胸切口有如下优点：①暴露面积优于一般的保留肋骨的剖胸切口，而与切除肋骨的切口相仿。②切口撑开后呈梭形，最宽处位于腋中线处，有利于处理位于术野中部的胸内重要结构，而且可以根据需要选用前上型和前下型两种方式，优化术野显露。③骨性胸廓损伤小，出血少。④关胸后肋骨对位佳，胸壁稳定性好，无胸壁凹陷畸形。⑤手术方法简便。

3. 经肋间进胸

根据需要，以电刀紧贴选定肋骨的上缘或下缘切开肋间肌及壁层胸膜。手术中，也可根据患者的年龄和实际情况切断选定肋骨的后缘以增加胸腔切口撑开的显露范围，避免撑开器造成不规则的肋骨骨折。

胸内操作完成后根据需要在胸膜腔下部第7或第8肋间腋中线前后作胸壁小切口，经此放入引流胸管1~2根，缝线固定引流管，以防脱落。用肋骨合拢器将切口上下缘肋骨互相拉拢对合，分层跨肋骨缝合肋间肌、肋外肌层、皮下组织和皮肤。缝合肋外肌层及皮肤时应注意对位良好，缝针应穿过肌肉全层以免残留空隙。

后外侧切口能够暴露术侧整个胸腔、肺和食管，处理胸腔粘连非常方便。前后纵隔手术、胸段的气管、支气管和胸主动脉手术均可采用。但手术切断胸壁肌肉多，创伤较大，尤以切除肋骨的后外侧切口创伤最大。

二、前外侧剖胸切口

患者仰卧位，术侧肩、背、臀部用软枕垫高30°~45°。术侧上肢前举，肘关节屈曲90°，悬挂于手术台头架上。从胸骨缘第3、第4或第5肋间沿乳房下缘作弧形切口达腋中线，用电凝或结扎皮肤和皮下出血点。女性患者在乳腺后方分离疏松的结缔组织后，将乳腺上翻，显露拟切开的肋间隙。切断胸大肌、胸小肌和部分前锯肌。在选定的上下两肋骨间隙中间部位切开肋间肌及壁层胸膜，用肋骨撑开器显露胸膜腔。为扩大术野显露，可切断一根切口上缘或下缘的肋软骨，进一步扩大切口。可切断胸廓内血管后横断胸骨达对侧前胸壁。如不需要进入对侧胸膜腔，则可推开对侧胸膜。

胸内操作完成后，经胸壁下部小切口于胸膜腔内放入引流管，用肋骨合拢器拉拢对合切口上下两肋骨。先用粗缝线缚扎对拢切口上下方肋骨，再逐层缝合肋间肌、肋外肌和皮肤。横断胸骨者，则先在距胸骨切缘上下缘 1cm 处穿孔放置钢丝两三根，缚扎固定后，再对拢肋骨，缝合肋间肌和胸壁切口。

前外侧切口适用于前纵隔肿瘤、部分肺手术、食管切除和部分心血管手术。此切口对于患者心肺功能影响小，并利于肺门结构的解剖；由于胸壁肌肉切断少，创伤小，术后疼痛较轻，但不利于暴露后纵隔结构。

三、保留肌肉的胸壁小切口

随着微创观念的推广，国内外不少学者设计并实施了各种胸壁小切口，通常位于腋下，不切断胸背肌群从肌间隙径路进胸。患者取侧卧位，上臂抬高外展 90°左右，肘关节弯曲固定，对侧胸部略垫高。在肩胛骨下方 2cm 处向前至腋前线作水平切口，或于腋下背阔肌前缘作垂直切口，切口长度约 10~15cm。切开皮肤及皮下组织，游离皮瓣。游离背阔肌前缘向后牵开，沿前锯肌肌纤维方向钝性分离至其肋骨附着处，经选定的肋骨上缘切开肋间肌进胸；或显露前锯肌后缘，切开前锯肌后缘筋膜组织，游离前锯肌并向前牵开，经肋骨上缘切开肋间肌进胸。此切口可保留胸背神经和胸长神经。撑开肋间，同时取另一把撑开器撑开皮肤和肌肉。关胸时间段缝合肋间和前锯肌。胸大肌和背阔肌自然复位，间断缝合皮下组织、皮肤。

另外还有一种听诊三角切口：横跨听诊三角区，绕过肩胛骨下缘，作一弧形皮肤切口，长度约 8~10cm。切开听诊三角筋膜，显露斜方肌、背阔肌及前锯肌，将斜方肌向后牵拉，背阔肌及前锯肌向前牵拉，于第 5 或第 6 肋骨上缘切开肋间肌进胸。

此类切口较短，可以避免胸壁肌肉的横断损伤，关胸方便。多数学者同意具有美观、创伤小、恢复快及术后疼痛轻的优点。可用于简单的肺叶或全肺切除、肺楔形切除、肺大疱切除、某些纵隔肿瘤切除以及食管良性肿瘤切除等胸外科手术。右腋下直切口还可完成某些心脏手术操作，如动脉导管结扎、房间隔缺损心内修复术、心脏瓣膜修复或置换术等。不过，这种切口较小，显露不如标准后外侧切口，不适合胸壁肌肉发达、胸膜腔粘连严重、肺门解剖困难的患者。

四、胸腹联合切口

置患者于 45°侧卧位，术侧臀部用软枕垫高，并保持固定，术侧肩部略后仰。上肢前举，肘关节屈曲 90°。悬挂于手术台头架上。通常沿第 7 或第 8 肋间自腋中线或腋前线切开胸壁皮肤并横行延伸至腹中线。切开胸、腹壁肌层，切断肋弓，注意结扎胸廓内动脉，切开膈肌。即可显露胸腔和腹腔。胸、腹内手术完成后，经胸壁小切口于胸腔下部放置引流管，缝合膈肌切口，肋弓用粗线或 Maxon 缝线缝扎固定，分别缝合肋间肌及胸壁、腹壁切口。

临床上常用的左侧胸腹联合切口能充分显露胸腔和上腹部，适用于贲门癌广泛侵犯胃体需做全胃切除、食管空肠吻合或结肠代食管手术，或以往有腹部手术史的病例以及胸腹主动脉病变手术。但此切口较长，创伤大，对患者心肺功能影响大，且肋弓难以对位愈合易造成肋软骨感染。

五、胸骨正中切口

患者仰卧，背部垫以软枕，从胸骨切迹起向下作直切口或弧形切口，到达剑突附近处再沿腹中线向下延长切口至剑突下 2~3cm，显露胸骨。沿胸骨正中线用电刀切开胸骨全长骨膜，切开腹壁白线上段。紧贴胸骨后方钝性分离胸骨后方和剑突后疏松结缔组织。在胸骨切迹上方常需结扎切断 1 根横向行走的小静脉，切除剑突。用电锯或胸骨刀沿正中线纵向劈开胸骨全长，电锯或胸骨刀不可放入太深，以免损伤胸骨后器官组织。为减小手术创伤，在一些纵隔肿瘤手术和部分心脏手术中只做胸骨上部或下部的部分胸骨 T 字形劈开：先作胸骨横断，再根据需要纵行劈开上部胸骨暴露前上纵隔或劈开下部胸骨显露心脏。劈开胸骨后用骨蜡填塞骨髓腔并用电凝烧灼骨膜上出血点。放入胸骨撑开器显露前纵隔，推开胸腺和两侧胸膜，则可显露心包和心脏。

心脏或前纵隔手术操作结束后，在前纵隔下方放置引流管。如术中切开心包膜，则稀疏间断缝合后于心包腔内另放 1 根乳胶引流管，两根引流管均从上腹部另作的小切口引出体外。切开的胸骨左右两半各在骨质穿孔 3~4 个，用金属线牢固对合缚扎。再缝合腹壁白线皮下组织和皮肤。

胸骨正中切口能暴露前纵隔的整体和心腔大血管，最常用于前纵隔及心脏大血管外科手术，其优点是对心脏、大血管和前纵隔的显露极好，并能同时进行双侧胸腔内手术。另外此切口对患者术后疼痛较轻，对呼吸和循环生理功能影响也较小。

六、横断胸骨双侧前胸切口

置患者于仰卧位，背部垫软枕，两侧上肢外展，双侧前胸乳腺下方作横切口，切口两端到达腋中线。将切口上方皮肤、皮下组织和乳腺沿胸大肌筋膜外分离，并向上翻转后，切断双侧胸大肌、胸小肌和部分前锯肌，再切开双侧第 3 或第 4 肋间隙的肋间肌和壁层胸膜。游离结扎左、右胸廓内血管，横向切断胸骨。切开的两侧肋间各用肋骨撑开器张开，分离心包前方结缔组织，即可充分显露双侧胸膜腔和心包、心脏。肺或心脏手术操作结束后，两侧胸腔分别放置引流管，用金属线牢固缚扎对合胸骨上下段，粗缝线缚扎双侧肋间切口上下缘肋骨。再逐层缝合肋间肌和胸壁软组织。

目前横断胸骨双侧前胸切口多用于双侧肺减容术、双肺移植等手术。但该切口创伤大，对心肺功能影响大，术后疼痛明显。

手术切口应根据拟行的手术方式、患者以往手术史、医院的设备条件和术者的经验水平灵活选择，本文所列的手术切口不可能包罗万象，也不必拘泥于某种特定的切口。

第三节　胸外科疾病护理常规

一、入院护理

1. 接诊患者

按入院护理流程接诊新患者。

2. 病情观察

按医嘱实行护理分级、监测生命体征，观察意识状态、伤口、引流液、分泌物、排泄物及皮肤情况，观察用药效果和不良反应，发现异常立即报告医生并协助处理。

3. 体位

根据患者病情选择合适体位。

4. 协助检查

协助各种检验标本的留取、收集和进行各种特殊检查的准备。

5. 呼吸道管理

嘱患者戒烟，注意保暖，避免受凉。

6. 用药护理

遵医嘱正确使用止痛药，多发伤患者在诊断未明确前禁用止痛药物；重症肌无力患者禁用镇静、镇痛、氨基糖甙类药物。

7. 饮食护理

在病情允许情况下，给予易消化、高热量、高蛋白、富含维生素的饮食。

8. 休息与活动

病室保持清洁、整齐、安静、安全、温湿度适宜，注意休息，预防感冒。

9. 皮肤护理

保持床单位整洁，定时更换。危重症患者定时翻身，预防压疮的发生。

10. 心理护理

评估患者的心理状态，患者对疾病的预后及相关知识的了解程度，家庭经济状况方面的压力，患者的情绪状态及社会支持。加强与患者和家属的沟通，了解患者对疾病和手术的心理状况、认识程度，讲解手术、治疗及护理的意义，尽可能减轻不良心理反应，为患者创造安静舒适的环境。安排患者及家属与同病种术后患者交谈，以稳定患者情绪。鼓励患者树立战胜疾病的信心，使其能积极配合治疗和护理，早日康复。

二、术前护理

1. 常规准备

备皮、备血、药物过敏试验；练习床上大小便；禁食 8~12 小时；禁饮 4~6 小时；术前晚灌肠，注意患者睡眠情况，必要时遵医嘱给予镇静催眠药；术晨测体温，注射术前针；送往手术室前，再次检查术前准备情况，如有发热、感冒，或女性患者来月经等及时报告医生；高血压患者遵医嘱给予降压药物；除去饰物，排空小便，准备好胸片、CT、病历、术中带药及引流瓶，与手术室人员进行核对、交接，送入手术室。

2. 物品及环境准备

术晨准备麻醉床、氧气、吸氧装置、心电监护仪、电极片等，食管手术还需准备负压球、鼻贴。

3. 健康教育指导

（1）禁食的目的

防止因麻醉或术中呕吐而引起吸入性肺炎或窒息。

（2）半卧位的意义

利于肺膨胀及引流，减轻伤口疼痛。

（3）呼吸功能锻炼

指导患者深呼吸、有效的咳嗽方法，以预防术后肺部并发症的发生。

（4）保持口腔清洁，指导患者正确漱口。

（5）给患者讲解早期下床活动的意义。①增加肺通气，利于分泌物排出，减少肺部并发症。②促进肠蠕动、减少腹胀、增进食欲。③促进血液循环，防止发生下肢静脉栓塞。

三、术后护理

1. 病情观察

（1）神志

观察患者麻醉是否清醒，问答切题，握手有力。

（2）生命体征

给予心电监护，遵医嘱每小时测血压、脉搏、呼吸、经皮血氧饱和度，至麻醉完全清醒，生命体征平稳，每 2 小时测 1 次，有异常及时告知医生处理；术后连测 3 天体温，每天 4 次；高热者，按高热护理常规处理。

2. 体位

（1）全身麻醉术后患者去枕平卧，头偏向一侧，直至患者完全清醒，血压平稳，协助患者取坐位或半卧位。

（2）腰麻后去枕平卧 6~8 小时；硬膜外麻醉平卧 4~6 小时。

3. 呼吸道管理

密切观察呼吸频率、节律、监测动脉血氧饱和度，充分吸氧，氧气雾化吸入每天 3 次。定时翻身叩背，协助排痰，对于咳嗽无力、呼吸道分泌物潴留的患者，行鼻导管吸痰。必要时协助医生纤维支气管镜下吸痰。注意保暖，防止受凉，保持呼吸道通畅，预防肺部感染。

4. 疼痛护理

评估疼痛的程度，分散患者注意力，必要时遵医嘱使用镇痛泵或使用止痛药物。

5. 泌尿系统

术后 7~8 小时未能自解小便，应先行诱导排尿，可用热水袋敷下腹部，温水冲洗会阴，检查膀胱充盈情况，告知医生进一步处理。

6. 引流管的护理

严格无菌操作，紧密衔接，妥善固定各引流管保持管道通畅，无扭曲、打折、受压等，定时挤压。密切观察引流液的性质、颜色及量，并准确记录。若血压下降、脉搏增快、尿量减少、患者烦躁不安、呈贫血貌，胸腔闭式引流术后 2-3 小时内每小时引流量>200mL，呈鲜红色，立即通知主管医生，给予止血药、输血，必要时做好开胸止血准备。

7. 伤口护理

密切观察伤口有无渗血渗液，有异常及时告知医生处理。

8. 休息与活动

患者在麻醉清醒后，即可在护士帮助下行躯干和四肢的轻度活动，每 4 小时 1 次，鼓励患者早期下床活动。若出现头晕、气短、心悸或出汗等症状，立即停止活动。全肺切除术后绝对卧床 3~5 天，方可下床活动。

9. 饮食护理

常规术后 6 小时饮少量温开水，无恶心呕吐等不适进流质饮食，术后以高蛋白、高热量、富含维生素易消化的饮食为主，不能进食者按医嘱给予鼻饲饮食或静脉营养支持治疗，保证营养的供给。

10. 健康教育指导

（1）麻醉清醒后告知患者已安全返回病房，解除焦虑情绪。

（2）留置胸腔闭式引流管的患者，告知翻身和下床活动时要防止引流瓶的倾倒，以免气体进入胸腔内而致气胸。在搬运中不要将引流瓶高于胸腔置管平面，以免引起逆行感染。留置尿管的患者指导间断夹闭尿管，锻炼膀胱舒缩功能。

（3）指导患者进行活动，顺序为坐位→站位→扶床移动→独立移步室内走动，活动量以不感疲劳为宜。

（4）用药指导。向患者说明药物的作用及不良反应，指导患者按医嘱服药。

四、并发症的护理

1. 肺部感染

（1）严密监测体温变化，高热时对症处理。

（2）观察患者咳嗽咳痰情况，以及痰液的性质、颜色及量，定时叩背体疗，鼓励早期下床活动，卧床和年老体弱者，应每 1~2 小时变换体位、翻身、叩背，及时清理呼吸道分泌物。

（3）指导患者多饮水，避免辛辣刺激性的食物。

（4）遵医嘱给予抗生素治疗，观察药物疗效及不良反应。

2. 切口感染

（1）参见术后护理常规中伤口护理。

（2）鼓励患者进食高蛋白、高热量、富含维生素的饮食，不能进食者遵医嘱给予肠内营养。

（3）糖尿病患者严密监测血糖，做好健康教育指导。

3. 尿潴留

（1）协助患者取舒适体位，养成定时排尿的习惯，鼓励患者排尿。病情允许的情况下，协助坐起或站立于床边，创造利于排尿的环境。

（2）诱导排尿，必要时留置导尿，做好尿管护理。

（3）有前列腺肥大病史的患者遵嘱给予相应药物，并观察疗效。

4. 低氧血症

（1）术后给予半卧位、持续中流量吸氧，严密监测经 SpO_2，呼吸频率、节律的变化。注意甲床、口唇等有无发绀，必要时遵医嘱行血气分析，生化、血常规等实验室检查，予以心电监护，结果异常及时报告医生处理。

（2）保持病室环境安静、整洁、温湿度适宜，定时开窗通风，去除诱发因素。

（3）保持呼吸道通畅，加强呼吸道护理，给予雾化吸入，必要时吸痰。

五、出院指导

1. 休息与活动

保持良好的情绪状态，向患者说明术后早期避免去公共场所，预防呼吸道感染，预防感冒。出院后继续坚持深呼吸及肩臂运动，加强术侧上肢功能锻炼，呼吸急促或胸痛时，应停止活动和锻炼。

2. 制定饮食计划

多进食高热量、高蛋白、低脂肪、富含维生素、粗纤维的食物。

3. 出院带药

告知患者及家属遵医嘱按时服药。

4. 复诊

出院后 2 周携带出院证到门诊复查，告知复查时间、地点。

第四节　胸腔闭式引流的护理

一、胸腔闭式引流的目的

（1）排除胸膜腔内积气、积液。

（2）恢复和保持胸膜腔负压，维持纵膈正常位置，促使术侧肺复张。

（3）发现胸膜腔内活动性出血、支气管残端瘘等。

二、胸腔闭式引流的原理

（1）当胸膜腔内因积液积气形成高压时，胸膜腔内的液体或气体可排至引流瓶内。

（2）当胸膜腔内恢复负压时，水封瓶内的液体被吸至引流管下端形成负压水柱，阻止空气进入胸膜腔。

三、胸腔闭式引流管的放置位置

（1）气胸患者一般放置在患侧锁骨中线第 2 肋间。

（2）胸腔积液患者一般放置在患侧腋中线或腋后线第 6~8 肋间。

四、胸腔闭式引流的护理

1. 无菌操作

严格无菌操作，防止感染。

2. 管道密封

使用前检查引流装置，保持管道、引流瓶密封无破损，紧密衔接引流装置的各个接口，以避免发生漏气或滑脱；更换引流瓶时，需用两把血管钳对夹上段引流管，防止空气进入。

3. 妥善固定引流管

引流瓶低于引流口平面60~100cm，引流瓶的长管必须浸入水面下3~4cm；在搬运患者时，需将引流管夹闭，以防止衔接处滑脱；在患者下地活动时，水封瓶不可倒置，不可高于胸腔，以免引流液逆流。

4. 保持引流通畅

患者生命体征平稳，取半卧位，鼓励下床活动、咳嗽、咳痰及深呼吸运动，促使胸腔内积气积液排出，促进肺复张；定时挤压引流管，防止管道扭曲、受压、打折、避免堵塞。

5. 观察引流瓶内水柱波动情况

正常胸腔压力为-8~-10cmH_2O，引流瓶内水柱随呼吸上下波动范围4~6cm，表示引流管通畅；若水柱波动过大，提示可能存在肺不张，水柱无波动时提示引流管不通畅或肺已完全复张。

6. 观察并记录引流液的性质、颜色及量

严密观察引流液的性质、颜色及量，并做好记录，血性液渐变为淡红色，量渐少为正常，24小时内一般不超过500mL，若术后每小时引流液超过200mL，连续2~3小时，说明胸腔内有活动性出血，及时报告医生处理。

7. 定时更换引流瓶

每24小时更换一次或根据需要随时更换，严格无菌操作。

8. 发生意外及时正确处理

水封瓶破裂或连接部位脱开，应立即用血管钳夹闭上段引流管或用手反折后捏紧，立即更换无菌引流装置；若引流管从胸腔处脱出，应及时用手捏闭伤口皮肤，消毒后以无菌敷料封闭，报告医生及时处理。

9. 拔管指征

48~72小时水柱波动小，无气体、液体排出或24小时引流液量小于50mL，X线检查提示肺复张良好，即可拔除引流管。拔管后24小时内，应注意观察患者是否有胸闷、呼吸困难、发绀、切口漏气、渗液、出血及皮下气肿，如发现异常，及时报告医生处理。

（贾琎蕊）

第三章　胸外科常见症状

第一节　胸痛

胸痛是胸外科最常见症状之一，除需了解疼痛的性质、程度、发作时间及频度外，应特别注意既往史，以排除心源性胸痛。

胸痛因其病变组织及神经传导通路的不同分为内脏痛及胸壁痛两类，前者又可分为心源性胸痛及非心源性胸痛。内脏痛为无髓鞘C纤维传导，痛觉定位差，缓解及加重过程缓慢，多为钝痛。胸壁痛为粗大的有髓鞘神经纤维传导，定位准确。

一、病因

1. 心血管

心绞痛、心肌梗死、主动脉瓣膜病、胸主动脉瘤、心肌炎、二尖瓣脱垂、心包炎。

2. 胃肠道

反流性食管炎、食管运动功能紊乱、食管痉挛、消化性溃疡、胆囊炎、胰腺炎、肝淤血、脾曲综合征

3. 呼吸道

胸膜炎、纵隔炎、气管支气管炎、肺炎、胸内肿物、肺栓塞、肺动脉高压。

4. 非心源性胸痛、胸壁疼痛

肋软骨炎，即蒂策（Tietze）综合征、剑突异常、肋骨骨折、肌痛、Pancoast 综合征、胸出口综合征、颈神经根炎、肩手综合征、胸壁感染。

5. 其他原因

带状疱疹、开胸术后、神经循环系统、Mandor 病、Takayasu 病（动脉炎）、焦虑障碍（发作性惊恐或焦虑）

二、胸痛的诊断方法

（一）目的

诊断胸痛患者的目的是明确其症状是否因心肌缺血、心肌梗死、非心源性胸痛或不明原因的胸痛，不幸的是，没有简单的、适用于所有早期病例的诊断方式。但是，以下几点会有助于诊断胸痛的病因。

（二）病史

了解病史仍非常重要，不仅限于关于疼痛的性质、部位、程度、时间等，而且还需包括患者的性别、年龄和有否其他高危因素，以往心肌梗死、心绞痛、冠状动脉搭桥术等。如果

患者有反复的胸痛、疲劳引发，休息或含服硝酸甘油缓解；或有急性发作的胸骨后压迫感，要警惕是心源性胸痛。另外，如果患者是老年、男性，有高血压、高血脂、糖尿病，或有冠脉搭桥病史、吸烟史，其患心肌缺血或梗死的概率很高，很可能为心源性胸痛。相反，如果患者有外伤史、胸痛与疲劳无关、硝酸甘油不能缓解、没有心脏病高危因素的年轻女性、不服用避孕药，其非心源性胸痛的概率就很高。

（三）心电图

即使是非典型心肌缺血的表现，也不能轻易排除是心源性胸痛，因此，所有胸痛患者均应做心电图检查（ECG）。如果全部12导联ECG检查正常，心源性胸痛的可能性就不大，但需要强调的是，ECG应在胸痛发作时检查，而不应在胸痛间歇期检查。另一方面，如果任一导联的ECG异常，如ST段异常、T波倒置、室性期前收缩、房颤等，要高度怀疑心肌缺血、心包炎或心肌梗死造成的心源性胸痛。

（四）肌原蛋白I

近年来，急诊采用快速血清肌原蛋白I的检查，可能作为诊断以往（发作10h后至10d）心源性胸痛的线索，但是，如果在胸痛发作的早期（1~2小时内）检查，肌原蛋白I阴性不能排除心肌梗死的可能性。

（五）胸片

胸部影像检查常用于胸痛的诊断，但是，根据影像学结果很少做出诊断，除非是气胸、胸主动脉瘤所致的纵隔增宽或冠状动脉钙化等。冠脉钙化并不等于心肌缺血，但可作为诊断的佐证，相反，没有冠脉钙化，并不妨碍心肌缺血的诊断。

（六）其他诊断方法

其他检查方法包括评价心肌功能的经胸壁心脏超声和核素负荷试验等。

1. 心脏超声

如果经胸壁超声检查结果正常，不能排除心肌缺血的可能性，特别是患者疼痛缓解后的检查结果。如果在典型症状发作时，心脏超声显示心肌运动正常，则不支持心源性胸痛，至少可以确定不是大范围心肌梗死所引起的胸痛。

2. 放射性核素/负荷试验

放射性核素负荷试验可明确冠状动脉狭窄造成的血流受限，如冠脉血流量不受限，核素检查结果会正常，如冠脉痉挛患者服用药物后血流改善，核素检查结果呈正常表现。

特别注意：本节的目的是期望在门、急诊工作的医师，应多花费一些时间和精力，仔细区分这一最常见的症状是因心脏疾病引起，还是非心脏疾病。本人在胸外科门诊最常见的主诉就是胸痛，虽很少是因心脏病所致，但仍需仔细甄别那些非典型病史和ECG。

三、非心源性胸痛

非心源性胸痛也被称为假性心绞痛，指非心脏疾病所致的类似心绞痛样的胸痛，这些患者心电图等心脏检查正常。在诊断非心源性胸痛之前，必须排除心脏疾病。不像心脏的检查：非心源性胸痛主要是根据患者的病史和体检结果，很少有辅助检查方法可以利用。

（一）消化系统疾病

30%~60%的非心源性胸痛源于食管疾病，包括食管痉挛、贲门失弛症。正常的食管蠕动或收缩不引起胸痛，但高压力的食管收缩可引起胸痛，为典型的胸骨后疼痛，有时向背部、肩胛、颌部及上肢放射，疼痛可较为剧烈，类似心绞痛，可持续几分钟至几小时，可无诱因自发，也可因吞咽动作诱发。疼痛时可伴有吞咽困难。口服平滑肌松弛剂（如硝酸甘油等）可缓解疼痛，这与心源性胸痛类似，常引起误诊。

食管疾病引起的胸痛有3种，烧灼痛、假性心绞痛及吞咽痛，可伴有吞咽困难、反酸及胃灼热等症状。烧灼痛是胃食管反流引起，偶也因胆汁或胰液食管反流所致。另外两种性质的疼痛与食管扩张或痉挛有关，50%的食管疼痛被误诊为心绞痛。常见疾病有贲门失弛症、弥漫性食管痉挛、胃食管反流及食管癌等。

（二）呼吸系统疾病

呼吸系统疾病引起的胸痛虽然不是最常见，但却是胸痛的一个重要病因，常需胸片或CT检查来诊断，病变部位与疼痛部位的关系：气管病变时胸痛反映在颈部，隆突病变胸痛反映在胸骨上部；主支气管病变胸痛反映在同侧胸骨外缘；壁层胸膜病变胸痛反映在对应的胸壁，膈肌病变胸痛反映在下胸部及上腹部，伴肩、颈部放射。

肺癌疼痛部位与以上对应的部位稍有不同，如左肺门部肺癌，引起胸骨后、胸骨外侧缘及肩胛下疼痛，右肺门部肺癌在胸骨外侧缘，上叶在前上胸部、肩峰及三角肌部，下叶在肩胛下部，疼痛为自发性，伴对应部位的痛觉过敏及肌肉压痛。

其他常见引起胸痛的肺部疾病有以下几种。①肺栓塞：肺动脉栓塞指肺动脉腔内停留有血凝块，阻断肺动脉血流达肺组织。这是一种致命的胸痛病因，要特别注意病史或高危因素，以免误诊。肺栓塞的症状可能包括突发、锐性胸痛，深吸气或咳嗽时加重，可能还有其他症状，如呼吸困难、心悸、焦虑或晕厥。肺栓塞需急诊药物治疗，很少需要手术治疗。②胸膜炎：锐性、局限、吸气或咳嗽时加重的胸痛可能提示胸膜炎，胸膜炎可由多种疾病引起，包括；肺的急性病毒或细菌感染（肺炎）及自身免疫性疾病（如狼疮），也可是由于肺栓塞或累及肺表面的肿瘤造成的肺损伤，甚至肋骨骨折造成的肺损伤等。治疗以处理原发病为主，非处方止痛药很少会有作用，除非炎症消退。③其他呼吸系统疾病：肺萎陷（如气胸）、肺动脉高压和严重的哮喘等也可引起胸痛。

（三）胸壁疾病

胸壁或胸膜疾病所致的疼痛特点：深呼吸、咳嗽时加重，常限制患者的呼吸运动，胸膜引起的疼痛可在出现胸腔积液后缓解，可有局部定位不准的深压痛，且疼痛较轻。而胸壁痛常有定位准确的局部压痛。

1. 肋软骨炎

肋软骨炎是一种非特异性、非化脓性肋软骨炎性病变，临床上较多见。主要临床表现为肋软骨局限性疼痛。如果疼痛区肿胀，则被称为Tietze病。本病病因不明，1921年Tietze首先报道此病，故也称为Tietze病。

可能与以下因素有关：①多数患者发病前有上呼吸道感染史，有学者认为可能与病毒感染有关。②可能与胸肋关节韧带损伤有关。③可能与内分泌异常引起肋软骨营养障碍有关，因此也称本病为营养障碍性肋软骨萎缩症。④肋软骨的组织学检查正常，只是发育较粗大，有人也称作肋软骨增生症。

诊断要点：①青年人，近期有呼吸道感染史。②局部疼痛是唯一的主诉，活动加剧，发作持续时间可长可短，多在3~4周自行消失，但常反复发作，迁延数月甚至几年，轻者仅感轻度胸闷不影响正常工作，严重时肩臂惧动，甚或牵及半身。③典型的临床表现：受累的肋软骨肿大隆起，局部压痛明显，但无细菌感染时的表皮红热征。④本病多侵犯单根肋软骨，偶见多根及双侧受累，发生部位多在胸骨旁的2~4肋软骨，以第2肋软骨最常见。⑤X线检查无异常改变，但可用于排除肋软骨恶性肿瘤及其他病变。

鉴别诊断：因局部有肿胀、凸起及疼痛，应与肋软骨肿瘤、胸壁结核、骨折后骨痂形成等鉴别。

治疗方法：治疗主要采用阿司匹林或其他非甾体类镇痛消炎药对症治疗，如布洛芬等。如疼痛明显，对症治疗欠佳，可考虑普鲁卡因和可的松局部封闭治疗，但全身应慎重使用肾上腺皮质激素类药。其他治疗包括理疗、热敷、放射治疗、抗感染、针灸等对症治疗效果较差。中医传统疗法如“复元活血汤”对缓解疼痛有效，但对肿大增粗的肋软骨无效。对少数非手术治疗无效的伴有肋软骨肿大明显而症状较多者、恶性病变不能排除者，应切除病变的肋软骨来达到治愈。

术中注意事项：只要求将肿大增粗的肋软骨切除，需保留骨膜及胸壁其他组织。由于胸骨旁2~4肋软骨的多发性，且肿大增粗的肋软骨与胸骨紧贴，切除病变肋软骨时须注意勿伤及胸廓内动静脉。

2. 纤维肌痛

纤维肌痛是在1990年由美国风湿协会命名，也被称为纤维肌痛综合征，此前一度被称为肌风湿病、慢性肌痛综合征、精神性风湿症和疲劳性肌痛。此病是一种累及肌肉、韧带和肌腱的慢性疼痛性疾病，表现为清晨自觉肌肉僵硬、活动困难、疲劳和睡眠不足，而全身检查无引起疼痛的特异性疾病。近年来纤维肌痛的诊断例数逐渐增加，有人估计2%的美国人患过此病。病因不明，虽有很多理论，但没有一个被证实。其中一个学说是以下因素之一：紧张、睡眠不足、机械或精神创伤等激发了对痛觉敏感的患者发生此病症。其他学说包括中枢神经系统的创伤、感染、心理、生理因素。

此病女性多见，可能与男性很少因疼痛就诊有关。纤维肌痛的主要症状就是慢性疼痛—“全身痛”，疼痛伴沉重感或烧灼感，并常伴有肌肉、韧带、肌腱的僵硬、不适感。虽然类似关节炎，但并不属于关节炎，也不引起关节变形。纤维肌痛可能伴有失眠、疲劳、焦虑、压抑、紧张、头痛、手足刺痛、麻木、消化系统症状和对气候温度变化敏感等症状。症状可能会轻、重交替出现，但不会完全消失。通常是在第一年最重，虽然是慢性疾病，但不会进行性加重、致残或危及生命。

纤维肌痛的诊断较为困难，目前尚没有检查可以确诊或排除此病，其临床表现又与其他疾病相似，如甲状腺功能减退、类风湿性关节炎、Lyme病。如果常规的检查未见明显异常，排除其他疾病后仍有明确的疼痛，则可诊断此病。美国风湿协会提出的诊断线索包括：持续至少3个月的广泛疼痛，最少11个部位的压痛，这些部位被称为压痛点。但有很多人认为即使压痛点没有这么多，也可诊断为此病。

目前尚无有效治疗，但以下治疗步骤可缓解疼痛。①缓解精神压力：适度放松紧张的情绪，但完全静养、放弃活动者的改善程度不如保持适度活动者。②有规律的锻炼：最初的锻炼活动会加重症状，但坚持规律的运动锻炼，症状会改善，适度的锻炼包括散步、游泳、骑车、有氧运动，每次活动 20~30 分钟，每周活动 4 次或更多，伸展或舒适的姿势也很重要，在疼痛缓解期最好不要增加活动量。③充足的睡眠：规律和充分的睡眠非常重要，疲劳会加重症状。④药物治疗：适量的止痛药和小剂量抗抑郁药有利于缓解症状和延长睡眠，要尽量避免易于产生药物依赖的麻醉药和催眠药。⑤其他：有人试用按摩和热疗。

其他，由于过度咳嗽、肋骨损伤或肌肉挫伤等原因，引起胸壁肌肉酸痛，胸壁肌肉痛在转体或上肢抬举时加重。如果尺神经传导速度减弱到 48 M/s 或更低，提示胸出口综合征。

胸壁疼痛的一般治疗包括：休息、热疗和非甾体类抗炎药，如布洛芬等。

（四）其他病因

1. 焦虑障碍

一些患者患无法解释的胸痛，可能是由精神焦虑引起，精神紧张造成的胸痛包括：①一般性焦虑：一些既往有心脏病发作史者或有家族心脏病发作史者，对于胸痛较为敏感，如果这类患者稍有胸部不适，就会有类似心脏病发作的表现，并越来越重。但是绝大多数患者在被告知心脏检查正常后，病情不很严重后，自述疼痛会迅速缓解。②惊恐发作：这种与焦虑有关、可以诊断的疾病可引起胸痛，惊恐发作的定义是间断发作的强烈恐惧，并伴随类似心绞痛的症状，如胸痛、心率快、多汗和气短。

焦虑障碍很常见，可为引起胸痛的病因，或伴随其他引起胸痛的病因。治疗：常推荐改变生活环境，以减轻精神压力，抗抑郁药可能有效。

2. 引起非心源性胸痛的其他病因

神经受压或带状疱疹（一种水痘病毒引起的神经系统感染），慢性疼痛综合征，如纤维肌痛也可引起胸痛。另外，胆囊结石或胆囊炎、胰腺炎可引发急性上腹部疼痛，放射到胸部。较罕见的原因还有累及胸壁或转移的癌症也可能引发胸痛。

第二节　咳嗽与咳痰

咳嗽是保护性生理反射。通过咳嗽反射能有效清除呼吸道内的分泌物或进入气道内的异物，但频繁或剧烈的咳嗽和多量或黏稠的咳痰则属病态。过度的咳嗽可使呼吸道内的感染扩散，出现呼吸道出血、肺泡破裂及气胸、胸膜腔内压改变而影响心血管功能，亦可引起喉痛、音哑、呼吸肌疼痛、胸痛、头痛、腹痛、呕吐，甚至小便失禁或晕厥等。

咳痰是通过咳嗽动作将呼吸道内病理性分泌物排出口腔外的病态现象。口咽部分泌（包括唾液）及后鼻道流入（或吸入）至口咽部的鼻腔分泌物并不是真正的痰。正常人可咳出少量的白痰，当支气管-气管发生病理改变时，痰的量及其性状将发生相应的改变。咳痰亦为呼吸系统疾病常见症状之一。

一、病因与机制

咳嗽和咳痰均为呼吸系统疾病最常见的症状，由以下一些疾病及因素可引起。

1. 气道疾病

病毒性呼吸道感染；急性及慢性支气管炎；支气管哮喘；支气管扩张；气道肿瘤；气道

息肉或结石；支气管胸膜瘘；食管-气管瘘；肺部肿瘤；肺炎；肺结核；肺脓肿；肺栓塞；肺间质纤维化；肺泡蛋白沉积症；尘肺；肺血管炎；外源性变态反应性肺泡炎；肺结节病。

2. 纵膈及胸膜疾病

纵隔肿瘤；食管肿瘤；食管瘘或食管憩室；主动脉瘤；纵隔淋巴结肿大；胸膜炎或胸膜肿瘤；胸膜腔积液；气胸。

3. 其他因素

吸烟；冷空气刺激；气道异物；有害化学气体刺激；空气污染；左心功能不全；各种原因引起的肺水肿；胃食管反流；外耳道受刺激；精神性或习惯性咳嗽。

咳嗽的发生大多是咳嗽中枢受到迷走神经传入刺激而驱动的。在外耳道、鼻腔、咽喉、气管-支气管、肺、胸膜及其他内脏等处都可以有迷走神经纤维，对这些部位的刺激（炎症、瘀血、物理、化学及过敏因素等）都可能引起反射性咳嗽。刺激效应以喉部杓状间腔和气管分叉部黏膜最敏感。肺泡受刺激所致咳嗽是由于肺泡分泌物进入小支气管而引起的，也与分布于肺的 C 纤维末梢受刺激（尤其是化学刺激）有关。心血管疾病如左心衰竭引起肺瘀血、肺水肿，或因右心及体循环静脉栓子脱落引起肺栓塞，肺泡及支气管内新生物、渗出物及漏出物刺激肺泡壁及支气管黏膜引起咳嗽，从大脑皮质发出冲动传至延髓咳嗽中枢。胃-食管反流、使用 ACEI 类药物等也可引起咳嗽。

当咽、喉、气管、支气管和肺因各种原因（微生物性、物理性、化学性、过敏性等）使黏膜或肺泡充血、水肿、毛细血管通透性增高和腺体分泌增加，渗出物（含红细胞、白细胞、巨噬细胞、纤维蛋白等）与黏液、浆液、吸入的尘埃和某些组织破坏产物一起混合成病理性分泌物，经咳嗽动作排出口腔外，即称为痰。痰液中可检出多种免疫成分（免疫球蛋白、补体、溶菌酶等）及炎症介质，呼吸道感染时，可检出病毒、细菌、支原体、衣原体、立克次体、真菌、原虫及虫卵等。

二、临床表现

几乎所有的呼吸系统疾病患者都有不同程度的咳嗽症状，特异性不强，故对于咳嗽（或伴有咳痰）的患者做诊断时，应注意咳嗽的性质、咳痰的性状及痰量、伴随症状、疾病的演变、所用药物（ACEI 类药物可致咳）及治疗反应等，并需进行有关检查，以明确诊断。

（一）咳嗽的性质

1. 干咳或刺激性咳嗽

咳嗽无痰或痰量较少，称干性咳嗽，多见于急性咽喉炎、慢性喉炎、急性气管-支气管炎、大气道受压（淋巴结、主动脉瘤、纵隔或食管肿瘤压迫）、气管或支气管肿瘤、气管或支气管异物、胸膜炎、喉及肺结核、气胸等，亦可见于支气管哮喘、肺炎早期、轻度肺水肿、各种原因引起的肺纤维化、外耳道受刺激及习惯性咳嗽等。

2. 高调金属音的咳嗽

其多见于支气管癌、主动脉瘤、纵隔淋巴结肿大或肿瘤压迫气道。

3. 犬吠样咳嗽

其多见于气管异物、主动脉瘤、纵隔淋巴结肿大或肿瘤压迫气管，亦可见于喉水肿及会厌声带肿胀等。

4. 咳嗽声低微或无声

其多见于声带麻痹或全身极度衰弱者。

（二）咳嗽的时间与节律

1. 急性起病的咳嗽

其多见于呼吸道急性炎症、吸入刺激性气体或气道异物。

2. 缓慢起病的长期咳嗽

其多见于慢性呼吸道疾病，如慢性支气管炎、支气管扩张、慢性肺脓肿、空洞型肺结核、肺脓肿、特发性肺间质纤维化或各种肺尘埃沉着症等。

3. 痉挛性或发作性咳嗽

其多见于百日咳、支气管内膜结核或肿瘤、气管或支气管分叉部受压（淋巴结结核或肿瘤）以及支气管哮喘、心源性哮喘等。

4. 夜间咳嗽

其多见于肺结核、支气管哮喘、左心衰竭（与夜间肺淤血加重及迷走神经兴奋有关）等。

5. 清晨咳嗽

其多见于上呼吸道慢性炎症、慢性支气管炎、支气管扩张、肺脓肿等，由于睡眠时分泌物潴留于支气管内，晨起后即有阵咳以排除分泌物。

6. 与进食有关的咳嗽

其多提示食管-气管瘘。

7. 体位改变

体位改变时出现干咳，多见于纵隔肿瘤或大量胸膜腔积液；体位变动时有痰的咳嗽加剧，多见于支气管扩张；脓胸伴支气管胸膜瘘患者在一定体位时，脓液进入瘘管而引起剧咳。

（三）伴随症状

1. 咳嗽伴发热

其见于呼吸道（上、下呼吸道）感染、支气管扩张并感染、肺结核、胸膜炎等。

2. 咳嗽伴呼吸困难

其见于喉炎、喉水肿、喉肿瘤、支气管哮喘、慢性阻塞性肺疾病、重症肺炎、肺结核、肺水肿、肺淤血、气胸、大量胸腔积液等。

3. 咳嗽伴胸痛

其见于肺炎、自发性气胸、胸膜炎等。

4. 咳嗽伴多痰

其见于急慢性支气管炎、支气管扩张、肺脓肿、空洞型肺结核、寄生虫病、脓胸伴支气管胸膜瘘等。

5. 咳嗽伴咯血

其常见于肺结核、支气管扩张、支气管肺癌、肺脓肿、二尖瓣狭窄等。

6. 咳嗽伴声嘶

其见于急性喉炎、喉结核、喉癌、纵隔肿瘤或纵隔淋巴结肿大（转移性肿瘤）侵犯喉返神经。

7. 咳嗽伴哮鸣音

其见于支气管哮喘、喘息性支气管炎、心源性哮喘、气管与支气管异物、气管与大支气管不全性阻塞等。

8. 咳嗽伴杵状指

其见于支气管扩张、支气管肺癌、肺脓肿、脓胸。

（四）咳痰的性状

1. 无色或白色黏液痰

其见于慢性单纯型支气管炎（缓解期）、支气管哮喘、肺炎早期等，偶见于肺泡细胞癌。

2. 浆液性痰

呈水样或泡沫状，常见于气道过敏性炎症。每日咳数百或上千毫升浆液泡沫样痰，还应考虑弥漫性肺泡细胞癌的可能。大量稀薄浆液性痰中含粉皮样物，提示棘球蚴病（包虫病）。

3. 脓性痰

其见于支气管扩张、肺脓肿、空洞型肺结核、脓胸伴支气管胸膜瘘等。大量脓性痰静置后可分为三层：上层为泡沫，中层为浆液或浆液脓性，下层为坏死组织。黏液脓性痰多见于慢性支气管炎急性加重期、肺结核伴感染。

4. 黏液痰栓

黏液痰栓常呈支气管树状，棕黄色，质硬有弹性，为变态反应性肺曲菌病痰的特征，偶见于支气管哮喘。

5. 灰黄色痰

其见于烟曲菌感染。

6. 白色黏丝痰

其常见于念珠菌感染。

7. 血性痰

其多见于支气管炎、肺结核、支气管扩张、肺梗死、肺癌等。需与鼻咽、口腔出血及消化道出血所致的呕血相鉴别。铁锈色痰多见于大叶性肺炎和肺梗死。

8. 粉红色或血色浆液性泡沫痰

其为急性肺水肿的特征性痰。

9. 砖红色胶冻样痰

其为克雷白杆菌肺炎痰的特征。

10. 巧克力色或红褐色痰

其为阿米巴肺脓肿痰的特征。

11. 果酱样或烂桃样痰

其见于肺吸虫病痰。

12. 绿色痰（含有胆汁绿脓素或变性血红蛋白）

其见于黄疸、铜绿假单胞菌感染或吸收缓慢的肺炎球菌肺炎。暗黄绿色稠厚痰团粒见于空洞型肺结核。

13. 灰黑色痰

因吸入大量尘埃所致，见于煤矿工人、锅炉工人或长期大量吸烟者。

14. 恶臭痰

厌氧菌感染时的痰常有恶臭味，见于肺脓肿、支气管扩张感染、支气管肺癌晚期、脓胸伴支气管胸膜瘘等。

（五）其他

1. 年龄与性别

小儿不明原因的呛咳，需注意有无异物吸入或因支气管淋巴结肿大压迫气管、支气管引起；青年人长期咳嗽，需考虑肺结核、支气管扩张或肿瘤；特别是中年以上男性吸烟患者难以控制的咳嗽，需高度警惕支气管肺癌的可能。

2. 职业与环境

说话较多的职业（如教师、演讲家、歌唱家等）易患慢性咽炎；吸烟者的咳嗽多由慢性支气管炎引起；初到高原地区发生剧咳需警惕肺水肿，吸入室尘或花粉引起的咳嗽可能为支气管哮喘；长期接触有害粉尘者久咳不愈，应考虑尘肺的可能；生活环境有螨虫滋生或从事粮食加工、销售及仓库保管等工种，应考虑螨虫寄生性支气管炎的诊断。

（六）实验室检查

白细胞总数增加和（或）中性粒细胞比例增高提示肺部细菌感染，嗜酸粒细胞比例增加提示寄生虫感染或变态反应性支气管-肺疾病。痰细胞学及微生物学检查有助于肺癌、肺炎及肺结核感染性疾病的诊断。

（七）其他检查

胸部X线检查常有助于病因诊断，但某些疾病引起的咳嗽、咳痰患者（如支气管哮喘和急、慢性支气管炎及气道腔内肿瘤等）X线检查可能“正常”。间接喉镜可发现引起咳嗽、咳痰的喉部原因。对原因不明的持续咳嗽且无禁忌者，均应做纤维支气管镜检查，必要时可做胸部CT或MRI检查、胸部肿瘤显像、肺功能检查（必要时行气道变应性测定）、结核菌素试验、CT 引导下经皮肺穿刺等。

第三节　咯血

咯血指咯出的血来自喉头以下的气管、支气管、肺组织，咯血量可从痰中带血到大量鲜血，需与鼻、齿龈出血及呕血等出血鉴别。咯血多伴咳嗽、胸部不适及压迫感，痰的性状以鲜血为主，有泡沫、流动性，无酸味。引起咯血的疾病超过一百种，常见于以下疾病：多数呼吸道感染性疾病、肿瘤、创伤、肺梗死、肺动静脉瘘及医源性（放疗、导管化疗）等。

虽然 57%的肺癌患者有咯血症状，但咯血的最常见病因是支气管炎，需特别注意咯血的支气管炎患者，有 19%~29%最终发展成肺癌。慢性支气管炎及支气管扩张的出血机制是：病变部位炎性破坏血管，支气管动脉、肺动脉吻合部的破坏，可因高压的体循环与低压的肺循环导致大出血。

肺脓肿大出血较少见，其脓肿内空洞的肉芽组织有丰富的毛细血管，破坏后致大量出血。结核活动期空洞形成进行性咯血，非活动期时，结核性支气管扩张、残腔内血管呈动脉瘤样扩张（Rasmussen 动脉瘤）破裂、真菌寄生、钙化淋巴结穿破支气管等均可引起大出血。肿瘤侵破小血管可致高频度咯血。

肺梗死出血原因为栓子远端肺循环被高压支气管动脉的体循环灌注，使低压的肺血管破裂，也可因远端肺梗死而出血。此类患者仅 19%可经血管造影确诊，更多的仅表现为胸片上的肺实质渗出性改变。

反复咯血指在一年内两次或更多次的咯血，如两次咯血的间隔超过一年，应考虑不同原因引起的咯血。如间隔数周或 2~3 个月，多考虑为同一病因所致的咯血，如第一次咯血时已明确诊断，以后可不必反复全面检查，但咯血多次反复后仍需进一步检查，以明确病情的进展变化。

大咯血：48 小时之内咯血量超过 600mL 被定义为大咯血，窒息是大咯血的主要致死原因。大咯血死亡率较高，如 3 小时内咯血量在 400mL 或 24 小时内 600mL，其死亡率为 75%。抢救大咯血的基本原则是保持呼吸道通畅。如不能确定出血部位，应采用头低位，并同时给氧、吸痰及静脉补液。必要时选用粗口径的支气管镜检查，明确出血部位，急诊手术治疗。大咯血者，20%为支气管肺恶性肿瘤，其中 50%因咯血死亡，而非恶性肿瘤的大咯血者，仅 28%死于咯血。

咯血的诊断方法包括胸片、血常规、凝血功能、痰培养及细胞学检查、动脉血气、支气管镜等，2.5%~9%的胸片无异常者，支气管镜检发现肿瘤。其他特殊检查包括 CT、放射性核素检查等。咯血的治疗原则是止血、防止误吸及治疗原发病。

第四节　呼吸困难

呼吸困难是一种症状，也是一种体征。在呼吸困难时，有以下几个特点。呼吸需要用力，因而呼吸肌及副呼吸肌均参与运动；肺换气作用增加，呼吸深度或频率或两者同时增加；主观上有呼吸急促或气不够的感觉。

一、机制

(一) 直接的化学性刺激

通常二氧化碳分压增加、氧分压降低或氢离子浓度增加均可直接影响呼吸中枢，引起呼吸困难。

(二) 神经性刺激

1. 肺部反射

肺部反射是控制呼吸的神经因素对呼吸中枢的反射作用，经过迷走反射为最重要。

2. 颈动脉窦与主动脉弓的反射

这两处引起的反射可分为两类。

(1) 压力性反射：即血压增高时，呼吸受到抑制，而血压降低时呼吸受到刺激。

(2) 化学性反射：即血液二氧化碳增加，酸度增高或缺氧，可由反射作用而刺激呼吸中枢，代表化学与神经反射的合并作用。上述化学改变中，以血氧浓度显著下降时所引起的反射刺激最为重要。

3. 骨骼与关节的反射

肌肉与关节运动时，可由神经反射刺激呼吸。

4. 其他刺激

身体其他部位如皮肤、上呼吸道黏膜、感觉器官等都能发生刺激呼吸的反射。发热也能刺激呼吸中枢。

呼吸困难的基本原因是呼吸中枢受到刺激后，使呼吸作用增加。因此，上述各种化学性或神经性刺激的增加，都能引起呼吸困难。

二、病因

(一) 呼吸及循环系统疾病

1. 心脏病

充血性心力衰竭是引起显著呼吸困难最普遍而主要的原因。产生呼吸困难的主要因素是肺充血，因为肺充血可使肺部发生的反射性刺激增强，同时肺活量降低。

2. 肺部疾病

如肺炎、肺不张、肺气肿及肺梗死等，部分由于肺部迷走神经反射增强，同时血液氧浓度降低或二氧化碳浓度增加。肺炎是因胸膜炎疼痛而引起反射性刺激，以及体温增高均是产生呼吸困难的因素。

3. 胸膜炎及气胸

呼吸困难主要由于肺活量降低所致。

4. 支气管性气喘及其他呼吸道阻塞

呼吸困难主要由于肺换气作用不足，引起缺氧及二氧化碳滞留。肺部反射性增强亦是重要因素。

（二）血液变化

1. 酸中毒

酸中毒是糖尿病酮症酸中毒或尿中毒患者血液中酸度增高而引起呼吸困难。

2. 贫血

贫血是呼吸困难常限于劳累之后，由于血红蛋白含量较低使氧交换的媒介缺乏。

3. 缺氧

如在高空时因空气稀薄所产生的呼吸困难。

（三）神经精神系统疾病

（1）颅内压增高或呼吸中枢附近受损害时，呼吸中枢因血流减少，或直接被压而受刺激。

（2）胸壁呼吸运动神经麻痹，使肺活量降低。

（3）出血或休克晚期时，血压显著降低，刺激颈动脉窦及主动脉弓的压力感受器，对呼吸中枢起反射作用。呼吸中枢血液供给不足亦为因素之一。

（4）癔症患者人为呼吸增强是由于高级中枢，尤其大脑皮质冲动的结果。

三、鉴别诊断

1. 充血性心力衰竭

其是临床引起显著呼吸困难最普遍而重要的原因，早期左心衰竭通常只有心跳加快及呼吸困难而无水肿。右心衰竭的症状除了心跳加快与呼吸困难外，患者常诉下肢水肿与上腹胀痛，这些症状与急性或慢性心包炎发生心脏压塞与充血现象相似，与肾炎或肝硬化亦相似，故须鉴别。

2. 大叶性肺炎

起病急，以寒战开始，继以持续高热，常伴有咳嗽及胸痛，铁锈色痰具有诊断价值。

3. 胸膜炎

主要症状为发热、咳嗽、胸痛。当渗出很快而量大，引起呼吸困难常显著，这些症状与肺炎相似，须加以鉴别。

4. 急性气胸

起病急，开始通常有剧烈胸痛，呼吸困难因胸腔内压力增高而继续加重，患者烦躁不安，有窒息感觉，严重病例有休克现象。

5. 支气管哮喘

主要由于支气管痉挛，其次是管壁水肿和管内韧性黏液增多，使管腔缩小所致。

6. 喉或气管阻塞

可由于白喉、卡他性喉炎、过敏性血管神经性水肿、喉肿瘤及喉内异物吸入所致。气管阻塞可由于管外压迫、气管内肿瘤或肉芽所致。

7. 支气管阻塞

由于异物吸入，黏液、血块、肿瘤堵塞所致。支气管外压迫如淋巴结、主动脉瘤或其他肿瘤等。

8. 肺气肿

较严重肺气肿可引起呼吸困难。

9. 酸中毒

常见于糖尿病酮症酸中毒和尿中毒患者。

10. 肺梗死

可突然发生胸痛、呼吸困难、咯血，严重时可有休克。

11. 呼吸运动受限制

膈向上移位或胸壁呼吸运动神经麻痹可妨碍呼吸运动，使肺活量降低而引起呼吸困难。

12. 癔病

癔症患者常发生呼吸增强，引起碱中毒及手足抽搐症状。

（贾琎蕊）

第四章　胸外科手术前后处理

第一节　术前评估

一、病史采集

胸外科手术涉及诸如循环、呼吸和消化等诸多方面，尽量详细地了解患者的现病史和既往史是每个胸外科医生必须重视的环节。

病史采集包含专科病史和既往病史。对于肺部疾患患者，专科病史应该了解患者的起病时间，有无发热、咳嗽、咳痰（痰液的颜色、性状、气味、痰量、与体位的关系、静置是否分层等）、痰血，有无咯血（咯血量、与体位的关系等），有无胸痛（钝痛还是刺痛、有无固定点、是否吸气痛等），有无乏力、盗汗、低热，有无异物吸入史等。对于食管疾病患者应该了解患者的起病时间，目前饮食状况（普食、半流或流质等），进食梗阻是否持续性加重抑或受情绪波动影响，有无胸背疼痛，有无声音嘶哑、呛咳脓痰，有无呕血黑便，有无胸闷气急，有无反复发作哮喘肺炎等。对于纵隔疾病应该了解患者的起病时间，有无咳嗽、咳痰、痰血，有无胸痛、心悸、呼吸困难，有无头面部逐渐肿胀病程，有无肢体疼痛和运动障碍，有无异常血压增高史，有无严重乏力、睁眼无力伴复视和吞咽困难，有无急躁、怕热、心动过速等。对于一些特殊外伤病例应该了解患者的起病时间（精确到小时），是否进食，受伤当时状况和环境，是否施救以及方式，有无休克表现、严重感染表现等。

既往史应该按系统回顾详细询问。要了解患者既往是否存在 COPD，是否存在心脏疾患，是否存在凝血异常，了解患者是否有内分泌疾患诸如糖尿病、甲状腺功能亢进、肾上腺皮质功能紊乱等，以此判断患者的手术耐受能力及决定术前术后特殊处理。对于既往手术史，食管疾病特别要了解腹部手术史和手术方式，这对于本次手术方式选择很重要。拟行胸腔镜手术的患者特别要了解术侧胸腔是否有外伤手术史，用以判断胸腔粘连程度，腔镜手术的可操作性等。

二、全面的体格检查

体格检查首先要从全面大体的角度观察患者的精神状态、营养状况、体力状况，借此初步判定患者对手术的耐受程度。然后按照系统检查逐一进行，不可遗漏。

专科检查主要是触摸患者双侧锁骨上区和颈部淋巴结是否肿大、固定。观察患者气管位置是否居中，双侧胸廓活动度是否对称，肋间隙是否增宽或变窄，触觉语颤是否正常，叩诊情况以及两肺听诊呼吸音是否存在干湿啰音、哮鸣音（吸气相及呼气相）或呼吸音异常减低、杂音等。对于胸腺肿瘤患者要详细检查患者眼睑是否下垂，必要时进行“动眼疲劳试验”。对于年轻男性患者怀疑纵隔生殖源性肿瘤的，应该扪诊患者睾丸。

三、物理和生化检测

胸外科手术创伤大、风险高，在手术前必须对患者进行全面的理化检查以排除隐匿性疾病。

生化检查应包括血、尿、粪三大常规，肝肾功能，血糖，血气分析和电解质，凝血功能，肝炎全套，梅毒和艾滋病血清检测，血清肿瘤标志物等。纵隔肿瘤需检测血 LDH、α-FP 和 β-HCG。对于纵隔肿瘤伴有药物难以控制严重高血压者，应检查尿液儿茶酚胺含量，以排除是否患有嗜铬细胞瘤。

物理检查包括一周内的胸部 X 线片、胸部增强 CT、心电图、肺功能检测以及心脏彩超（年龄>60 岁者），对于肺癌患者还应该包括腹部 B 超，头颅 MRI 和全身骨扫描显像等。如果肺部肿瘤侵犯胸顶部大血管和臂丛神经，应进行局部 MRI 扫描，必要时行血管造影。纤维支气管镜检查往往是必需的，有时需要进行 E-BUS 检查来了解纵隔淋巴结转移状况。对于食管癌患者还应包括胃镜检查和病理活检，上消化道吞钡造影，颈部淋巴结 B 超，腹部增强 CT 等。如果怀疑是食管良性肿瘤还需要进行食管超声内镜检查，但不宜取活检。食管贲门功能性疾病需要做食管压力测定、24 小时食管 pH 监测和食管闪烁照相检查等。后纵隔肿瘤累及锥孔或侵犯臂丛神经者需行局部 MRI 检查。上腔静脉综合征患者可行上腔静脉造影检查以了解肿瘤侵犯范围和侧支循环建立情况。怀疑有冠心病患者需行平板运动试验、冠状动脉 CT 或冠状动脉造影等检查。对于心律失常患者需行心脏电生理检测，以判断是否需要消融治疗或起搏器安置。

四、系统评估

在所有的询问和检查结束后，应该结合患者的理化检查指标、患者的教育程度、生活背景和患者的体能状态来判断手术对于患者的真正有益之处。系统评估需要回答三个问题："是否需要手术？""能否承受手术？" 和 "手术价值何在？"

第二节　术前准备

一、术前生理准备

（一）循环系统

由于胸外科手术会干扰患者的呼吸和循环，所以在手术前必须对循环状态有一个全面的了解，充分纠治不良状态。

高血压是最常见的状态，凡静息状态下收缩压超过 160mmHg，舒张压超过 95mmHg 者手术前都需要口服降压药使血压降至接近正常水平，以减少围术期心脑血管并发症可能。若从未服药者，通常建议服药 1~2 周，使血药浓度达到稳定状态。

非发绀型先天性心脏病（房缺、室缺、动脉导管未闭等不伴有右向左分流）、风湿性心脏瓣膜病和高血压性心脏病等，手术前必须通过心脏超声评定心脏功能，LVEF≥50%同时不伴有严重心律失常情况时，手术是较为安全的。轻、中度主动脉狭窄患者，术前和术中通过药物使其心率维持在 80 次/分左右对心室充盈极为有利。重度主动脉狭窄患者，由于存在心搏骤停猝死可能，为手术禁忌。轻、中度主动脉关闭不全患者，手术耐受性较主动脉狭窄者为好，术前和术中通过药物使心率维持在 90 次/分左右，轻度降低后负荷将十分有助于增加心脏射血。二尖瓣狭窄患者，术前和术中通过药物使其心率维持在 80 次/分左右，维持或适当增加前负荷，有助于维持左心室充盈，血压维持在正常水平即可，术前适当吸氧有助于降低肺血管阻力。二尖瓣关闭不全患者往往有阵发性房颤，术前和术中通过药物使其心室率维持在 90 次/分左右，降低后负荷对改善心排血量有利。

缺血性心脏病患者手术风险较高，轻度冠状动脉供血不足患者，术前应该使用硝酸酯类、钙通道阻滞剂、β 受体阻滞剂等扩张冠状动脉，适当降低心率的药物。中重度冠状动脉供血不足患者，必要时手术前需要行冠状动脉支架手术，支架手术后通常建议口服氯吡格雷 1 个月后再进行手术。对于术前使用肠溶阿司匹林、氯吡格雷等抗血小板药物的患者，术前需停药 1 周，必要时可改用低分子量肝素。也有胸外科手术同期行冠状动脉搭桥手术报道，但总体风险较高。急性心肌梗死患者手术耐受性较差，6 个月内不宜进行胸外科手术，6 个月后无心绞痛发作，在严密监护和评估下可施行规模可控的手术。

心律失常患者手术风险性依据其是否同时罹患器质性心脏病而不同。例如室性期前收缩频发，如果是由于缺血性心脏病引起则手术风险性显著增加。对于恶性室性期前收缩（频发室性期前收缩、重复性室性期前收缩或室性心动过速病史等），在胸外科手术前必须进行药物干预，心脏电生理检查是单一起源的频发室性期前收缩也可以采取射频消融治疗。房颤患者除了需要寻找原因，例如是否有甲状腺功能亢进外，还需要通过药物降低其心室率或采取射频消融治疗。缓慢型心律失常如病窦综合征、二度Ⅱ型和三度房室传导阻滞患者，手术前建议安装永久或临时心脏起搏器以确保手术和术后安全。

（二）呼吸系统

胸部外科手术后，患者在短时间内肺功能处于急剧减退的状态，如果患者在手术前伴有阻塞性或限制性通气功能障碍，则手术后发生呼吸衰竭的概率大大增加。所以在胸外科手术前呼吸系统的准备显得异乎寻常的重要。

戒烟是首当其冲的，通常要求胸外科手术前绝对戒烟 2 周。

术前培养和训练患者有效的咳嗽、咳痰，有效的深呼吸是必需的，同时要求患者进行可能的心肺功能锻炼，最简单有效的方法就是早晚各一次的登楼锻炼（标准楼层 5 楼）。

对于肺功能正常、没有肺部感染的患者，没有资料表明术前使用抗生素会使患者从中获益。但是对于术前胸部 CT 提示肺部感染，阻塞性炎症、COPD 或慢性支气管炎的患者，手术前使用敏感的抗生素，对其是极其有利的。

对于 COPD、慢性支气管炎的患者手术前应进行支气管解痉平喘治疗，研究表明术前进行此项治疗对改善肺功能有利。通常使用 β_2 肾上腺能激动剂促使支气管扩张，建议气道给药，可以结合超声雾化吸入，协助排痰。糖皮质激素的应用尚有争议，如有必要建议短期使用。对于支气管扩张的患者，如果术前痰量较多，必须给予体位引流指导，并结合痰细菌学培养结果选用敏感的抗生素，在每日排痰量少于 100mL 时为手术时机。

对于术前血气分析表现为氧分压较低患者，在排除右向左分流的疾患后，单纯因为肺部因素造成低氧的，可以给予低流量吸氧，以增加患者术前的氧储备，并改善全身氧合状态。

(三) 消化系统

手术前要详细检查肝脏功能和了解既往病史，因为肝硬化患者不仅因为凝血因子缺乏手术中及手术后容易出血，而且手术的创伤打击还会诱发肝衰竭，产生排毒和代谢障碍，术前如果发现肝功能异常，应进行必要的保肝治疗。既往有胃溃疡病史，术前应口服制酸剂，以防术后溃疡出血穿孔。食管手术患者，由于消化道是污染的空腔脏器，特别是结肠代食管手术，术中污染机会大，手术前必须进行必要的消化道准备。对于胃代食管手术患者，术前需口服甲硝唑 1 周，术前 1 天进食流质，术前一晚清洁灌肠 1 次。对于结肠代食管手术患者，术前需口服甲硝唑 1 周，术前 3 天进食流质，术前 1 天禁食，同时口服甘露醇导泻，并清洁灌肠一次。对于手术前严重梗阻患者，术前禁食 3 天，并置胃管冲洗，以保证手术时食管腔内相对清洁。

(四) 血液系统

胸外科手术风险较大，手术时间长，对于患者的凝血功能有较高的要求。术前检验血常规和凝血全套时要特别注意血小板的含量、红细胞和血红蛋白的数量，以及出凝血时间、凝血酶原时间等。还要详细询问患者有无异常出血史，以了解是否存在先天性或是获得性凝血因子缺乏。对于贫血患者，主要为缺铁性贫血和各种先天性或后天性溶血性贫血。中度贫血者，术前经补充铁剂、叶酸和维生素 B12，一般纠正尚无困难，必要时术前给予少量多次输新鲜血，纠正较迅速。巨幼红母细胞性贫血多见于恶性贫血和叶酸缺乏，手术宜推迟，待叶酸和维生素 B12 得到纠正，一般需 2 周后方能手术。

(五) 免疫及内分泌系统

对于胸外科患者来说，有一些特殊的免疫异常，手术以前必须加以重视和控制。

重症肌无力是一种特殊的病症，对于胸腺肿瘤合并重症肌无力患者手术以前必须对肌无力症状加以控制，通常使用两种药物协同：抗胆碱酯酶药和皮质类固醇。多数用溴吡斯的明治疗，用药期间必须仔细观察患者表现，谨防“胆碱能危象”发生。皮质类固醇在术前两周开始使用，常用泼尼松 20~30mg、每天 1 次口服，但约有 8%患者在开始激素治疗初期，特别是在第 4~8 天重症肌无力可短暂加重。血浆置换可以迅速去除患者血液中的抗乙酰胆碱受体（Anti-acetylcholine receptor，AChR），目前认为血浆置换疗法配合皮质类固醇使用对于手术前改善患者症状最为迅速有效，但是血浆置换疗法疗效较短，适用于重症和术前短时间准备。

对于胸内甲状腺肿合并甲状腺功能亢进患者，手术前对于甲状腺功能亢进的控制至关重要。降低基础代谢率是术前准备的重要环节。常规使用碘剂与普萘洛尔合用术前准备，普萘洛尔是一种肾上腺 β-受体阻滞剂，它能短时期内控制甲状腺功能亢进的代谢亢进症状，以利于进行甲状腺功能亢进手术，但对甲状腺激素的过度分泌并无作用。服用剂量是每次 40~60mg，每 6 小时 1 次。一般在 4~6 天后心率即可接近正常，甲状腺功能亢进症状得到控制后，可以进行手术。由于普萘洛尔在体内的有效半衰期不满 8 小时，所以最后一次用药于甲状腺功能亢进手术前 1~2 小时给予，手术后仍需继续用药 5~7 天。特别应注意手术前后都不能使用阿托品，以免引起心动过速。哮喘病和心力衰竭是使用普萘洛尔的禁忌证。

糖尿病也是胸外科患者常见的并发症，糖尿病患者手术耐受力差，手术前应有一定的准备时间，术前应适当控制血糖，纠正体液和酸碱平衡失调，改善营养状态。接受口服降糖药物或长效胰岛素治疗患者，要停用或改用胰岛素以便调整胰岛素用量。一般视空腹血糖而异，血糖浓度≥16.7mmol/L，术前皮下注射胰岛素 18~24U/d；血糖浓度<16.7mmol/L 者，胰岛素用量为 8~16U/d。对老年患者，术前不应长时间禁食，术日晨测血糖，并用胰岛素全日量的 1/2 皮下注射，上午手术者可静脉滴注葡萄糖代替早餐。经过积极术前准备，应达到以下标准：糖尿病症状得到控制，空腹血糖浓度 10mmol/L 以下，尿酮体阴性。

嗜铬细胞瘤患者必须做专门的术前准备，包括：术前数天开始服用盐酸酚苄明，适当配用 β 受体阻滞药以控制高血压和心律失常，应用适量地西泮（安定）以控制焦虑，术中做到及时补充血液和白蛋白以尽快恢复血容量。做到这些措施，往往就可完全避免术后顽固性低血压并发症；肾上腺皮质功能不全患者，术前必须至少两天输注生理盐水，并口服氟氢化可的松 0.2mg，手术当天还需至少每 6 小时肌内注射可溶性磷酸氢化可的松或半琥珀酸盐可的松 50mg；尿崩症患者，应在术前每 4 小时肌内注射抗利尿激素 10~20U 或静脉滴注 5%葡萄糖溶液 1000mL，待血浆渗透压降至正常后再施手术。

（六）体能支持

胸外科手术时间长、创伤大，手术导致的负氮平衡等都对患者的体能提出较高的要求，特别是对于老年患者。体能本身并不是一蹴而就的，不可能在短时间内获得大幅度的提升，但是在较短时间内改善患者的营养状态和能量储备，在较短时间内通过心肺功能锻炼来提升患者的耐受力还是可行的。

术前心肺功能锻炼被证实对于降低术后心肺并发症是有效的。临床医生应该指导患者术前进行有效的深呼吸，有效的咳嗽并进行适当的运动以提高机体加大耗氧的耐受力，临床标准是患者缓慢登 5 楼后没有明显的心动过速（心率≤130 次/分）和明显的呼吸频率加快（≤30 次/分）。

营养状态的评估对于手术患者相当重要，许多胸外科患者，特别是长期慢性消耗性疾病患者及无法正常进食的食管贲门肿瘤患者，存在严重的营养不良，巨大的手术创伤对于他们来讲无疑是致命的打击。对于体重≤80%平均值，尿肌酸酐/身高指数（Urinary creatinine/height index，CHI）≤80%，血白蛋白水平≤3.5g/L 等营养不良的患者手术以前必须加以重视，给予必要的营养支持。饮食调整是最直接有效安全的模式，但许多营养不良的状况往往是由于患者由于消化道疾病不能正常进普食造成的，在这种情况下就需要采取多种营养-能量补充的途径，包括肠内及肠外营养支持。肠内途径可以采用鼻胃管和鼻十二指肠管营养液灌注，极端方法可以采用胃造瘘或空肠造瘘方式，肠外途径可以采用深静脉营养支持 TPN 输注。术前营养支持的目标是患者体重增加，体力改善，人血清白蛋白水平上升到正常值。

二、术前心理准备

（一）缓解恐惧情绪

胸外科手术创伤大，对患者的生理功能在短时间内会产生较大影响，加之可以预见的疼痛和呼吸不适会对患者术前产生严重的恐惧情绪。引起患者紧张不安、忧虑和恐惧情绪的因素还包括：对于肿瘤疾病预后的担心、对于手术可能造成生命威胁的担心、对于手术后机体运动障碍的担忧、对于高昂医药费用的担心，以及对于手术者能力的疑虑等。

术前对患者进行必要的心理疏导，缓解焦虑恐惧情绪，使之积极配合术后康复至关重要。必要时可以在术前适当使用镇静剂，例如苯二氮 类、丁酰苯类药物，以缓解患者紧张情绪，促进睡眠。

（二）加强医患沟通

胸外科手术风险高，手术及术后意外较多，为了相互理解以利于更好的治疗，所以医患良好的沟通显得尤为重要。首先要建立医患之间相互信任感，使患者对医生采取的所有治疗措施不质疑。其次主管医生同患者及其家属要形成良好的互动，使治疗不单纯是自上而下命令型，整个治疗过程主管医生、患者本人、患者家属都应该积极参与。治疗效果应该实事求是，不应夸大效果，使患者产生过高的期望值，最后产生巨大的落差。最后对待患者态度要和蔼可亲，使患者得到一种尊重感，快速适应病房环境，调整心理状态，为手术做好充分的心理准备。

第三节　术后处理

一、全面的术后评估

胸外科手术风险大，对患者的呼吸循环影响严重，特别是对于全肺切除患者、气管肿瘤患者、巨大胸内肿瘤手术患者、老年患者等手术经过复杂，生理干扰严重的患者，全面的术后评估显得尤为重要。

首先，手术结束后必须有麻醉师、手术组医生和手术室护士亲自护送患者到达监护病房，并同监护室医生和护理人员现场床边交班，内容包括患者基本情况、诊断、术前生理状态及并发症、手术大致状况和特殊情况、术中生命体征变化、引流管的安置位置和作用及术后特别注意点等。

其次，患者进入监护室后，医护人员应该立即给予患者必需的生命监护措施，包括心电监护、有创桡动脉检测、无创袖带血压检测、中心静脉压（Central venous pressure，CVP）检测、指端血氧饱和度检测、呼吸频率检测等。同时必须将患者身上的各个管道重新检查，包括口插管（记录刻度）、深静脉穿刺管、桡动脉穿刺管、Swan-ganz 导管、胸腔引流管、鼻胃管（记录刻度）、鼻十二指肠营养管（记录刻度）、造瘘管等，整理并安置妥当，检查所有管道接口并牢固固定。

再次，在患者生命体征稳定的情况下，医生必须对患者做必要的物理检查。要判断患者神经和精神状态，判断患者意识是否清醒，麻醉是否完全苏醒，肢体运动是否存在障碍。要听诊双侧呼吸音，了解是否存在气胸、肺不张、肺水肿等状况。要听诊心音，初步了解心脏功能情况。要仔细观察胸腔引流管的连接和胸腔积液引流量及颜色，以防患者在从手术室搬运至监护室路途中出现的意外，诸如胸管脱开或胸内大出血等紧急情况。

最后，再结合患者病史、手术状况、手术效果、术后早期的物理和生化检查结果，来判断患者是属于高危患者（呼吸或循环需较长时间支持）、关注患者（呼吸或循环需短时间支持）或普通患者，以此来决定给予患者干预治疗的强度和频率。比如对于肺部巨大肿瘤侵犯胸壁的患者，手术施行肺叶切除并较大范围胸壁切除，此类患者手术后容易出现胸部反常呼吸、出血、痰潴留肺不张等意外情况，此类患者应属于高危患者，术后应特别注意呼吸支持和呼吸道处理以及循环的支持，要经常吸痰，必要时需要呼吸机辅助呼吸，此类患者的治疗强度和频率往往超出一般。而对于一般情况良好的肺叶切除患者，则属于普通患者，其治疗强度和频率则明显降低，只要给予必要的拍背咳痰和适当的补液支持，静待其生理功能自然恢复即可。

二、生理状态的监测

胸外科手术对患者的呼吸循环功能影响较大，不同于一般手术，特别是术后早期容易出现心律失常、低氧、二氧化碳潴留等危及生命的不良事件，及早发现异常并早期干预对降低术后潜在致死事件是十分重要的。

（一）内环境稳定

临床能够监测的内环境状态，主要是指血浆酸碱度、渗透压、电解质浓度、血浆蛋白含量、血氧和二氧化碳分压、血糖浓度，以及肝、肾功能指标等。动脉血气分析是了解胸外科手术后患者内环境状态最直接的手段，通过动脉血气分析，可以了解患者是否存在缺氧、二氧化碳潴留、体内酸碱平衡是否紊乱等情况。通常患者在手术结束，在麻醉苏醒室拔出经口气管插管之前会有一次血气分析检测，以了解患者自主通气是否足够，内环境是否稳定，是否达到拔管指征。在患者进入术后监护室即刻，应该再次进行一次血气分析检测，通过与在麻醉苏醒室拔口插管之前的血气指标进行动态比较，再次确认患者通气功能的恢复情况，因为麻醉药的体内蓄积作用，特别是在人体脂肪组织内的堆积缓慢释放效应，有时会出现苏醒回监护室的患者，因为麻醉药对中枢的抑制及肌松未完全消除，患者会逐渐出现缺氧和二氧化碳蓄积，尤其是由于术后患者往往由于面罩供氧，指端血氧饱和度往往表现正常，但其血液二氧化碳浓度却已经上升到很高的程度，临床上往往容易忽视，甚至患者出现昏迷才被发现。胸外科患者手术后第二天清晨也必须进行一次血气分析检测，用以了解患者经过一整夜的生理恢复，体内环境稳定状态。对于胸外科患者术后恢复过程中出现的呼吸急促、意识障碍、心律失常等临床表现，在判断其病因时血气分析也是必需的监测指标，通过了解血液的酸碱失衡和电解质紊乱的程度，可以大致判断患者的异常状态是否由于呼吸因素造成，抑或存在代谢性紊乱因素。

血浆电解质的变化也是反映内环境稳态的一个重要指标，对于胸外科术后患者，在体内起关键作用的电解质主要是钾、钠、镁、钙等。

脱水也是一种内环境严重紊乱的病理生理现象。特别是胸外科食管重建手术后，患者如果术后出现吻合口漏，长期十二指肠高营养素而同时又补水不足时，极易发生脱水。

（二）体温波动

胸外科手术后由于手术创伤，体内炎症介质的释放和胸腔液体的吸收均会导致体温的上升。但在一些病理的状态下，体温就会出现异常的波动，有相当的临床价值，如食管手术后第7天或进食后出现高热，往往意味着可能出现吻合口漏的情况；又如胸外科手术5天后出现体温升高达38~39℃，维持几天而且每天体温都不能回归正常值以下，往往提示有局灶性感染，最常见的是伤口液化或感染等；胸外科手术7天后出现体温升高达38~39.5℃，伴或不伴寒战，维持几天而且每天体温都能回归正常值以下，往往提示深静脉穿刺污染可能等。所以密切观察术后患者体温的变化趋势，往往能够提示机体异常和判断治疗是否有效。

临床上往往可以看到外科严重并发症终末期患者出现持续高热或超高热，是预后不佳的标志。

发热的病因复杂，大概有这几个范围：感染、无菌性组织坏死和破坏（如损伤、肿瘤变性、血管阻塞引起组织坏死）、产热和散热异常（如甲状腺功能亢进等）、大量失血和失水、生物制剂和药物反应、中枢神经调节异常及其他原因不明发热等。

（三）循环血流动力学

胸外科手术过程中，由于会对心脏产生一定的不良刺激，特别是手术中电凝刀和氩气电刀在心包表面的使用，另外肺切除特别是全肺切除手术会产生暂时性肺高压，从而影响右心功能，还有胸外手术后由于开胸手术创伤、缺氧、补液等因素引起的肺水肿造成左心功能减退，以及术后潜在的出血风险、心律失常风险，所以加强循环血流动力学的监测具有极其重要的临床意义。循环血流动力学检测还可以对于患者基本循环状态、液体复苏和药物治疗有效性进行客观的评价。

血流动力学监测可分为无创伤性和创伤性两大类，有创伤性测量法通常是桡动脉穿刺测压，也有采用足背动脉和肱动脉穿刺测压的。

由于手术当天患者的生理功能受到了前所未有的打击，生命体征尚不稳定，往往存在大出血或心血管意外可能，故通常胸外科手术当天需要保留桡动脉穿刺，以备实时监测血压动态变化，如果手术后第 2 天患者一般情况稳定可以撤除桡动脉穿刺，以利于患者活动。对于一些危重患者和复杂手术有大出血的、严重低血压休克需要反复测量血压，并需要使用血管活性药物治疗的、反复抽取动脉血气分析的、心搏骤停经过心肺复苏的患者需要保留较长时间桡动脉穿刺测压。桡动脉测压和袖带测压的数值常常会有所不同，根据对比观察的结果，收缩压在 100～150mmHg 范围之间，两者结果相仿；超过或低于此范围就有差别。不过一般认为桡动脉测压比袖带测压略高，收缩压常常会高出 5～20mmHg，在休克、低血压和低体温患者，由于血管收缩，此种差别还会增加。如果由袖带测压测得的压力大于桡动脉测压时，多数系由于压力监测系统发生故障或操作欠妥而引起误差，包括监测仪零点的偏移。此时如果发现动脉压力波幅降低，呈现阻力，提示导管系统有问题，最常见的原因是气泡、凝血块、机械性阻塞或连接部分松动脱开等。假如动脉波形正常，则应检查用作间接测压的臂袖带大小是否适当、放置部位是否有误等。

CVP 是指上下腔静脉和右心房交界处的压力，是反映右心前负荷的指标，它受右心泵血功能、循环血容量及体循环静脉系统血管紧张度三个因素影响。测定 CVP 对了解有效循环血容量和右心功能有重要意义，CVP 的正常值为 5～10cmH_2O。

补液试验：取等渗盐水 250mL，于 5～10 分钟内经静脉滴入，如血压升高而 CVP 不变，提示血容量不足；如血压不变而 CVP 升高 0.29～0.49kPa（3～5cmH_2O），则提示心功能不全。

CVP 与动脉压不同，不应强调所谓正常值，更不要强求输液以维持所谓的正常值而引起输液过量。作为反映心功能的指标连续测定观察其动态变化，比单次的绝对值更有指导意义。CVP 仅反映右心室的功能情况，当左心室由于疾病、缺氧和毒素等影响而功能不全为主时，患者出现肺水肿而 CVP 可仍正常甚或偏低，但此时肺毛细血管楔压已有相应的升高，因此用 CVP 判断、预防肺水肿颇受限制。

肺毛细血管嵌顿压（Pulmonary capillary wedge pressure，PCWP）反映肺静脉压状况，一般情况下肺循环毛细血管床阻力较低，故 PCWP 能较准确地反映左心室舒张末期压力（Left ventricular end diastolic pressure，LVEDP），从而反映了左心室前负荷大小。PCWP 的正常值为 0.80～1.60kPa（6～12mmHg）。随着 Swan-ganz 导管的应用越来越广泛，对于肺循环阻力的检测越来越精细化。通常胸外科手术不会涉及 PCWP 的测定，但对于肺移植手术，对于重症患者要了解其左心室功能、估计疾病的进程，诊断和治疗心律失常，ARDS 的诊治，鉴别各种原因的休克，区别心源性和非心源性肺水肿，帮助评估氧供需平衡时，PCWP 是一个很好的预测指标。

患者左心室功能不全为主时，CVP 不能反映左心室的功能情况，此时应做肺动脉压或 PCWP 监测。研究表明 PCWP 在 18～20mmHg，肺开始充血，21～25mmHg 肺轻至中度充血，26～30mmHg 中至重度充血，>30mmHg 开始出现肺水肿。临床和影像学检查提示有肺水肿的患者，PCWP 均上升，并超过 20～25mmHg。

PCWP<6mmHg 时，提示容量严重不足；PCWP<12mmHg 时，仍提示容量不足；PCWP 为 12～15mmHg 时，提示容量正常或容量不足伴左心功能不全；PCWP>15mmHg 时，提示容量过多或伴左心功能不全，有发生肺水肿的危险。

心脏排血指数（Cardiac index，CI）的正常值为 2.6～4.0L/（min·m^2）。

经体表面积化后排除了体重不同对心排血量的影响，更准确地反映了心脏泵血功能。CI>2.5L/（min·m^2），PCWP>2.0kPa（15mmHg），治疗目标为降低 PCWP，可应用利尿剂、静脉扩张药；CI 为 2.0kPa（15mmHg），治疗目标为提高 CI、降低 PCWP，使用血管扩张剂、利尿剂，必要时加用正性肌力药物；CI 为 4.0kPa（30mmHg），治疗目标为提高 CI、降低 PCWP，以正性肌力药及血管扩张药为主。

目前还有一项技术，即脉波指示剂连续心排血量监测（Pulse indicator continuous cardiac output，PICCO），可以较为全面可靠地充分评估围术期的血流动力学变化，为指导临床治疗提供更好的证据。通过经肺热稀释法可测量心排血量、心排血指数、胸内容量指数、全舒张末容积指数、血管外肺水指数、肺血管通透性指数。同时对动脉脉搏轮廓初次校正后，可以连续监测脉搏轮廓心排血量、心率、每搏输出量、平均动脉压、容量反应（每搏输出量变异性、脉搏压力变异性）、系统性血管阻力指数、左心室收缩力指数（DPMAX）等。

PICCO 是可以对血管外肺水（Extravascular lung water，EVLW）进行量化监测的一种方法。EVLW 在胸腔内血容量中所占比例，亦即肺通透性指数（Permeability index，PBI），正常值为 20%～30%，PBI 升高则为通透性水肿。EVLW 与液体容量相关，可用来预测肺水肿的发生，鉴别心源性呼吸困难和非心源性呼吸困难。EVLW 与存活率显著相关，是一个独立的预测因素。临床上常采用胸部 X 线片来间接判断 EVLW，但其影响因素多、准确性差，经肺热稀释技术能较为敏感、准确地监测到 EVLW 的改变，这些在肺移植患者治疗中甚为重要。

另外还有一些周围循环监测指标包括：毛细血管充盈时间（正常值为 2～3s）、体温（中心温度与足趾温度相差≤2℃）、尿量（正常值为每小时 30mL）。

（四）呼吸稳态

胸外科手术患者由于开胸时肌肉的切断、肋骨的离断、肺的切除，术后的疼痛不敢深呼吸、痰阻塞肺不张、支气管痉挛、肺间质水肿等因素会造成术后呼吸功能减退，严重时会造成缺氧和二氧化碳的蓄积，产生致死性并发症。所以加强术后呼吸稳态的监测，对于医生评价患者呼吸功能状态、判断患者呼吸衰竭类型、了解呼吸治疗的效果具有十分重要的临床意义。

1. 临床观察

胸外科手术后的患者，要特别注意临床观察其可能涉及呼吸状态的一系列表现。要注意观察患者的神志表现，因为在缺氧或二氧化碳蓄积时患者会出现神志模糊、嗜睡、异常兴奋烦躁不安的表现。要注意观察患者的口唇，甲床有无苍白或发绀等缺氧表现。要注意观察患者的肺呼吸音变化，有没有存在呼吸音异常降低、干湿啰音、喘鸣音等。要注意观察患者的呼吸运动节律、呼吸频率或有无反常呼吸（特别是对于胸壁切除的患者）。有经验的外科医师往往通过对患者呼吸频率和氧合指标的观察就可以对患者可能存在的呼吸问题有一个大致的判断。

2. 动脉血气分析

一般根据 pH、$PaCO_2$、BE（或 AB）判断酸碱失衡，根据 PaO_2 及 $PaCO_2$ 判断缺氧及通气情况。pH 超出正常范围提示存在失衡。但 pH 正常仍可能有酸碱失衡。$PaCO_2$ 超出正常提示呼吸性酸碱失衡，BE 超出正常提示有代谢性酸碱失衡。但血气和酸碱分析有时还要结合其他检查，结合临床动态观察，才能得到正确判断。

（五）消化系统

对于胸外科术后患者，我们必须了解他们的饮食状况，判断患者的胃肠功能恢复状况，虽然肺切除手术并没有累及消化道，但是患者由于术后较长时间卧床，同时手术过程中可能损伤迷走神经，患者在手术后经常会出现胃肠运动障碍，出现进食少，食后饱胀甚至出现反流误吸，便秘甚至导致粪块阻塞引起肠梗阻。大手术后有时也会发生应激性溃疡出血穿孔等意外事件，要注意鉴别。

对于常规胸外科手术患者，术后一周内应检测一次肝功能指标。对于重症患者、术后有并发症长期静脉高营养或肠内营养支持患者、严重感染患者、长期呼吸机支持患者、长期使用抗生素患者等，应该每周检测肝功能指标。

对于食管手术患者，每天要仔细观察胃管引流量，每天胃管引流维持在 100~300mL 淡绿色胃液，尚属正常。如果每天胃液引流量达到 600mL 以上，特别是 800mL 以上在排除出血时要高度怀疑胃潴留的发生。

（六）血液系统

手术后对于血液系统的监测通常是血常规的检查，用以了解血白细胞、红细胞、血红蛋白等的状况。对于血红蛋白要特别注意它的动态变化，如果出现短时间内进行性下降，必须及时查找原因。临床上往往会出现一些不易察觉的潜在出血，比如三切口胃代食管术后腹腔出血，虽然比较少见，但在临床上患者往往表现为进行性血压下降，但胸腔引流却量少色清，如果发现血红蛋白进行性下降，往往提示腹腔可能存在出血情况，需要做诊断性腹穿。另外比如食管癌手术患者，胃代食管是通过胸骨后途径，胃在通过胸骨后上提到颈部的过程中，胃网膜血管结扎线可能被撕脱造成术后胸骨后出血，患者往往表现为低血压，但胸部 X 线片往往仅提示纵隔略增宽，这时如果动态随访血红蛋白，就可以发现其动态下降趋势，用以判断是否有剖胸探查指征。

另外，胸外科手术患者如果手术中发生过大出血或手术后存在胸腔活动性出血，大量输血病史，必须监测患者凝血功能状态，临床发现这类患者会出现凝血功能障碍，表现为血小板下降、纤维蛋白原缺乏等情况，这类患者已经进入恶性循环，胸腔出血不止，即使反复进行剖胸探查止血都收效甚微，这时及时补充血小板、冷沉淀、钙、纤维蛋白原和凝血酶原复合物才会真正有效。机体的止血功能是由血小板、凝血系统、纤溶系统和血管内皮系统等的共同作用来完成的。

（七）内分泌系统

由于胸外科基本上属于老年外科，肿瘤患者发病年龄都较大，所以内分泌代谢紊乱，特别是糖尿病和隐匿性糖尿病患者占相当比例。术后对于血糖的监测十分重要。可以确认，在患者人群中，糖尿病患者的预后相对不良；在非糖尿病患者中，住院期间高血糖症是多种不良临床预后的独立危险因素。手术后早期高血糖症往往是由于手术创伤应激、胰岛素抵抗、外源葡萄糖摄入、周围灌注，葡萄糖利用和血管活性药物应用（肾上腺素促进糖原分解及酵解，故增加血糖及血中乳酸，这是由于肾上腺素活化肝脏与肌肉中的磷酸化酶所致）等因素造成，而高血糖直接导致的不良改变是免疫球蛋白糖基化、巨噬细胞及中性粒细胞功能下降、高血糖环境下胶原酶活力增强和渗透性利尿等病理现象，从而造成患者术后内环境紊乱，免疫功能下降，细菌易感性和伤口不愈合。对于胸外科手术后无糖尿病基础的患者，建议术后 2 天监测空腹血糖，若正常者可每周检测一次。有糖尿病基础术后使用静脉胰岛素泵患者，应每 2 小时监测一次血糖，血糖波动大者缩短监测时间。对于术后继发严重感染、长期禁食依靠静脉营养或长期鼻饲高要素饮食的患者，由于存在糖代谢障碍危险因素，此类患者即便是没有糖尿病基础，也必须每天一次监测血糖指标。空腹血糖正常值为 3.9～6.0mmol/L。最近的 NICE-SUGAR 研究公布的数据表明对于外科术后患者和 ICU 重症患者，血糖控制目标是 7.8～10.0mmol/L，虽然有证据显示更好的血糖控制对患者更加有益，但是由于将血糖控制在 3.9～6.0mmol/L 会导致更多危及生命的低血糖事件的发生，所以术后患者血糖控制目标是比正常值略高的水平。定期血糖监测不仅是针对高血糖，有时候也是用来判断危及生命的低血糖事件。有一些外科手术患者，术后莫名出现全身出汗，心率增加，在排除其他因素时，应该怀疑低血糖的发生。

其他的一些内分泌指标包括患有甲状腺功能亢进的胸内甲状腺患者血液 FT_3、FT_4 的测定，特别是一些隐匿病史的患者，术后不明原因的心率增加，必要时需要检查甲状腺功能。

（八）肾脏泌尿系统

胸外科手术患者，由于手术创伤大，术中、术后出血多，术后缺氧发生率高，感染以及药物的使用都会对患者的肾功能产生一定的负面影响，所以术后都应该常规监测肾功能，包括 24 小时尿量、血尿生化检查等。

尿量是肾滤过率的直接反映，因此少尿是急性肾衰竭最明显的临床表现，通常成人 24 小时尿量约 0.8～2.0L。一昼夜尿量>2500mL 为多尿，<400mL 为少尿，<100mL 为无尿。但由于尿量受到多方面影响，特别是手术后机体抗利尿激素的影响，会产生暂时性少尿，这时就需要通过尿液比重来进行判断。由于浓缩尿液是肾脏最重要的功能之一，而肾性肾衰竭恰恰又常是肾小管受损，因此，尿比重测量的诊断价值很大。无论尿量多或少，尿比重>1.020 的高比重尿提示肾灌注不足则为肾前性肾衰竭；反之，比重<1.010 的低比重尿则为肾性肾衰竭。无论是肾前性或肾性肾衰竭，真正完全无尿是少见的。一旦发生，应首先排除尿路梗阻或损伤除外尿管位置不当或阻塞。血尿素氮和血肌酐测定是肾功能检查比较常用的

检查项目。正常的血尿素氮浓度为1.7～8.3mmol/L，血肌酐浓度为44～133μmol/L，当各种严重的肾脏疾病引起肾功能不全时增高。上消化道出血、严重感染和饮食中蛋白质过多时，均可使血尿素氮暂时性升高。血肌酐浓度受饮食等因素影响比较少，明显升高时提示预后差。

（九）神经精神系统

由于胸外科手术患者老年人居多，往往伴有一些基础疾病，诸如高血压、糖尿病、高血脂、动脉粥样硬化等，加之术中或术后血压的巨大波动，一些脑血管意外事件随时可能发生。另外，由于患者缺氧或二氧化碳潴留造成患者意识障碍，患者较长时间在重症监护病房与家人隔绝产生心理疾病甚至产生躁狂表现，这些都会对患者的疾病恢复产生不良影响。所以胸外科手术后对于患者的神经精神监测极其重要。

对于胸外科重症呼吸机辅助镇静的患者，原则上应每天唤醒一次以了解患者意识状态，判断脑功能状态，切忌为图治疗方便，持续镇静，结果不知患者何时进入昏迷状态。

总之，胸外科术后患者出现脑功能障碍的原因很多，包括脑栓塞、脑出血、蛛网膜下腔出血、缺血缺氧性脑病、代谢性脑病和精神障碍等。

三、一般术后管理

（一）液体管理

1. 液体管理目标

近年来，随着微创外科及麻醉技术不断进展、手术适应证的相应宽泛，与传统普胸外科术式相比，手术创伤已今非昔比。但患者的高龄化及高难度、大范围、体外循环辅助手术的常规开展仍为术后早期液体管理提出挑战。在普胸外科术后早期，因手术创伤、应激及失血等综合病理状态，结合各术式的特殊情况，术后液体管理仍以持续保持全身重要器官良好灌注，并尽可能维护液体分布及诸内环境指标至生理范围为最终目标。

在禁食患者，必须参考患者年龄、体重及胃肠营养总量，按患者生理需要合理安排24小时热量及液体摄入总量，严格避免医源性脱水及内环境紊乱的发生。

（1）临床监测指标的特点：①结合患者病情综合判断患者容量状态，而不可迷信单一指标。②充分预计指标可能存在的误差，着眼于指标的连续动态变化而非指标的绝对值。③应结合触诊、问诊等综合手段掌握患者病情动态，而不主张仅关注指标，治疗“数字”而非患者本身。

在患者处于持续较大量出血、大量胶体丢失、心泵功能不全、毛细血管渗漏明显、心外梗阻、内环境危象时，如何早期迅速恢复灌注，挽救重要器官功能，阻止休克进一步发生是对临床医师综合处置能力的重大考验。

（2）术后处理①术后持续多量出血（>1200mL/d）：此类患者需要精确的液体管理，在老年患者，如处理不当往往造成进一步的重要器官功能受损。患者可因大量失血发生循环不稳，儿茶酚胺的持续静脉应用亦将混淆容量治疗的效果，患者虽宏观血压尚可，但重要脏器灌注仍可受损。除每小时精确累及外科引流外，需结合观察多次胸部X线片估计患者失血总量；血总蛋白含量、血细胞比容及血红蛋白的动态变化亦可辅助判断患者失血量。由于血浆胶体等比例丢失，为维持胶体渗透压，天然胶体的应用至关重要，可由血液生化检测指导胶体补充剂量。除非紧急情况，一般不考虑每日人工胶体的使用。为防止液体单位时间过度负荷，每搏量的监测可有效减少不必要的输液。可简单多次通过触诊肢端躯干了解外周灌注。②体外循环辅助术后：在体外循环辅助术后期，因存在血液稀释，胶体渗透压下降，第三间隙液体增多，患者整体处于水钠过负荷状态，体重可较术前有5%~10%的增加。同时，由于低温、麻醉药物扩血管作用残留，患者外周血管张力的神经-体液自主调节能力低，循环状态对容量相当敏感，可简单通过晶体或人工胶体维持患者最适容量状态。在心功能良好的患者，第三间隙向血管内的液体回流术后即可出现，表现为尿量的额外增多。而不加限制的液体输注将造成显著的血管内容量过负荷。一般术后48小时以不超过25mL/（kg·d）为宜。而在心泵功能受损的患者，毛细血管渗漏明显，水钠潴留更甚，液体回流建立迟缓，需精确限制液体术后摄入，除正性肌力药物外，缩血管药物的持续应用亦可帮助减少患者的容量需求。可简单多次通过触诊了解患者复温状态，尽早恢复自主血管张力；在体外循环后早期患者，血压对前负荷敏感，可测量上腔静脉压比较液体给予前后前负荷变化。在判断容量状态时，应注意低的静脉压（0~2mmHg）并非直接的容量不足标志，再循环不稳的患者，低的静脉压往往仅指示患者循环状态可能被液体治疗纠正。而过高的静脉压往往意味存在其他的循环问题，且此循环不稳可能无法由液体复苏纠正。相对于液体负荷试验，简单的抬腿试验亦可获得明确的结论。③高龄患者术后：高龄患者重要生命器官功能储备差，对低灌注损害敏感，营养状况差、术前血浆胶体含量低、因术中/术后失血等综合情况，易因液体管理失当发生术后并发症。此类患者需精确的液体管理。在术后早期，高龄患者的水钠过负荷依靠自身调节回流缓慢，尿量偏少。对于术后早期难以通过自身调节达到液体平衡的患者，我们主张在内环境稳定的前提下限制液体摄入，积极应用天然胶体及利尿药物。在某些术式，因大范围淋巴清扫可导致淋巴回流受阻，肺水增加，以上情况在高龄患者尤甚。合理地设置液体摄入总量，胶体及利尿的应用，严密的出量监测是防止高龄患者肺部并发症的关键。高龄病患液体管理的原则同样适用于双肺移植患者。④术后急性大出血：急性术后胸腔内大出血是普胸外科术后早期最凶险的并发症，常见于胸内较大血管急性破裂。当值医师应毫不犹豫动员科室所有力量进行抢救，并在第一时间开胸探查止血。液体复苏、建立人工气道供氧、开胸准备必须同时进行。在血制品暂未获得时，应首先选择黏滞度较低的人工胶体进行快速液体复苏。可令护士以两人一组，手执50mL注射器连接三通切换器，急速连续推注进行液体复苏。严密观察患者循环及脉搏变化，随时准备给予肾上腺素推注以维持连续的心泵功能。开胸止血成功后，可进一步应用天然胶体及利尿药物，加速排出第三间隙水钠负荷。

2. 常见液体种类及选择

在毛细血管基膜完整时，无论输注何种液体，短时间内该液体仅分布于与其渗透压相等的体液间隙。

（1）5%的葡萄糖液体可迅速分布全身，过度输注可致全身水肿。

（2）平衡盐类及生理盐水的分布范围为血管内及细胞外液，1.5小时后其在血管腔内的容量仅约20%，其扩容作用有限。

（3）人工胶体、天然胶体及可停留于血管腔内数小时，是较满意的容量补充液体。

(二) 感染治疗策略

胸外科术后感染直至今日仍是最重要的术后并发症之一。胸外科手术多属二类切口手术，2%~5%的患者会发生手术部位感染（Surgical site infections，SSIs），包括手术切口、手术入径以及手术脏器的感染。严重的感染本身病死率较高，因其本身常可诱发其他并发症，或者作为多种并发症的组成部分而同时发生。因此，有效的抗感染策略是保障手术成功，减少不良事件的重要环节。

术后感染的治疗主要措施是感染灶（外科因素）的处理、改善机体的营养、增强机体的免疫力以及抗生素的使用。

1. 各部位感染灶的处理

胸腔感染（脓胸）常见原因包括术中污染、术后胸腔积血或积液、术后并发胸腔内空腔脏器穿孔（如肺切除术后支气管胸膜瘘、食管术后的吻合口漏等）。影像学检查、超声检查对于脓胸的诊断有很大帮助，可以显示胸腔积液（脓）的位置和程度，有无分隔及包裹，还可为胸腔穿刺或胸腔闭式引流提供定位。

（1）肺部感染：肺部感染的发生不仅与患者术前的基础疾病以及手术本身的创伤有关，而且与术后呼吸道的处理有着密切的关系。有效的呼吸道管理不仅可以咳痰引流，更可以起到减轻呼吸负荷，改善氧合的作用。对于自主呼吸较弱的患者积极使用呼吸机加压面罩供氧，辅以气管镜吸痰常可获得较好的效果。对于感染严重的患者早期行气管切开能够更有效地进行呼吸道管理，改善预后。

（2）腹腔感染：常见原因包括术中污染、术后腹腔内空腔脏器穿孔（如空肠造瘘口漏、应激性溃疡穿孔和肠血供受损所致肠穿孔、坏死）、术后胸腔感染波及腹腔。腹腔感染由于感染细菌的毒力、患者的营养状况以及有无其他并发症等情况，可局限化而成为局限性腹膜炎甚至腹腔脓肿，亦可扩散发展成为弥漫性腹膜炎。CT 和超声检查对局限性腹腔脓肿的诊断与穿刺定位有很大帮助，体积较小的腹腔脓肿可保守治疗，待其吸收，体积较大则应引流或手术处理。弥漫性腹膜炎诊断确立后，应行开腹手术，对引起腹腔感染的原发因素如胃肠道的穿孔行妥善处理，并行腹腔引流。

（3）胸壁感染：主要是手术切口的感染。常见原因多与手术处理不当有关，如胸壁组织止血不彻底，关胸时未能全层缝合组织而留有腔隙等。胸壁感染的初期，可能仅有局部组织的炎性浸润，可行抗生素应用及局部理疗。若已有化脓表现则应敞开切口引流，必要时行清创术。

（4）纵隔感染：较少见。多系正中切口纵劈胸骨行纵隔手术造成的前纵隔感染。诱发或易感因素包括术中污染、术中胸骨机械创伤重、关胸时胸骨缝合固定不牢发生移动等。纵隔感染的引流常采用对口冲洗引流，即由胸骨上窝与剑突下相向分离纵隔，再分别置入硅胶管行冲洗引流。若纵隔感染累及胸壁，应敞开切口引流。胸骨哆开在感染期不宜缝合固定，为保持胸廓完整性，宜采用胸带加压包扎的方法。

（5）心包感染：常在心包腔积脓后方显现并得到确诊。胸部 X 线片检查对心包感染的诊断有一定的限制，须较大量的心包积液（成人一般需在 300mL 以上）才能有心影增大呈烧瓶样或梨形的表现。彩色多普勒超声检查对心包积液较为敏感，亦可为穿刺定位提供协助。心包感染时应依照急性化脓性心包炎的治疗原则及时引流。

（6）泌尿系统感染：多为急性膀胱炎和尿道炎。对于此类患者，若仍留置导尿管的则应及早拔除，选用经肾排泄而尿中浓度较高的抗生素。

（7）血管内导管感染：首先应拔除导管并取导管尖端送细菌培养，然后选用敏感的抗生素静脉注射。

2. 抗生素的应用

对于抗生素使用而言，目前据国内外文献报道，临床多选用第二代头孢菌素，β-内酰胺类过敏者选用万古霉素或克林霉素。抗生素的首剂使用时间多于术前30分钟，以保证整个手术过程中达到有效的血药浓度，对于手术时间过长（>3小时）可于术中增加1剂，对于没有术后感染危险因素的患者术后持续用药并不能够进一步减少感染，因此美国胸科学会（ATS）推荐的预防用药时间是术后24~48小时。

目前国内外的研究显示，胸外科手术的SSIS菌落：革兰阳性杆菌主要有金黄色葡萄球菌、凝固酶阴性葡球菌等，革兰阴性杆菌主要有铜绿假单胞菌、肠道杆菌等。因此，在进行SSIS的经验性治疗时，应根据可能的病原体进行使用，并要注意考虑细菌的耐药情况。近年来大量使用第三、四代头孢菌素可以使产β-内酰胺酶的革兰阴性杆菌耐药率增高，使用了抗菌增效剂（舒巴坦钠及他唑巴坦钠）可竞争性的、不可逆地抑制β-内酰胺酶，可使抗生素增效并降低耐药率。然后再根据细菌培养和药敏结果及时调整。此处值得一提的是应用纤维支气管镜吸痰、支气管肺泡灌洗液行细菌学检查，其结果更可靠。

肺移植手术后由于免疫抑制，因此除了应用广谱抗生素预防或治疗感染，其他如曲霉菌感染常选用伊曲康唑、伏立康唑；念珠菌常选用氟康唑；巨细胞病毒感染则常选用更昔洛韦等相应的药物治疗。

（三）循环系统管理

胸外科手术中术侧胸腔负压消失对患者循环功能产生不可避免的影响，加之手术操作引起的牵拉、压迫等机械性刺激，麻醉及其药物的不良反应，术中血容量的急剧变化等因素，都会使得循环系统发生明显的生理改变。手术期间的循环系统生理改变可延续至术后，在此期间若再合并有其他系统并发症出现，则循环系统易出现相应的并发症。

常见的循环系统并发症如下：

1. 血压不稳定

（1）高血压：造成胸外科术后高血压的原因很多。对于术后高血压的防治，均应针对其诱因着手，如满意的镇静、镇痛，纠正容量负荷的超标，纠正低氧血症和二氧化碳潴留以及适当保暖避免寒战反应等。多数患者经上述处理，术后高血压可得到缓解。对于严重高血压患者，为避免由此而引起的其他并发症，则应使用血管活性药物。以选用短效、速效、强效药物为宜，这样降压效果易于控制和维持，有利于药物的撤除。

（2）低血压：低血压的治疗应针对病因着手。一般术后早期出现的低血压，则最多见于血容量不足所造成。在纠正低血容量时，不能单纯把血压的高低作为唯一的监测指标，还必须同时监测CVP的变化、尿量以及周围末梢循环的改善情况。若考虑低血压的原因有外周血管张力因素时，则应使用血管活性药物来纠正。为了改善和恢复受损害的心脏功能，可使用正性肌力药物，但使用时需注意所选择药物不仅能增加心排血量，而且又能降低心肌氧耗量。补充血容量和使用血管活性药物后，若低血压的状态仍得不到满意纠正，则注意分析有无胸腹腔内出血、张力性气胸、急性心脏压塞以及心脏疝等外科因素存在。若存在此类情况，再次手术是唯一有效的方法。

2. 心律失常

胸外科术后患者心律失常多见，有报道显示平均发生率约为 20%。其诱发因素有多种：缺氧和（或）二氧化碳潴留，体循环压力的改变，电解质、酸碱平衡失调，血容量的急剧变化，麻醉药物的影响等。此外，术前即有心脏疾病史，高龄，全肺切除术后等亦是高危因素。因此对于术后心律失常的处理，首先需理解术后心律失常实际上是这些诱发因素或并发症的表现形式之一，且多非单一因素作用的结果。处理术后心律失常时需注意首先需要准确判断可能造成心律失常的诱因或并发症，尽快纠正解除之。

（1）窦性心动过速：一般均由术后切口疼痛、血容量不足、体温升高、缺氧或二氧化碳潴留等诱因造成，多不会引起血流动力学的明显变化，一般在上述诱因解除后可自行缓解。当相应的诱因解除后，心动过速仍持续存在，特别是出现血流动力学改变时，应当警惕循环系统其他并发症发生的可能。

（2）房性期前收缩：胸外科术后出现的期前收缩，一般在解除诱发因素后多可自行缓解。但若房性期前收缩频发，患者自觉明显不适，或频发房性期前收缩可能进一步诱发其他严重心律失常时应积极处理。

（3）心房颤动：最常见于老年患者。房颤患者心排血量减少，可造成显著的血流动力学改变。术前即有房颤患者，由于已建立代偿机制并已适应，故可能不会引起严重后果。对于术后新发房颤患者应及时处理。①控制心室率：这是处理快速房颤首先应该采取的措施，理想目标是使室率在安静时保持 60～70 次/分，轻度活动时不超过 100 次/分。可选用洋地黄类制剂、β 受体阻滞剂等。②恢复窦性心律：可采用同步直流电复律和药物复律。对合并出现心绞痛、心力衰竭以及血压降低甚至休克的患者，同步直流电复律应为首选的方法，复律后使用药物维持。

（4）室性期前收缩：若无心脏器质性基础病变，原则上不需要特殊治疗。对于多形性室性期前收缩、短阵室性心动过速、心肌缺血或心肌梗死后出现的频发室性期前收缩，应积极处理，以免诱发更为严重的室性心律失常。

（5）心室颤动（室颤）：室颤系非常危急的心律失常，已属心搏骤停而须心肺复苏的范畴。一旦发生室颤，应立即实行直流电电击除颤，这是终止室颤最有效的方法。

3. 术后急性心功能不全

外科术后患者所发生的心力衰竭，一般均为急性心力衰竭（心力衰竭），且多为心室收缩性心力衰竭。常分为左心力衰竭、右心力衰竭以及全心力衰竭。

（1）急性左心力衰竭：胸外科术后急性左心力衰竭患者，往往以肺水肿的表现显示，常有频繁咳嗽，咳粉红色泡沫样痰，端坐大汗，烦躁，发绀，脉搏细弱，心率增快，血压下降。心音听诊可发现第一心音减弱，舒张期奔马律。肺部听诊可及双肺弥漫中细湿啰音。胸部 X 线片检查可显示肺水肿表现。急性左心力衰竭一旦发生，即应积极治疗，在此主要强调强心、利尿、扩血管的药物应用。

（2）急性右心力衰竭：胸外科术后右心力衰竭患者，可因左心力衰竭继发而来，但更多是由于肺切除手术所引起。其病理生理基础在于肺组织的切除将直接造成肺血管床容积的减少，造成余肺循环容量负荷增大，而容量负荷的增大则反射性地引起余肺内的小肺动脉痉挛收缩，从而进一步致肺循环阻力负荷增大，肺动脉压力增高。右心室负荷增大，右心泵功能减退，继而发生右心力衰竭。

右心力衰竭患者临床表现常见：由于静脉系统淤血而导致食欲缺乏、恶心、呕吐、腹胀、少尿、颈静脉怒张、水肿以及胸、腹腔积液等。胸部 X 线检查可示肺淤血、胸腔积液等征象。右心力衰竭的治疗与左心力衰竭相似，需要强调的是，肺切除手术对右心功能产生的不利影响非短时间所能消除，右心功能需有一个过程来适应以代偿，因此治疗措施应持续对右心功能进行辅助。强心、利尿、扩血管的药物使用与左心力衰竭基本相同。

4. 休克

胸外科手术后发生的休克以失血性休克与感染性休克为最常见。休克的发病原因虽有不同，但其治疗的基本程序仍然是恢复血流动力学的稳定性与保证组织的氧合血流灌注。休克的治疗原则：①恢复血液循环正常功能，改善器官与组织毛细血管灌注，恢复与维持机体正常的氧输送能力，纠正组织缺血缺氧。②改善机体反应状态，保证内环境稳定平衡，预防炎性介质的激活，预防缺血再灌注引起的细胞损伤。③消除引起休克的原发疾病。

（四）氧疗和呼吸支持

胸外科手术后由于肺组织切除、胸壁肌肉切断、神经损伤、胸腔积液、肺不张、肺水肿、心脏负荷加重、感染等因素，都会对患者的呼吸功能产生巨大的影响，从而产生呼吸困难，缺氧伴或不伴二氧化碳蓄积。所以术后给予患者一定程度的吸氧对于纠正低氧血症、改善组织的氧合、维持器官功能有着重大的意义。

影响氧代谢的因素：呼吸道炎症时呼吸管道分泌物增多、支气管阻塞、肺活量降低、肺不张、肺炎等；当血红蛋白量减少时影响氧的运输；血氧分压与组织氧分压差异大时氧释放多，差异小时释放少，当毛细血管处于痉挛状态时，血流不通畅将影响氧的释放利用；组织细胞利用氧多，氧分压低，氧释放多。

缺氧可以分为四大类：低张性缺氧（气道阻塞）、循环性缺氧（缺血或淤血）、血液性缺氧（低血红蛋白）和组织性缺氧等。

1. 氧疗

氧疗最直接的作用就是可以纠正低氧状态，因为缺氧的改善，患者的呼吸频率和幅度会逐渐下降，减少呼吸的做功，避免因为缺氧造成呼吸运动加剧，引起进一步缺氧的恶性循环。因为缺氧的改善，患者因为缺氧而引起的心血管代偿现象诸如心率加快、血压上升等加重心脏做功的反应会逐渐趋于平和。

（1）呼吸障碍引起的缺氧可分三级：①轻度缺氧：发绀轻度，呼吸困难不明显，血氧分压 50~70mmHg，二氧化碳分压<50mmHg。②中度缺氧：发绀明显，呼吸困难明显，血氧分压 35~50mmHg，二氧化碳分压 50~70mmHg。③重度缺氧：发绀较显著，呼吸困难严重，血氧分压<35mmHg，二氧化碳分压>70mmHg。

（2）给氧浓度：吸氧浓度一般根据吸入氧流量计算，即吸氧浓度（%）= 21×4 氧流量（L/min）。吸氧浓度可根据患者缺氧程度和导致缺氧的病因综合考虑。吸氧分为低浓度（24%~35%），中浓度（36%~60%），高浓度（>60%）。

（3）根据缺氧程度确定给氧浓度：①轻度缺氧：吸氧浓度 25%~29%，氧流量 1~2L/

mm。②中度缺氧：吸氧浓度为29%~37%，氧流量2~4L/min。③重度缺氧：呼吸支持，加压给氧。

（4）氧疗的注意事项：氧疗过程必须注意加温和湿化，呼吸道内保持37℃和95%~100%湿度是黏液纤毛系统正常清除功能的必要条件，故吸入氧应通过湿化瓶和必要的加温装置，以防止吸入干冷的氧气刺激损伤气道黏膜，致痰干结和影响纤毛功能。

氧疗过程中必须注意到氧气也是一种药物，临床上使用氧气时不仅要注意其"治疗剂量"，也应该注意其"中毒剂量"。通常氧疗的浓度不应超过50%，高浓度的吸氧产生会对组织细胞有害的氧自由基，具有强的氧化作用，能直接或间接损伤组织细胞。对脑、心、肺、肾、胃肠、胰腺、眼均有毒害作用，尤其对肺和眼的损伤更为严重。高浓度的吸氧后，肺泡内氮气被大量置换，一旦支气管有阻塞时，其所属肺泡内的氧气被肺循环血液迅速吸收，引起吸入性肺不张。Ⅱ型呼吸衰竭者，由于$PaCO_2$长期处于高水平，呼吸中枢失去了对二氧化碳的敏感性，呼吸的调节主要依靠缺氧对周围化学感受器的刺激来维持，吸入高浓度氧，解除缺氧对呼吸的刺激作用，会使呼吸中枢抑制加重，甚至呼吸停止。

（5）氧疗的基本目标：是改善患者的缺氧状态，所以在氧疗的过程中必须仔细观察患者氧疗效果，如患者神志、发绀、呼吸节律、幅度、心率、血压等变化。一旦发现患者氧疗效果不佳，呼吸困难持续加重，必须寻找原因，同时要求呼吸支持技术，以暂时改善呼吸状态，为寻找病因提供充足的时间。

2. 呼吸支持

呼吸支持技术包括无创的加压面罩呼吸机辅助呼吸和人工气道建立呼吸机辅助呼吸。

对于患者在经过常规氧疗后，缺氧改善不明显，呼吸频率加快，幅度加深或幅度极浅，口插管拔除的患者呼吸仍然较为费力时可考虑无创通气。有创通气中应用的所有通气模式均可用于无创通气。持续气道正压（CPAP）、双水平气道正压（BiPAP），压力控制通气（PCV）、比例辅助通气（PAV）等较为常用。其中，BiPAP是无创通气最常用的模式。BiPAP的工作方式相当于有创通气中的PSV+PEEP，呼吸机通过感知管路内的压力或者流量变化来进行触发，其参数调节简单，仅需要设定高压（PS）和低压（PEEP）。

（1）无创通气：①优点：患者易接受、避免了局部创伤、较少需要镇静剂、通气机相关肺炎发生少、患者可自主排痰、不影响进食与声带功能。②缺点：气路难以密闭、吸氧浓度不易精确调节、气道湿化与引流不够充分、一般缺少完整的监测装置、有误吸的危险及面部受压、皮肤损伤。

无创通气时建议给患者安置鼻十二指肠营养管，以防饮食后因为加压面罩正压通气造成的胃反流误吸。

在无创通气效果不佳时，应果断建立人工气道呼吸机辅助通气。临床上往往可以看到一些医生对于给患者气管插管瞻前顾后、犹豫不决，殊不知这样往往会耽误最佳治疗时机，越早改善氧合，降低患者呼吸功能，对减少肺损伤都大有裨益。

（2）人工气道建立的指征：①呼吸道梗阻：比如胸内甲状腺手术后气管软化、塌陷；颈部、上纵隔手术后局部出血血肿压迫；气管内新生物；过敏引起的喉头水肿等。②气道分泌持续增多：如术后严重肺部感染排痰量增加，患者无法自咳并氧饱和度下降；术后发生较严重的误吸；肺水肿影响氧合等。③气道保护性反射消失：如昏迷或神志不清者，无法自主排痰者；心搏骤停复苏者；双侧喉返神经受损患者等。④无创通气无效：患者在无创通气治疗后，呼吸困难持续加重，或不能耐受无创通气的；行 NIPPV 后 2 小时内若患者呼吸困难症状无缓解，呼吸频率、心率、血气分析指标无改善甚至恶化，出现呕吐、严重上消化道出血，气道分泌物增多，排痰困难，低血压、严重心律失常等情况时亦应及时考虑建立人工气道，改为有创通气。

临床上是否存在缺氧并非建立人工气道唯一标准，指端血氧饱和度尚可的患者，如果呼吸急促，频率>35 次/分，预见即将有缺氧发生或是休克患者存在严重酸碱平衡紊乱，从复苏角度来说建立人工气道也是最佳选择。关键在于医生对患者疾病严重性的判断，从某种角度来说插管可能面临的是过度治疗，而不插管可能面临的是患者死亡的风险。认为口插管的指征可以适当放宽，这对于减少医疗不良事件的发生有益。

（3）气管切开适应证：①喉及气管上段阻塞：由喉部、气管上段肿瘤、外伤、异物等引起的严重阻塞。②下呼吸道分泌物潴留：严重肺部感染经短期治疗痰液持续增多需频繁吸痰、长期昏迷患者。③双侧喉返神经损伤、反复误吸。④需长时间机械通气。⑤预防性气管切开：术中发现气管软化。

气管切开的时机，个人掌握不同，认为预计机械通气时间在 2 周之内的，可以选择气管插管。如果预计时间超过 2 周的，建议早期切开。但是在预计时间的把握上确实很难。Griffiths 等荟萃分析提示：早期气管切开可降低机械通气时间和住院时间，但不改变肺炎的发生率和病死率。

（4）有创呼吸支持：是最有力的手段，当然也不可避免产生一些不良后果，诸如呼吸机相关肺炎、气压伤（气胸）、肺纤维化、氧中毒、呼吸机相关的呼吸肌失用、循环影响、人工气道建立产生的相关并发症（出血、狭窄等）。

（5）机械通气：应遵循个体化模式，切忌所有患者不论其通气模式定容或定压，压力支持、峰流速等都采用同一种模式，临床上往往给予患者小潮气量定容通气，这样能保持患者的分钟通气量，但通常会产生一定的气压伤，这对于胸外科手术后，特别是支气管袖形切除或是肺表面有漏气的患者，或是怀疑有支气管胸膜瘘的患者来说是不适合的，这时就需要根据患者的个体病情采用定压模式，以保证减少气压伤，但定压模式使用有一定风险，要求医护人员十分关注患者，如果患者呼吸道分泌物增多，则必须及时彻底清除，不然患者很有可能造成分钟通气量不足，导致患者缺氧或二氧化碳蓄积。另外，机械通气应遵循动态调整原则，参数的设置不是一成不变，动态观察血气分析，动态观察内源性 PEEP，动态观察患者呼吸监测参数，动态观察患者的自我感觉结合心率、呼吸频率、呼吸幅度、出汗等现象来调整呼吸机参数。机械通气也应遵循尽早撤离原则，呼吸机通气尽管能模拟人类呼吸，但呼吸机相关肺损伤随机械通气使用的时间延长而不断加重，在可能的情况下，要鼓励患者尽早脱机，以保护肺组织。

（五）改善营养状态

胸外科手术创伤大，患者因为术后卧床、疼痛、药物反应、禁食、缺氧等因素，饮食往往不足。另外严重感染、呼吸机辅助呼吸等因素造成的严重的负氮平衡。所以营养支持对于外科患者的恢复，尤其是重症患者的恢复，降低其病死率极为重要。

营养支持的原则是尽量经口进食，额外适当补充，早期肠内营养。对于危重患者为允许性低热量营养支持原则。

一般胸外科非消化道手术患者，术后通过自身饮食调节，通常能够获得足够的能量、蛋白质、脂类、水分、维生素、电解质和微量元素。

需要讨论的是禁食患者、严重感染患者、重症患者的营养提供。合理的热量供给是实现重症患者有效的营养支持的保障。有关应激后能量消耗测定的临床研究表明：合并全身感染患者，能量消耗（REE/MEE）第1周为25kcal/（kg·d），第2周可增加至40kcal/（kg·d）。创伤患者第1周为30kcal/（kg·d），某些患者第2周可高达55kcal/（kg·d）。大手术后能量消耗为基础代谢率（Basic matabolic rate，BMR）的1.25~1.46倍。但这并非急性应激状态的重症患者的能量供给目标。不同疾病状态、时期以及不同个体，其能量需求亦是不同的。应激早期合并有全身炎症反应的急性重症患者，能量供给在20~25kcal/（kg·d），被认为是大多数重症患者能够接受并可实现的能量供给目标。即所谓"允许性低热量"喂养。其目的在于避免营养支持相关的并发症，如高血糖、高碳酸血症、淤胆与脂肪沉积等。值得注意的是，对ICU患者来说，营养供给时应考虑到危重机体的器官功能、代谢状态及其对补充营养底物的代谢、利用能力。在肝肾功能受损情况下，营养物的代谢与排泄均受到限制，供给量超过机体代谢负荷，将加重代谢紊乱与脏器功能损害。肥胖的重症患者应根据其理想体重计算所需能量。

临床营养支持途径分为肠外营养支持（Parenteral nutrition，PN）（通过外周或中心静脉途径）与肠内营养支持（Enteral nutrition，EN）两种。荟萃分析结果提示，PN与感染并发症的增加有关，而早期EN可降低感染并发症发生率和缩短住院时间等。有关外科重症患者营养支持方式的循证医学研究表明，80%的患者可以完全耐受EN，另外10%可接受PN和EN混合形式营养支持，其余的10%胃肠道不能使用，是选择TPN的绝对适应证。EN应是重症患者首先考虑的营养支持途径，只要患者肠道还保留一定的功能，就应尽量应用EN。与PN相比，EN有助于维持小肠黏膜的完整性和屏障功能，还可以抑制各种前炎症介质的释放，增加内脏血流，使代谢更符合生理需要，并可减少肝、胆并发症的发生。但应该指出，重症患者EN不耐受的发生率高于普通患者，此时需要进行积极的PN支持。

1. 热量

正常人体热量需要可根据Hams-Benedict公式计算：

男性：66.473+［13.7516×体重（kg）］+［5.0033×身高（cm）］-（4.6756×年龄）。

女性：665.095+［9.5634×体重（kg）］+［1.8496×身高（cm）］-（4.6756×年龄）。

应激因素下应乘以校正系数C：无并发症的大手术为1.0~1.1；中等创伤、中等腹膜炎为1.25；严重创伤、感染或器官衰竭为1.3~1.6；烧伤面积≥体表面积40%为2.0；肌肉做功活动为1.1~1.25；发热为1.05~1.10/℃。呼吸衰竭患者体能消耗增高，应乘以校正系数C（男性为1.16，女性为1.19）。

碳水化合物：35%~70%的非蛋白热量，<7g/kg。

脂肪：20%~30%的非蛋白热量，应激状态可达50%，<2g/kg。

正确地估计热量供给十分重要，尤其对肺部损害的患者，因为过高的热量会引起机体糖代谢异常、肝脏的脂肪浸润等。当疾病还在发展时，维持平衡是主要目标，不要求丢失了的营养物质与组织的复原。

2. 蛋白质、脂肪与碳水化合物的构成

（1）蛋白质需求量：无应激并具有一定的器官功能［0.8g（kg·d）］；代谢需求增加

2.0g/（kg·d）。

（2）水需求量：成人30~40mL/kg或1.0~1.5mL/kcal。

体内CO_2主要来自营养物质的氧化，从脂肪到糖CO_2的产生量为70%~100%，如果摄入营养过高且以糖类为主，将导致大量CO_2产生，而正常生理状况下肺排泄CO_2的能力约为12000mmol/d，超过此限即可造成CO_2潴留。故食物中蛋白质、脂肪与碳水化合物的构成要视患者肺功能而定，如患者有急或慢性呼吸衰竭，其呼吸贮备低时，碳水化合物在氧化中会比蛋白质与脂肪产生更多的二氧化碳，增加呼吸负荷。尽管临床证明，较高水平的蛋白质摄入可增加呼吸功能，导致呼吸肌疲劳。但蛋白质摄入不足会导致体内蛋白水平的缺乏，不利于疾病的康复，实际中推荐供给量维持在1g/（kg·d）。实验证明，对肺部疾病患者用较高的脂肪代替糖供给热量更稳妥些，故食物中脂肪可占总热量的30%~50%。另外需注意补充电解质如钙、磷等以及维生素等。

谷氨酰胺（Glutamine，Gln）是一种特殊的营养物质，已引起人们普遍关注，成为研究热点。Gln是体内含量最丰富的非必需氨基酸，约占总游离氨基酸的50%，是合成氨基酸、蛋白质、核酸和许多其他生物分子的前体物质，在肝、肾、小肠和骨骼肌代谢中起重要的调节作用，是机体内各器官之间转运氨基酸和氮的主要载体，也是生长迅速细胞的主要燃料。近年来，越来越多的动物实验和临床研究均证实，Gln强化的营养支持具有改善机体代谢、氮平衡，促进蛋白质合成，增加淋巴细胞总数，改善机体免疫状况，并能维持肠道功能的效果。

EN不利之处在于存在误吸风险，所以建议采用鼻十二指肠营养管，减少反流。EN患者出现经常会出现呕吐、腹胀、腹泻，究其原因通常是营养液渗透压过高、输注速度过快、脂肪含量过高、脂肪过敏或不耐受、营养液温度过低、营养液受污染、抗生素相关性肠炎、低蛋白血症等。因此，大量研究支持EN输液泵持续输注优于重力滴注和传统注射器分次推注，可以降低腹泻、低血糖、吸入性肺炎、恶心、呕吐发生率，为吸收力受限的患者提供最大程度的营养支持。

对于术后早期不宜肠内营养，不能耐受肠内营养的危重患者、消化道出血患者、严重腹泻患者可以选用完全肠外营养（Total parenteral nutrition，TPN），或PN+EN。完全肠外营养的非蛋白热量的供给以30~35kcal为宜，葡萄糖的输入速度不宜超过5mg/（kg·min），至于脂肪建议使用长链甘油三酯（Long chain triglycerides，LCT）和中链甘油三酯（Median chain triglycerides，MCT）的混合制剂，因为LCT进入线粒体需要肉碱，在高代谢状态下，肉碱内源合成不足，LCT利用有障碍，特别在有肝损害时，使用LCT/MCT的混合制剂可以减轻肝脏的负担。蛋白质可以增加到2~3g/kg体重，最好选用高支链氨基酸和低芳香族氨基酸的氨基酸溶液，在营养治疗的同时给予各种维生素和矿物质。临床医生要注意患者营养物质的全面供给，曾遇到过一位病患长期PN，由于未补充B族维生素，结果导致患者昏迷，患上Wernike脑病，经充分补充B族维生素才得以清醒。

营养支持的常见并发症：血糖水平异常、高渗性非酮症昏迷、血脂水平异常、低白蛋白血症和电解质紊乱等。

四、胸外专科术后管理

（一）外科引流的处理

胸外科手术后通常会有一根或多根胸腔引流管，手术结束时胸腔引流管应该连接到水封瓶，应保持-0.29~-0.50kPa的负压。全肺切除后，水封瓶水柱波动通常调节在5cm左右。每天应注意观察胸管引流通畅与否，如果水封瓶水柱波动很小甚至消失，除非是肺扩张极佳，一般往往是胸管阻塞，需仔细检查胸管是否折叠、扭曲，是否被血块阻塞。如果水封瓶水柱波动很大，甚至有气泡溢出，通常是肺扩张不佳，肺组织表面漏气或支气管胸膜瘘，同时也要检查是否是水封瓶连接处存在漏气。每天要观察胸腔积液引流量、颜色和胸腔积液是否澄清，判断是否存在出血、感染、乳糜胸等病理状态。对于拔出胸管的标准，因人而异。对于常规手术，每日胸腔积液量在200mL以下，胸腔积液颜色澄清，颜色淡红，咳嗽时无持续气泡产生，听诊呼吸音清晰，胸部X线片提示肺扩张好，即可拔出胸管。对于曾经水封瓶持续漏气，经过引流不再漏气的患者，必须夹闭胸管24~48小时后，复查胸部X线片肺扩张佳者，可拔出胸管。对于手术中怀疑胸腔污染者，手术后胸管安置时间应适当延长。对于术后存在胸腔感染、支气管胸膜瘘、胸内食管胃吻合口漏患者则应长期保留胸腔引流管，直到疾病恢复，感染局限为止或改开放引流，逐步退出。对于一些手术后胸腔积液持续增多，颜色清亮，在排除感染、出血、乳糜胸的情况下，在充分补充白蛋白的基础上，可予夹闭胸管，使胸膜腔内压力超过静水压，从而达到减少渗出的目的。

食管重建手术后胃管拔出的时机也是因人而异。通常在术后患者肛门排气后，胃液量<200mL，且颜色淡绿或淡黄后可予拔除胃管。但不同的术式也不尽相同，比如胃代食管手术，胃行走于胸骨后者，由于患者咳嗽时胃内压力较高，会对吻合口产生不良影响，建议胃管引流放置较长时间（7~9天）。对于术后胃潴留患者，胃管应该持续引流，直至胃肠动力恢复，机械梗阻消失。对于食管胃吻合口漏的患者，特别是在颈部吻合口漏较大的患者，建议胃管保留较长时间，因为过早拔出胃管后，在吻合口愈合过程中，漏口可能被肉芽组织长闭，给后期食管扩张带来麻烦。

胸内甲状腺手术后颈部引流负压小球，在引流液色淡量少后即可拔除。食管胃颈部吻合手术后，颈部皮片的拔除通常是在术后48小时。

（二）剖胸探查止血指征

胸外科手术后，由于胸腔负压的原因，往往胸腔引流量较多，但我们这里指的是胸腔内出血的状况。手术后如果患者胸腔引流颜色鲜红或暗红类似静脉血样，引流量>300mL，连续3小时；或引流量150~300mL，连续5小时即有剖胸探查指征。但是，何时决定剖胸并非拘泥于此。如果患者表现为扩容后但心率持续加快、血压不稳、血红蛋白水平进行性下降，胸部X线片提示胸内较大量积血，即便胸腔积液引流量达不到“标准”，也应该毫不犹豫地剖胸止血。如果患者胸腔积液引流达到“标准”，但患者生命体征平稳、四肢温暖、呼吸平稳、没有任何休克代偿表现的，在充分扩容、应用止血药的基础上，可予继续观察。胸内有较多量凝血块，对肺组织产生压迫者是否需要再次剖胸止血，也是根据实际情况判断。认为如果患者在短时间内胸腔出血停止，随访血红蛋白不再持续下降，则不必再次剖胸，可以在出血停止3天后用尿激酶冲洗胸腔融化凝血块，效果很好，肺大多能完全复张。如果患者在短时期内胸内出血不断，即便是量少者，因为无法用尿激酶冲洗胸腔，时间久后血块机化，肺表面纤维膜形成，今后肺很难复张，容易产生胸腔感染和肺部感染，通常建议再次剖胸探查止血并清除凝血块。

对于手术后怀疑心脏压塞的患者，表现为心率增快、血压下降、脉压缩小者，不必等待心超结果，因为此类患者随时有心搏骤停的风险，果断剖胸探查。

对于术后突然胸管内涌出大量鲜红色胸腔积液的患者，血压不稳者，必须立即夹闭胸管，不宜搬动患者，立即床边开胸，方能挽救生命。

（三）肺不张的处理

胸外科手术后，肺不张是较为常见的并发症。肺不张首先要判断患者是压迫性肺不张还是阻塞性肺不张。压迫性肺不张通常是由于胸腔大量积液、肺表面纤维板形成或是气胸造成。胸腔积液和气胸患者只要在合适的位置安置胸腔引流即可。肺表面纤维板形成的患者如果肺不张明显的，需要再次剖胸行纤维板剥脱术才可以解决问题。阻塞性肺不张通常是由于痰液或血块阻塞支气管造成。通过定期给患者拍背咳痰、雾化吸入、痰培养调整抗生素、鼻导管吸痰、纤维支气管镜检查吸痰往往可以使肺复张，如果肺仍然扩张欠佳，则可以使用呼吸机加压面罩，给予正压通气加速肺扩张。另外，还有一种肺不张的形式，它是由于肺组织在胸腔内受到脓液或化学性液体刺激引发的肺不张。比如食管癌手术后胸内吻合口漏患者，在没有胸腔引流管的情况下，患者肺组织受到脓液和胃酸化学性液体刺激，产生的肺不张，胸部X线片仅仅表现为肺扩张不佳，胸腔积液量也不多，纤维支气管镜吸痰也不多，这类患者必须自胸腔引流后肺组织才会慢慢复张。

（四）术后肺漏气的处理

胸外科肺切除后持续漏气的原因通常是肺表面的粗面不愈、肺泡胸膜瘘和支气管胸膜瘘。共同的处理原则是保持胸腔引流的通畅，静待其愈合，很少有需要再次手术治疗者。当然对于支气管胸膜瘘的处理有所不同（见下述）。对于肺表面的粗面不愈的患者可以尝试抽自体血液注入胸腔，使之在肺表面形成凝血块，形成纤维膜封堵肺粗面破口。也可尝试胸腔内注入粘连剂，比如红霉素类产生强烈胸膜刺激的药物，注射后嘱患者翻滚活动，然后水封瓶接负压吸引，使肺扩张与胸壁产生粘连，使之愈合。肺泡胸膜瘘患者一部分会导致脓胸发生，则需要按照脓胸处理。

（五）肺栓塞的处理

肺栓塞（Pulmonary embolism，PE）是由于肺动脉的某一支被栓子堵塞而引起的严重并发症，最常见的栓子是来自静脉系统中的血栓。当栓塞后产生严重血供障碍时，肺组织可发生坏死，即称肺梗死。PE也是近年来出现的越来越多的并发症。由于胸外科是老年外科，患者较长时间卧床，术后因为出血也使用了较多量的止血药物，肿瘤患者本身处于高凝状态，所以静脉栓子脱落造成肺动脉栓塞的发病逐渐为医生认识。

PE常见为多发及双侧性，下肺多于上肺，特别好发于右下叶肺，约达85%，这无疑是与血流及引力有关。

1. PE的临床症状和体征

常常是非特异性的，且变化颇大，与其他心血管疾病难以区别。症状轻重虽然与栓子大小、栓塞范围有关，但不一定成正比，往往与原有心肺疾病的代偿能力有密切关系。

（1）急性大块 PE：表现为突然发作的重度呼吸困难、心肌梗死样胸骨后疼痛、晕厥、发绀、右心衰竭、休克、大汗淋漓、四肢厥冷及抽搐，甚至发生心脏停搏或室颤而迅速死亡。

（2）中等大小的 PE：常有胸骨后疼痛及咯血。当患者原有的心肺疾病代偿功能很差时，可以产生晕厥及高血压。

（3）肺的微栓塞：可以产生成人呼吸窘迫综合征。因微栓塞引起肺血管阻力增高，通透性增强，导致通气-灌注比例失调、肺内分流，产生严重的缺氧型呼吸衰竭。

（4）肺梗死：常有发热、轻度黄疸，体温一般 37.8～38.3℃，如高于 39℃应考虑伴感染。

术后 PE 患者往往是久卧床起身后突发的胸闷不适，呼吸困难，早期听诊呼吸音没有特异改变，胸部 X 线片通常没有特殊表现，但患者表现极度缺氧，血气检查肺血管床堵塞 15%～20%即可出现氧分压下降，PaO_2<80mmHg 者发生率为 88%，有 12%的患者血氧正常。Cvitanic 等发现急性 PE 患者中 76%有低氧血症，93%有低碳酸血症，86%～95%P（A-A）02 增大，后两者正常可能是诊断 PE 的反指征。实验室检查血浆 D-二聚体含量异常增高对诊断 PE 的敏感度在 90%以上。本测定的主要原理是多数 PE 患者有进行性内源性纤维蛋白溶解，某些纤维蛋白降解为 D-二聚体。尽管血浆 D-二聚体增高对 PE 的诊断很敏感，但是非特异性的，至少术后 1 周患者的 D-二聚体含量升高，心肌梗死、脓毒症或几乎所有的其他全身疾病也增加。因此，血浆 D-二聚体的测定最好用于疑似 PE 而不合并急性周身疾病的患者。D-二聚体浓度<500μg/L 强烈提示无急性 PE，有排除诊断的价值。另外，结合心超检查和 CT 检查可以协助判断 PE 的存在。

2. PE 的治疗

（1）一般治疗：本病发病急，需做急救处理。应保持患者绝对卧床休息，吸氧，镇痛，纠正急性右心衰竭及心律失常。抗休克常用多巴胺 200mg 加入 500mL 葡萄糖液内静脉滴注，开始速率为 2.5μg/（kg · min），以后调节滴速使收缩压维持在 12.0kPa（90mmHg）[10～25μg/（kg · min）]。右旋糖酐可作为主选扩容剂，而且还具有抗凝、促进栓子溶解、降低血小板活性作用。

（2）抗凝疗法①肝素：凡临床一经确诊或高度可疑急性 PE，又无抗凝绝对禁忌证者，应立即开始肝素治疗。肝素使用方法如下。②持续静脉内滴注：适用巨大 PE，首次应用大剂量肝素（10000～20000U）静脉内冲入，这样抑制血小板黏附于栓子上。2～4 小时后开始标准疗法，每小时滴入 1000U，由输液泵控制滴速。每日总量 25000U。③间断静脉内注射：每 4 小时（5000U 肝素）或每 6 小时（7500U 肝素）静脉内给肝素一次，每日总量为 36000U。④间断皮下注射：每 4 小时（5 000U）或每 8 小时（10000U）或每 12 小时（20000U）皮下注射一次肝素。⑤华法林：肝素一般连续使用 9～10 天，当栓塞危险因素消失，移动患者没有发生 PE 症状，此时可合用口服华法林，待起效时即可停用肝素。

（3）溶栓治疗

①UK：20000U/kg，2 小时静脉滴注。②RT-PA：50～100mg，2 小时静脉滴注。③SK：负荷量 500000U，后以 10000U/h 持续静脉滴注。

溶栓治疗的适应证：①广泛型急性 PE。②非广泛型急性 PE 合并重症心肺疾病，抗凝疗法无效。③深静脉血栓形成。

（六）肺水肿的处理

肺水肿是肺脏内血管与组织之间液体交换功能紊乱所致的肺含水量增加。肺水肿是胸外科手术后较为常见的病理生理现象。

1. 胸外科手术后肺水肿的原因

（1）肺毛细血管内压增高：见于各种原因引起的左心衰竭、输液过量等，肺毛细血管内压力增高致血管内液外渗产生肺水肿。

（2）肺毛细血管通透性增高：肺部感染、误吸等。

（3）血浆胶体渗透压降低：低蛋白血症等。

（4）淋巴循环障碍：乳糜胸或纵隔淋巴结充分清扫后由于淋巴管被大量结扎，肺内淋巴回流受阻。

（5）复张性肺水肿：短时间内除大量胸腔积液均可使肺内压骤降形成肺组织负压和对毛细血管产生吸引作用因而发生肺水肿。

（6）原因不明急性呼吸窘迫综合征。

2. 临床表现

肺间质水肿期，患者常有咳嗽、胸闷，轻度呼吸浅速、急促。查体可闻及两肺哮鸣音，心源性肺水肿可发现心脏病体征。PaO_2 和 $PaCO_2$ 均轻度降低。肺泡水肿期，患者可表现为面色苍白、发绀、严重呼吸困难，以及咳大量白色或血性泡沫痰，两肺满布湿啰音。血气分析提示低氧血症加重，甚至出现 CO_2 潴留和混合性酸中毒。

胸部X线片表现根据病程，起先为肺纹理的增多增粗，肺门部位的结构不清。发展到后期表现为两肺满布斑片状影。

3. 治疗方法

（1）去除病因：减慢补液速度，防止误吸，控制感染，加强心脏功能，去除过敏因素等。

（2）加强利尿：呋塞米40~100mg或布美他尼1mg可迅速利尿、减少循环血量和升高血浆胶体渗透压，减少微血管滤过液体量。

（3）适当镇静：吗啡可减轻焦虑，并通过中枢性交感抑制作用降低周围血管阻力，将血液从肺循环转移到体循环；还可松弛呼吸道平滑肌，改善通气。

（4）呼吸支持：必要时无创或有创呼吸机辅助通气，迅速改善氧合。

（5）扩张血管：静脉滴注硝普钠15~30μg/min可扩张小动脉和小静脉，减轻后负荷。

（6）强心药物：主要适用于快速心房纤颤或扑动诱发的肺水肿。

（7）糖皮质激素应用：甲泼尼龙可以减少肺水的渗出。

（七）支气管胸膜瘘的处理

支气管胸膜瘘是肺切除手术后较为少见的并发症。肺切除术后患者出现水封瓶持续漏气或是咳嗽时出现胸腔积液样痰，随体位变化而改变，一般向健侧卧位时痰量明显增加，术侧卧位时明显减少。有时候晚期发生支气管胸膜瘘患者首发表现为口腔里呼出恶臭的气味伴大量脓痰。

支气管胸膜瘘一旦确诊，首先是给予充分引流，避免脓液或胸腔积液灌入肺组织造成进一步损伤。对于再次手术治疗必须持有谨慎的态度，除非发现及时，在胸腔还没有明显污染时，可予谨慎的再次手术修补或余肺切除。一般一旦证实胸腔已经有较明显的急性感染，则再次手术修补或是余肺切除往往都会失败，因为感染的胸腔会造成二次手术支气管残端的不愈合，此时患者遭受双重打击，往往预后不佳。这时往往通过长时间的胸腔引流，瘘口会逐渐愈合，关键是要消灭残腔，使肺扩张。全肺切除术后发生的支气管胸膜瘘较难愈合，再次手术失败的可能较大，患者往往需要终身戴胸管。

（八）消化道吻合口漏的处理

颈部吻合口漏处理较为简单，一旦发现颈部存在感染或吻合口漏，应该及时将颈部伤口完全打开，彻底清理坏死组织，以过氧化氢溶液（双氧水）冲洗伤口，每日换药直至愈合。

胸内吻合口漏一旦发现，在 24 小时内可以再次手术进行修补。超过 24 小时，胸腔污染已经十分严重，只能采用充分引流的方法，必要时在 CT 或 B 超定位下放置引流。同时调整抗生素和加强营养支持，保持胃管引流。值得注意的是，如果发现是胸胃穿孔的患者，胃穿孔往往是由于胃壁血运不佳，胃壁坏死，较难愈合，建议再次手术修补或残胃切除，分期结肠代食管手术。

（贾珊蕊）

第五章　胸外科常见疾病护理

第一节　损伤性气胸的护理

正常胸膜腔为不含气体的间隙，其间的压力低于大气压而呈负压。胸部创伤累胸膜、肺或气管，使空气经胸壁或肺及气管的破口进入胸腔，称损伤性气胸。在胸部损伤中，发生率仅次于肋骨骨折。一般分为3大类：闭合性气胸、开放性气胸和张力性气胸。

【护理评估】

1. 健康史

注意询问病人受伤的时间、部位、经过，了解胸壁有无开放性伤口。

2. 身体状况

①生命体征是否平稳，意识是否清楚。②有无胸痛、胸闷、气促，甚至呼吸困难、发绀等征象。③听诊呼吸音是否减弱或消失，有无皮下气肿发生、有无气管向健侧移位。④胸壁如有开放性伤口时观察有无气体血沫随呼吸出入。⑤伤侧胸腔穿刺是否抽出气体。

3. 辅助检查

①胸部X线检查：显示不同程度的肺萎陷和胸膜腔积气，气管、心脏、纵隔向健侧移位。②计算机体层成像（CT）检查：必要时CT检查了解肺部有无大疱及气管、支气管损伤情况。

4. 心理和社会支持状况

参见本章第一节相关内容。

【治疗原则】不同类型的气胸处理不尽相同。

1. 闭合性气胸

①少量气胸，肺萎陷在30%以下者可以观察并对症治疗。②气胸量较多时，需行胸穿抽气并尽量抽尽气体。同时全身应用抗生素。③如胸腔积气较多且反复胸穿抽气抽不尽时，则可做胸腔闭式引流术。

2. 开放性气胸

应在现场迅速用无菌敷料封闭伤口，再用胶布或绷带包扎固定，使开放性气胸变为闭合性气胸。

3. 张力性气胸

立即用一粗针头在伤侧锁骨中线第2肋间刺入胸膜腔排气减压。其他处理同“闭合性气胸”。

【常见护理问题】

①恐惧。②疼痛。③气体交换受损。④潜在并发症：肺不张、肺部感染。

【护理措施】

1. 急救

①开放性气胸迅速封闭伤口，变开放性气胸为闭合性气胸。可以用多层无菌纱布外加棉垫封盖伤口，再用胶布绷带固定。现场急救可用现场一切可用的材料封闭胸部伤口。②张力性气胸迅速排气减压。可用一粗针头在伤侧锁骨中线第 2 肋间刺入胸膜腔内排气减压。现场急救后病人转送过程中，可在针头的接头处缚扎一橡皮手指套并将指套顶端剪一小口，可起单向活瓣作用，防止空气进入胸膜腔。

2. 心理护理

护士应稳定病人情绪，消除病人紧张、恐惧的心理。

3. 休息与活动

外伤后应注意休息，带有胸腔闭式引流管者则应取半卧位。

4. 病情观察

①严密观察生命体征，注意神志变化。②观察有无胸闷、气促、呼吸困难、发绀甚至休克的征象。③观察有无气管移位、皮下气肿等。

5. 维护呼吸功能

（1）给予氧气吸入，氧流量 2~4 L/min。

（2）保持胸腔闭式引流管通畅，使胸腔内积气排出，促进肺组织膨胀。

（3）损伤性气胸，特别是开放性气胸易致肺部感染，病人痰液较多且排痰困难，应教会病人正确的咳嗽排痰方法，病人一般取坐位，头颈部放松，头稍向前倾，路含胸，然后进行咳嗽。有 3 种咳嗽的方法。①暴发性咳嗽：即先深吸一口气而后紧闭声门，随着胸腹肌的突然有力收缩，声门瞬间开放，将气体冲出。②分段咳嗽：即一连串的小声咳嗽，将痰运到喉部，再用力咳出。③喷气式咳嗽：即在深吸气后张口并使声门开放，用力向外喷射气体，同时发出“呵”的声音。

（4）深呼吸锻炼。鼓励病人做深而慢的呼吸，进行周期性的深呼吸，可防止呼吸道闭塞和吸入分泌物致气管远端阻塞，还可充分扩张肺泡防止肺泡萎陷。

（5）做好促进排痰的护理。保持气道湿化和做好拍背咳痰的护理，必要时行负压吸痰。对于痰多且黏稠者应常规给予雾化吸入每日 2~3 次。

6. 预防感染

①观察体温的变化。②如为开放性气胸应配合医生及时清创、缝合、包扎伤口，注意无菌操作。应用破伤风抗毒素。③保持胸腔闭式引流管通畅，及时引流出积气。④协助病人进行有效的咳嗽排痰和深呼吸锻炼，促进肺扩张。⑤遵医嘱合理应用抗生素。

7. 术前准备

如需行剖胸探查术，应积极做好术前准备。

8. 出院指导

嘱病人出院后注意休息，定期到医院复查胸片，了解胸腔内有无气体残存。

第二节　损伤性血胸的护理

胸部损伤引起胸膜腔内积血称为损伤性血胸，可与气胸并存。损伤性血胸其积血常来源：①肺组织破裂出血。②胸壁血管出血。③心脏大血管出血。胸膜腔短期内大量积血凝固成块变为凝固性血胸，也可因为胸膜腔积血感染而形成感染性血胸。

【护理评估】

1. 健康史

注意询问病人受伤的时间、部位、经过，了解有无昏迷史。

2. 身体状况

①生命体征是否正常，意识是否清楚，有无休克征象。②听诊呼吸音是否减弱或消失，有无伤侧肋间隙饱满，气管是否向健侧移位。③伤侧胸腔穿刺是否抽吸出血液。

3. 辅助检查

①胸部X线检查：显示胸膜腔有大片积液阴影，纵隔可向健侧移位，合并气胸则显示液平面。②血常规检查：可显示血红蛋白、红细胞计数和红细胞比容均降低。还需进行出凝血功能检查。

4. 心理和社会支持状况

【治疗原则】

①小量血胸（出血量<500mL）：可观察，不需抽吸，可自行吸收。②出血量在500mL以上：应早期进行胸腔闭式引流，使肺尽早膨胀，同时应用抗生素，并密切观察有无进行性血胸。③进行性血胸：应快速输血纠正休克，急诊行剖胸探查术。④凝固性血胸：应开胸取出凝血块，尽早促进肺膨胀，同时应用抗生素。⑤感染性血胸：应尽早做胸腔闭式引流，应用有效的抗生素。

【常见护理问题】

①恐惧。②气体交换受损。③循环血量不足。④潜在并发症：肺部感染、胸腔感染。

【护理措施】

1. 心理护理

护士应关心、体贴病人，消除病人紧张、恐慌的心理。

2. 休息与活动

外伤后注意休息，当出血量多出现休克征象时应将病人卧于休克体位，带有胸腔闭式引流管者则应取半卧位。

3. 病情观察

①严密观察生命体征，注意神志变化。②观察有无休克征象。③有无肋间隙饱满、气管是否向健侧移位。

4. 维持水、电解质及酸碱平衡

迅速建立静脉输液通路，遵医嘱进行补液、输血处理，维持水、电解质及酸碱平衡。

5. 观察引流血性液体

保持胸腔闭式引流管通畅，密切观察引流血性液体的量和性质。

（1）勤挤压引流管

引流液多时宜每隔 15～30 分钟挤压 1 次，甚至持续挤压，一般可 1～2 小时挤压 1 次。防止引流管受压、扭曲、堵塞。检查引流管是否通畅最简单的方法是观察是否继续有液体气体排出，以及长管中的水柱是否随呼吸上下波动，必要时嘱病人深呼吸或咳嗽。如疑有堵塞时，首先应反复挤压引流管，先夹住引流管再向胸腔挤压或向引流瓶内挤压。其次适当调整引流管插入的位置，可轻轻转动或稍稍向外退出引流管。必要时行负压吸引，注意负压不能过大，要吸一下、停一下，直至吸通。

（2）定时记录引流液的量及性质如引流液呈鲜红色且每小时每千克体重超过 4mL，持续 3 小时以上者，则说明胸腔内有活动性出血，应立即报告医生处理。

6. 护理

保持呼吸道通畅给予吸氧，协助病人进行有效的咳嗽排痰和深呼吸锻炼。

7. 进行性血胸

若出现进行性血胸征象时，应考虑有活动性出血，需尽快做好剖胸探查术的术前准备。下列征象提示有进行性血胸：①血压持续下降，脉搏逐渐增快。②输血补液后，血压不回升或回升后又迅速下降。③血红蛋白、红细胞计数和红细胞比容重复测定呈持续降低。④闭式胸腔引流后，引流血量连续 3 小时，每小时每千克体重超过 4mL。⑤胸腔穿刺因血凝固抽不出血液，但 X 线检查胸腔内有阴影增大。

8. 损伤性血胸

损伤性血胸如导致胸内感染应密切观察体温的变化，注意无菌操作，遵医嘱应用抗生素。高热病人给予降温处理。

9. 复查

出院指导出院后休息 1～3 个月，定期复查。

第三节　肺部感染性疾病的护理

一、肺炎概述

肺炎是指肺实质的炎症。病因以感染多见，其他尚有理化因素，免疫损伤，过敏及药物因素等。由各类病原体（细菌、病毒、真菌等）引起的气管一支气管和肺实质的炎症，亦称下呼吸道感染，是最常见的感染性疾病之一。

1. 病因机制

肺炎是指终末气道、肺泡和肺间质的炎症，可由病原微生物、理化因素、免疫损伤、过敏和药物等引起。细菌性肺炎是最常见的肺炎，近年来尽管新的强力抗生素不断投入临床，但其发病率和病死率仍很高，且有所上升。其原因可能与社会人口老龄化、吸烟、伴有基础性疾病和免疫功能低下有关，如慢性阻塞性肺病、心力衰竭、肿瘤、糖尿病、尿毒症、艾滋病、应用免疫抑制剂、器官移植等。还与病原体变迁、病原学诊断困难、医院获得性肺炎发病率增加、不合理使用抗菌药物导致细菌耐药性增加等有关。

2. 分类

（1）根据感染病原体的不同，分为：①细菌性肺炎。②病毒性肺炎。③支原体肺炎。④真菌性肺炎。⑤其他：立克次体、衣原体、弓形体、寄生虫等。以往将细菌以外病原体感染所致的肺炎统称为非典型肺炎，包括肺炎支原体、肺炎衣原体、军团菌、贝氏立克次体、病毒等。

（2）患病环境分类：①社区获得性肺炎（CAP）是指在医院外罹患的感染性肺实质（含肺泡壁即广义上的肺间质）炎症，包括具有明确潜伏期的病原体感染而在入院后平均潜伏期内发病的肺炎。本病发病率较高，占肺炎的90%以上，由于社会人口老龄化，病原体对抗生素耐药率增高，以及抗生素应用混乱等影响治疗效果，病死率仍较高，各国报道差异较大，为5.7%~24%。②医院获得性肺炎（HAP）也称院内肺炎（NP），是指患者入院时不存在，也不处于感染的潜伏期，而于入院48h后在医院内发生的肺炎，为院内感染的10%~18%。我国HAP发病率为1.3%~3.4%，重症监护病房（ICU）可达15%~20%，应用机械通气治疗者，呼吸机肺炎的发病率则高达18%~60%。HAP预后差，死亡率达20%~50%。

3. 临床表现

（1）全身症状

发热：大多数肺炎病人都会引起发热，在肺炎链球菌、葡萄球菌、肺炎杆菌、军团杆菌等肺炎中，体温可高达40℃以上，而大肠杆菌、变形杆菌、嗜血流感杆菌肺炎的发热程度较轻绿脓杆菌肺炎则以体温波动幅度大为其特点。①寒战：是细菌毒素所引起的机体应激性反应，常伴随发热出现，以革兰阳性球菌肺炎病人更明显。②脉率增快：属于机体代偿反应。③其他：头痛、恶心、呕吐、多汗、腹痛、关节及肌肉酸痛、全身乏力等。

（2）呼吸道症状：①咳嗽：是肺部感染的一种常见症状，咳脓痰和（或）脓血痰。咳嗽可影响病人的休息和饮食。②咳痰：细菌性肺炎病人多数有大量痰，部分痰液具有特征性，可成为诊断的依据，如肺炎链球菌肺炎的痰呈铁锈色；金黄色葡萄球菌的痰液为黄脓痰；克雷白杆菌肺炎的痰呈砖红色冻胶样；绿脓杆菌肺炎的痰呈绿色；厌氧菌肺炎的痰脓稠且有臭味。③胸痛：是由于肺部炎症侵犯胸膜而引起。胸痛的定位较明确，呈针刺样痛，以深吸气和咳嗽时加重。部分病人可合并胸腔积液。④呼吸急促。

4. 辅助检查

（1）白细胞计数：细菌性肺炎外周血白细胞计数增高，常在（15.0~40.0）$\times 10^9$ 左右。

（2）痰细菌学检查：痰中查到致病菌是肺炎确诊的依据，但因受许多条件的制约，如口咽部细菌易造成标本污染，由于混合细菌的感染，有时难以确定哪一种主要致病菌。据报道，只有 25%~50%CAP 痰培养阳性，即使有菌血症的 CAP 患者，痰培养的阳性率也仅为 40%~60%，因目前尚缺乏有效的非侵入性采样手段，故痰检仍是一项重要的初步筛选措施。一般认为，低倍镜下痰标本中的白细胞>25 个，鳞状上皮细胞<10 个，或者白细胞：鳞状上皮细胞<2.5：1 为合格的痰标本，则可进行涂片染色和培养，当痰培养菌群≥107/mL 可考虑为致病菌。

（3）体液检查：血以及其他可能感染性的体液可作革兰染色和培养，如胸积液、关节液、脑脊液等。一般来说，血培养阳性即可为确诊的依据，但各类细菌性肺炎血培养的阳性率仅 3%~40%。

（4）血清学检查：主要是用于对军团菌、支原体、衣原体及病毒等微生物的检测。具体方法有直接法、间接法、免疫荧光法等。

（5）侵入检查采样：近年来采用侵入性方法取下呼吸道标本的方法日益受到重视，但具体实施仍有许多限制，如需借助气管插管或纤维支气管镜，病人不易接受，可出现合并症等。但与痰检比较，将能大大提高诊断的可靠性、敏感性和特异性。常用的技术：①经环甲膜穿刺气管吸引（TTA）。②经气管插管保护性盲刷采样。③经纤维支气管镜保护性毛刷（PSB）采样。④经纤维支气管镜支气管肺泡灌洗（BAL）采样。⑤经皮穿刺吸引（LA）采样等。

（6）分子生物学检查：近年随着分子生物学的发展，使许多以往诊断困难的病原菌通过这一新技术从 DNA 水平得以解决，如军团菌等。

（7）胸部 X 线检查：是肺炎诊断的重要方法，可以明确诊断和确定病变的部位、病变形态和病变性质。必要时结合系统胸片动态观察。结合临床资料及细菌学检查可以确诊。

5. 护理诊断

①体温过高与致病菌引起肺部感染有关。②清理呼吸道无效与气管、支气管分泌物增多、黏稠及胸痛、疲乏有关。③潜在并发症：感染性休克。

6. 护理措施

（1）病情观察：监测并记录生命体征及神志变化，重点观察儿童、老年人、久病体弱者的病情变化。在护理中要准确记录 24 小时出入液量。

（2）一般护理：①生活护理：患者应卧床休息，以减少耗氧量，缓解头痛、肌肉酸痛等不适症状。保持病室安静，室温为 18~20℃，湿度为 55%~60%。做好口腔护理，鼓励患者多漱口，保持口腔清洁。口唇疱疹者局部涂抗病毒软膏，防止继发感染。②饮食护理：给予足够热量、蛋白质和维生素的流质或半流质饮食，以补充高热引起的营养物质消耗。鼓励患者多饮水（1~2L/d），失水明显时可静脉补液，注意水、盐平衡，保持尿比重<1.020。

（3）降温护理：高热时采用乙醇擦浴、冰袋、冰帽等进行物理降温，降温要以逐渐降温为宜。不宜用阿司匹林或其他解热药降温，以免大汗、脱水或虚脱，儿童要预防惊厥。患者出汗时要及时协助擦汗、更衣，防止受凉。

（4）用药护理：遵医嘱及时使用抗生素，观察疗效和不良反应。应用头孢唑啉钠可出现发热、皮疹、胃肠道不适等不良反应，偶见白细胞减少和丙氨酸氨基转移酶增高；喹诺酮类药物（氧氟沙星、环丙沙星）偶见皮疹、恶心等；氨基糖苷类抗生素有肾、耳毒性，肾功能减退或老年人应注意观察有无耳鸣、头昏及唇舌发麻等不良反应的出现。

（5）感染性休克的护理：①病情监测：生命体征：有无心率加快、脉搏细速、血压下降、脉压变小、体温不升或过高、呼吸困难等；精神和意识状态：有无精神萎靡、表情淡漠、烦躁不安、神志模糊等；皮肤、黏膜：有无发绀、肢端湿冷；出入液量：有无尿量减少、比重增高。②实验室检查：注意血气分析指标变化，有无低氧血症等。③感染性休克抢救配合：一旦发现休克征象立即通知医师，并备好物品，配合抢救。体位：患者取仰卧中凹位，抬高头胸部20°、抬高下肢30°，有利于呼吸和静脉血回流。吸氧：高流量吸氧，维持PaO_2>60mmHg。补充血容量：迅速建立两条静脉通路，遵医嘱给予右旋糖酐或平衡液以维持有效血容量，及时纠正酸中毒，如需使用5%碳酸氢钠，宜单独静脉输入。监测中心静脉压，作为调整补液速度的指标，中心静脉压<5cmH_2O时可放心补液，达到10cmH_2O时要慎重，输液不宜过快，以免诱发急性心力衰竭。④用药护理：遵医嘱用多巴胺、间羟胺等血管活性药物，根据血压调整滴速，维持收缩压在90~100mmHg，输液时注意防止药液外漏，以免引起局部组织坏死和影响疗效。⑤联合使用广谱抗生素控制感染时，应注意疗效和不良反应。

7. 健康教育

（1）肺炎发作时的指导：指导患者合理安排休息、饮食，告知患者遵医嘱按时服药，了解用药常识和不良反应。

（2）病情好转和出院指导：指导患者合理安排休息与活动，勿疲劳，定期随访。出现发热、咳嗽、咳痰、心率增快、胸痛等症状时及时就诊。

（3）预防肺炎的知识指导：向患者及家属讲解肺炎的预防知识。了解肺炎的病因和诱因。注意休息与锻炼，劳逸结合，防止过度疲劳。避免受凉、淋雨，戒烟酒。有皮肤疖、痈、伤口感染、毛囊炎、蜂窝织炎时及时治疗。慢性病、长期卧床、免疫功能低下、COPD、支气管扩张症、年老体弱者，应注意经常改变体位，指导翻身、拍背，咳出气道痰液。

二、肺炎链球菌肺炎

肺炎链球菌肺炎是由肺炎球菌（或称肺炎链球菌）引起的肺实质的炎性病变，好发于冬春两季，青壮年发病率较高，占院外感染肺炎的半数左右。

1. 病因机制

肺炎链球菌为革兰阳性球菌，多成双或呈短链排列，在体内能形成荚膜。根据荚膜多糖抗原不同，分为86个血清型，其中引起成人肺炎的多属1~9及12型，以第3型毒力最强。肺炎链球菌为上呼吸道正常菌群，只在机体免疫力降低或有免疫缺陷时才发病，且多为内源性感染。细菌被吸入下呼吸道，在肺泡内繁殖，由于多糖荚膜对组织的侵袭作用，首先引起肺泡壁水肿，迅速出现白细胞、红细胞及纤维蛋白渗出，渗出液经肺泡孔向中央部分扩散，可累及几个肺段或整个肺叶。易累及胸膜而致渗出性胸膜炎。

2. 临床表现

突然起病，寒战、高热（体温可达39~40℃）等中毒症状。咳嗽、咳痰、典型者咳出铁锈色痰，多数伴有胸痛，下叶肺炎时疼痛可向上腹部或肩部放散。严重者有周围循环衰竭、血压降低、躁动、昏迷等。急性热病容，口唇有疱疹，呼吸急促，脉速，或血压降低。病侧胸部有炎性实变体征，叩诊浊音，语颤增强，有管状呼吸音及湿性啰音，累及胸膜者有胸膜摩擦音。

3. 辅助检查

①血白细胞计数和中性粒细胞增高，并有核左移，老年体弱者白细胞计数可不增高，但中性粒细胞比例增高或有中毒颗粒。②痰涂片革兰染色可找到成对或短链状排列的阳性球菌。用对流免疫电泳法在痰或其他标本中测到肺炎球菌多糖荚膜抗原，可作快速诊断。③病变广泛时血气分析呈低氧和低二氧化碳血症，原有慢阻肺病者 $PaCO_2$ 升高。

4. 护理诊断

①体温过高与感染有关。②气体交换受损与肺部感染引起呼吸面积减少有关。③疼痛与胸膜炎症有关。

5. 护理措施

（1）缓解不适，促进身心休息：①病人应卧床休息，给予高蛋白质、高热、高维生素、易消化的流质或半流质，鼓励多饮水，每日饮水量在 1500～2000mL。②高热者于头部、腋下、腹股沟等处置冰袋，或酒精擦浴降温，或按医嘱给予小剂量退热剂。退热时需补充液体，以防虚脱。③胸痛时嘱病人患侧卧位。

（2）促进排痰，改善呼吸。

（3）密切观察生命体征和神志、尿量的变化，下列情况应考虑有中毒型肺炎的可能：①出现精神症状。②体温不升或过高。③心率>140 次/分。④血压逐步下降或降至正常以下。⑤脉搏细弱，四肢厥冷，冷汗多，发绀，一般情况衰竭。⑥白细胞过高（$>30\times10^9/L$）或过低（$<4\times10^9/L$）。

（4）中毒型肺炎的抢救与护理：①病人应平卧，头部抬高 15°，保温、给氧。②迅速建立两条静脉通道，保证液体及药物输入，输液速度不宜过快。③进行抗休克与抗感染治疗：纠正血容量：补充水分，一般先静脉输给 5%葡萄糖氯化钠溶液或低分子右旋糖酐，以维持血容量，减低血液黏度，预防血管内凝血；按医嘱给以血管活性药（如异丙基肾上腺素等），使收缩压维持在 12～13. 3kPa 左右，或用血管扩张药改善微循环；严密监测血压变化；注意水电解质和酸碱失衡；输液不宜太快，以免发生心力衰竭和肺水肿，如血容量已补足而 24 小时尿量仍少于 400mL，应考虑有肾功能不全；监测血气及电解质；抗感染治疗：按医嘱定时给予抗生素，并注意其副作用。

三、葡萄球菌肺炎

葡萄球菌肺炎是由葡萄球菌引起的急性肺化脓性感染。多发生于原有慢性全身疾病，如糖尿病、血液病、肝病、艾滋病、支气管及肺部疾病患者等。

1. 病因机制

葡萄球菌为革兰阳性球菌，其中金黄色葡萄球菌（简称金葡菌）的致病力最强，是化脓感染的主要原因。葡萄球菌的致病物质主要是毒素和酶，具有溶血、坏死，杀白细胞和致血管痉挛等作用。医院获得性肺炎中葡萄球菌感染比例高，耐甲氧西林金葡菌株（MRSA）感染的肺炎治疗较困难，病死率高。

2. 临床表现

本病起病多急骤，有畏寒、高热、胸痛、咳嗽、咳痰，痰为脓性，量多，带血丝或呈粉红色乳状。毒血症症状明显，有全身关节、肌肉酸痛，精神萎靡等。病情严重者早期出现周围循环衰竭。院内感染者通常起病较隐袭，体温逐渐上升，有少量脓痰。早期可无体征，如病变范围大者可有肺实变体征，语颤增强、叩诊浊音、听诊有湿性啰音。血源性感染呼吸系统症状和肺部体征多不明显，常以全身衰竭及中毒症状为主要表现。

3. 辅助检查

①血白细胞计数升高，达（15~25）$\times10^9$/L，或更高，中性粒细胞比例增高，核左移或出现中毒颗粒。②血、痰菌培养出金黄色葡萄球菌，并做药敏感试验。③胞壁酸抗体（磷壁酸抗体）测定：抗体滴度≥1∶4为阳性，一般在感染后的7~12d内出现，有助于诊断。

4. 护理措施

（1）严密观察病情变化，如观察体温、脉搏、呼吸、血压、意识、胸痛情况。密切观察咳嗽咳痰情况，详细记录咳痰的时间、性质、量、颜色、气味。正确收集痰标本及时送检，痰标本应取自下呼吸道，清醒患者漱口后用力咳出深部痰液，气管切开或气管插管可经导管直接留取，或环甲膜穿刺取痰。检测血气分析，观察血氧饱和度、氧分压。观察患者有无面色苍白，神志模糊、烦躁、发绀、四肢厥冷、心动过速、尿量减少、血压降低等休克征象，观察全身皮肤情况及有无全身中毒症状。及时正确采集血标本。

（2）保持病室清洁卫生，卧床休息保持安静阳光充足、空气清新，室温18~20℃，湿度55%~66%定时消毒、通风，避免太多人员走动、探视以避免医源性感染，防交叉感染；并每天行紫外线消毒一次，确保空气质量。护理人员严格洗手，加强无菌技术操作，对医疗器械或用物如呼吸机管道、湿化器、吸痰器等定期规范消毒。

（3）指导患者深呼吸及正确有效的咳嗽方法：患者坐位，双脚着地，身体稍前倾，双手环抱一个枕头，有助于膈肌上升；进行数次深而缓慢的腹式呼吸，深吸气末屏气，然后缩唇（噘嘴），缓慢地通过口腔尽可能呼气（降低肋弓、腹部往下沉）；再深吸一口气屏气3~5s，身体前倾，从胸腔进行2~3次短促有力的咳嗽，张口咳出痰液，咳嗽时收缩腹肌，或用自己的手按压上腹部，帮助咳嗽。或患者取俯卧屈膝位，可借助膈肌、腹肌收缩，增加腹压，有效咳出痰液。经常变换体位以利于痰液咳出协助患者翻身。对咳嗽剧烈、排痰不畅者，给予祛痰剂和扩张支气管药物，痰液黏稠和排痰困难者给予湿化和雾化疗法；对于体弱无力排痰者给予胸部叩击与胸壁震荡；意识不清或排痰困难者可经患者的口、鼻腔、气管插管或气管切开处进行负压吸痰。

（4）寒战时注意保暖，及时添加被褥，给予热水袋时防止烫伤。高热时可采用物理降温，如乙醇擦浴、温水擦浴、冰枕、冰敷；体温持续不降者可遵医嘱给予退热药，年老体弱者尽量不使用退热药或减量应用，以防大量出汗，体温骤降引起虚脱；患者出汗时，及时协助擦汗、更换衣裤被单、避免受凉；做好口腔护理，增强食欲。

（5）早期治疗并选用敏感的抗菌药物是取得良好疗效的关键，应遵医嘱、足量、有效使用抗菌药物；根据药物的代谢动力特点及半衰期的时间，分次使用抗生素；在联合使用抗生素时，注意药物配伍禁忌，遵循现用现配的原则，同时，要加强支持治疗，体液疗法及防治并发症，保证患者用药的安全性，并密切观察疗效和毒副作用，防止二重感染，发现异常及时报告。用药过程中注意滴速适宜，滴速控制在 40~50 滴/min。

（6）患者皮肤发生荨麻疹、瘀斑瘀点等皮损时给予全棉、柔软、宽松的内衣，毛巾煮沸消毒，剪短指甲，避免搔抓及肥皂、热水烫洗；衣服、被单污染时立即更换，保持皮肤清洁。有脓疱时在无菌操作下刺破吸干，剪除疱壁，清除脓痂，局部用 1∶8000 高锰酸钾溶液清洗，涂氯强油（氯霉素、泼尼松、植物油），3~4 次/d，用时充分摇匀。

（7）加强营养，进食高蛋白、高热量、高维生素、易消化的流食、半流食，每日给予摄水量 2500~3000mL（无明显的心肺疾病）。

（8）由于患者病情重及病程发展急骤，常有胸痛、胸闷、呼吸困难，有恐惧心理，给予半卧位、氧气吸入。要倾听患者的诉说，陪伴患者身边，安慰患者，使患者保持情绪稳定和增强安全感。胸痛时采用侧卧位，用手或枕头支持胸部以减轻疼痛，必要时按医嘱给予止痛剂。

5. 健康指导

指导患者及家属了解本病的病因和诱因，避免受凉、劳累、酗酒等诱发因素。有皮肤、疖、伤口感染、毛囊炎时应及时治疗；尤其是免疫功能低下者。注意休息，劳逸结合，生活有规律，参加体育锻炼，增强抵抗力。慢性病、长期卧床、年老体弱者，应注意经常改变体位、翻身拍背，咳出气道痰液，有感染征象及时就诊；指导患者遵医嘱按时服药，定期随访。

四、克雷白杆菌肺炎

克雷白杆菌肺炎亦称肺炎杆菌肺炎。是由肺炎克雷白杆菌引起的急性肺部炎症。多见于老年人、慢性支气管肺部疾病、全身衰竭等患者，预后较差，病死率高。

1. 病因机制

肺炎克雷白杆菌简称肺炎杆菌，是革兰染色阴性，具有荚膜，单个或成短链状杆菌，有时呈球杆菌状。它有 75 株多糖体荚膜抗原亚型，1~6 型常见于呼吸道感染。本病多见于中老年有营养不良、慢性支气管肺病、酒精中毒、糖尿病等全身衰弱或其他原因引起的免疫功能低下者。原发吸入性肺炎多数单侧，右肺较多见。病变呈一叶或多叶实变，细菌在肺泡内生长繁殖，破坏肺泡壁，引起组织坏死、液化形成空洞，波及胸膜者可引起脓胸继发性肺炎常与其他细菌混合感染，多为小叶性分布。

2. 临床表现

常有慢性疾病史或近期手术史。急性起病、寒战、高热、体温达 39~40℃，咳嗽、咳痰呈粘黄棕色脓痰，典型者为红棕色粘胶冻状痰，具有特征意义，多数伴有胸痛，部分有恶心、呕吐、黄疸等消化道症状，严重者有呼吸、周围循环衰竭。急性热病容，重者发绀、血压下降、大叶分布者有胸部实变体征，叩诊浊音，听诊有管状呼吸音或湿性啰音。

3. 辅助检查

①血白细胞计数及中性粒细胞比例增高，部分病例则正常或偏低，减低者预示预后不良。②细菌学检查：痰涂片革兰染色可找到带荚膜的阴性杆菌，严格留取痰标本培养，连续 2 次或以上阳性者可帮助诊断。血培养阳性者可确诊。③胸部 X 线检查：有大叶实变征象，病变内有不规则透光区，右上叶多见，叶间裂下垂呈弧形膨出。少部分呈支气管肺炎样浸

润，有时两肺门模糊。

五、革兰阴性杆菌肺炎

临床上致肺炎的革兰阴性杆菌，常见的有：除克雷白杆菌外（如肺炎杆菌和产气杆菌）外，常见的还有流感嗜血杆菌、绿脓杆菌、大肠杆菌以及变形杆菌。上述病原菌大都是条件致病菌。其临床经过、诊断和治疗原则大致略同。

1. 病因机制

本病多发生于老年、久病体弱或患有慢性呼吸道疾病，以及长期使用抗生素、肾上腺皮质激素或免疫抑制剂的患者。革兰阴性杆菌肺炎多为双侧小叶性肺炎，常有多发坏死性空洞或脓肿，部分病人可发生脓胸。消散常不完全，可引起纤维增生、残余性化脓灶或支气管扩张。

2. 临床表现

(1) 铜绿假单胞菌肺炎：易感人群为有基础疾病或免疫功能低下者，包括 COPD、多脏器功能衰竭、白血病、糖尿病、住监护室、接受人工气道或机械通气的患者。中毒症状明显，常有发热，伴有菌血症；咳嗽、咳痰，脓性或绿色；体温波动大，高峰在早晨；心率相对缓慢；有神志模糊等精神症状。病变范围广泛或剧烈炎症反应易导致呼吸衰竭。

(2) 流感嗜血杆菌肺炎：好发于 6 个月~5 岁的婴幼儿组和有基础疾病的成人组。起病前常有上呼吸道感染症状。婴幼儿组发病多急骤，有寒战、高热、咽痛、咳脓痰、呼吸急促、发绀，迅速出现呼吸衰竭和周围循环衰竭，常并发菌血症，易并发脑膜炎为其特点。发生于慢性肺部疾病者，起病缓慢，有发热、咳嗽加剧、咳脓痰或痰中带血，严重者可出现气急、呼吸衰竭。免疫功能低下者起病急，临床表现与肺炎链球菌肺炎相似。

3. 辅助检查

①血常规：白细胞计数升高或正常。绿脓杆菌肺炎中性粒细胞大多增多，有时嗜酸性细胞增多。肺炎杆菌肺炎常有贫血。②痰涂片和痰培养：分别可发现肺炎杆菌、流感杆菌、绿脓杆菌。③绿脓杆菌肺炎血清绿脓杆菌凝集试验：对外毒素 A 的滴定度大于或等于 1∶1024，或恢复期滴定度较急性期大 4 倍以上。④X 线检查：肺叶实变或支气管肺炎的融合性病变，可有多发空洞或巨型空洞，病变多见于中、下肺野，多数为双侧性。常有胸腔积液。绿脓杆菌肺炎病变较多呈两侧中、下肺野散在结节状影。典型的肺炎杆菌大叶性肺炎多发生在右上叶，易坏死形成大小不等的空洞，肺组织纤维收缩、水平叶间裂下移。

六、肺炎支原体肺炎

肺炎支原体肺炎（Mycoplasmalpneumonia）是由肺炎支原体引起的呼吸道和肺部的急性炎症改变，常同时有咽炎、支气管炎和肺炎。本病约占非细菌性肺炎的 1/3 以上。近年来，其发病率有所升高。本病好发于秋季，各年龄均可发病，但多见于儿童及青年，可散发或造成小流行。

1. 病因机制

肺炎支原体是最小的致病微生物，菌体没有细胞壁、已知有 8 种类型，其中仅肺炎支原体对人体致病，需用 20%马血清和酵母培养，显微镜下可见到埋入琼脂表层下的支原体菌落，早期对菌体鉴定可依据其对葡萄糖具有发酵作用，吸附并能溶解豚鼠和绵羊的红细胞，以及对美兰有耐受等特性，但最终鉴定则需依靠血清学检查。病人及带菌者为传染源。病原体由呼吸道分泌物排出，可通过直接接触口鼻分泌物、痰或吸入其飞沫或气溶胶而传播。传染性以病初 4~6 天最强，3~5 周后消失、易感性普遍，学龄儿童及青少年得病较多，家庭、学校及兵营易有缓慢而广泛的传播。本病感染后引起体液免疫，大多成年人血清中部已存在抗体，所以很少发病。

2. 临床表现

潜伏期一般为 2~3 周。起病缓慢，有低热、咽痛、乏力、食欲不振、肌痛等症状。咳嗽逐渐加剧，呈阵发性刺激性呛咳，咳黏液痰，偶有血丝。发热可持续 2~3 周，体温正常后仍可有咳嗽。肺部体征不明显，与肺部病变程度不相称，偶闻干、湿啰音，无管状呼吸音。

3. 辅助检查

胸部 X 线检查呈多种形态的浸润影，节段性分布，以肺下野多见。病变可于 3~4 周后自行消散。血白细胞计数多正常或稍高，以中性粒细胞为主。发病 2 周后冷凝集试验多阳性，滴定超过 1∶32。血清支原体 IgM 抗体的测定有助于诊断。直接检测标本中肺炎支原体抗原，适于临床早期快速诊断。

4. 护理措施

（1）一般护理：保持良好的周围环境，注意室内空气流通，每日早晚各通风 1 次，每次半小时以上。温湿度适宜，室温在 20℃左右，相对湿度 60%为宜，尽量使患儿安静，以减少氧的消耗，注意休息，多饮水。给予易消化、营养丰富的饮食，重症进食困难者应注意液量供给，必要时可予静脉营养。支原体感染可造成小流行，同时在感染支原体期间容易再感染其他病毒，导致病情加重迁延不愈。因此应尽可能做到呼吸道隔离，以防止再感染和交叉感染。

（2）呼吸道护理：保持呼吸道通畅，及时清除患儿口鼻分泌物，经常给患儿翻身、拍背、变换体位，以减少肺部淤血，对较大患儿应鼓励其咳嗽，以促进分泌物排出。给予超声雾化吸入，以稀释痰液，利于咳出；必要时可适当吸痰，清除黏稠分泌物。对严重憋喘者给予支气管解痉剂。氧疗：对有呼吸困难、喘憋、口唇发绀、面色灰白者，或气道梗阻现象严重者，应及时给氧。多用鼻导管给氧，小婴儿可用面罩、氧帐、鼻塞给氧法，其目的在于提高动脉氧分压，改善因低氧血症造成的组织缺氧，同时注意湿化气道及给氧浓度。

（3）高热的护理：体温在 38.5℃以上遵医嘱给予口服或肌内注射解热止痛药物；在 38.5℃以下时予以擦浴，冰袋冷敷等物理降温，降温应逐步进行，多饮水，以免发生虚脱，按时进行口腔护理，减少口干，防止口腔感染尽量多饮水或按医嘱给予静脉输液以加快毒素的排泄和热量的散发，患者退热时出汗较多，应勤换内衣和被褥，保持皮肤清洁干燥；出现寒战时必须注意保暖，适当增加被褥等。

（4）观察用药反应及护理：支原体肺炎治疗首选大环内酯类抗生素如阿奇霉素、红霉素等，但此类药物对胃肠道刺激较大，易引起胃部不适、恶心、呕吐及腹痛。因此，给药前要向患儿及家长解释可能出现的各种不适，使他们有心理准备。在治疗前，嘱患者适量进食，最宜进食含碱性的食物如面包、苏打饼干等，可在静脉滴注红霉素或阿奇霉素前予舒腹贴膏外敷（脐周），舒腹贴膏为中药成分为主的外用贴膏，有温中散寒，行气止痛的功效大环内酯类药物，尤其是红霉素对血管的刺激性较大，静脉穿刺时宜选粗直的血管，并尽量应用静脉留置针，以避免或减少反复穿刺给患儿造成的痛苦输液过程中适当减慢输液速度，必要时根据医嘱在静脉滴注中加用维生素 B_6 等，可缓解胃肠不适有腹痛时可顺时针轻轻按揉腹部，并与患儿互讲故事，唱歌以分散注意力。

（5）肺外并发症的护理：支原体肺炎常合并肺外并发症如胃肠道、心、肝、肾等功能受损，引起腹泻、心肌酶、转氨酶异常。根据病情对症治疗护理，指导家长让患儿卧床休息，讲解休息的目的意义，给保肝、保护心肌细胞治疗，均有不同程度的消化道症状，给予口服胃肠黏膜保护剂，调节胃肠菌群，同时指导饮食。

5. 健康指导

指导家长加强护理，加强体格锻炼，提高患儿的自身体质。尽量不要带孩子到人多的场所。鼓励患儿多进食高热量、高蛋白饮食，并要多饮水，多吃新鲜蔬菜和水果。多带孩子开展户外活动，进行身体锻炼。对易患呼吸道感染的患儿，在寒冷的季节或气温骤降时，应注意保暖，避免着凉，并定期做健康检查，减少肺炎的发生率。因支原体肺炎的患儿输液时间长，向家长做好解释工作取得其配合及理解。对年长儿说明静脉注射对疾病痊愈的重要性，鼓励患儿克服暂时的痛苦，与医护人员合作，使患儿在最佳心理状态下，接受各种治疗和护理，并充分保证休息，防止病情反复。教育患儿不随地吐痰，防止疾病相互传染。

七、军团菌肺炎

军团菌肺炎（1d）是新发现的、现代环境下的传染病。是由军团杆菌引起、以肺炎表现为主、可能合并肺外其他系统损害的感染性疾病，是军团病的一种临床类型。

1. 病因机制

军团菌是一类需要特殊营养的革兰阴性需氧菌，Dieterle 嗜银染色呈短小多形性有空泡的杆菌，细胞壁中含有高比例的短链分枝脂肪酸。嗜肺军团菌可在单核细胞内繁殖，含有多种外毒素与内毒素，目前已报道有 10 个血清型。

2. 临床表现

常与空调有关，而夏、秋季节多发，起病多为缓慢，也有急性发病，发冷、发热、体温可达 39~40℃，呼吸系症状有咳嗽、咳痰、胸痛或有呼吸困难；还可伴有精神恍惚、定向障碍、头痛等神经系症状及恶心、呕吐、腹痛、腹泻和食欲缺乏等消化系症状；全身倦怠、肌肉和关节疼痛等肺外症状。急性病容，呼吸困难，脉速或相对缓脉，肺有实变体征，两肺或患肺有干湿啰音，有胸膜受累者有胸腔积液体征。

3. 辅助检查

①血白细胞数可正常或升高伴核左移，血沉增快者绝大多数均在 60~80mm/小时，部分病人白细胞或血小板数偏低。蛋白尿多为少量至中量，血清转氨酶为轻度升高。②胸部 X 线检查主要为肺实质性浸润阴影，约 40% 病人有胸腔积液，多为单侧，个别病例伴少量心包积液。③痰、支气管抽吸物、胸液、支气管肺泡灌洗液 Giemsa 染色查见军团杆菌，或用直接免疫荧光抗体和基因探针检测军团杆菌抗原阳性或血清前后两次军团菌抗体滴度呈 4 倍增长。

八、其他肺炎

（一）病毒性肺炎

病毒性肺炎是由上呼吸道病毒感染向下蔓延，侵犯肺实质而引起的肺部炎症。大多发生于冬春季，可暴发或散发流行。婴幼儿、老年人、原有慢性心肺疾病等免疫功能低下者易感染发病，且病情严重，甚至导致死亡。

1. 病因机制

引起病毒性肺炎的病毒多为腺病毒、流感病毒、副流感病毒、呼吸道合脑病毒水痘带状疱疹病毒、单纯疱疹病毒、鼻病毒、巨细胞病毒等。患者常继发细菌感染，近年来由免疫抑制剂广泛应用于临床，常因此诱发严重的病毒性肺炎。病毒侵及细支气管上皮起细支气管炎，波及肺间质与肺泡而引起肺炎。

2. 临床表现

发生于流行季节，不同病毒的感染临床表现不同。常伴气管一支气管炎。起病较急，先有鼻塞、咽痛、发热、头痛、全身肌肉酸痛等上呼吸道感染症状，累及肺部时表现干咳、少痰、胸痛等症状。体征不明显，偶可闻及下肺部湿啰音。

3. 辅助检查

血常规白细胞计数正常、稍高或偏低。痰涂片见白细胞，以单核细胞为主，痰培养常无致病细菌生长。胸部 X 线见肺纹理增多，小片状或广泛浸润，严重时见两肺弥漫性结节性浸润，确诊有赖于病原学检查，如病毒分离、血清学检查、病毒及病毒抗原检测，尤其是发病初期和恢复期的双份血清抗体呈 4 倍以上增长有诊断价值。

（二）真菌性肺炎

由真菌感染所引起的肺部炎症称为真菌性肺炎，是最常见的深部真菌病。近年来由于广谱抗菌药、糖皮质激素、细胞毒性药物及免疫抑制剂的广泛使用，人免疫缺陷病毒感染和艾滋病增多，肺部真菌感染发生率呈持续上升趋势。

1. 病因机制

其主要病因如下：①外源性：真菌多在土壤中生长，孢子飞扬于空气中，大量被人体吸入而引起肺真菌感染。②内源性：有些真菌为口腔寄生菌，如白念珠菌和放线菌，当机体免疫力降低时可引起感染。③医源性：长期使用大量广谱抗菌药、糖皮质激素、细胞毒性药物及免疫抑制剂，放射治疗、化学治疗，或病人存在各种肺部基础疾病，或使用导管、插管等也可引起。静脉营养疗法的中心静脉插管如留置时间过长，白念珠菌能在高浓度葡萄糖液中生长，引起念珠菌感染中毒。④自身免疫性：人免疫缺陷病毒感染和艾滋病等。

2. 临床表现

易感染者常有持续性，不能解释的发热，呼吸道症状和体征一般轻微，随着病情的进展，症状加重，咳嗽、咳痰增加，白色黏液痰常较黏稠，或有由菌丝及真菌碎片组成的胶冻样小块状物，偶带血丝，痰亦可呈脓性。

3. 辅助检查

①痰培养需多次痰培养证实有真菌感染。②X 线可表现为大叶性或小叶性肺炎，也可表现为孤立球形病灶或数个结节状病灶。

4. 护理诊断

①体温过高：与细菌引起肺部感染有关。②气体交换受损：与肺部广泛病变引起有效呼吸面积减少有关。③清理呼吸道无效：与肺部炎症、痰液黏稠或咳嗽无力有关。④潜在并发症：感染性休克与细菌毒素损害微循环引起组织灌注不足有关。

5. 护理措施

（1）一般护理：①急性期要强调卧床休息的重要性，尤其对于体温尚未恢复的病人，卧床休息可以减少组织耗氧量，利于机体组织的修复。协助病人取半卧位，增强肺通气量，减轻呼吸困难，尽量将治疗、检查与护理操作集中进行，避开病人的睡眠和进餐时间，确保病人得到充分的休息。②室内阳光充足、空气新鲜，室内通风 2 次/日，15～30 分钟/次，避免病人受凉；室温保持在 18℃～20℃，湿度在 55%～60%为宜，防止因空气过于干燥，降低气管纤毛运动的功能，而导致排痰不畅。病房环境保持整齐、清洁、安静和舒适并适当限制探视。③高热时，消化吸收能力减低，机体分解代谢增加，给予高热量、高蛋白、维生素丰富（B 族）、易消化的流质或半流质饮食；鼓励病人多饮水，水量在 2000mL/d 以上；高热、暂不能进食者则需静脉补液，注意控制滴速，以免引起肺水肿。

（2）病情观察：①监测病人神志、脉搏、血压等，尤其观察体温的变化，并做好记录。②注意病人呼吸频率、节律、深度和型态的改变。③观察皮肤黏膜的色泽和意识状态。④监测白细胞计数和分类、动脉血气分析结果，必要时，监测每小时尿量和尿比重，准确记录 24h 出入量。

（3）对症护理：①寒战时注意保暖，及时增加被褥；高热时采取酒精擦浴、冰袋、冰帽等物理降温，预防惊厥；高热持续不退者，遵医嘱给予解热镇痛药物，及时协助擦汗、换衣、避免受凉。②保持口腔、皮肤的清洁。由于水分消耗过多及胃肠道消化吸收障碍，导致体液不足，唾液分泌减少，引起口腔黏膜干燥、口唇干裂、炎症甚至口腔溃疡，应定时清洁口腔，保持口腔的清洁湿润，协助病人经常漱口，口唇干裂涂润滑油保护。③指导病人进行有效的咳嗽，协助排痰，采取翻身、拍背、雾化吸入等措施；对痰量较多且不易咳出者，遵医嘱应用祛痰剂，用鼻导管或鼻塞法给氧，流量为 2～4L/min，迅速提高血氧饱和度，纠正组织缺氧，改善呼吸困难，使病人呼吸渐趋平稳，发绀减轻或消失。④胸痛病人宜采取患侧卧位，通过减小呼吸幅度来减轻局部疼痛；早期干咳而胸痛明显者，遵医嘱使用镇咳剂治疗，促使病人身心愉快，增进康复。

（4）心理护理：以通俗易懂的语言耐心讲解疾病的知识，各种检查、治疗和护理的目的。特别是休克型肺炎病人，及时与病人及家属进行沟通，减轻其心理负担，使病人能积极配合治疗。

第四节　肺癌的护理

肺癌多数起源于支气管黏膜上皮，又称支气管肺癌。发病年龄多在 40 岁以上，40 岁以下发病率仅为5%，男女之比为3∶1~5∶1。近年来，全世界肺癌的发病率明显提高，死于癌症的男性病人中肺癌已居首位。

肺癌的病因尚不完全明确，现认为与下列因素有关：①长期大量吸烟。②某些化学和放射性物质的致癌作用。③人体内在因素，如免疫状态、代谢活动、遗传因素、肺部慢性感染等。④基因因素。

肺癌的分类按所在部位临床分为中央型肺癌和周围型肺癌。起源于主支气管、肺叶支气管的肺癌，位置靠近肺门者称中央型肺癌；起源于肺段支气管以下的肺癌，位于肺周围部分者称周围型肺癌。临床一般按细胞类型将肺癌分为4种类型：①鳞状细胞癌（鳞癌）。②腺癌。③大细胞癌。④小细胞癌。前3种类型为非小细胞肺癌。世界卫生组织的国际抗癌联盟按照肿瘤的大小（T），淋巴结转移的情况（N）和有无远处转移（M）将肺癌加以分期，肺癌的TNM分期为目前世界各国所采用。

【护理评估】

（一）术前评估

1. 健康史

①一般资料：询问病人的年龄、职业，有无吸烟史、吸烟的时间和数量，工作和居住的周围环境情况等。②家族史：了解家族中有无肺癌或其他肿瘤的病人。③既往史：了解病人既往身体情况，是否患有其他疾病，如慢性支气管炎、冠心病、原发性高血压、糖尿病等。有无肿瘤病史和手术治疗史。

2. 身体状况

①肺癌的早期情况：有无刺激性咳嗽、痰中带血或咯血，咯血的量和次数。是否出现胸痛、胸闷、气促、哮鸣和发热等症状。②肺癌的晚期情况：有无声音嘶哑、吞咽困难、上肢疼痛、头痛、上腔静脉阻塞综合征和Horner综合征等。上腔静脉阻塞综合征表现为头面部和上半身瘀血水肿、颈部肿胀、颈静脉扩张，前胸壁可见扩张的静脉侧支循环。Horner综合征表现为肺癌同侧瞳孔缩小、上眼睑下垂、额部少汗等体征，是肺尖部肺癌（肺上沟瘤）侵犯交感神经链及星状神经节时引起。③肺癌的其他情况：有无杵状指、骨关节痛等。④营养情况：体重是否减轻，有无贫血等。

3. 辅助检查

①胸部X线检查：是主要的诊断方法，肺癌的X线特征是在肺部有一块状阴影，边缘不清或呈分叶状，周围有毛刺。②CT检查：可发现一般X线检查隐藏区的病变，对明确纵隔淋巴结有无转移很有价值。③支气管镜检查：可以了解肿瘤的分期，还可对所见病变取活体组织检查（简称活检），以明确细胞类型。④痰细胞学检查：对有血痰的病例，痰中找到癌细胞的机会多。⑤其他检查：MRI检查、经胸壁穿刺活检、纵隔镜检查、胸水癌细胞检查等，均有助于肺癌的诊断。

4. 心理和社会支持状况

①病人对疾病的认知程度，对手术有何顾虑和思想负担。②亲属对病人的关心程度和支持力度，家庭对手术治疗的经济承受情况。

（二）术后评估

1. 手术情况

了解手术名称，术中出血、输血、补液情况，了解手术过程是否顺利。

2. 生命体征

生命体征是否平稳，麻醉是否苏醒，听诊双肺呼吸音是否对称、是否清晰或减弱等，有无肺部痰鸣音，有无发绀、呼吸困难等。

3. 伤口及引流管情况

伤口敷料是否干燥，有无渗液渗血，各引流管是否通畅，引流量、性质与颜色等。

4. 心理和认知状况

病人情绪是否稳定、有无紧张，能否进行有效的咳嗽排痰，是否有伤口疼痛，早期活动是否配合。

【治疗原则】

①手术治疗：是肺癌的首选治疗方法。②放射治疗：可单独应用，也可用于术前或术后作为手术的辅助治疗。③化学治疗（简称化疗）：可以减少癌肿转移复发，是综合治疗方法之一。④其他治疗：包括中西医药物治疗和免疫治疗等。

【常见护理问题】

①焦虑/恐惧。②疼痛。③清理呼吸道低效。④气体交换受损。⑤知识缺乏。⑥潜在并发症：出血、肺不张、肺部感染。

【护理措施】

（一）术前护理

1. 心理护理

①护士应多与病人进行沟通，关心和体贴病人，深入了解病人及亲属对疾病的认识程度，耐心地做好解释工作，以减轻病人焦虑不安或恐惧的情绪。②讲解术前各种检查治疗护理的方法及意义，讲解麻醉和手术方式，强调手术治疗的效果，以取得病人的积极配合。③介绍同病种术后成功的病例，以增强病人的信心。

2. 饮食护理

①给予高蛋白、高热量、丰富维生素、易消化的饮食。②术前 2 周禁烟酒，以减少呼吸道分泌物有利于术后康复。③术前 12 小时起禁食，4 小时起禁饮，以免麻醉后呕吐造成误吸。

3. 症状护理

咳嗽、咳痰病人要观察痰量及性质，若痰液黏稠不易咳出者可行雾化吸入。出现咯血时要及时报告医生，记录咯血的量及性质，安慰病人，消除病人紧张心理。

4. 术前指导

①指导病人进行有效的咳嗽排痰和深呼吸训练，以促进肺膨胀，预防术后发生肺不张等并发症。②指导病人练习床上大、小便，以免术后不习惯在床上大、小便而发生尿潴留。③指导病人记住“手势图”，以免因口腔中插有气管插管而不能表达身体的不适。如大拇指表示口渴，小手指表示想小便或插尿管处不适等。

5. 术前准备

（1）皮肤准备

剃除病侧腋毛，前后胸壁皮肤准备范围均应超过中线 5cm 以上。术前晚沐浴 1 次。预防切口感染。

（2）胃肠道准备

按要求禁食禁饮。术前晚清洁灌肠 1 次，以免麻醉后肛门括约肌松弛大便排出污染手术区及术后腹胀。

（3）其他准备

做好交叉合血，准备合血单，手术病人用物交接卡夹在病历中；准备好胸片、药物、胸腔闭式引流瓶（肺上叶切除者备 2 个引流瓶）；手术前夜如入睡困难则遵医嘱给予镇静安眠药；术晨取下活动义齿和贵重物品并妥善保管；术晨如病人发热及女病人月经来潮均应及时报告医生，必要时延期手术。

（二）术后护理

1. 心理护理

术后由于手术创伤、麻醉反应使病人产生紧张和恐惧感，如术后进麻醉复苏室和监护室，无亲人陪伴还会使病人产生陌生和孤独感，护士应态度和蔼，主动与病人进行交流并安慰病人。术后各种治疗和护理应向病人讲解方法和意义，以取得病人的合作。

2. 饮食

给予高蛋白、高热量、丰富维生素、易消化的饮食。一般术后 6 小时可饮少量水，术后第 1 日进食流质和半流质饮食，然后过渡到普通饮食。如出现麻醉并发症呕吐时应延迟开始进食的时间。为增进病人的食欲，应注意调节食物的色、香、味。

3. 体位

术后去枕平卧 6 小时，6 小时后一般情况好，血压、脉搏、呼吸平稳可采取斜坡卧位或半卧位。半卧位有利于胸腔闭式引流，有利于呼吸和咳嗽排痰。一侧全肺切除病人要避免完全侧卧，以防止纵隔移位压迫健侧肺，可采取 114 侧卧位。

4. 活动

术后宜早期下床活动，一般手术当日麻醉清醒后应在护士的协助下进行床上活动。如躯干、四肢的轻度活动。术后第 1 日，生命体征平稳，可协助病人床旁站立移步。术后第 2 日，可协助病人扶病床行走 3~5 分钟，年老体弱、有心脑血管疾病者应慎重。活动时应量力而行，循序渐进，并妥善保管好胸腔闭式引流瓶，避免牵拉、受压或脱出。术后应指导病人做患侧上肢功能锻炼，如做肩臂的主动运动。

5. 吸氧

术后24~36小时内常规吸氧，流量2~4L/min，等缺氧症状改善后可改为间断吸氧或按需吸氧。

6. 维持生命体征平稳

密切观察生命体征的变化，如有异常及时报告医生。

7. 维持呼吸道通畅

（1）向病人解释咳嗽、排痰的重要性。手术后向病人说明用力咳嗽不会引起切口裂开，并说明咳嗽时伤口疼痛属正常情况，可用手或软枕捂住胸部伤口，使引起的疼痛能减到最低程度，必要时给予止痛药。

（2）教会病人咳嗽的方法，参见本章第二节相关内容。对于咳嗽无力或不会咳嗽者多采用指压胸骨切迹上方气管的方法，指压气管前病人取坐位或半卧位，手指可横向滑动。在应用吸痰管吸痰时，当吸痰管插至咽喉部也可引起病人咳嗽。

（3）痰多且黏稠者应常规给予雾化吸入，每日2~3次。雾化的微细颗粒可达细支气管及肺泡，有消炎解痉、稀释痰液、活跃纤毛运动的作用，使痰容易咳出。平时还应注意病房的湿度及温度范围，鼓励病人饮水或温水漱口。

（4）做好拍背咳痰的护理。病人一般取坐位，护士手掌呈杯状，以腕部的力量，在认为有分泌物的部位或病人背部，从下往上有节奏地拍击。其目的是使黏附在呼吸道内的分泌物松动和脱落，以利排出。拍背时应避开伤口和脊柱等骨隆突出的部位。

（5）进行深呼吸锻炼。嘱病人用力吸气，在吸气末约憋气2秒钟，再缓慢呼气。一般呼气时间是吸气时间的2倍。还可以指导病人使用深呼吸训练器和吹气球等。

（6）必要时给予负压吸痰。注意无菌操作和吸痰技巧。如需在支气管纤维镜（简称支纤镜）下吸痰时，应做好配合工作。

8. 胸腔闭式引流管的护理

参见“胸腔闭式引流术”。全肺切除术后置的胸腔引流管一般呈钳闭状态，称为“压力调节管”，应观察气管及心脏搏动的位置，如发现气管、纵隔向健侧移位时，应报告医生酌情放出适量的引流液，以保持两侧胸腔压力平衡。肺叶切除术后置有胸腔引流管，应观察引流液的量及性质，观察是否有气体逸出。

9. 伤口护理

检查伤口敷料是否干燥，如发现伤口敷料有渗血或渗液时应报告医生及时更换。

10. 用药护理

按医嘱输液，速度不宜过快，一般成人不超过40滴/min，加强巡视，防止发生肺水肿。

（三）出院指导

（1）病情允许，出院后半个月可根据情况开始化学治疗和放射治疗等综合治疗。

（2）出院3个月后复查胸片，并与以前的胸片进行对照。

（3）出现咳嗽、咯血、头痛等情况要随时就诊。

（4）避免呼吸系统感染，禁止吸烟，加强身体锻炼。

（5）保持乐观、稳定的情绪，避免精神紧张。

第五节 肺结核的护理

肺结核是由结核分枝杆菌引起的肺部感染，是常见的慢性传染病。大多数肺结核病人经内科治疗可获得痊愈，只有少数病人内科治疗无效而需外科手术治疗。

肺结核外科治疗的选择主要依赖于病变的性质和病人的具体情况。外科治疗是肺结核综合疗法的一个组成部分，其目的是切除损坏严重的结核病灶，或使病变肺组织萎缩，促进其愈合。手术本身往往不能消除所有的结核病灶和结核分枝杆菌，因此在手术前、后必须应用有效的抗结核药配合治疗，同时注意休息和营养，增强病人的抵抗力，防止和减少手术后并发症或病变复发。

【护理评估】

（一）术前评估

1. 健康史

①一般资料：询问病人的年龄、职业、生活环境和劳动强度，有无吸烟史。②家族史：了解病人家庭成员是否有结核病史。③既往史：了解病人患结核病的病程及应用抗结核药物的治疗情况，用药后有无耳鸣、耳聋、口唇麻木等药物毒性反应。了解病人是否患有其他疾病。

2. 身体状况

①病人是否有午后低热、盗汗、乏力、食欲不振等全身结核中毒症状。②病人有无咳嗽、咳痰、胸痛、咯血等症状，听诊肺部有无湿啰音，有无呼吸运动减弱等体征。③了解病人全身营养的状况，有无贫血等。

3. 辅助检查

①痰细菌培养和药物敏感试验：可能查出痰结核分枝杆菌。②胸部 X 线检查、CT 检查：了解病灶的位置、大小和形状，有无钙化和空洞。③血液检查：如血常规、血沉等，了解血沉是否快。④结核菌素试验（PPD）、结核抗体检查。

4. 心理和社会支持状况

①病人对疾病的认知程度，对手术有何顾虑和思想负担。②亲属对病人的关心程度和支持力度，家庭对手术的经济承受情况。

（二）术后评估

参见本章第一节相关内容。

【治疗原则】

①术前、术后必须进行药物抗结核治疗。②根据病变的类型、部位、范围决定手术方式。肺切除为首选方式，其次为胸廓成形术。

【常见护理问题】

①焦虑/恐惧。②疼痛。③清理呼吸道低效。④营养失调。⑤潜在并发症：支气管胸膜瘘。

【护理措施】

（一）术前护理

1. 心理护理

肺结核系慢性病，病程长，用药时间长，病人体质弱，多数病人经济困难。护士应多与病人沟通，耐心解释病情及预后，解除顾虑，增强病人战胜疾病的信心。

2. 饮食

充足的营养是促进结核病治愈的重要措施之一。应鼓励病人进食高蛋白、高热量、富含维生素的食物，如牛奶、鸡蛋、瘦肉、鱼、豆制品、新鲜蔬菜和水果。同时注意食物的色、香、味等，以促进消化液的分泌，增进食欲。对肝功能和消化功能差的病人，应给予低脂、优质蛋白、清淡的饮食，以减轻胃肠和肝脏的负担。

3. 皮肤护理

肺结核病人盗汗后应勤更衣、勤沐浴，保持皮肤清洁舒适。长时间卧床的病人，应常规予以翻身按摩，以促进血液循环预防压疮。

4. 用药护理

①大多数抗结核药物对肝脏有一定的毒性作用，用药后应定期进行肝功能监测。②异烟肼可引起指、趾末端疼痛、麻木等周围神经炎症状，可应用维生素 B_6 防治。③链霉素、卡那霉素可损害听神经，出现耳鸣、耳聋、眩晕症状，应及时停药。④利福平服用后，病人的尿液、痰、大便等可呈红色或橘黄色，应告知病人勿紧张。⑤有耐药性的病人，应遵医嘱应用新的抗结核药物做术前准备，必要时静脉滴注。

5. 术前指导及术前准备

参见本章第一节相关内容。

（二）术后护理

（1）参见本章第一节相关内容。

（2）并发症的护理支气管胸膜瘘是肺结核病人肺叶切除术后可能发生的并发症。其临床表现为：发热、刺激性咳嗽并随体位改变加剧，咳出血性痰液。向胸膜腔内注入亚甲蓝（美蓝）液 1~2mL，如病人咳出蓝色痰液即可确诊。护理措施包括：①取患侧卧位，避免患侧在上，而引起剧烈咳嗽并咳出血性痰。②行胸腔闭式引流并常规护理。③遵医嘱胸液送检，查结核分枝杆菌及细菌培养和药物敏感试验（简称药敏），给予抗结核药物及抗生素治疗。④加强营养及注意休息。⑤当病情稳定需再次手术者，应积极配合医生完善术前准备。

出院指导

（1）出院后继续抗结核治疗 6 个月以上。注意观察抗结核药的不良反应，定期复查肝功能。

（2）注意休息，加强营养。

（3）出院3个月后复查胸片，并与以前的胸片进行对照。

（4）如出现咳嗽、咳血痰等情况应随时就诊。痰菌阳性者应将痰吐在卫生纸中并焚烧处理，以控制疾病的传播。

（5）避免呼吸系统感染，适当加强身体锻炼。（贾琎蕊）

第三篇 乳腺科肿瘤护理

第一章 乳腺肿瘤概述

第一节 乳腺癌流行的现状与趋势

乳腺癌是女性最常见的肿瘤之一，全世界每年约有120万名妇女患乳腺癌，50万人死于乳腺癌。在西欧、北美等发达国家，乳腺癌发病率占女性恶性肿瘤首位，其发病率近年来在全球范围内呈上升趋势。我国虽然是乳腺癌低发国家，其发病情况也呈上升趋势。近年来，我国乳腺癌的发病率以每年2%的速度逐年递增。

全球肿瘤流行病统计数据认为，乳腺癌是中国女性最常见的癌症，年龄标化率（ASR）为每10万人21.6例。根据中国国家肿瘤登记中心的数据，乳腺癌是城市女性最常见的癌症，是农村女性第四大常见癌症。城市地区的ASR（34.3/10万女性）是农村地区的2倍（17.0/10万女性）。社会经济发达的沿海城市发病率最高，广州乳腺癌ASR为46.6/10万女性，这一比率与日本接近（ASR：42.7/10万女性）。相反，在中西部欠发达地区，乳腺癌ASR可低于7.94例/10万女性。在中国，诊断为乳腺癌的平均年龄为45~55岁，比西方女性更加年轻。来自上海和北京的数据显示了乳腺癌的两个发病高峰，第一个出现在45~55岁，另一个出现在70~74岁，并且诊断为乳腺癌的中位年龄有逐渐增大的趋势。之所以会出现45~55岁这个特定发病高峰，也许是因为存在着出生队列效应。在多数出生队列中普遍存在着月经和生育模式变化，以及其他生活方式和环境因素影响。相似的出生队列效应在中国台湾和香港地区已经有报道，这一效应使得危险因子作用在年龄较轻的女性中凸显。

在地域方面，根据世界卫生组织的报道，乳腺癌高发的地理走向仍是北美、北欧、西欧等地区最为高发，澳大利亚、南欧、东欧、新西兰、热带南美、北非等地区和国家较为高发，而亚洲和非洲的发病率相对较低。在我国，存在明显的地域差异，上海、天津、北京等经济较发达地区发病率较高。

乳腺癌的死亡率，无论从世界范围还是我国，除了少数地区的死亡率呈上升趋势外，乳腺癌的死亡率普遍呈下降趋势。这可能与人们生活方式的改变及早期诊断率提高和治疗方式的改进等有关。

中国女性乳腺癌发病在全球处于比较低的水平，但呈逐年增高的趋势。随着社会经济发展，女性生活方式发生显著改变，乳腺癌相关危险因素普遍存在。预计未来较长一段时期我国乳腺癌的发病率和死亡率还将持续上升，尤其在农村地区，由于原有基数低，使得未来发病率和死亡率上升速度会明显高于城市地区。农村地区普遍存在诊断和筛查机会缺乏，会使乳腺癌的生存率城乡差距加大，死亡率上升势头难以遏制。由于中国人群在遗传、环境和生活方式等方面与欧美乳腺癌高发地区有显著的差异，对中国女性乳腺癌病因的探究一直是肿瘤流行病学关注的热点。

我国乳腺癌研究和防控的基础应建立在一个完善的疾病监测登记系统之上，如有可能，针对乳腺癌的特点应增加更多特征性的登记内容，如诊断分期、分子分型、组织病理学，开展乳腺癌筛查的地区应建立筛查登记系统，收集参与筛查乳腺癌相关危险因素，不仅能从个体角度评估乳腺癌危险度，而且能更好地掌握人群乳腺癌危险因素的流行状况，为有针对性的防控措施提供依据。

乳腺癌可以通过人群筛查，及早发现、诊断、治疗，以显著改善病人生存质量。普及人群的乳腺癌筛查，无论现在还是未来很长一段时间，都是我国乳腺癌防控的重点。在考虑筛查方案时，乳腺癌发病率的城乡差异以及各地卫生资源的配置及其可及性是非常重要的影响因素。进一步提高农村地区乳腺癌诊断和治疗的水平，在农村地区推广乳腺癌筛查的适宜技术，有望缩小目前存在的乳腺癌生存状况的城乡差异。乳腺癌发病率高，而乳腺癌的生存率普遍高于其他大多数癌症，使乳腺癌长期生存者数量持续增长，在癌症患者中所占比例很高。比如上海女性癌症存活患者中 1/3 为乳腺癌患者。这些患者不仅需要长期医疗和康复服务，对疾病本身及其治疗带来的长期不良反应进行规范有效的临床干预，而且还有应对心理、情感、家庭、回归社会等问题的种种需求，需要家庭和社会的多方位关注和支持。

第二节　乳腺癌的非饮食危险因素

乳腺癌的危险因素很多，但是迄今为止，国内外学者仍未能明确其主要致病因素，但达成共识的是多个危险因素的叠加势必会导致乳腺癌危险性的增加。

乳腺癌的危险因素病因学调查研究表明：乳腺癌的非饮食危险因素与年龄、遗传因素、月经婚育史、良性乳腺疾病史等密切相关。其中，乳腺良性疾病病史是乳腺癌的最主要危险因素之一，尤其是增生性乳腺疾病。乳腺患有严重非典型上皮增生的妇女比没有此类疾病的妇女患乳腺癌的危险性高 4～5 倍，可触到的囊肿、复杂的纤维腺瘤、乳腺导管乳头状瘤、硬化性腺病及中、重度的上皮增生都有可能增加患乳腺癌的危险性。

一、年龄、性别和婚育史

年龄的增长是乳腺癌发生的主要危险因素，年龄不同乳腺癌的发生率不同，≤39 岁为 0.4%，40～59 岁为 3.86%，60～69 岁为 3.51%，≥70 岁为 6.95%。JEMAL 等在 2008 年的癌症统计中报告：12.28%的乳腺癌患病是由于年龄大造成的，而绝经前妇女的发病率仅为 4%。女性患乳腺癌的危险性是男性的 100 倍。众多研究表明，女性初潮年龄晚、未生育、生育过多以及绝经年龄晚均是乳腺癌的危险因素。在北美和欧洲典型的西方国家，年龄相关的乳腺癌有很高发病率，在亚洲和非洲则发病率较低，但是菲律宾马尼拉癌症登记中心例外。

二、激素

雌激素是重要的致肿瘤激素，在乳腺癌形成过程中它可以影响细胞生长和增殖。雌激素是通过一系列酶代谢的，包括 COMT，它可以将儿茶酚雌激素转变成生物学上没有危险的甲氧基雌激素。一些研究证实了雌激素和细胞周期增长的关系是通过 CCNDI 的转录实现的，COMT 和 CCNDI 的多态性影响编码蛋白的活性。CCNDI 的高酶活性的基因型与乳腺癌风险的增加有关，杂合型 COMT 和它高度酶活性的基因型也与乳腺癌的患病风险有关。

最近，美国乳腺癌的发病率开始以 3.1%的速度递减，总体降低了 12%，女性健康组织实验研究结果表明：乳腺癌发病率降低的主要原因是绝经后雌激素治疗应用的显著减少。

一个最常见的乳腺癌病因学因素是外源性激素的暴露，包括口服避孕药（Ocs；尤其是在绝经前的病例中）和激素替代治疗（HRT；尤其是绝经后的病例中）。最近的数据提示接受口服避孕药 1 年的妇女与从来没服用过或者短期服用过的妇女相比，乳腺癌的相对危险度可达 1.5。一般来说，接受 HRT 的患者比没有接受 HRT 的患者乳腺癌年发病率高 2%。妇女健康倡议（Women′s health initiative，WHI）和其他关于 HRT 和乳腺癌危险因素流行病学研究均发现绝经前妇女（提示子宫和卵巢仍正常）应用激素替代治疗时患乳腺癌风险最大，且与雌激素的剂量有关。因此，虽然 Ocs 和 HRT 可用于月经周期的控制、生活质量以及症状的控制是合理的，但是雌激素应尽可能低剂量短时间的应用。

三、遗传因素

与其他癌症一样，乳腺癌是遗传和环境影响的最终结果。约 5%的乳腺癌归因于熟知的遗传因素，另有 10%~15%的病例有家族倾向。可能的遗传相关因素包括基因突变，通常是常染色体为主和高度的渗透。源自遗传症状的肿瘤常发生在幼年时期并且有很高的双侧乳腺癌发生率，而双侧乳腺癌在散发病例是罕见的。10%~15%的乳腺癌被认为与家族史的相关风险增加有关，直系亲属有 2 人患乳腺癌的女性患乳腺癌的 RR 是 4~6，发生双侧乳腺癌的 RR 升高到 6 以上。

四、电离辐射

电离辐射诱导人类癌症问题一直受到人们的关注。电离辐射和乳腺癌之间的关系已在多项研究中被证实。乳腺的低剂量辐射，尤其是发生于年轻时期的辐射是一明显的乳腺癌致病因素。发生于 30 岁以前的影响比较大。随着暴露剂量的增加，乳腺癌发病危险升高，如日本广岛和长崎的原子弹爆炸、肺结核荧光透视法、治疗中的放射治疗。虽然危险度和暴露时的年龄呈负相关，但是在绝经后暴露的危险度却较低。尽管放射治疗致使乳腺癌发病危险度增加不明显（近 1%），但是在特定人群如共济失调、毛细血管扩张症患者中就会表现出乳腺癌发病风险升高。

目前，对于磁场暴露与乳腺癌的关系还无定论。一些流行病学研究发现磁场暴露可能增加乳腺癌的危险性，而另一些研究表明，住宅电磁场暴露与乳腺癌并无关联。

第三节　乳腺癌的饮食相关危险因素

病例-对照研究结果显示，高脂肪膳食会增加绝经后妇女乳腺癌的危险性。由于发展中国家女性摄入的能量较低而消耗的能量较高，所以发展中国家乳腺癌的发病率低于发达国家。膳食脂肪与乳腺癌的队列研究的结论不一。膳食类维生素 A 可抑制乳腺癌细胞的生长，不管在雌激素受体（ER）阳性或阴性的人乳腺癌细胞系，全反式视黄酸和13-顺式视黄酸均能抑制癌细胞生长。在体外培养的人乳腺癌细胞表达过氧化物酶增殖体激动受体γ（PPARγ），膳食多不饱和脂肪酸可激活 PPARγ 的表达，在 ER 阳性或阴性的人乳腺癌细胞系，激活 PPARγ 可导致癌细胞凋亡。在致癌物诱导的小鼠模型，PPAR 配体可抑制致癌物的诱导作用。膳食类维生素 A 和多不饱和脂肪酸可通过核受体 PPAR 相互促进，有可能在乳腺癌的预防中发挥协同作用。

大豆异黄酮有广泛的生物学活性。首先，可以在体外与雌激素受体结合，因此可竞争性结合雌激素受体位点，起到抗雌激素的作用，大豆异黄酮还可以抑制雄激素向雌激素转换时的关键酶，引起基因表达，如 BRCA1 和 PTEN 的变化。此外，大豆异黄酮还有抗增殖、抗血管生成、抗氧化以及抗炎作用，这些结果提示大豆异黄酮可能是预防乳腺癌潜在的药物。流行病学研究表明：大豆异黄酮的摄入在亚洲人群与乳腺癌负相关，但是西方人无此联系。与低量大豆异黄酮摄入者（≤5mg/d）相比，饮食中大量摄入大豆异黄酮（≥20mg/d）的亚洲妇女乳腺癌危险因素降低 29%，提示在亚洲妇女饮食中大豆异黄酮的消耗水平是乳腺癌的保护性因素。除了大豆异黄酮的消耗水平，异黄酮的形式和食品来源、异黄酮的暴露时间、肿瘤激素受体状态和个体雌马酚生产者状态及激素的作用可能调节大豆异黄酮的吸收与乳腺癌危险的相关性。这些因素可能解释研究结果的不一致性。

维生素 D 是一种脂溶性维生素，在骨代谢中起重要作用，可能有抗炎和免疫调节作用。最新的流行病学研究观察了低维生素水平和多种疾病状态的关系，低维生素 D 水平与癌症发病率和死亡率的全面增加有关。

LUO 对上海 40-70 岁的 353 例乳腺癌和 701 例土著居民进行分析，在对照组中随着茶叶的消耗量增加，尿液排出物茶多酚的增加，对照组有更高的尿液总茶多酚和茶叶的茶多酚，没有发现乳腺癌和尿茶多酚间的任何剂量反应关系，但发现尿液排出物表儿茶素与乳腺癌的危险度呈负相关。在样条回归中，表儿茶素的水平和乳腺癌之间是完全的剂量反应关系，但在低、中度尿液排泄物范围内不明显。因此，高的表儿茶素（为茶叶茶多酚的成分）可能与乳腺癌风险降低有关。

目前对饮酒是否是明确的乳腺癌致病因素尚无定论。同样尚未证实的是吸烟与乳腺癌的关系。但一些流行病学调查指出，被动吸烟及饮酒亦增加乳腺癌的危险度。女性被动吸烟者患乳腺癌的危险性是无被动吸烟者的 2. 54 倍；而每天饮酒 3 次以上的妇女患乳腺癌的危险性可增加 50%~70%。

流行病学证据表明，高脂肪、低蔬菜、体重指数大、体脂含量高等因素可增加女性乳腺癌的发病率。

特殊饮食因素在乳腺癌病因中的作用尚未完全明了。曾有饮食脂肪的摄入导致了西方国家乳腺癌高发病率的假说，并对该假说抱有很高的热情，这很大程度是基于最微弱的流行病学证据形式——生态学的相关性研究。中年或晚年生活中脂肪摄入与乳腺癌的发病风险有很大关系这一观念，在前瞻性研究和 WHI 试验的结果中得不到支持。与体育活动相关的高能量摄入，可加速儿童时期的生长发育和月经初潮的开始，并导致中年时期体重增长，因此可以明显地增加乳腺癌发病风险。这些能量平衡的作用显然在乳腺癌发病率的国际差异方面起了很重要的作用。有一些证据表明，类胡萝卜素或富含类胡萝卜素食物中其他化合物可以适度地降低乳腺癌的发病率，但这些发现并不是结论性的，还需要进一步斟酌。乙醇摄入是最明确的乳腺癌的特殊饮食风险因素，研究表明即使是轻度的乙醇摄入也为内源性雌激素水平的升高提供了一种可能的机制，因此支持了因果关系的解释。关于童年和青少年期饮食与数十年以后的乳腺癌的发病风险的假说会更难得到证明。虽然如此，有明确的证据可以证明，通过避免成年时期体重增长和限制乙醇摄入可降低乳腺癌的发病风险。有些证据显示，将饱和脂肪替换为单不饱和脂肪可能会降低乳腺癌发病风险，同时也可降低冠心病的发病风险。

第四节　乳腺癌的分子生物学研究

正常乳腺细胞发生恶变的关键是遗传物质 DNA 发生了结构性改变，从而使正常细胞获得了异常的遗传特性。早期的改变只表现在细胞核酸、蛋白质、酶分子结构水平和细胞代谢的变化，长期致癌因素的刺激所导致的损伤，超过了机体的自我修复的限度，逐步开始了由量变到质变的过程。由于其代谢特征发生了变化，细胞分裂的繁殖能力明显增强，成熟分化的能力明显减弱，最终出现了变异的分化增生。这种变异程度经细胞的多次遗传后越来越加剧，逐步形成了其特有的生长方式，并以这种方式无限制地繁殖，最后摆脱了机体的控制而成为不可逆的乳腺癌。

一、家族性乳腺癌分子生物学改变

近年来对遗传倾向明显的家族性乳腺癌的研究进展很快，它们的结构完全不同，但资料表明它们在生物学功能、肿瘤发生机制以及流行病学特征等方面都有很多相似之处。

（1）BRCA1、2 分别编码两个较大的蛋白质。BRCA1 蛋白有 1863 个氨基酸残基，BRCA2 蛋白有 3418 个氨基酸残基。它们具有复杂的结构功能域，在体内完成多种相似的生物学功能。如都有 DNA 结合结构域，可作为转录因子对相应的基因转录起调控作用，而且 BRCA1 表达量及其蛋白磷酸化水平随细胞周期时相而波动。它们还能与 RAD51（一种 RECA 同源蛋白）相互作用，而在 DNA 的损伤修复过程中发挥功能。

（2）BRCA 的突变可影响其转录调控及损伤修复功能。这是获得肿瘤易感性的主要原因。也就是说 BRCA 突变的直接后果是导致了基因组的不稳定性，使细胞对环境变化的敏感性增加，多种突变包括原癌基因突变在细胞内累积，而最终发生恶性转化。这一过程有别于其他抑癌基因如 RB 经二次突变而直接导致肿瘤的发生的机制。

（3）突变出现频率略低（35%）。携带有不同 BRCA 突变的妇女患乳腺癌的危险性大致相当。50 岁时为 50%~60%，70 岁时为 80%左右。但 BRCA1 突变携带者合并卵巢癌的风险要高，而男性乳腺癌患者只具有 BRCA2 的突变。

（4）散发乳腺癌病例中尚未观察到 BRCA 的突变，而只有相应染色体区域的杂合缺失（LOH），说明家族性乳腺癌与散发性乳腺癌在发生机制上有所不同。

二、散发性乳腺癌分子生物学改变

（一）DNA 扩增

DNA 扩增是乳腺癌及其他恶性肿瘤中的常见现象，扩增的区域有些已证明属原癌基因，有些属生长因子和（或）其受体，有些则功能未明。

1. C-MYC

c-myc c-myc 位于 8q24 区域，编码一个核蛋白，具有 HLH 及亮氨酸拉链结构域。作为一个转录调控因子控制细胞的正常增殖分化及凋亡，但受调控的基因尚未被确认。15%～25%的乳腺癌患者有 c-myc 的扩增，常见于最初的原位癌病变，而在肿瘤转移过程中并非持续存在。最近一个 c-myc 启动子结合蛋白（MPB1）基因被定位在 1p35-pter 区域。MPB1 与 c-myc 的 P2 启动子结合下调 c-myc 的转录。因此当 MPB1 功能异常时还可见没有扩增的 c-myc 高表达现象。提示 c-myc 的扩增及高表达是乳腺癌发生早期一种重要的遗传物质改变。

2. c-erbB-2

c-erbB-2 属于 ERBB 基因家族，所有 ERBB 家庭成员的过度表达都可能与乳腺癌有关，c-erbB-2 的扩增则最为显著，可见于 30%的乳腺癌病例。Stark 等进行的有 293 例患者参加的患者-对照研究表明，c-erbB-2 的扩增与恶性肿瘤发生危险的中度增高有关［危险率（HR）= 2.2］。临床观察及实验研究表明 c-erbB-2 是一个肿瘤转移促进基因，它的扩增、高表达与乳腺癌的浸润扩散有关，而且该类肿瘤对激素治疗反应较差。

在生化水平上，有证据表明，c-erbB-2 的扩增和过表达导致多种影响肿瘤恶性表型的二级分子（如酪氨酸激酶、MAPK、AKT）的上调。而这些分子大多是 c-erbB-2 调节网络中的组成分子，它们的基因多定位于 c-erbB-2 增强子染色体的 12q12～21 段。在此过程中，c-erbB-2 和它所表达的蛋白的上调与功能性 c-erbB-2 的信号传递是相关的。尽管正常乳腺组织的细胞膜上只有 20000～50000 个 c-erbB-2 受体，但有 40～1001 种因子可以调控 c-erbB-2 基因的增强表达，使它可以多达 2 000000 个。

c-erbB-2 作为肿瘤组织中的高危标志物，有研究表明 c-erbB-2 的多态性和激活与乳腺癌的发生有关。Xie 等最近的研究表明，c-erbB-2 在跨膜部位编码区的多态性会诱发乳腺癌，他们用 PCR 和限制片段长度多态性的方法，证明 c-erbB-2 基因在 655 密码子处的突变可能是乳腺癌发生的重要生物学标志物，特别是在年轻的女性中。

3. 11q13

11q13 的扩增可见于 15%～20% 乳腺癌患者，并显示与淋巴结转移及预后不良有关。在该区域不到 1500 kb 范围内已克隆鉴定出数个可能与乳腺癌及其他恶性肿瘤相关的候选基因。

（1）CCND1 编码 Cyclin D1：其功能是与 CDK4 激酶作用使 Rb 蛋白磷酸化调节细胞周期 G1-S 的过度。Cyclin D1 的过度表达可能是乳腺癌发生的一个因素。

（2）GSTP1 编码 π 型谷胱甘肽 S 转移酶：是一种具有解毒作用的胞质蛋白，其过度表达可能会增加肿瘤细胞对细胞毒性药物的抗药性。

（3）FGF3 和 FGF4：两者均编码成纤维细胞生长因子（FGF）。然而在 FGF3 及 FGF4 扩增的瘤组织中并没有检测到 FGF 的表达，其在乳腺癌发生过程中的作用有待研究。

（4）EMS1：也是乳腺癌中一个位于 11q13 区域具有高拷贝数的基因，但其蛋白质产物还未被鉴定。

4. 其他区域的扩增

应用细胞核型分析，比较基因组杂交（CGH）、荧光原位杂交（FISH）等方法，还鉴定出多个与乳腺癌有关的染色体扩增区域，如：20q13、17q22-24、13q31 等，提示在这些区域内还可能存在有与乳腺癌发生有关的重要基因。

（二）抑癌基因缺失

1. P53 基因

P53 基因是研究较多的一个抑癌基因。P53 蛋白的生理功能是调节细胞周期，并参与细胞对 DNA 损伤的反应。不同的诱变剂可使 P53 基因产生不同的突变，而不同的突变又导致了表型各异的乳腺癌。野生型 P53 是具有活性的主要抑癌基因，参与细胞周期和细胞增殖的调节，与乳腺癌的发生、发展关系密切，与乳腺癌组织细胞类型、分化程度、临床分期、术后复发有明显相关性。肿瘤分化越差，恶性程度越高，P53 的阳性表达率越高；晚期（Ⅲ-Ⅳ 期）患者的 P53 阳性率明显高于早期（Ⅰ～Ⅱ期）患者；肿瘤复发者明显高于未复发者。另外，已证实 P53 的表达与雌孕激素受体的阳性表达呈负相关。

2. P16 基因

该基因定位于人类第 9 号染色体上（又称 9P21、MTS1），属多肿瘤抑制基因。P16 由 3 个外显子和 2 个内含子组成，其蛋白产物为 15. 8Kb 的单链多肽，称之为 P16 蛋白，为 S100 系列的钙结合蛋白。P16 作为抑制蛋白，可与 CyclinD 竞争，通过与 CDK4 结合，抑制 CDK4 的活性，使肿瘤细胞不能从 G1 期进入 S 期，从而阻止细胞增殖，也就是说 P16 基因直接参与细胞周期的调控。周期蛋白 CyclinD 的过表达或 P16 蛋白的缺失，均可打破细胞分裂过程中周期蛋白和抑制蛋白之间的平衡，从而刺激细胞分裂，使细胞分裂增殖失控，向癌变发展。研究证实，60%的乳腺癌细胞系可见基因的纯合缺失。P16 失活的主要机制是基因纯合缺失、点突变，DNA 原位高度甲基化亦可能使基因失活。P16 失活可导致 P16 蛋白表达缺如，使其抑制肿瘤增生的能力降低。乳腺癌细胞 P16 的阳性率与肿瘤病理分期、分级及预后有明显相关性，其随肿瘤的病理分期、分级的升高而降低。P16 阴性乳腺癌患者的病死率明显高于阳性者。

3. P15 基因

该基因亦位于 9P21 染色体上，其产物和 P16 有 90%的同源性。P15 蛋白含 137 个氨基酸，能与 CDK4 结合，抑制 CDK4 与相应的 CyclinD 结合成激活的 CyclinD-CDK4 复合物。在肿瘤的形成过程中，P16、P15 在细胞分裂增殖的调节中可互相发挥作用。在乳腺癌和其他肿瘤中 P16 缺失比 P15 缺失更常见，P16 缺失不一定总伴有 P15 缺失，而 P15 缺失总伴有 P16 缺失，由此说明，P16 基因可能是 9P21 染色体异常的真正靶点。P15 与 P16 在乳腺癌中的作用基本相同。

4. P21 基因和 P27 基因

P21 和 P27 具有同源性，它们在 G1 期与 CyclinD/CDK 复合体结合，抑制 CDK（包括 CyclinD/CDK4、CyclinE/CDK2）活性，在调节 G4/S 期的过程中发挥很重要的作用。现已明确 P21 是 P53 的靶点，在 P21 的启动因子上有 P53 的结合位点，P21 的转录被野生型 P53 活化。由此看来，P21 是 P53 介导的细胞周期停止所必需的基因。当 DNA 受损时 P53 被活化，继而 P21 数量增加，导致 CyclinD、CyclinE 的配体抑制，阻止细胞进入 S 期。反之，突变的 P53 在 DNA 损伤后不能诱导 P21 的活性发挥抑制作用，而使损伤的 DNA 继续复制，导致染色体的异常和基因不稳。P27 为另一种细胞周期抑制蛋白，与 P21 具有 40%的同源性。实验发现，P27 在体外可以广泛抑制 CyclinD/CDK 复合体，其过表达可以阻止细胞周期通过 G1 期。目前研究认为，P27 和 P15 均为 TGFβ 的靶蛋白，并参与 TGFβ 介导的 Rb 磷酸化抑制，从而导致细胞生长停滞。由此推测，P27、P15 均可抑制肿瘤的发生、发展。

5. Rb 基因

Rb 定位于染色体 13q14 上，含 27 个外显子，其编码的 Rb 蛋白与转录因子 EzF 结合后呈非活化状态，从而起到抑制细胞分裂增殖的作用。Rb 在 CyclinD1/CDK4 的作用下被磷酸化，与 EzF 分离后其抑制作用即被解除，并启动 DNA 的合成，使细胞进入增殖阶段。Rb 突变或缺失将导致细胞周期调节失控，引发肿瘤。在乳腺癌中，Rb 的失活与乳腺癌细胞生长呈正相关关系。Rb 本身没有与特定区域碱基序列结合的活性，而通过与细胞周期中多种蛋白结合形成复合物来调节细胞的生长和增殖。

除上述以外，还有一些抑癌基因与 P53、P16 及 Rb 等一起参与 G1 期细胞周期的调控，如 WT1（在肾母细胞瘤中发现）、APC（在大肠癌、胃癌和胰腺癌等恶性肿瘤中发现）、DDC（在大肠癌中发现）、NF1（在恶性黑色素瘤及神经母细胞瘤中发现）、NF2（在神经鞘瘤中发现）、VHL（在肾癌中发现）以及 IRF-1（在急性白血病中发现）也具有明显的抑癌作用。至于这些抑癌基因和乳腺癌的关系，目前还未见确切报道，有待于进一步研究。

（三）雌激素受体（ER）及孕激素受体（PR）

长期以来，肿瘤组织 ER 的水平被作为判断内分泌治疗敏感性的一个标志。60%～70%的乳腺癌中可以检测到 ER，而其中约半数对内分泌治疗敏感。ER 是一个胞内类固醇受体，包括 6 个保守的结构域 A-F，具有不同功能：转录激活与抑制、核定位、DNA 结合及激素结合。编码 ER 的基因共有 8 个外显子。乳腺癌组织及细胞系中可以见到涉及该基因的缺失、插入、突变及 3′端不完整变异体等多种结构异常。正常乳腺组织中有时也可见到类似的改变。这些异常基因编码的蛋白质有的没有配体结合及转录调节活性，如外显子 7 缺失的 ER，它与 ER+/PR-型乳腺癌有关；有的则具有不依赖配体的转录激活活性，如外显子 5 缺失的 ER，它与 ER-/PR+型的乳腺癌有关，此型对内分泌治疗不敏感；还有的则与淋巴结转移、肿瘤浸润性生长有关，如仅有外显子 1、2，其余 3′端完全缺失的 ER。总之 ER 的变异在肿瘤生长过程中的作用各异且与不同的表型密切相关。

另外，在 ER 基因结构无异常的乳腺癌中发现 5′端 C 丰富区及 CpG 岛的甲基化可能影响了 ER 基因的转录，从而导致 ER 阴性的肿瘤。在 PR 阴性的乳腺癌中没有发现 PR 基因的结构异常，因此一般认为由于 ER 功能异常使 PR 基因肿瘤中不能表达。

（四）微卫星不稳定性（MSI）

微卫星不稳性是指肿瘤细胞基因组中简单重复序列长度的异常改变。最初发现于大肠癌中。而这种不稳定性的形成又与错配修复系统基因突变有关。在乳腺癌中也观察到微卫星不稳定现象，如在原位癌及早期浸润癌中发现有单一位点及多位点的不稳定存在，因此认为微卫星不稳定性是乳腺癌发生中的一种早期事件，可以作为一种筛查标志。

三、乳腺癌形成的分子生物学模式及肿瘤的异质性

与其他恶性肿瘤一样，乳腺癌的形成与发展也是多步骤渐进、多种因素综合作用的结

果，受到许多共同致癌因素的影响。然而，在某一特殊阶段，或某一特殊生物学行为背后又有一些乳腺癌特有的生物学事件发生。正常的乳腺上皮组织演变成不典型性增生即所谓癌前病变过程中，ER 的变异、激素（如雌激素、孕激素）的调节紊乱起着重要作用。抑癌基因（BRCA1、BRCA2、p53）的结构异常或表达降低将给细胞的恶性转化提供条件，而癌基因（如 c-myc）的扩增与高表达也参与了这一过程。原位癌发展成浸润癌及形成转移的过程，目前看来如同一个黑箱，在里面发生着很多复杂且相互联系的分子生物学事件，成为乳腺癌关注的焦点之一。

第五节 乳腺肿瘤的治疗进展

半个世纪以来，乳腺癌的治疗发生了巨大的变化，以外科治疗为主的时代转变为综合治疗的新时代。而乳腺癌综合治疗的演进，源于治疗观念的转变与更新，源于基础理论的深入研究。目前，乳腺癌的治疗不仅要求治愈疾病，而且应力求提高生活质量，既要恢复机体功能，又要保持体形美观。近年来，一些新的手术方式或治疗方式正在证明自己的价值。

一、外科治疗

外科手术治疗是乳腺癌的重要治疗手段，随着治疗观念的不断变化，乳腺癌的手术治疗范围经历了一个“大、更大、小、更小”的过程。

（一）根治手术

1894 年 Halsted 首创乳腺癌根治手术，已成为乳腺癌治疗百余年来的标准模式。随后，乳腺癌的根治手术又经历了扩大根治术时期和改良根治术时期。乳腺癌的根治手术是医疗技术上很大的进步。然而随着人们对乳腺癌认识的深入，又暴露出各自的一些缺点。Halsted 时期的乳腺癌患者大多数是局部晚期，75%的患者存在腋窝淋巴结的转移，对乳腺癌早期患者的治疗并没有一个质的提高，而且不可忽略的手术并发症如上肢水肿、胸壁畸形和皮瓣的坏死也受到了人们的重视。随后，随着内乳淋巴结的发现，乳腺癌的根治手术又增加了内乳淋巴结的清扫，然而这种术式忽略了患者的耐受能力和功能修复，并没有从根本上提高生存率，相反，较大的手术创伤和较多的并发症，导致死亡率的升高。随着放疗、化疗疗效的不断被证实，乳腺癌的扩大手术逐渐被摒弃。于是，改良的乳腺癌根治术应运而生，乳腺癌手术切除范围不断缩小的浪潮由此掀起。

（二）保乳治疗（Breast-conserving therapy，BCT）

随着医学的发展，人们对手术后生活质量的要求提高，保乳治疗走上了历史舞台。有研究表明，对于早期浸润性乳腺癌，保乳手术联合放疗同乳房改良根治术相比，两者的局部复发率和总生存率无统计学差异。目前，保乳手术作为治疗Ⅰ、Ⅱ期及选择性Ⅲ期乳腺癌患者的方案，被越来越多的外科医师所推崇。保乳手术的出现在乳腺外科治疗领域具有里程碑意义，不仅为患者提供了一个既能从美学角度保留乳房的机会，又能与乳腺癌患者获得相同的生存率。

前哨淋巴结活检（SLNB）是乳腺外科手术中又一个里程碑式的进展。它的临床应用使得腋窝淋巴结阴性的患者避免了腋窝淋巴结的清扫术。2014 年美国临床肿瘤学会

(ASCO) 颁布了针对早期乳腺癌患者 SLNB 的应用指南明确提出：无前哨淋巴结转移的早期乳腺癌患者不建议行腋窝淋巴结清扫术（ALND)；对拟行保乳手术及全乳放疗的患者，即使 1~2 枚前哨阳性也可无须补充 ALND，而拟全乳腺切除的患者仍可选择后续 ALND。

(三) 微创治疗

个体化、微创化、保护功能和注重恢复乳房美观形态成为乳腺癌外科治疗的趋势。新技术的发展也为微创治疗提供了必要的技术支持。现代临床常用的如射频消融治疗、高强度聚焦超声治疗、激光治疗、冷冻治疗、麦默通微创旋切治疗、电化学治疗等，都有很好的效果。

二、化学治疗

化学治疗作为乳腺癌综合治疗的重要组成部分，是提高治愈率的有效措施，辅助化疗的目的是消灭亚临床的微小转移灶，从而降低局部复发和远处转移，以提高生存率。传统的化疗方案如 cmF 方案（CTX+MTX+5-FU）已取得了有目共睹的疗效，然而对于不同期别的乳腺癌，选择何种化疗方案最佳，仍存在很大争议。

目前一些新的研究表明，AC 方案代替了 CMF，AC-T 方案（多柔比星+环磷酰胺序贯紫杉类）的方案优于 AC，而加用卡培他滨或吉西他滨并没有改善预后；而不含蒽环的 TC 方案优于 AC。化疗基础上加用 1 年曲托珠单抗，可以显著提高 HER2 阳性病人疗效。同时，NSBAP B-36 的研究结果表明，对于危险度不高的早期乳腺癌病人，6 个周期的 FEC 方案（氟尿嘧啶+表柔比星+环磷酰胺）疗效等于 4 个周期的 AC。而 BCIRG 005 研究证实 AC-T 的疗效等于 TAC。所以，早期乳腺癌术后化疗基本就是 3 套方案，即 AC、TC 和 AC 续贯 T。至于紫杉药物的选择，可以优选紫杉醇 2 周 1 次的密集方案或多西他赛 3 周疗法。

乳腺癌是一种分子异质性疾病，靶向治疗的进展，使得乳腺癌的化疗更具有“针对性”，将来的化学治疗将向着精确化和个体化进展，人体对化疗药物的耐药性也逐渐会被解决。

三、放射治疗

乳腺癌的放射治疗已经有很悠久的历史，现在仍在不同类型乳腺癌的治疗中扮演着不可或缺的角色。放疗技术也取得了长足的进步，现在已广泛开展的照射技术有立体定向放射治疗、三维适形放疗、调强放疗、影像引导的放疗等。

乳腺癌的放疗长期以来只作为手术后的辅助和晚期乳腺癌的姑息治疗手段，然而随着人们对乳腺癌认识的进步、诊断技术的进步，以及保乳术的发展，乳腺癌的放射治疗已在乳腺癌的综合治疗中占据越来越重要的地位。对中晚期乳腺癌根治或改良根治术后，有局部和区域复发高危险的患者，行术后放疗已是不可缺少的治疗手段。对于复发和转移的晚期乳腺癌，放疗更是首选和主要的治疗手段。

四、内分泌治疗

乳腺癌的发育需要多种激素的相互促进作用，待乳腺癌发生后，部分乳腺癌组织依赖激素受体再次生长，临床上称为激素依赖性肿瘤。目前，超过半数的中国乳腺癌患者表现为激素受体阳性。内分泌治疗通过改善女性患者体内雌激素与孕激素水平，从而减弱肿瘤诱导性生长，改变促进肿瘤生长发育的微环境，从而起到治疗作用。

1896 年，Beatson 首次报道卵巢切除，成功地控制了 3 例晚期乳腺癌的进展，成为乳腺癌内分泌治疗的第一个里程碑。1971 年，第一个抗雌激素药物三苯氧胺（TAM）研制成功，成为乳腺癌内分泌治疗的第二个里程碑。目前临床治疗乳腺癌的常用内分泌药物包括以下几种。①非甾体类抗雌激素：他莫昔芬。②黄体酮类药物：甲羟孕酮。③促性腺激素释放药物：戈舍瑞林。④芳香化酶抑制药：氨鲁米特。

五、靶向治疗

近些年，随着对乳腺癌分子分型、乳腺癌相关基因组学以及乳腺癌信号转导通路的认识的不断加深，开发了一系列更具针对性的分子靶向药物，使乳腺癌的靶向治疗成为一种全新的治疗模式，并成为乳腺癌治疗的里程碑和研究热点。分子靶向药物的临床应用大大提高了乳腺癌的治疗效果。

临床上以雌激素受体（ER）、孕激素受体（PR）、HER2 以及 KI67 将乳腺癌分成 4 种亚型，不同亚型的乳腺癌应采取不同的治疗策略。针对乳腺癌的不同靶标有不同的药物，如曲妥珠单克隆抗体、T-DM1、帕妥珠单克隆抗体、西妥昔单克隆抗体、拉帕替尼、来那替尼、贝伐单克隆抗体等。

比如 HER-2 是表皮生长因子受体（EGFR）家族成员，在 25%~30%的侵袭性乳腺癌中有过度表达，且其过度表达提示乳腺癌侵袭性强、易复发转移、生存率低，HER-2 高表达已成为乳腺癌独立的预后不良因素。曲妥珠单克隆抗体，便是治疗 HER-2 阳性乳腺癌的一线药物。

现代乳腺癌靶向治疗的研究热点便是靶点的选择，这方面的研究如雨后春笋一般，比如吴磊等的最新研究表明，Gas-siRNA 能够下调 Gas 的表达，并明显促进 SKBR-3 细胞的增殖及迁移侵袭能力，Gas 失活或缺失可能通过延迟 HER-2 的降解促进乳腺癌的增殖和侵袭，发现 Gas 可能成为新的乳腺癌治疗靶点，为新的靶向治疗奠定了理论基础。

随着基因技术的发展，乳腺癌相关基因的研究，乳腺癌的靶向治疗将会有更多更前沿的进展

第六节　乳腺癌的预防措施

目前对于乳腺癌，WHO 推荐三级预防策略。

一、一级预防

一级预防即病因学预防，是指对一般人群消除或降低致癌因素，促进健康，防患于未然的预防措施。乳腺癌的一级预防主要包括鉴定环境中的致癌剂、化学预防、改变不良的生活方式、合理营养膳食、预防性乳腺切除等。但一级预防受多病因、已暴露人群和高发区居民对疾病的认识程度以及经济状况等影响而较难实施，且卫生资源有限。

二、二级预防

二级预防即发病学预防，是指对特定高风险人群筛检癌前病变或早期肿瘤病例，从而进

行早期发现、早期预防和早期治疗，其措施包括筛查和癌前病变干预实验。同宫颈癌类似，乳腺癌可以通过在大规模的人群普查得到控制。早期发现是控制乳腺癌发展的有效措施之一。早期乳腺癌的预后较好，经综合治疗后，其5年生存率多在90%以上。常用的乳腺癌筛查方法有肉眼观察、乳腺自我触摸检查（健康教育、自我警示）、临床体检、乳腺钼靶X线摄片、超声检查和乳头溢液检查等。

早在20世纪60年代，美国就已经开始进行大规模乳腺癌普查，随后，欧美国家相继开展此项工作。多项研究证实，作为二级预防的一个重要措施，乳腺癌普查能够降低乳腺癌的死亡率和提高生存率，所有国际组织（WHO、UICC、ACS等）的评价结果都认为乳腺癌筛查计划是有效的并值得各个国家推行。

我国乳腺癌普查最早开展于1987年，随后在全国各地也陆续开展了乳腺癌普查，对发现早期乳腺癌和早期治疗起到了积极的作用。但尚存在着许多问题，如普查方法不规范、普查技术落后，以及缺乏长期普查计划和随访的资料等。我国乳腺癌的流行病学特点与西方的略有不同：一是年轻妇女乳腺癌发病相对较高，较西方国家约前移10年；二是绝经期后乳腺癌的发病率有所下降，而西方妇女的乳腺癌发病率则随年龄增高而上升，且我国乳腺癌与欧美一些国家相比发病率相对较低，妇女乳腺的生理结构如大小、致密度等也与之不同。因此，根据我国的现实情况，急切需要摸索一条适合中国国情和妇女生物学特性的乳腺癌筛查的模式，使乳腺癌患者得到早期发现和早期治疗，提高生存率和降低死亡率。

三、三级预防

三级预防是指对现患肿瘤患者防止复发，减少其并发症，防止致残，提高生存率和康复率，以及减轻由肿瘤引起的疼痛的措施。三级预防多数为进展期病例的治疗，治愈率相对较低。对于乳腺癌患者而言，应以提高其生活质量为目标。

（刘　娟）

第二章　乳腺增生性改变与癌前病变

第一节　乳腺增生性病变

乳腺增生是指乳腺上皮和纤维组织增生，乳腺组织导管和乳小叶在结构上的退行性病变及进行性结缔组织的生长。是女性最常见的乳房疾病，应提前预防。

一、病因

（1）精神过于紧张、情绪过于激动等不良精神因素，都可能使本来应该复原的乳腺增生组织得不到复原或复原不全，久而久之，便形成乳腺增生，而且这些不良的精神刺激还会加重已有的乳腺增生症状。

（2）多次人工流产易发乳腺增生。

（3）雌激素绝对或相对增高、孕激素绝对或相对降低所造成的乳腺结构紊乱。

（4）长期服用含雌激素的保健品、避孕药，也可能引发乳腺增生。

二、分类

乳腺增生有很多类型，有的完全是生理性的，不需特殊处理也可自行消退，如单纯性乳腺增生症，有的则是病理性的，需积极治疗，尤其是囊性增生类型，由于存在癌变的可能，不能掉以轻心。

1. 乳痛症

乳痛症又称单纯性乳腺增生症。在少女和年轻患者中最为常见，其原因是性腺激素分泌旺盛及变化波动较大的缘故，以明显周期性乳房胀痛为特征，月经后疼痛自行消失。疼痛以乳房局部为主，但有时疼痛可放射至同侧腋窝、胸壁。这类增生属于正常的生理现象，患者首先不必过度焦虑和着急，只要调整情绪，保持平衡，一般升高的内分泌激素都可以慢慢地得到纠正，各种症状都可以自行消失。

2. 乳腺腺病

本类型的病变基础是乳房内的乳腺小叶和乳腺管均有扩张及腺体周围组织增生。

3. 囊性增生病

它以乳管上皮细胞增生为主要病变，乳房内出现的肿块多为弥漫性增厚，有部分患者呈局限性表现，且呈椭圆形的囊状物居多，很容易与纤维混淆。此类增生可能发展为癌变，常常引起患者的担心和恐慌。

三、临床表现

（一）按其严重程度分期

1. 乳腺小叶增生

乳腺小叶增生（Ⅰ期乳腺增生）是乳腺的初期增生，多发生在25-35岁，症状表现较轻，属于乳腺增生Ⅰ期。

2. 乳腺腺病

乳腺腺病（乳腺导管扩张症，Ⅱ期乳腺增生）是乳腺初期增生的进一步发展，从小叶增生发展到乳腺导管扩张，称为乳腺病，多发于30-45岁，症状表现严重，属于乳腺增生Ⅱ期。容易引起重视，往往治愈比较困难，久治不愈造成精神压抑，导致症状加重。严重导致内分泌紊乱，如月经不调、失眠多梦、肤色晦暗等系列反应。

3. 囊性增生

囊性增生（乳腺导管扩张合并上皮细胞增生症，Ⅲ期乳腺增生）是乳腺二期增生的进一步发展，多发生在40-55岁，症状表现非常严重，三期增生的恶变率在70%以上，需积极治疗和定期检查，三期乳腺增生往往会给患者带来精神压抑及恐惧心理。

4. 乳腺囊肿病（Ⅳ期乳腺增生）

乳腺导管细胞及上皮细胞大量堆积死亡，形成囊肿性肿块，癌变率90%以上。

5. 乳腺癌（Ⅴ期乳腺增生）

多由囊性增生和囊肿进一步发展而来，乳腺癌的早期治疗首选手术，保乳与否应根据具体情况。Ⅰ期和Ⅱ期乳腺增生发展成乳腺癌的概率1%~3%，患上乳腺增生症必须及时治疗，不能任其发展。

（二）主要症状

1. 乳房疼痛

常为胀痛或刺痛，可累及一侧或两侧乳房，以一侧偏重多见，疼痛严重者不可触碰，甚至影响日常生活及工作。疼痛以乳房肿块处为主，亦可向患侧腋窝、胸胁或肩背部放射；有些则表现为乳头疼痛或痒。乳房疼痛常于月经前数天出现或加重，行经后疼痛明显减轻或消失；疼痛亦可随情绪变化而波动。这种与月经周期及情绪变化有关的疼痛是乳腺增生病临床表现的主要特点。

2. 乳房肿块

肿块可发于单侧或双侧乳房内，单个或多个，好发于乳房外上象限，亦可见于其他象限。肿块形状有片块状、结节状、条索状、颗粒状等，其中以片块状为多见。肿块边界不明显，质地中等或稍硬韧，活动好，与周围组织无粘连，常有触痛。肿块大小不一，小者如粟粒般大，大者可逾3~4cm。乳房肿块也有随月经周期而变化的特点，月经前肿块增大变硬，月经来潮后肿块缩小变软。

3. 乳头溢液

少数患者可出现乳头溢液，为自发溢液，草黄色或棕色浆液性溢液。

4. 月经失调

本病患者可兼见月经前后不定期，量少或色淡，可伴痛经。

5. 情志改变

患者常感情志不畅或心烦易怒，每遇生气、精神紧张或劳累后加重。

四、检查

1. B 超检查

因其便捷、经济、无创、无痛等优点成为临床上较常用的检查手段，随着超声影像的发展，高频超声的应用，大大提高了超声的分辨率，能够发现乳腺内的微小病灶，尤其对囊性和实性肿瘤的鉴别，是其他影像学难以取代的。

2. 乳腺 X 线检查

乳腺 X 线检查是发现早期癌和微小癌的重要手段，但不必要在短时间内反复检查，尤其是青春期、妊娠哺乳期的乳腺对 X 线敏感，过度暴露会增加乳腺癌的发病率。

3. 乳腺磁共振检查

乳腺磁共振检查敏感性很高，特异性中等。其对于乳腺 X 线加超声检查阴性的微小乳腺癌、术后的复查、假体植入或注射丰胸乳腺的检查、乳头溢液、高危人群的筛查等方面有很大的优势。

五、治疗

1. 定期检查

以便早期发现，及时治疗。

2. 坚持服药

该病属于严重的内分泌失调，病变组织对药物的敏感性差，肿块消失慢，治疗时间长，有时需要内服药物六个月到一年才起效。

3. 手术全切除

为局部病变者最好的治疗方法，即只要将局部大块病灶切除，多能收到肯定性治疗效果。如果已有明显的癌变趋势，或经活检确诊为癌前病变，应行单纯乳切除术，以策安全。除此以外，当患者出现溢乳时，还要注意与高催乳素血症或闭经溢乳综合征区别开来，以防误诊。

第二节　癌前病变

癌瘤的形成往往要经历一个漫长的演变过程。在癌瘤充分形成之前，局部组织必定有某些形态改变，作为前驱表现，由轻到重，逐步积累，终于发展成具有明显的恶性特征的肿瘤表现。这种发生于癌瘤之前的局部组织形态异常，但又不足以诊断为恶性肿瘤的病理变化，病理学上称为癌的前驱表现，临床上习惯称为“癌前病变”。

关于乳腺癌癌前病变的概念，迄今为止并不十分明确。以往，通过临床前瞻性研究，发现乳腺增生症患者其后发生乳腺癌的比率较一般妇女高，从而认为乳腺增生症属于乳腺癌癌前病变。然而近年来，国内外学者大多认为单纯的乳腺增生症并不发生癌变，主要是在导管上皮高度增生及非典型增生的基础上发生癌变，因此，将上皮高度增生及非典型增生视为癌前病变。但也有人认为凡患有良性乳腺病有上皮增生者，不论其是否有不典型变，因其可使患乳腺癌危险性升高，均应予以严格监控。尽管有学者至今认为，没有足够的、过硬的证据表明上皮非典型增生就是癌前病变或就是癌变的信号，但有一点认识是共同的，那就是应将患非典型增生的妇女作为高危人群来长期监控。

另外，也有一些学者认为导管内乳头状瘤及乳腺大囊肿亦有较高的癌变率。因此，可以认为乳腺癌癌前病变是指乳腺小叶或导管系统上皮细胞的高度增生及非典型增生性病变。

（刘　娟）

第三章　乳腺肥大与类瘤疾病

第一节　乳腺肥大症

乳腺肥大症是由于雌激素刺激后使导管上皮和周围组织增生而成。可出现在婴儿期，亦可见青春前期和少女期，还可出现男性乳腺肥大症。

无论男女都是先有相对的或绝对的雌激素过多现象然后引起乳房疾病。因为男女二性间平衡雌激素活动力的物质各有不同，即：在女性是黄体激素，在男性是睾酮。故这两种激素有相对的缺乏或不足时，即可产生雌激素过高现象。女子乳房对内分泌刺激的应激能力各人不同，有些因太不敏感而成为很小的，或是发育不全的乳房；但也有些很敏感而成为肥大的乳房。男子乳房发育亦为相对的或绝对的雌激素过多的结果，也就是没有足够的雄激素足以缓冲内在的雌激素的缘故。此病多见于成年或老年男子，同样地也发生于肥胖性生殖器退化的男性孩童。

一、病因

乳腺肥大症，即巨乳症，是指由于乳房过度发育所导致的体积过度增大，可伴有肩背酸痛、湿疹、体型臃肿等症状。其发病原因可能是由于乳腺组织对激素敏感性增加和（或）血液中激素水平增高，具体的发病原因及发病机制尚未明确。巨乳症为良性乳腺组织增生，多为双侧。也可为单侧，目前主要采取手术治疗。

有研究表明对于体重指数$>30kg/m^2$乳房肥大症患者，乳房的过度增长与患者体重有一定的关联。通过体重控制，部分患者肥大乳房的体积可以缩小到一定程度。而体重指数$<30kg/m^2$的患者，乳房体积与体重缺乏相关性妊娠期乳腺组织对催乳素、孕激素出现高反应性，妊娠相关的乳房肥大症可能与体内激素波动相关。某些病例报道提示服用或接触某些药物，也可能导致乳房肥大，如青霉素胺、环孢霉素、丙硫胺、蛋白酶抑制剂、糖皮质激素等。

乳腺肥大可作为其他疾病的症状之一，如重症肌无力、慢性关节炎、桥本甲状腺炎、多缺陷综合征等；环境刺激或不健康的生活方式，也可能是发病因素。

二、临床表现

乳房轻度或中度增大，一般并无不适或症状轻微；中度或极度增大，乳房饱满沉重，皮肤紧张，可造成肉体和精神上的痛苦。胸部有压迫感，常伴有慢性乳腺炎和疼痛。因肥大乳房的坠积，牵拉胸罩肩带勒压双肩部，可以产生酸痛沉重的症状，乳房下皱襞因受汗液浸渍和皮肤间摩擦易于糜烂破溃并继发感染，夏季尤甚。为保持身体轴线的均衡，长期姿势代偿，可导致脊柱畸形和颈椎关节炎。

青春型乳房肥大的典型表现是在 6 个月内乳房迅速增大，此后缓慢增大。部分青少年女性乳房缓慢增大，可伴有乳头的增生，重度青春型乳房肥大可能伴有阴蒂增生。妊娠相关乳房肥大多发生于妊娠开始时或者孕 16～20 周，如果乳房肥大发生于生育后，可能会影响泌乳功能。

三、分类与分度

1. 分类

目前对肥大乳房的分类尚无统一的标准。根据病理及临床症状可分为乳腺过度增生型乳房肥大、肥胖型乳房肥大、青春型乳房肥大。而根据病因学大致可分为：不明原因而自发起病、内分泌激素刺激和药物诱发引起。

2. 分度

根据乳腺肥大及乳房下垂的程度，可分为轻度肥大下垂（乳头下降 1～7cm，切除的乳房组织量 12. 1cm，切除的乳房组织量>501g）。亦有许多作者根据乳房的体积大小将其分为轻度（400～600mL）、中度（600～800mL）及重度（800～1000mL）乳房肥大和巨乳症（体积大于 1000mL），但此类分度方法对临床指导意义有限。

四、治疗

乳房肥大症的治疗以外科治疗为主，非手术治疗较少能够产生疗效。

1. 保守治疗

针对与体重相关的乳房肥大症，体重控制可能会在一定程度上控制乳房体积。

2. 药物治疗

某些学者报道激素调节药如他莫昔芬、黄体酮等在青少年乳房肥大症中可起到一定的作用。然而疗效并不确切。该类药物亦可应用于术后的预防。

3. 手术治疗

保守治疗及药物治疗作用有限，乳房缩小整形术作为乳房肥大症的根本治疗措施，可以有效地缓解患者生理及心理上的压力，术后满意度较高，是乳房肥大症的一线治疗方案。乳房缩小术的手术方法很多，较为经典的有倒 T 型切口乳房缩小整形术、垂直切口上蒂法乳房缩小整形术、环乳晕切口中央蒂乳房缩小整形术、L 型切口乳房缩小整形术等。

乳腺肥大症除了产生身体的症状外，重要的是对心理及社交活动的影响。因此，对患有乳腺肥大症的患者，尤其是伴有临床症状时，建议手术治疗。

第二节　乳腺导管扩张症

乳腺导管扩张症是一种并不少见的良性疾病，常见于中、老年女性，发病高峰年龄为 50-60 岁。由于其临床表现复杂多变，易被误诊为乳腺癌。

一、病因

1. 导管排泄障碍

如先天性乳头畸形、凹陷、不洁或外来毛发、纤维等引起乳孔堵塞，导管发育异常，乳腺结构不良，导致上皮增生炎症损伤等引起导管狭窄、中断或闭塞。导管内分泌物积聚，引起导管扩张。部分中、老年妇女由于卵巢功能减退，乳腺导管呈退行性变，管壁松弛，肌上皮细胞收缩力减退，导致导管内分泌物积聚而管腔扩张引起本病。

2. 异常激素刺激

有学者发现病人血中性激素水平异常，排卵前期血中雌二醇（E_2）、黄体生成素（LH）水平低于正常，而泌乳素（PRL）水平高于正常。异常的性激素刺激能促使导管上皮产生异常分泌，导管明显扩张。一般来说，单有阻塞存在而无异常激素刺激促使上皮分泌，不致发生导管扩张。导管排泄不畅，常是溢乳期发展到肿块期的主因。

3. 感染

部分学者认为该病伴有厌氧菌感染或乳晕部感染，侵及皮下，波及乳管，经乳管穿通后形成瘘管。或在导管阻塞的基础上，管内脱落的上皮细胞和类脂分泌物大量积聚，并逸出管壁分解后产生化学物质，引起周围组织的化学性刺激和抗原反应，引起以浆细胞为主的炎症过程。

二、临床表现

根据本病的病理改变和病程经过临床表现可分为三期。

1. 急性期

早期症状不明显，可有自发性或间歇性乳头溢液，只是在挤压时有分泌物溢出，溢液呈棕黄色或血性脓性分泌物，此症状可持续多年。随着病情的发展，输乳管内酯性分泌物分解，刺激、侵蚀导管壁并渗出到导管外乳腺间质后，引起急性炎症反应。此时临床上出现乳晕范围内皮肤红、肿、发热、触痛，腋下可触及肿大的淋巴结并有压痛。全身可有寒战、高热等表现。此急性炎症样症状不久即可消退。

2. 亚急性期

此期急性炎症已消退，在原有炎症改变的基础上，发生反应性纤维组织增生。在乳晕区内形成具有轻微疼痛及压痛的肿块，肿块边缘不清，似乳腺脓肿肿块，大小不一。穿刺肿物常可抽出脓汁。有时肿物自然溃破而形成脓瘘，脓肿溃破或切开后，经久不愈，或愈合后又重新有新的小脓肿形成，使炎症持续发展。

3. 慢性期

当病情反复发作后，可出现一个或多个边界不清的硬结，多位于乳晕范围内，扪之质地坚实，与周围组织粘连固着，与皮肤粘连则局部皮肤呈橘皮样改变，乳头回缩，重者乳腺变形。可见浆液性或血性溢液。腋窝淋巴结可扪及。临床上有时很难与乳腺癌相鉴别。本期病程长短不一，从数月到数年或更长。

以上临床表现不是所有病人都按其发展规律而出现，即其首发症状不一定是先出现乳头溢液或急性炎症表现，可能是先出现乳晕下肿块，在慢性期中可能出现经久不愈的乳晕旁瘘管。

三、检查

1. 肿物针吸细胞学检查

常能抽出脓样物；镜检可见中性粒细胞坏死物及大量浆细胞、淋巴细胞及细胞残核等。

2. 组织病理学检查

肿物切除后行病理学检查是最可靠的诊断依据。标本可见扩张的导管内充满黄褐色、奶油样或豆腐渣样黏稠物。管周可有纤维组织增生和透明变性。镜检可见扩张的导管上皮细胞萎缩、变薄，脱落的上皮细胞与类脂物质充满和堵塞管腔，部分管壁破坏。管周组织内有大量浆细胞、组织细胞、中性粒细胞及淋巴细胞浸润。

3. 其他辅助检查

（1）X 线造影：导管腔呈中度至高度不规则的扩张，走行迂曲，管壁光滑、完整、延续，少数呈囊状或梭状扩张。扩大的管腔内无占位征象，造影剂均匀地充盈管腔，可与乳癌区别。

（2）B 超检查：导管呈中度至高度扩张，粗细不均，纡曲走行。少数可呈囊状或梭状扩张，管腔中央可有碎片形成的回声影。

四、诊断

对本病的诊断主要依靠详细询问病史，了解其临床过程，考虑其发病年龄，再结合下列几点常可做出正确诊断。

（1）本病多见于 40 岁以上非哺乳期或绝经期妇女，常有哺乳障碍史。病变常限于一侧，但亦有两侧乳腺同时受累者。

（2）乳头溢液有时为本病的首发症状，且为唯一体征。可见单孔或多孔溢液，其性质可为浆液性或血性。多个部位压迫乳腺，均能使分泌物自乳头溢出，病变常累及数目较多的乳管，也可占据乳晕的一大半。乳头溢液常为间歇性，时有时无。

（3）有时乳腺肿块为首发症状，肿块多位于乳晕深部，边缘不清，早期肿块即与皮肤粘连，甚似乳癌。

（4）若肿块已成脓，常伴有同侧腋窝淋巴结肿大，但质地较软，有压痛，随病情进展肿大的淋巴结可逐渐消退。

（5）因乳腺导管壁及管周纤维组织增生及炎症反应，以致导管短缩、牵拉乳头回缩。有时由于局部皮肤水肿，而呈“橘皮样”改变。

（6）X 线乳腺导管造影可清楚地显示扩张的导管和囊肿，可了解其病变范围。

（7）肿物针吸细胞学检查，常能抽出脓样物或找到中性粒细胞、坏死物及大量浆细胞、淋巴细胞及细胞残核，对本病的诊断及鉴别诊断非常有帮助。肿物切除后行病理学检查是最可靠的诊断依据。

五、治疗

手术治疗是本病有效的治疗方法。根据不同的发展阶段采取不同的手术方法。

1. 乳管切除术

适用于病程早期、乳晕下导管普遍性扩张及乳晕下肿块伴乳头溢液者，其方法是沿乳晕边缘作弧形切口、保留乳头，从乳头以下切除所有扩张导管，并楔形切除乳晕下的乳腺肿块组织。

2. 乳腺区段切除术

适用于乳晕下肿块且伴有乳腺导管周围炎者。术中应将此区域所属大导管及肿块周围组织，从乳头起一并切除以防止术后形成乳晕下囊肿、乳腺瘘管及乳头溢液。

3. 单纯乳腺切除术

适用于病变广泛、肿块过大，特别是位于乳晕下与皮肤粘连形成窦道者。可行经皮下乳腺全切或乳腺单纯性切除术。

第三节　乳腺脂肪坏死

乳房作为一个体表器官，还有丰富的脂肪组织并借以保持乳房的外形。当脂肪坏死后，可产生酷似乳腺癌的局部表现，值得重视。乳房脂肪坏死的发生率，一般占乳房良性疾病的1%~2%，并以乳房丰满的年轻女性多见。各个年龄组均可发病，但以中、青年多见。

脂肪坏死的典型形式罕见，以至于在没有正规的细胞学和组织学诊断之前没人会做出脂肪坏死的诊断。

在临床实践中诊治过伴有第二种类型脂肪坏死的患者，其表现为乳房在较为严重的创伤（如车祸）一段时间后出现柔软性肿胀。视诊时没有阳性体征，但触诊时有一个或多个柔软的囊状物，感觉像一般的囊肿但囊壁稍增厚，超声可显示囊性区域，乳腺 X 线照相会显示钙化。

外伤最常见的后果是脂肪坏死。脂肪坏死是一种与癌症相似的少见病症，但误诊为癌症也时有发生。

一、病因

外伤是造成乳房坏死的主要原因。多数病例有明确的外伤史，如撞击、跌跤、挤压、手术和穿刺等病史。但有少数病例，外伤轻微，以致患者无法回忆起外伤史。根据脂肪组织本身结构的特点，如细嫩而脆弱，血供较少等，均使脂肪组织在经受外伤后出现血供障碍及脂肪细胞的破裂与坏死。此外，现代人活动范围的扩大、劳作、运动的增加等，均可增加体表软组织包括乳房脂肪组织的外伤可能性。

二、临床表现

常有外伤。伤后早期局部皮肤略红或有瘀斑，轻度压痛。坏死广泛或外伤累及较大的血管者，可以出现大片瘀斑，随后有微痛或无痛的肿块于伤处皮下出现，肿块中央液化后可出现柔软区或有波动。局部切开或穿刺后可见暗红色或血性颗粒状坏死脂肪组织。病变靠近乳房皮肤及皮下浅层者，常可扪及皮下结节；皮肤粘连及病变靠近乳头、乳晕者，可以有乳头内陷等表现。坏死脂肪在乳腺实质内者，常扪及边界不清的结节。部分病例还可有腋淋巴结肿大。

临床特征方面，脂肪坏死有两种不同的表现形式：其一与癌类似；其二与单纯囊肿相似，但与非复杂囊肿的区别在于其伴有钝性酸痛。

第一种表现形式常见于老年患者，或许是因为退化的乳腺组织难以经受住突如其来的打击。并不是在所有病例中都有皮肤瘀青和发红的表现，但其对诊断确有帮助。肿块通常很小且与周围组织粘连。随后，更为红润的炎性改变会使皮肤出现固定和水肿的表现，类似乳腺癌和导管周围乳腺炎的慢性形式。乳腺 X 线照相可有与癌症相类似的针刺状和线性钙化，但通常伴随着中央透光样改变。

三、检查

1. 细针穿刺活检及病理切片检查

可以确立诊断。在活检中或细针抽吸中，常可见有脂质细胞，无异形细胞可见，可以排除乳腺癌。X 线辅助检查有助于诊断。少数病例于病区可见含脂囊肿或片状钙化，其与乳腺癌的沙粒状钙化不同。

2. 超声引导下的穿刺活检

对脂肪坏死的乳腺 X 线照相和超声的不同表现进行了评估，显示其影像表现呈多样性。需要行超声引导下的穿刺活检；典型表现为与巨噬细胞相关的坏死性脂肪细胞。脂肪坏死的切面显示出周围包绕后壁坏死物的小腔，腔隙边缘通常为白色脂肪坏死物。另有切面可显示出脂肪坏死包绕在血肿周围。

3. 病理学表现

为伴有明显组织细胞反应及进行性周围纤维化的慢性炎症反应。在做空芯针穿刺活检之前不宜轻易做出诊断，因为我们见过几例脂肪坏死与癌肿相毗邻的情况。乳腺 X 线照相和细胞学检查虽有助于诊断，但穿刺活检是必需的。

总的来说，依靠影像学表现就可以做出脂肪坏死的诊断，但对有实质性占位的脂肪坏死，应该用抽吸和空芯针活检术来确定其诊断。

四、诊断

乳房外伤后，乳房皮肤先出现瘀斑，随后出现结节，常可做出诊断。但凡有乳房肿块、皮肤粘连、乳头内陷、腋淋巴结肿大而外伤史不明确者，应与乳腺癌作鉴别。后者年龄常较大，病程进行性发展，无外伤及皮肤瘀斑。

五、治疗

（1）如有明确的外伤史且伴有瘀青和空芯针活检所示的典型脂肪坏死，即无需其他处理。如病变经久不愈或有增大趋势，通常预示着需要手术切除坏死物并明确诊断。研究说明在治疗有明确脂肪坏死的患者时可能遇到的问题。抽吸会显示典型的油性液体且可达到治愈。偶可见多发囊肿。

（2）早期应用理疗，促进吸收，局部可外敷活血化瘀的散剂。肿块中央液化，出现波动或有继发感染者，应切开引流，部分病例可使用抗生素。外伤不肯定，不能排除乳腺癌者应切除病变组织做病理检查。

乳腺癌术后并发症之一可能表现为脂肪坏死。目前一些报道指出在乳腺癌局部切除和放疗的患者中存在脂肪坏死的情况。在一项研究中，300 例乳腺癌局部扩大切除术术后加短距离放疗的患者中有 27%出现后脂肪坏死的临床症状。在乳腺癌保乳术后脂肪坏死的发生率通常<5%。无论是临床还是放疗引起的，在怀疑是乳腺癌复发之前再评估是明智之举。

（刘　娟）

第四章　乳腺良性肿瘤

第一节　乳腺纤维瘤

乳腺纤维瘤病又称为腹壁外韧带样瘤、侵袭性纤维瘤病，为局部浸润性但不转移的交界性肿瘤，病变来源于乳腺组织的成纤维细胞和肌成纤维细胞。该病罕见，占乳腺肿瘤的0.2%，平均年龄为37岁，绝大部分在20~35岁。男女比例为2：1，与高雌激素状态有关，例如怀孕。虽然多为散发病例，但是具有家族性腺瘤息肉病的患者10%~20%会患有纤维瘤病。30%的纤维瘤病患者中有外科手术创伤史。最近报道12例乳腺假体置入后发生的纤维瘤病，平均发病时间为置入假体后2.5年。

乳腺纤维腺瘤是由腺上皮和纤维组织两种成分混合组成的良性肿瘤，好发于青年女性，与患者体内性激素水平失衡有关。

对本病的认识还有腺纤维瘤、腺瘤之称，是由于构成肿瘤的纤维成分和腺上皮增生程度的不同所致：①当肿瘤构成以腺上皮增生为主，而纤维成分较少时称为纤维腺瘤。②若纤维组织在肿瘤中占多数，腺管成分较少时，称为腺纤维瘤。③肿瘤组织由大量腺管成分组成时，则称为腺瘤。

上述三种分类只是病理形态学方面的差异，其临床表现、治疗及预后并无不同，故统称为纤维腺瘤。

乳腺纤维腺瘤好发于乳房外上象限，呈圆形或卵圆形，临床多见1~3cm，生长缓慢，妊娠或哺乳期时可急骤增长。极少数青春期发生的纤维腺瘤可在短时间内迅速增大，直径可达8~10cm，称为巨大纤维腺瘤，仍属良性肿瘤。纤维腺瘤恶变成纤维肉瘤或乳腺癌者极少见，不到1%。

一、病因

乳腺纤维腺瘤的发病原因可能与体内内分泌激素紊乱有关，总体来说有两种机制。

1. 雌、孕激素分泌失衡

雌激素水平相对或绝对升高，雌激素的过度刺激可导致乳腺导管上皮和间质成分异常增生，形成肿瘤。

2. 局部乳腺组织对雌激素过度敏感

乳腺不同部位的腺体组织对雌激素敏感性不一，敏感性较高的乳腺组织易发生纤维腺瘤。不同妇女乳腺组织对雌激素刺激的敏感性不同，易感女性得病概率大大增加。饮食及身体因素如高脂肪高热量饮食、肥胖、肝功能障碍、精神抑郁或脾气暴躁等都通过上述2个机制增加乳腺纤维腺瘤的发病机会。

3. 遗传倾向

20%~30%的乳腺纤维腺瘤患者存在基因异常。

二、临床表现

乳腺纤维瘤病通常表现为患侧乳腺出现单侧孤立性、无痛性、质地较硬的肿块，双侧发病少见。肿瘤可以累及皮肤，出现皮肤或乳头皱缩，乳头溢液罕见。

（1）乳腺纤维腺瘤多见于青年女性。患者常在无意中发现自己乳房内有无痛性肿块，可以单侧或双侧发生，一侧乳房可以有单个或多个肿块，不痛或仅有轻微的胀痛、钝痛，这种疼痛和大小与月经周期无关。

（2）普通型的纤维腺瘤一般生长较缓慢，大多数长到一定大小后会停止生长，直径一般不超过 3cm。肿瘤外形多为圆形或椭圆形，结节状，质地韧实，表面光滑，大多数边界清楚，活动度良好，触诊有滑动感，也有少数肿瘤与周围组织分界不很清楚，活动受限。切除后的大体标本上常伴有包膜。

（3）乳腺纤维腺瘤一般与皮肤和深部组织不粘连。在妊娠、哺乳期，随着体内激素水平的变化，肿瘤可出现导管增殖和形成腺泡，导致瘤体迅速增大，甚至有乳汁产生。在绝经后乳腺纤维腺瘤可与周围腺体一样退化萎缩。

三、检查

1. B 超

B 超检查能显示乳腺各层次软组织结构及肿块的形态、大小和回声状况。纤维腺瘤多表现为圆形或椭圆形低回声区，边界清晰整齐，内部回声分布均匀，呈弱光点，后壁线完整，有侧方声影。肿瘤后方回声增强，如有钙化时，钙化点后方可出现声影。

2. 乳房 X 线摄片（俗称钼靶）

乳腺 X 线均表现为紧邻胸肌的、边界不清的、不规则形的、高密度肿块影，这符合乳腺纤维瘤病的乳腺 X 线表现，同时也可以表现为毛刺征，或为结构扭曲。

乳腺内脂肪较丰富者，纤维腺瘤表现为边缘光整、锐利的类圆形阴影，密度均匀，有的在瘤体周围见一层薄的透亮晕。少数肿瘤发生钙化，可为片状或轮廓不规则的粗颗粒钙化灶，与乳腺癌的细砂粒样钙化完全不同。致密型乳腺者，由于肿瘤与乳腺组织密度相似，在 X 线片上显示不清。因此，对于年轻女性，由于乳腺腺体结构相对致密，如无特殊必要，可不行钼靶检查。

3. 磁共振检查

磁共振检查不能替代乳腺 X 线片和乳腺及相应淋巴引流区域的超声检查，费用也较高，但能检出 X 线片和 B 超不能查出的病变，同时能进行立体测量、功能诊断，大大提高了诊断准确率。

4. 穿刺活检

当临床包括影像学检查不能明确诊断时，可考虑穿刺活检。常用的有细针穿刺细胞学检查和空芯针穿刺组织学检查，细针穿刺细胞学检查的创伤小，诊断符合率也可达 90%以上。

空芯针穿刺组织学检查准确性更高。真空辅助乳腺活检系统可以对体积较小肿瘤进行微创切除活检，兼顾了诊断和治疗的作用。

四、诊断

结合病史及临床表现和相关实验室检查可进行诊断。

鉴别诊断

1. 本病主要与浸润性导管癌鉴别

脂肪坏死在整体上表现相似，一般曾有外伤和手术史。钙化和中央区回声增强提示了脂肪坏死。1 型糖尿病患者的糖尿病乳腺病也可有相似的超声表现。叶状肿瘤表现为增长较快的乳腺肿物，肿物具有光滑的边界，没有钙化。

2. 与梭形细胞癌和纤维瘤病鉴别

在影像学上难以区别。

3. 与假血管瘤样间质增生鉴别

假血管瘤样间质增生是良性肿瘤，该肿瘤常见于绝经前妇女。乳腺纤维瘤病由梭形细胞和胶原纤维组成，梭形细胞为增生的成纤维细胞或肌成纤维细胞，呈束状条带状交错排列，蔓延在小叶导管间瘤组织间可见不同程度的胶原化及玻璃样变。细胞核呈梭形或卵圆形，染色质稀疏，可见核仁，胞质丰富，淡伊红色。细胞异型不明显，病变周围瘤组织呈特征性指突样浸润性生长。

五、治疗

（一）手术治疗

对明确诊断的普通型纤维腺瘤可不行手术治疗，但需要严密观察，定期复查。提高乳腺纤维腺瘤诊断准确性是减少手术率的关键。

手术是乳腺纤维腺瘤最有效的治疗手段，无论是普通型纤维腺瘤还是幼年型、巨纤维腺瘤等特殊型纤维腺瘤，只要完整切除都可使其治愈。单发性乳腺纤维腺瘤的手术治疗容易，但多发性乳腺纤维腺瘤手术治疗就困难些。对于散在分布的多发性乳腺纤维腺瘤，如果全部切除，乳腺上满布切口，显然是难以接受的。可考虑选择较大的肿瘤或者有怀疑的肿块予以切除，而对那些典型纤维腺瘤肿块予以观察，在观察过程中，如发现肿块增大或不能除外恶性肿瘤，可及时再行手术治疗。

部分患者完整切除后仍在原手术部位或乳房其他部位甚至对侧乳腺再出现新的肿瘤，这并不是原来肿瘤的真正复发，而是第二原发肿瘤的缘故。所谓“切除了乳腺纤维腺瘤会导致另外肿瘤的发生”的说法是没有任何依据的。

1. 手术时机

（1）对未婚女性：诊断基本明确者可在严密随访下，根据患者的意愿考虑婚前或婚后选择手术切除。

（2）对婚后拟妊娠生育的患者：多建议在计划怀孕前手术切除，有助于避免妊娠哺乳期手术，因怀孕和哺乳均可使肿瘤生长加快。

（3）怀孕后发现肿瘤者：宜在孕4~6个月间行手术切除。

（4）对于无妊娠、哺乳、外伤等促使肿瘤生长的情况：肿瘤短期内突然生长加快，应及时手术。

（5）手术时间：最好避开月经前期及月经期。

2. 手术方式

（1）传统手术切除：根据美学和手术完整切除的便利性选择手术皮肤切口，沿乳晕边缘的弧形切口愈合后瘢痕小且在视觉上不那么明显，多发者可考虑行乳腺下缘折褶处切口。手术时要贯彻分层切开的原则，皮肤及皮下层可顺皮纹方向，而乳腺腺体层需行以乳头为中心的放射状切开以减少乳腺导管的损伤。手术要完整切除整个肿瘤。传统手术的缺点是会留下皮肤切口瘢痕，影响乳房美观。对于肿瘤大、切除范围较大影响乳房美容效果者，可以酌情考虑合并行乳房成形重建术。

（2）微创手术切除：一般选择乳腺纤维腺瘤诊断明确者。是在腋下或乳晕等隐蔽的地方戳孔（约3mm），在超声或钼靶引导下应用麦默通或埃可乳腺肿瘤真空辅助旋切系统将肿物旋切出来，一次进针多次切割，痛苦小，术后只留下一个3mm左右的孔痕，恢复快，切口不需缝合所以不用拆线。可以通过一个切口一次性同时切除多个肿瘤，临床摸不到的微小肿瘤特别适合采用这种手术。缺点是费用较高，易出现局部出血、皮下瘀斑，有时不能保证完全切除。

因为存在临床误诊漏诊的可能性，所以手术切除的标本应常规行病理检查。根据病理检查的结果给予相应的恰当处理。对于传统手术切除的标本也可以先行术中冰冻快速切片病理检查。

乳腺纤维腺瘤术后，乳房其他部位依然有相似概率再生长纤维腺瘤，因此术后依然要重视定期体检和影像学检查。

（二）药物治疗

1. 西药治疗

（1）非细胞毒性方法：包括单独采用抗雌激素受体药物他莫昔芬，或与非甾体类药物舒林酸联合应用。15%~20%的纤维瘤病应用他莫昔芬后缩小，25%~30%保持稳定。另一项回顾性研究发现采用他莫昔芬能够使65%的患者获益，病变保持稳定、缩小甚至完全缓解。

（2）联合非甾体药物比单药能够提高抗激素治疗的效果：舒林酸作为一种非细胞毒性治疗方法临床数据越来越支持将其应用于硬纤维瘤治疗，对于保持肿瘤的稳定性有明显效果，1年和2年的肿瘤无进展率分别为66%和55%，但是部分或完全缓解非常低为6%~9%。非细胞毒性的治疗需要6~8个月，部分病例在缩小和稳定之前会有所增长，因此治疗乳腺纤维瘤病早期肿瘤的轻度的增大不应当被视为治疗失败。

（3）细胞毒性治疗：在非细胞毒性治疗无效时可以采用。多柔比星联合其他药物是最为常用的治疗方案，有效率为40%~100%。蒽环类单药用于治疗腹腔内型硬纤维瘤有效率为75%。一项包括30例病人，中位随访时间62个月的研究发现，甲氨蝶呤联合长春新碱能使70%的病人获益。

2. 中医药治疗

可考虑中医药治疗，中医治则是疏肝解郁，化痰散结。可用于小的基本确诊的患者或多发性乳腺纤维腺瘤患者选择性切除术后。一般不建议内分泌药物治疗。

（三）放疗

越来越多的证据支持采用放疗的方法治疗硬化性肿瘤。这些数据多源自乳腺外的硬化性肿瘤，控制率为 73%～94%。放疗的控制率好于单纯应用外科治疗，并且在切缘阴性和初次术后的效果比复发病例更好。关于术后放疗有些支持者建议无论切缘阳性还是阴性均进行术后放疗，但是一些专家仅推荐用于切缘阳性病例。腹膜外局部复发的可以考虑进行放疗。

六、预防

预防乳腺肿瘤要做到以下几点：

（1）饮食要有规律，少吃油炸、油腻的食物及反季节蔬果、快速催熟的禽畜。

（2）控制饮食，保持适量的运动以避免肥胖。

（3）慎用含雌激素类的保健品、美容化妆品、丰乳产品，少用一次性塑料制品。

（4）保持良好的心态和健康的生活节奏。

（5）少穿束胸或紧身衣，选用型号合适、柔软、透气、吸水性强的棉制文胸，睡眠时可去除文胸。

（6）适度规律的性生活能促进乳房的血液循环，有利于女性乳房的健康。

（7）进入青春期后，建议女性朋友坚持每月正确的乳房自查。

（8）建议 30 岁以上的女性每年到乳腺专科进行一次体检，40 岁以上的女性每半年请专科医生体检一次，有必要时可定期做乳腺 B 超和 X 线片检查。未绝经的女性朋友在月经干净后 3～4D 检查效果最佳。

（9）正确对待乳腺疾病，发现乳房有肿块等问题时，应及时就诊，以利于早期诊断、早期治疗。

第二节　单纯型纤维腺瘤

此类肿瘤通常见于年轻女性，表现为质韧、光滑、可活动的肿块。这些特点中尤其是明显的活动性这一点对大多数年轻女性可以果断地做出诊断。

“单纯型（Simplex）”一词用以区分常见的纤维腺瘤与近来描述的“复杂型（Complex）”纤维腺瘤及落在简单病变之外的多发和巨大纤维腺瘤。总发病率在 35 岁左右到刚过 40 岁时最高，但在这个年龄组较常见的诊断依赖于影像或病理，而体征缺乏典型特征。

1. 年龄和自然病程

（1）年龄：临床上该病变显著发生于年轻女性，其小叶起源、小叶发展最快的时间是在初潮后的第一年。然而研究一直表明诊断的中位年龄在大约 30 岁。这比临床经验提示的年龄要大，但在英国卡地夫的系列研究中已被证实。

年龄较大患者的诊断是在病理科而非临床乳腺科，这可以解释纤维腺瘤在不同年龄组的不同体征。具有典型体征的病灶（分界清楚、光滑、活动度好）出现在 16-25 岁年龄组，洗澡或穿衣时偶然被发现。年长组典型临床症状可能不明显，因其与退行性改变并存，对临床显性的肿块进行病理活检可得到准确的组织学诊断，此类肿块缺少年轻女孩纤维腺瘤明显孤立性和活动性的特点。

超声的广泛应用证实了亚临床纤维腺瘤在整个育龄期很常见。

许多年轻女性坚挺乳房中的纤维腺瘤不易感知，如果不处置，其会保持不变或在1~5年内逐渐增大直至直径1~3cm。在生长阶段，肿瘤在6~12个月内大小增加一倍，然后很可能终生保持不变或逐渐变小。在30岁或40岁阶段随着肿瘤增大或生育后乳房变软或下垂，纤维腺瘤会变成临床显性。

（2）自然病程：有关自然病程更详细的知识来自对很多保守治疗患者随访的前瞻性研究。随访中，肿块中的13%消失，85%未改变，2%增大并被切除，切除的这四例肿块组织学上都证实是单纯纤维腺瘤。因此，可以接受的观点是大部分纤维腺瘤在确诊后的几年里保持不变，少部分出现退化，还有更小部分出现增大。

为了探究为何大部分纤维腺瘤以此种方式停止生长，测量了正常乳腺上皮、纤维腺瘤和上皮增生的细胞增殖情况，发现纤维腺瘤的上皮细胞不同于另外两种。这些细胞显示在月经期间有丝分裂率的变化很小，而且随着年龄增长有丝分裂率下降。这解释了为什么纤维腺瘤生长停滞。

2. 发病率

很难对纤维腺瘤的发病率和患病率做出精确估计，经过大家认为大约是10%。在有临床症状的门诊患者中纤维腺瘤与乳腺癌的比例是1∶4，筛查的实施以及临床上超声和乳腺X线照相的应用发现小型无症状的纤维腺瘤较为常见。首次筛查后新发的纤维腺瘤与激素替代治疗有关。纤维腺瘤多发于左侧乳房。

3. 地域差异

纤维腺瘤占亚洲和非洲地区良性乳腺病变中如此大的比例以至于应该可以考虑在这些人群中使用“过量”一词。然而，没有具体基于人群的数据支持此观点。一项非洲的研究显示纤维腺瘤占所有良性乳腺病变的55%，远远高过西方人群。报道的中国女性纤维腺瘤的发病率似乎比非洲女性低，并且印度女性良性乳腺病变中纤维腺瘤所占比例大幅下降，而痛性结节变得更突出。

因此，单纯纤维腺瘤的发病率似乎是在很多种族中都相当恒定，其形式不同在于西方人群中更常见的增生和在非西方人群中更常见的巨大纤维腺瘤。

总之，人群中纤维腺瘤发病率的不同报道似乎与种族间完全不同的医疗保健体系有关。

（刘 娟）

第五章　乳腺恶性肿瘤

第一节　乳腺肉瘤

乳腺肉瘤是指发生在乳腺间叶组织的恶性肿瘤。乳腺肉瘤按其来源基本上可分为纤维上皮性肉瘤和间叶组织性肉瘤，另外还有混合型恶性肿瘤及淋巴系统来源的恶性肿瘤。乳腺肉瘤与轻微的乳腺脂肪瘤有较大的区分。乳腺中发生的肉瘤，较乳腺癌少见，乳腺肉瘤的恶性程度较高，并可发生早期血行转移，预后较差，虽在临床上不多见，但也应重视。

乳腺中发生的肉瘤，较乳癌少见，乳腺肉瘤的恶性程度较高，并可发生早期血行转移，预后较差，虽在临床上不多见，但也应重视。

恶性肿瘤是由正常组织发生基因突变而来，起源于乳腺上皮组织的恶性肿瘤被称为乳腺癌；起源于乳腺非上皮组织的恶性肿瘤，是乳腺肉瘤。

乳腺肉瘤主要有以下几种常见类型。

1. 乳腺叶状囊肉瘤

WHO 提出本病的组织学分类为良性、临界病变、恶性三种类型。普遍认为肿瘤可能是由纤维腺瘤变化而来，发病原因可能与雌激素刺激有关。

该型肿瘤一般直径较大，生长迅速。恶性者多呈分叶状。良性者可行肿物切除；临界状态和低恶度者行扩大的肿瘤切除，也可以行单纯乳腺切除术、象限切除术、半乳切除术；恶性者，应考虑行乳腺肿瘤根治术。放疗、化疗对于恶性叶状囊肉瘤效果不肯定。

乳腺叶状囊肉瘤大多属低度恶性肿瘤，其中少数细胞分化不良，可发生远处转移。乳腺叶状囊肉瘤临床少见，有报道本病占全部乳房肿瘤的 0.2%～2.5%。发病年龄在 14～86 岁，但以中年妇女多见，平均年龄 44.7～49 岁。乳腺叶状囊肉瘤最常见临床表现为局部无痛性肿块，患者几乎都因为发现肿块而就医也有少数病人有刺痛或轻度胀痛。在临床查体时一般可触及 1～3cm 肿块。文献报道肿块最大者可达 40～50cm，质地可硬可软，多数为单侧发生，双侧者极少 病程 1 个月至 10 余年不等，最长可达 40 余年，平均 4.5 年。

该型肿瘤生长一直是缓慢的，但大多数是一向缓慢而近期迅速增大，而肿瘤生长的快慢和良恶性关系不大。瘤体虽然可以很大但与周围组织及皮肤无粘连，个别病例可因瘤体巨大使局部皮肤变薄、发亮 充血，甚至因压迫而形成溃疡。乳头被推移，但很少发生回缩或溢液。少数病人可有腋窝淋巴结肿大，但也通常没有转移。

2. 乳腺间质肉瘤

此瘤与叶状囊肉瘤在形态上有所不同，无上皮成分，其体积通常较乳腺癌大，平均直径为 6cm。显微镜下表现常为多样性，可为幼稚的乳腺间质成分，如黏液样、纤维肉瘤或脂肪肉瘤性成分；也可为富于细胞的未分化多形性（梭形细胞和巨细胞）成分。

3. 乳腺脂肪肉瘤

极为少见，其组织形态和其他的脂肪肉瘤类似。肿物多为单发，质地坚硬，边界清楚，可活动，生长迅速。分化好的脂肪肉瘤可以行单纯乳腺切除术，分化差的，容易发生淋巴结转移，应当行根治术。

症状常为无痛性肿块，圆形或椭圆形，可呈结节分叶状，边界清，质硬，与皮肤无粘连，淋巴结转移少见。

治疗应采用手术切除，失败原因常为血道转移，局部切除不彻底时可有局部复发。

第二节　乳腺恶性淋巴瘤

乳腺原发恶性淋巴瘤属于结外型淋巴瘤，较少见。发病年龄常较轻，表现为一侧或双侧乳房内一个或多个散在的活动性肿块，边界清楚，质韧，与皮肤无粘连，有时伴体表淋巴结或肝脾肿大。一类是乳腺恶性淋巴瘤属全身性病变的一部分；另一类是尚仅局限于乳腺的恶性淋巴瘤。临床通常是指后者。

一、临床表现

可以是全身性恶性淋巴瘤的乳腺局部表现，也可以是乳腺原发的恶性淋巴瘤。全身恶性淋巴瘤的乳腺表现，除局部肿块外，应当有全身多部位（如腋窝、锁骨上窝、腹股沟、腘窝等）淋巴结肿大，肝脾肿大，伴全身发热和肿块局部疼痛。发病迅速，肿物增长快。乳腺原发淋巴肉瘤，常可伴有全身淋巴结肿大表现。病理组织活检是鉴别诊断的关键。

无论全身淋巴肉瘤的乳腺表现还是乳腺原发淋巴瘤，都是全身性疾病，很容易早期发生广泛转移。因此，治疗应当首选全身化疗。对原发性乳腺恶性淋巴瘤可以在控制病情后，行乳腺单纯切除术或放疗。

二、检查

临床检查不易确诊，常需活检才能明确。

三、诊断

与乳腺癌或乳腺纤维腺瘤很难鉴别，常需组织学检查确诊。在临床上发现生长迅速的乳腺肿块，边界较清，质地较韧，活动而伴有肿块表面皮肤青紫色改变时，应考虑本病的可能。当怀疑本病时应详细检查全身浅表淋巴结及纵隔和腹腔淋巴结、肝、脾有无肿大，以排除全身性恶性淋巴瘤。

本病的诊断标准如下：

（1）病理检查材料必须严格符合技术要求。

（2）乳腺内淋巴瘤必须与乳腺组织紧密相连。

（3）在乳腺肿瘤发生以前无其他部位恶性淋巴瘤存在。

（4）乳腺恶性淋巴瘤是临床唯一或最初的原发改变。

四、治疗

本病宜采用手术、放疗、化疗等综合治疗。其治疗成败的关键在于及时正确的诊断。一经确诊，则宜即先行化疗，然后对局限于单侧乳腺者，可采用单纯乳腺切除术，术后及时化疗和放疗。

对同侧腋淋巴结肿大者，宜同时行腋淋巴结清扫。双侧或已有远处转移时，以全身化疗为主，辅以放疗和手术治疗。

五、预后

一般认为，病程长、病变局限于单侧乳腺、接受综合治疗者预后较好；双侧乳腺均有病变或同时有（或转移性）淋巴结病变者预后不良。

本病的组织学类型与预后关系密切，结节型较弥漫型预后好，分化好的小细胞型较分化差的大细胞型预后好。

（刘　娟）

第六章　特殊类型乳腺癌

第一节　妊娠、哺乳期乳腺癌

一、病因

乳腺癌发生于妊娠期或哺乳期者约占乳腺癌0.75%~31%，妊娠期及哺乳期由于体内激素水平的改变，可能使肿瘤的生长加快，恶性程度增高。同时在妊娠期及哺乳期乳腺组织的生理性增大、充血，使肿瘤不易早期发现，同时易于播散。

二、治疗原则

1. 妊娠期乳腺癌的处理原则

与一般乳腺癌相似，但治疗方法的选择还决定于肿瘤的病期及妊娠的不同时期。早期妊娠时是否中止妊娠应根据不同的病期，病期较早时可不必中止妊娠，病期是Ⅱ、Ⅲ期或估计术后需要化疗及放疗者则宜先中止妊娠能提高生存率，相反常由于中止妊娠延迟了手术治疗，反而影响治疗效果。

2. 哺乳期乳腺癌的治疗

首先应中止哺乳，术后辅助治疗方法与一般乳腺癌相似。预防性去除卵巢并不能提高生存率。妊娠期乳腺癌的治疗原则与一般乳腺癌相似，特殊之处在于必须考虑哺乳及胎儿因素，由于临床分期、孕期、患者对生育期望的不同，以及化疗、放疗、内分泌治疗可能对胎儿的影响，治疗方案必须个体化。

哺乳患者一旦确诊乳腺癌，应立即回奶，回奶可用溴隐亭或睾酮等药物，忌用雌激素，并积极做术前准备，治疗方法同非妊娠期乳腺癌。

三、妊娠期乳腺癌是否终止妊娠的临床研究

有报道，终止和非终止妊娠乳腺癌术后的5年生存率分别为53%和67%。终止妊娠不能提高乳腺癌患者生存率。是否终止妊娠与乳腺癌的治疗是否影响胎儿及患者对妊娠的要求有关，应具体分析。由于孕早期为胎儿的器官分化期，化疗会导致胎儿畸形、流产，文献报道乳腺癌孕早期化疗的致畸率为13%，孕中晚期化疗致畸率为1.3%，应避免孕早期化疗。孕中晚期化疗对胎儿的近期影响包括胎儿宫内发育迟缓、低体重、早产、骨髓抑制，化疗的远期影响包括生殖功能异常、生长及神经发育障碍、生殖细胞异变引起下一代肿瘤生成及致畸。文献报道乳腺癌化疗药物中，蒽环类药物紫杉类、长春瑞滨等药物可以应用于妊娠中晚期患者，孕妇无严重毒性反应发生，新生儿无畸形发生，但个别胎儿出现低体重。分娩前3周内化疗的患者，由于新生儿骨髓抑制，会出现贫血、中性粒细胞减少。国外有孕妇乳腺

癌化疗的报道，但该治疗常涉及宗教、道德、法律等问题，与我国国情不同，国内目前尚未见孕妇乳腺癌化疗的报道。放疗辐射可引起胎儿畸形、流产、死胎、子代肿瘤及子代血液系统疾病，有报道10000rad放射剂量的放疗可增高胎儿每年患恶性疾病的风险，故妊娠期间乳腺癌患者一般不予放疗。孕期乳腺癌患者有保乳要求的，早孕期患者建议终止妊娠后，再行手术及放疗。中、晚期患者手术后先行化疗，待分娩后再行放疗，但放疗距手术不宜超过3个月。由于妊娠期乳腺癌的ER/PR阳性率低，仅少部分患者术后可以内分泌治疗。也有个例全妊娠期应用trastuzumab治疗乳腺癌复发的成功报道，认为该药除导致羊水过少外，不影响胎儿生长发育。

四、孕妇乳腺癌的治疗方法

孕妇乳腺癌的治疗方法取决于妊娠期别、临床分期及患者意愿，早孕的1期乳腺癌患者因为术后无需化疗和放疗，故不必终止妊娠，行改良根治术即可。临床2期以上，术后要接受化疗和放疗者，建议及早终止妊娠，延迟化疗和放疗不利于肿瘤治疗。本组的5例2期早孕患者，在穿刺活检明确乳腺癌诊断后，患者要求行人工流产，后行乳腺癌改良根治术及化疗，术后随访无复发及转移。妊娠中期的乳腺癌患者，临床1期者可行乳腺癌改良根治术，术后继续妊娠。对2期以上需化疗及放疗者，在充分尊重患者意愿的前提下，决定是否终止妊娠。若胎儿保留，应向患者及家属说明化疗利弊，并选择合适的化疗药物。国内尚无孕妇乳腺癌化疗报道。放疗及内分泌治疗最好分娩后进行。妊娠晚期的乳腺癌患者，应尊重患者意愿，决定先分娩再行乳腺癌根治手术或先行根治手术再行分娩，尽量争取保住胎儿。化疗及放疗最好在分娩后进行。

五、妊娠期乳腺癌预后

妊娠期乳腺癌预后差，原因是延误诊断致局部肿块较大、淋巴结受累多，临床期别晚。有报道，妊娠期乳腺癌患者中瘤体<2cm者占31%，腋窝淋巴结转移率达62%，而非妊娠乳腺癌分别为50%及39%。妊娠期乳腺癌预后差并非肿瘤或妊娠所致，年龄和临床病期配对法研究表明，相同年龄和临床期别的两类患者的无瘤生存期和总生存期无显著差异，只是妊娠延误了乳腺癌诊断，使妊娠期乳腺癌发现晚，平均病期晚是妊娠期乳腺癌预后差的主要原因，故早期诊断、及时治疗是改善妊娠期乳腺癌预后的关键因素。

第二节　隐匿性乳腺癌

一、概述

隐匿性乳腺癌（Occult breast cancer，OBC）通常指影像学检查及临床体检均未发现乳腺内原发病灶，以腋淋巴结转移癌为首发症状的特殊类型乳腺癌。自Holsted（1907）首次报道以来至1976年已逾百例，近年文献又相继报道150余例。据国外报道，其发病率占全部乳腺癌的0.46%~1%。由于临床症状以及发病情况比较隐匿，给临床诊治造成困难，目前，对转移淋巴结进行组织病理学检查是隐匿性乳腺癌诊断的关键步骤。对隐匿性乳腺癌的治疗方案的选择，目前治疗手段主要有放疗、手术、化疗、姑息保守等治疗。

二、临床表现

隐匿性乳腺癌几乎均发生在女性病人，文献中仅见 Owen 报道 1 例男性病人。发病年龄与一般乳腺癌高发年龄相当。隐匿性乳腺癌的原发灶极为微小，有时仅 1~2mm，约有半数在乳腺切除的标本中查不出癌灶，然而转移灶则可能很明显。还可能由于乳腺肥胖，瘤体微小或位置深在等原因所致乳腺查不出肿块。肿大的腋窝淋巴结多由病人自己发现，肿块大小仅能扪诊可及至 5cm 以上。病程数日至数月不等。观察自腋窝淋巴结转移确诊至临床出现乳腺肿块为期 48 个月，表明原发灶生长比较缓慢，因此临床发现腋窝淋巴结无疼痛性增大者均应进一步明确其病因，以免延误诊疗。

三、诊断

（1）凡原因不明的腋下肿块或淋巴结肿大均应切除诊断。

（2）进行乳腺 X 线片摄影检查约有 50%以上可发现乳腺原发灶。

（3）乳腺液晶热图动力学检查简便易行有诊断参考意义。

（4）腋下肿块切检须做雌激素受体测定，若为阳性则有助于诊断。

（5）在未确诊乳腺原发癌前均应仔细查找乳腺外原发病变。

四、鉴别诊断

（1）有腋窝淋巴结肿大的病人，多数为良性病变，约占 76. 4%。而恶性腋窝淋巴结肿大，可由原发与转移瘤两种原因引起，如原发的淋巴瘤、汗腺癌等及转移的乳腺癌，其他尚有呼吸、消化、泌尿生殖系统的癌肿、甲状腺癌、四肢躯干恶性黑色素瘤、皮肤癌、软组织肉瘤的转移等。

（2）乳腺外原发癌转移到腋窝为首症状者，男性多以肺、胃和大肠多见；妇女则多来自卵巢及皮肤恶性黑色素瘤。因此，若为乳腺外原发癌，则应对上述部位进行细致的检查。

（3）有时转移性腋窝淋巴结的病理结构对肿瘤的组织来源提供一些线索，如转移性实质癌多来自乳腺；高柱状分泌黏液的腺癌多来自胃和大肠；妇女的浆液性或黏液性乳头状癌则多来自卵巢。但在女性病人中，以乳腺癌转移为多见。有报道 21 例腋窝淋巴结活检证实为转移癌者，女性 14 例，其中 10 例为乳腺癌转移；另 4 例非乳腺转移者，均有明显乳腺外原发癌的临床表现。

（4）患腋窝淋巴结转移腺癌而无任何原发灶征象的女性病人，绝大多数原发灶位于乳腺。

五、病理

在病理上，隐匿性乳腺癌与一般乳腺癌相似，但导管癌较多。其癌肿大小仅能镜下可见至直径 5. 5cm 不等，但多在 1cm 以下。此种原发瘤小而转移瘤较大的现象可能是两者差异性生长所致。关曾文等认为，在有些癌瘤的初期阶段，宿主的免疫力有效地控制了它的生长，同时，癌瘤循淋巴道转移并在区域淋巴结内生长。从理论上讲，原发瘤的抗原强者能引起机体强有力的免疫反应，控制原发灶的生长，但控制不住转移灶的生长。这可能与肿瘤的抗原性在转移癌内发生改变有关。因此，由原发瘤诱发的免疫反应，对转移瘤不起作用。隐匿性乳腺癌以组织学早期癌如小叶原位癌、导管内癌为多见。癌已发生转移而原发灶仍为原位癌或管内癌图像，提示基底膜退化或已有细胞穿透。

六、检查

1. 腋淋巴结活检

腋淋巴结常规病理组织学检查可发现各种瘤细胞，如大汗腺癌、低分化鳞癌、淋巴瘤、恶性黑色素瘤细胞等。经电镜检查可发现瘤细胞内有腺管，分泌上皮等腺癌的特征性。

2. 乳腺针吸细胞学检查

在腋淋巴结转移癌病例中联合应用现有的乳腺检查方法，将有助于 OBC 的检出，对影像学检查的可疑区行针吸细胞学检查及细针定位下活检，可明确诊断。

3. 钼靶 X 线检查

乳腺 X 线检查的真正贡献在于发现临床早期的小乳腺癌或隐性乳腺癌，在已有明显的乳腺癌的临床表现时，其意义不大。钙化往往为 OBC 的 X 线唯一表现，但钙化灶不是乳腺癌特有的征象。OBC 的其他 X 线征象包括单侧血管影增加、导管隆突增加或走向异常、皮肤增厚及连续检查局灶性基质密度增加等。一般认为 X 线钼靶片可以发现直径几毫米的肿瘤，钼靶片 OBC 的检出率各家报道在 5%~72.5%，但多数报道在 50%左右。

4. CT 检查

对乳腺癌有较高的检出率，在一组 78 例病理证实为乳腺癌中，CT 检查出 73 例（94%），钼靶片检查比例为 77%。尽管 CT 不能取代常规的 X 线钼靶片检查，但可以克服普通 X 检查的局限性，尤其是在肥大的乳房，CT 更具有优越性。当肿瘤最大径<1.5mm 时，CT 不易检出。对于早期乳腺癌和 OBC，两者联合应用则可以提高其检出率。

5. ER 测定

腋淋巴结转移癌 ER 测定 50%为阳性，有助于 OBC 的诊断及指导治疗。ER 阳性提示乳腺癌腋淋巴结转移，但其阴性也不能排除乳腺癌。

6. 其他

超声断层扫描及乳腺热图像等。

七、治疗

关于 OBC 的手术治疗方式，目前有乳腺癌根治术、保乳等手术方式。有研究组，50 例患者行乳腺癌改良根治术，5 例患者因保乳要求行腋窝淋巴结清除术，7 例患者因高龄或伴全身基础疾病仅行单纯腋下肿大淋巴结切除，后两种术式样本含量少，手术方式分布不平衡，且存在选择偏倚，未比较其统计学意义。但是鉴于乳腺癌根治术后患者生理及社会心理的不完整性，腋窝淋巴结清除+全乳放疗或将成为 OBC 患者的更佳选择。

放疗对隐匿性乳腺癌有效。美国乳腺外科医师协会曾就 1 例隐匿性乳腺癌患者的下一步治疗方式向 837 名乳腺外科医生进行问卷调查，该患者以腋窝淋巴结转移性腺癌为首要表现，乳腺查体、超声、钼靶摄片均无阳性发现，胸、腹、盆腔无异常发现，同侧乳腺 MRI 检查阴性，调查结果显示，338 名医生选择乳腺切除，285 名医生选择全乳放疗。因此，无远处转移证据的隐匿性乳腺癌的治疗，主要包括对腋窝和乳腺的局部治疗，以及全身系统治疗。对Ⅱ期或Ⅲ期隐匿性乳腺癌必须实施标准的辅助治疗，包括化疗、内分泌治疗及对胸壁或腋窝的放疗。多数学者认为，隐匿性乳腺癌可以保乳，但必须辅以全乳放疗。回顾性分析了45例隐匿性乳腺癌患者，其中13例行乳腺全切除术，32例行保乳术。78%的保乳患者和54%的全乳切除患者行术后放疗，两组患者5年和10年的局部复发率、远处转移率、无病生存率及总生存率差异均无统计学意义。行全乳切除的隐匿性乳腺癌患者5年生存率为77%，保乳患者的5年生存率为65%，二者差异无统计学意义。同期乳腺癌患者5年总生存率为79%。

有研究发现总的淋巴结切除数目≤20个与远期生存无相关性，但有一定的临床意义。故对于术前各项检查支持腋窝淋巴结多发转移的OBC患者，适合行腋窝淋巴结清除+全乳放疗；而术前各项检查支持腋窝孤立肿大淋巴结的OBC患者，SLND+全乳放疗或为更佳治疗方案，但有待于进一步考证。临床医师需结合患者情况，实现个体化治疗。

第三节　乳腺导管内原位癌

乳腺导管内原位癌（DCIS）外科治疗包括：肿瘤单纯切除术和全乳房切除。全乳房切除术是DCIS根治性治疗手段，98%~99%患者接受这一手术治疗。全乳房切除术后复发几乎全是浸润性癌，表现为局部复发或局部没有复发而远处转移。全乳房切除术是最有效的DCIS治疗手段，但是对一个一生都不会进展成浸润性癌的DCIS患者，实施这种手术有过度治疗之嫌。浸润性乳腺癌保乳术的成功，使人们进而转向探讨保乳术治疗DCIS的可能。

一、病理诊断

DCIS是一种异质性或异源性疾病，表现在临床表现、影像检查及病理学等方面。基于dCIS镜下表现的结构的多样性，DCIS传统上分为粉刺型、筛状型、微乳头状癌、肿块型癌及混合性癌，而且有近2/3的dCIS表现为混合型。这种分型的可重复性比较差，不同的病理医生或者不同的取材部位可能会有不同的判断，而且此种分类方法不能很好地判断预后，所以目前病理学更倾向于使用包含核分级及有无腔内坏死的分类体系。因为不同核分级很少混合存在，文献报道15%的病例有混合型核分级同时存在。高级别dCIS往往由较大的多形性细胞构成，多倍体核仁、有丝分裂及中央坏死比较常见，组织学表现为粉刺样癌，当然也可表现为其他类型。低级别dCIS往往由正常的扁平细胞构成，有单个的圆核仁，细胞有很好的边界。中级别dCIS结构表现多样，介于高、低级别DCIS之间，不同病理医生的诊断可重复性差。英国NHS BSP项目研究显示，不同医生中级别DCIS的诊断一致性较差，而高级别DCIS的诊断一致性指数。DCIS中是否同时存在浸润性或微浸润性病灶，在粗针穿刺标本或冰冻病理，有时很难确定，有一项研究显示，粗针穿刺为高级别DCIS，而钼靶X线显示有40个钙化点，那么存在浸润性或微浸润性病变的风险为48%。DCIS与非典型增生（A-typical ductal hyperpla-sia，ADH），两者在很多方面有类似或相同的表现，鉴别两者有一定的难度，通常情况下，ADH是根据镜下结构及细胞学特征诊断的，如果低级别DCIS样细胞学改变超过了两个的导管，那么就诊断为低级别dCIS，否则就诊断为ADH。目前尚无有效的分子标志来准确区分低级别dCIS和ADH，但前者可能会表现为CK-5（-）或CK-14

(-)。

二、治疗原则

迄今为止 dICS 的自然过程，我们知之甚少，因为 dCIS 一经诊断就被完整地切除了，有限的数据往往来源于一些仅做了穿刺活检而未做手术切除的病例或者是一些误（漏）诊的 dCIS 病例，文献报道 DCIS 进展为浸润性癌的风险为 14%~75%，研究发现，低级别非粉刺样 DCIS，随访 31 年，39% 的患者进展为浸润性乳腺癌，此部分患者中 45%因乳腺癌死亡。基于 1/3 的 DCIS 病例有进展为浸润性癌的风险，所以此部分 DCIS 需要进行积极的治疗，目的是减少局部浸润性癌或 dCIS 的复发，而另外的 2/3 的 dCIS 病例只要随访即可。但到底什么样的病人会进展，这部分病人有什么特征，目前的组织病理学及分子病理学尚没有明确的结论。

三、DCIS 治疗方案的探讨

1. 放疗在 dCIS 治疗中的价值

在浸润性乳腺癌的保乳手术中，NCCN 指南及 ST GALLEN 共识都支持了术后放疗的必要性，然而 DCIS 治疗中是否需要放疗目前尚有不同的观点。有三个大型临床试验对 dCIS 术后放疗进行了相关研究，包括 NSABP B-17、UK/ANZ 及 EORTC。前两项试验随访近 20 年，分别在 2011 年及 2010 年更新。

2. 内分泌治疗在 dCIS 治疗中的应用

他莫昔芬可以显著降低 dCIS 术后的复发。有两个临床试验为此提供了证据，NSABP B-24 及 UK/ANZ 试验。NSABP B-24 试验，1991-1994 年共入组 1799 例，保乳手术后行放疗，然后随机分为他莫昔芬组，对照组（安慰剂），中位随访时间 163 个月。观察项目为局部复发率（包括 IBC 及 DCIS）、对侧乳腺癌（DCIS IBC）、远处转移、死亡率。结果显示，他莫昔芬可以使同侧乳房 IBC 复发风险降低 32%，也可使同侧 DCIS 复发风险降低 16%（HR=0.84，P=0.33），但无统计学意义。综合 B-17 及 B-24 试验数据分析，放疗+他莫昔芬组较对照组（仅局部切除）浸润性癌复发风险降低 70%。放疗+ 他莫昔芬也可以使对侧乳腺癌的风险降低 32% ，癌发生率为 7.3%，而安慰剂组癌发生率为 10.8%。B-24 试验考察了放疗+他莫昔芬的综合应用效果，单用他莫昔芬结果如何呢？UK/ANZ 的研究提供了一些证据，1576 例患者随机进入了他莫昔芬组（局部切除±放疗+他莫昔芬）和对照组（局部切除±放疗），342 例乳腺癌新发事件，188 例 dCIS，154 例浸润性癌。他莫昔芬明显降低了新发乳腺癌的风险（HR = 0.71，P=0.002），他莫昔芬可以降低同侧 dCIS 及对侧 dCIS、IBC 的风险，但不能降低同侧 IBC 的风险。他莫昔芬组降低同侧及对侧 10 年新发癌风险分别为 3.9% 和 2.3%。此外分层分析显示，他莫昔芬可以显著降低无放疗组患者的新发乳腺癌的风险（P=0.001），但对接受过放疗者，则无此优势（P=0.8）。目前尚无芳香化酶抑制药治疗 dCIS 效果的确切证据，MA-17 试验发现在来曲唑组发生 dCIS 的例数少于对照组。NSABP B-35 将对阿那曲唑和他莫昔芬治疗 dCIS 进行对比研究，结果尚未报告。

3. dCIS 是否需要化疗

目前尚无证据支持接受纯 dCIS 化疗会获益，在临床实践中，也有学者认为对一些特殊的 dCIS 应该化疗，由于病理取材受限（巨大的 dCIS），可能会遗漏浸润或微小浸润的存在。但这一观点并未达成共识。

4. dCIS 治疗的争议

临床、病理研究证实 dCIS 有进展为浸润性癌的可能，而且众多临床试验显示保乳±放疗±他莫昔芬获得了很好的效果。但也有学者认为，DCIS 中仅有 1/3 的患者会进展为浸润性癌，即有 2/3 的患者进行了过度治疗。此外，DCIS 预后非常好，10 年生存率 98%~99%，6 周的放疗可以使死亡率从 1%降低到 0.5%，获益甚微，这一点值得思考。DCIS，简单而复杂：简单是因为其预后好，复杂是源于我们对其了解得太少，尤其不知道哪些指标能有效地来区分可能会进展的 dCIS。随着研究的深入，希望将来有可能对 dCIS 进行个体化最小有效治疗。

第四节　炎性乳腺癌

一、概述

炎性乳腺癌（BIC）是一种非常少见的、预后很差的恶性肿瘤，占全部乳腺癌发病率的 2.5%。BIC 的 5 年生存率低，转移率高达 30%~40%。所以临床医生对炎性乳腺癌的临床特征要有清醒的认识和了解，及时认真地治疗。本文将对 BIC 的治疗进展及临床特征进行综述。

二、临床表现

BIC 的临床表现与急性乳腺炎相似，都表现为乳房增大、变硬，皮肤红、肿、热及橘皮样改变，累及至少 1/3 乳房。触诊乳房普遍坚实，常伴腋窝淋巴结肿大。BIC 的炎症表现通常是由于淋巴管癌栓阻塞淋巴回流所致。本病多在绝经后早期发生，病程长，诊断时有 30%以上出现同侧锁骨上或腋窝淋巴结转移。

三、检查

1. 病理检查

BIC 在组织学可有多种类型，因此它并不是独立的病理诊断类型。它的病理类型特点：很多都是恶性程度很高的单纯癌、硬癌、浸润癌。很多人认为炎性乳腺癌的病理学特点为乳腺及皮肤组织内有大量淋巴管癌栓形成，所以它不是确诊炎性乳腺癌必须具备的病理学依据。最近研究发现 BIC 基因表达中缺少雌激素受体、孕激素受体和原癌基因 HER-2 的放大。还有报道称 BIC 过表达表皮生长因子受体（EGFR）和高表达抑癌基因 P53，这些均导致 BIC 的预后很差。

2. 影像学检查

钼靶检查已经成为乳腺癌成像的金标准，但很少单独应用。有学者认为，在临床非妊娠期、哺乳期的女性中如果出现乳腺炎表现，并且在 X 线片发现肿块伴或不伴有钙化、腺体紊乱、广泛皮肤增厚、乳腺密度普遍增高时，应考虑炎性乳腺癌可能。超声是一种经济、快捷的 BIC 影像学诊断方法，MRI 应用于诊断 BIC 的报道有限。

3. 细针针吸细胞学检查

针吸细胞学临床应用较广泛，它的特点是简便、快捷、有效，患者易于接受。对 BIC 的定性诊断有较高价值。与病理学诊断的符合率高达 95%。针吸细胞学有一定的假阳性，应注意鉴别。作为检查方法，细针穿刺细胞学非常重要。

四、诊断标准

炎性乳腺癌的诊断标准目前尚不统一，有学者认为乳腺皮肤的红肿范围大于乳房面积的 1/3，这样被认为 BIC。另有学者认为如果临床表现典型，还可以见到乳房皮肤淋巴管出现癌栓才能诊断为 BIC。BIC 的诊断主要依靠病理学检查及临床表现。BIC 的诊断主要有以下几点。

（1）乳房出现红肿热痛，但无发冷、发热及粒细胞升高。

（2）乳房增大变硬、乳头内陷、橘皮样外观、皮肤出现暗红色斑块。

（3）腋窝、锁骨上淋巴结肿大。

五、治疗进展

BIC 容易出现远处转移，并且恶性程度很高，单纯手术治疗的平均生存期只有 12~32 个月，且 5 年的生存率<10%。如果单用放疗则平均生存期为 4~29 个月，且 5 年的生存率 0~28%。因此单一治疗方法很难达到较好效果，所以现在被广泛应用的是多种方法进行联合应用。

1. 新辅助化疗

BIC 被认为对化疗比较敏感，化疗方案多采用蒽环类和紫杉类药物。新辅助化疗可使原发肿瘤缩小，减少手术时可能导致的肿瘤的播散，并降低术后局部复发的可能性。因此其在 BIC 治疗中的作用已被肯定。

2. 手术治疗

BIC 患者大多需要手术治疗，进行新辅助化疗 3~4 个周期后，很多原发肿瘤能明显变小，给手术治疗创造了条件。原则上乳房皮肤切除范围应够大，以免局部复发。Nsiesltyar 等认为手术前如果化疗效果明显，则可以进行手术治疗，如果术前化疗效果不好或无效者应先进行放疗，之后再行手术。多方法联合治疗无疑是最佳的选择。

3. 放射治疗

有文献报道，炎性乳腺癌患者如果放疗、化疗交替进行，那么治疗效果与进行手术的综合治疗效果相类似。如果年龄>45 岁、腋窝转移淋巴结>4 个、手术切缘阳性，这样的患者应行局部放疗，不仅可改善潜在的淋巴结转移灶，还可防止癌灶复发。

4. 分子靶向治疗

HER-2 是 BIC 中可以作为临床选择的靶分子，对于 HER-2 阳性的炎性乳腺癌患者，应用曲妥珠单抗进行术后辅助治疗，则能明显降低复发风险，延长术后无病生存期。对 48 例 HER-2 阳性的 BIC 患者进行联合曲妥珠单抗的新辅助化疗，序贯手术、化疗和放疗，发现病理完全缓解的患者 4 年 OS 和 DFS 为 83%和 81%。未联合新辅助治疗组的 4 年 OS 和 DFS 则为 73%和 65%。

5. 中医药治疗

放、化疗及手术治疗可使患者免疫功能失调。中药对乳腺癌患者有扶正祛邪作用，因此在应用西医治疗的基础上，辅以祛邪扶正、固本培元的中医疗法可明显提高患者免疫力，增强和巩固西医的治疗效果。

综上所述，近期的临床实践和研究使 BIC 患者的预后得以提高，但还不算理想。以后应当对 BIC 的发病机制、诊断、浸润转移的分子机制，以及治疗方法进行更加深入细致的研究，进一步改善 BIC 患者的预后。

第五节　乳腺 Paget 病

一、概述

乳腺 Paget 病是一种罕见的恶性肿瘤，1874 年美国佩吉特首先描述此病，又常在乳头、乳晕区有湿疹样病变，故又称乳头佩吉特病、乳头上皮内癌、上皮瘤样湿疹或湿疹样癌等。乳头的 Paget 病表现为结痂，介壳样糜烂或为一种排泄物，往往看上去良性，以致病人忽视及诊断延迟一年或更多。肯定的诊断由乳头活检做出，但是乳头排泄物细胞涂片一般已足够，半数以上的病人在诊断时有一可摸到的肿块。这一潜在的癌肿可为浸润性或原位癌。标准的处理与乳腺癌的其他形式完全相同，预后取决于是否浸润、肿瘤的大小与有无组织学的淋巴结受累。很少的病人经乳头的有限切除及一些周围正常组织的切除而治疗成功。

本病通常发生于中年以上女性，平均 40~60 岁，在 40 岁以内者少见。仅少数病例可为男性，多发生于应用雌激素治疗前列腺癌之后发病。

本病又名乳房湿疹样癌，是一种特殊类型的癌性疾病，多发生于女性乳房，也可发生于男性乳房，主要为乳腺癌或顶泌汗腺癌扩展至乳头及其周围表皮的损害。

二、病因

目前认为本病起源于乳腺导管近开口处，为乳头下乳腺导管内癌，早期为原位癌。这种导管内癌可向内侵入乳腺或顶泌汗腺上皮，而向外侧侵入表皮，形成表皮病变，因此早期肿瘤细胞是在导管内，而不在表皮内，后期肿瘤细胞才突破管壁进入乳腺结缔组织内。少数病例病变位于较深的乳腺导管内或腺体，并可见乳癌与本病并存。偶见原发于乳头皮肤内的顶泌汗腺及表皮。

早期表皮棘层肥厚，伴角化过度或角化不全，表皮嵴延长，晚期则表皮变薄，常有表皮缺损，甚至溃疡。本病病理变化的特点是在表皮内，特别是棘层下部出现 Paget 细胞，此细胞与表皮细胞迥然不同，较正常角质形成细胞大 1~2 倍，圆形，无细胞棘突及细胞间桥，胞质丰富而淡染，如空泡状。核大，圆形或卵圆形，深染，核膜清晰。一般为 1 个，也可多个核。可见有丝分裂象。在表皮内可单个存在，也可成巢状聚集，甚至侵及表皮各层而将表皮细胞挤压成网状，基底细胞被挤压在基底膜带与 Paget 细胞之间，呈扁平带状，即所谓 Paget 样现象。一般 Paget 细胞不直接侵入真皮，但可沿汗腺导管、汗腺、毛囊及皮脂腺蔓延。真皮内常有中度慢性炎症浸润。乳头下乳腺导管内可见管内癌，癌细胞与 Paget 细胞相似，向上累及乳头及周围表皮，向下累及乳腺导管，甚至乳腺，穿破基底膜侵及周围结缔组织，而成为浸润性癌，则将有播散和转移的危险。

Paget 细胞对组织化学染色结果不一，其中 PAS 染色多呈阳性，耐或不耐淀粉酶。在 pH2. 5 时对阿新蓝染色呈弱阳性。可偶见黑素，但对多巴反应呈阴性。免疫组织化学染色 Paget 细胞对上皮膜抗原及癌胚抗原常为阳性，并可表达 C-ERBB-2 癌基因蛋白和 P53 抗癌基因蛋白及雌激素受体（ER）和孕激素受体（PR）。

三、临床表现

一般发生于单侧乳头、乳晕及其周围，呈湿疹样外观，表现为境界清楚的红色斑片，表面多有渗出性结痂，呈灰蓝或灰白色角化性脱屑，并可见皲裂、糜烂或肉芽组织，呈鲜红色，常有渗液。有轻度浸润而无明显痒感。皮损逐渐向周围扩大，病程缓慢，经数月或数年后，病变累及乳房及前胸等部位。损害边缘稍隆起，有明显浸润，外周散在点状皮损。晚期损害向深部扩展时乳头开始内陷、被破坏甚至脱落，或发生溃疡。并见血性乳头溢液。半数患者伴有乳腺癌而可扪及乳房肿块，晚期局部淋巴结常有转移。

四、诊断

本病属于癌性疾病，故早期诊断十分重要，应注意与乳头湿疹相鉴别。若 50 岁以上患者，单侧发生皮损，边界清楚，基底有浸润，乳头溢液甚至乳头凹陷，病情进展缓慢，暂时好转后又复发，对症治疗无效者，应考虑本病。活检如发现表皮内存在 Paget 细胞，对本病的诊断非常重要。

在鉴别诊断方面，本病常易误诊为乳头湿疹、皮炎、表浅性黑色素瘤、Bowen 病而延误治疗。其主要原因是该病发病率低，临床少见，医师在接诊乳房湿疹样改变的患者时首先想到湿疹、皮炎，而忽略了乳房 Paget 病。乳腺湿疹通常为双侧对称的群集性水疱或糜烂、结痂，边界不清，有淋巴细胞浸润，无癌性浸润及转移，按湿疹治疗 15～20D 可以治愈，而 Paget 病通常为单侧，按湿疹治疗后经久不愈，或愈合后复发。不少 Paget 细胞内含有明显的黑色素，很容易误诊为表浅性黑色素瘤，组织学上黑色素瘤的黑色素从表皮真皮连接处直接浸润到真皮乳头层，而 Paget 病的恶性细胞则弥散分布于表皮基底层浅层，确诊主要依据免疫组化：Paget 细胞通常表现为 CK-7 阳性，PS-100 阴性，HMB-45 阴性。病程较长的 Paget 病出现过度角化不全伴上皮增生容易误诊为 Bowen 病，Bowen 病常为多发性、无渗出、无糜烂、干燥性的、边界清楚的斑块，边缘较硬。细胞有明显的异型性，细胞大小形态不一，CK-5、8、7、19 阴性，CK-10 阳性可以作为与 Paget 病鉴别的指标。

五、治疗

1. 单纯 Paget 病

目前一般倾向保乳手术加做术后全乳放疗。保乳手术有单纯乳头切除术、单纯放射治疗、乳头乳晕复合体楔形切除术或象限切除术伴或不伴放射治疗。没有可触及的肿块或乳房 X 线阴性的 Paget 病患者行保乳手术是安全的。他们对 36 例上述患者行完整或部分乳头切除术，随后进行放疗，中位随访 113 个月（18~257 个月），4 例发生了治疗侧乳房的复发，其中2例为导管原位癌，2例为浸润癌伴导管内癌成分。5年局部复发控制率为91%（95%CI：80%~100%），10年和15年局部复发控制率为87%（95%CI：75%~99%）。5、10、15年精确无病生存率为97%（95%CI：90%~100%），5年精确整体生存率为93%（95%CI：84%~100%），10年和15年为90%（95%CI：78%~100%）。在一项研究中得出结论：单纯型乳腺Paget病或伴有导管原位癌的乳腺Paget病，经过中心肿物切除术，15年肿瘤特异性生存率为92%（95%CI：84%~96%），乳房切除术的为94%，两者之间无明显差别。但是Polgar认为保乳手术并不安全，他回顾了布达佩斯肿瘤研究所报道的62例乳腺Paget病患者，其中33例伴有或不伴有导管原位癌的乳头癌Paget病患者进行了乳房楔形切除术，术后未行放疗，并与欧洲癌症研究治疗组织所报道的61例行保乳术加放疗治疗的乳腺Paget病患者作对比，得出两者之间的浸润性和非浸润性复发率虽然没有明显不同，但前者局部复发率却远远高于后者。因此，他认为保乳手术并不安全，术后必须行放疗，结合浸润的程度考虑进行内分泌治疗。

2. 合并肿块的乳腺Paget病

目前多数学者仍然认为对于合并肿块的患者，由于伴发浸润性癌灶、多中心病灶及淋巴结转移的概率较大，而且伴有浸润性癌的Paget病比普通肿块型乳腺癌恶性程度更高，故应与一般乳腺癌一样，行根治术或改良根治术。认为有可触及的肿块或影像学异常的乳腺Paget病如果手术能保证切缘阴性、术后乳房外形变化不大，可以考虑行保乳治疗。他对104例诊断为乳腺Paget病的患者中的7例单纯乳头Paget病行乳头乳晕切除术，在保证切缘阴性、保持乳房外形的条件下，对12例有影像学异常和（或）可触及肿块的患者行保乳手术（11例行乳头乳晕切除术与乳房区段切除术；1例行乳头乳晕切除术与乳房区段切除术加腋窝淋巴结清扫），此12例患者均行术后放疗，剩余患者行乳房切除术或根治术（含改良）。中位随访7年，12例行保乳术患者中仅有1例（8%）局部复发，保乳手术与乳房切除术相比无病生存率（DFS）与无复发生存率（RFS）没有不同。对淋巴结阴性、伴有单个肿块且肿块直径<2cm的Paget病患者行乳头乳晕楔形切除术，手术方式单变量分析得出乳房锥形切除术与全乳切除术对患者的校正生存率（BCS）与无瘤生存率（DFS）无明显影响。

3. 保乳术后局部复发的治疗

目前乳腺Paget病手术后复发问题的研究尚处于探索阶段，与普通乳腺癌一样，大多数Paget病患者保乳术后失败应行补救性乳房切除术，以改良根治术为主，可以有效地提高无病生存率及无远处转移率。术后复发患者若再次行保乳术，指征必须十分严格：原先未行保乳术后全乳放疗的、单纯瘤床照射史、复发灶远离照射野的、低级别且保证切缘阴性的DCIS患者，再次保乳还是可行的，但必须加做术后全乳放疗，降低局部复发率；接受过全乳放疗、切缘阳性、再次病灶切除后达不到美容效果的不适合保乳；复发灶累及皮肤、胸壁或伴区域淋巴结转移不适合行保乳。和补救性乳房切除相比，再次保乳的患者预后相对较差。

乳腺Paget病患者术后是否行辅助治疗取决于病理结果，可根据所伴发的乳腺癌及腋窝淋巴结转移情况按照普通乳腺癌的治疗原则选择放疗、化疗、内分泌治疗及生物治疗。

第六节　三阴性乳腺癌

一、概述

三阴性乳腺癌（TNBC）是指雌激素受体（ER）、孕激素受体（PR）和人表皮生长因子受体（HER2）均阴性的一种特殊类型乳腺癌。TNBC 约占所有乳腺癌的 15%，其许多生物学特性和基底细胞样型乳腺癌相似，但两者之间存在某些基因表达谱和免疫表型上的差异，因此亦不能完全等同。

二、流行病学

统计数据表明：全球每年约 100 万妇女确诊为乳腺癌，其中约 17%为三阴性乳腺癌。2009 年大约有 192 370 例美国女性被诊断为乳腺癌，三阴性乳腺癌的患者占 15%以上，并且常见于较为年轻的绝经前非洲裔美国及西班牙妇女。Sant Antonio 乳腺中心的研究表明非洲裔美国女性三阴性乳腺癌的发病率为白人妇女的 2 倍左右。而在 ER/hER-2 双阳性及 ER+/hER-2 病例组中则不能观察到这样的差异。韩国报道的三阴性乳腺癌比例为 14.7%，日本则为 15%。中国目前尚无多中心大样本的相关研究数据报道，但有报道称其比例应低于黑种人且高于白种人。不同种族间的发病率差异是基因及其突变是造成这些差异的根本原因。具有乳腺癌 1 号基因（BRCA1）突变基因的患者可能更易于罹患三阴性乳腺癌，并且其多为基底细胞样型。Livasy 等指出：三阴性乳腺癌常有 BRCA1 和 p53 的突变，并且约 50%的病例高表达表皮生长因子受体（EGFR）。所以，分子生物学水平的相关研究对于解释三阴性乳腺癌的分布及发病率差异似乎能给出较为满意的答案。

三、临床特点

三阴性乳腺癌以侵袭性的临床表现为特征，与其他类型相比，有着最差的总生存率和无病生存期；腋窝淋巴结转移率低，但肺转移的发生较早；局部复发率高，复发危险多发生在治疗后的 1~3 年内，大多数患者在 5 年内死亡。在临床病理学方面，三阴性乳腺癌拥有肿瘤直径大、肿瘤细胞多存在中央坏死、有较高的增殖活性。另外，MRI 检查通常发现约 97%的三阴性乳腺癌为肿块型病变。肿瘤细胞较早的转移在三阴性乳腺癌患者中极为常见，主要表现为通过血液循环转移到肺、肝、脑等脏器。Heitz 等研究指出大约 13%的三阴性乳腺癌患者发生脑转移，并且发生时间较早，多在发病后 2 年内。2007 年研究发现：尽管按照 NCCN 的方案进行治疗，TIN0 的三阴性乳腺癌患者在接受加倍剂量化疗的情况下，其肿瘤细胞转移率仍高于其他类型的乳腺癌患者 2 倍之多。尽管一些报道称三阴性乳腺癌较其他类型乳腺癌对化疗有更高的敏感性，但其预后仍然为最差。指出三阴性乳腺癌患者在术后早期对紫杉醇类及蒽环类化疗药物有较好的反应性，但其后表现出了较短的无进展生存期，其主要原因在于三阴性乳腺癌具有较强的转移浸润性。研究表明：当化疗后肿瘤达到完全缓解时，三阴性乳腺癌组与非三阴性乳腺癌组的总体生存率比较差异无统计学意义。但如果肿瘤细胞仍有残余时，两组的总生存率有显著差异，三阴性乳腺癌组远低于非三阴性乳腺癌组。该研究表明三阴性乳腺癌肿瘤细胞具有更强的细胞增殖率，并且其导致死亡多发生在 3

年内。

四、治疗原则

1. 化疗

三阴性乳腺癌由于缺乏激素受体及HER-2表达，故对内分泌治疗及曲妥珠单抗靶向治疗无明显效果，且治疗后局部放疗效果不佳。故目前化疗是主要治疗手段。

目前用于TNBC化疗的主要药物均存在潜在耐药，因此化疗时一般是将蒽环类、紫杉醇类以及铂类进行多药联合法和（或）序贯疗法。目前较好的方案有CEF方案（环磷酰胺+表柔比星+5-氟尿嘧啶）、AC-T方案（比阿霉素+环磷酰胺+多西紫杉醇）以及紫杉醇类+卡铂方案等。TNBC常携带乳腺癌易感基因-1突变基因和p53突变基因。当BRCA-1基因突变时不能对断裂的DNA双链进行修复，这是TNBC的发病机制之一。p53基因是TP53肿瘤抑制基因的产物，是一种核蛋白，当被激活时参与DNA损伤的细胞反应，包括细胞周期阻滞、DNA修复和（或）触发细胞凋亡。p53是预测含蒽环类化疗方案疗效的生物标志物之一，其有助于评估相关化疗方案的预期结果，以利于患者选取更适合的方案。

蒽环类药物（表柔比星、比阿霉素）与烷化剂（环磷酰胺）联合方案已证实可以改善早期乳腺癌患者的总体生存率，但具有血液学和心脏毒性等不良反应。表柔比星较比阿霉素毒性低，目前临床应用较广，患者也更易接受。有报道，在改善TNBC患者预后方面，以蒽环类药物为基础的治疗方案显著优于CMF（环磷酰胺+甲氨蝶呤+氟尿嘧啶）化疗方案。研究显示，序贯应用蒽环类与紫杉醇类的方案比使用相同剂量的其他方案疗效更好。

紫杉烷类化合物是一类细胞周期特异性抑制药，通过与微管高亲和力结合而发挥作用。紫杉烷类化合物能增加微管的结合并稳定微管结构，使其功能失调，从而有效地抑制癌细胞的有丝分裂和胞内运输，导致细胞凋亡。紫杉烷类化合物的代表药物有紫杉醇、多西他赛等。美国国立综合癌症网络临床实践指引，这两种药物是治疗复发和转移性乳腺癌的首选药物。紫杉醇对老年乳腺癌患者的毒性高于年轻患者，与蒽环类联合治疗高风险的老年患者，可减少蒽环类的心脏毒性，同时降低紫杉醇类的耐药性。

2. 放疗

放射治疗是TNBC综合治疗的重要手段之一，能提高TNBC局控率。加拿大学者在JCO上发表了关于TNBC局部治疗手段选择的队列研究，768例早期TNBC患者纳入分析，平均随访7.2年，结果显示，保乳手术联合放射治疗、不行辅助放疗的改良根治术和行辅助放疗的改良根治术患者的5年无复发生存率分别为94%、85%和87%，术后联合放射治疗能最大限度地降低TNBC局部复发的风险，强调了放射治疗在TNBC局控中的地位。

在远处转移方面，与其他类型的乳腺癌相比，TNBC远处转移发生早且转移率高，无病生存率和总生存率较低，预后较差。研究显示，与非三阴性乳腺癌（Non-TNBC）相比，TNBC的远处转移率明显升高（33.9% vs 22.4%），且复发多发生在治疗后1～3年内。对482例行保乳手术联合放射治疗的乳腺癌患者（包括117例TNBC）进行了随访，中位随访7.9年，结果发现，TNBC的5年无远处转移生存率与其他类型乳腺癌相比明显降低（67% vs 82%）。虽然术后联合放射治疗能够有效改善TNBC的局控率，减少包括远处转移在内的所有复发转移事件，局控的优势可以一定比例转化为生存获益，但联合放射治疗对TNBC远处转移以及特异的生存率方面的控制作用尚不明确。

3. 分子靶向治疗

（1）EGFR 抑制药研究显示，与其他亚型相比，TNBC 患者普遍伴有 EGFR 的过表达，而 EGFR 的过表达与预后呈负相关。研究证实，酪氨酸激酶抑制药吉非替尼可作为 TNBC 靶向治疗的一个选择。对于晚期 TNBC 患者，采用 EGFR 抑制药联合化疗方案可取得较好的疗效。

EGFR 是膜受体，其在许多实体肿瘤的生长和存活中发挥重要作用。EGFR 抑制药可致肿瘤细胞周期停滞，细胞凋亡增加，抑制血管生成、肿瘤细胞侵袭转移，以及增强化疗和放疗的抗肿瘤作用。目前，在临床研究中使用较多的 EGFR 抑制药主要有单克隆抗体如西妥昔单抗与 EGFR 酪氨酸激酶抑制药如吉非替尼、厄洛替尼等。西妥昔单抗是免疫球蛋白 G 的单克隆抗体，其能与 EGFR 胞外区特异性结合，抑制受体的二聚体化，从而阻断内源性配体介导的 EGFR 信号传导通路，影响细胞增殖，抑制肿瘤生长。一项随机Ⅱ期临床试验研究显示，与单用卡铂相比，卡铂联合西妥昔单抗在治疗转移性 TNBC 中能将患者的总缓解率由 10% 提高至 20%，但无进展生存率并无显著改善。由此可见，西妥昔单抗在乳腺癌上的应用还需进一步研究。一项随机Ⅱ期临床试验显示，转移性 TNBC 患者单用西妥昔单抗的有效率仅为 6%，而西妥昔单抗联合卡铂的有效率增至 17%，并同时增加了临床受益率。

（2）VEGF 抑制药：TNBC 患者肿瘤细胞 VEGF 的表达显著高于非 TNBC 患者，其表达水平与肿瘤组织恶性程度呈明显正相关。抑制 VEGF 信号通路的方法包括抑制内源性肿瘤分泌 VEGF，以及阻止 VEGF 与血管内皮细胞上的 VEGF 受体结合及其随后的信号传导。

VEGF 抑制药包括抗体类如与 VEGF 结合的贝伐株单抗以及与 VEGF 受体结合的 ramucirumab；受体模拟物如 aflibercept，以及小分子酪氨酸激酶抑制药如 VEGF 受体、血小板源生长因子受体等。虽然贝伐珠单抗与紫杉醇均可提高 HER-2 阴性的转移性乳腺癌患者的化疗效果，但单独使用或与其他化疗药物联合使用对患者的总生存率并无明显改善。一项针对贝伐珠单抗联合紫杉醇对 HER-2 阴性转移性乳腺癌患者疗效的荟萃分析中指出，与其他化疗方案相比，贝伐珠单抗联合紫杉醇主要改善了总生存率、无进展生存率及总缓解率，但对总生存率无明显影响。

（3）聚二磷酸腺苷核糖聚合酶［Poly（ADP-ribose）polymerase，PARP］抑制药：PARP 作为 DNA 单链或双链损伤的传感器，在 DNA 损伤应答中起关键作用。PARP 抑制药主要通过以下两种机制起作用，一是通过增加肿瘤细胞对化疗药物的敏感，从而破坏 DNA，引起 DNA 断裂及 PARP 活化。PARP 抑制药会降低 DNA 的修复，诱导细胞凋亡，减少坏死性细胞死亡，并阻止坏死的病理作用。值得注意的是，PARP 抑制药对肿瘤细胞的作用比对正常细胞更为显著。另一种是在细胞中诱导高度依赖于 PARP 的合成效应，杀死 BRCA-1 或 BRCA-2 的突变体。

目前，临床开发的 PARP 抑制药主要有 rucaparib（CO-338、AG014699、PF-0367338，口服/静脉滴注）、iniparib（BSI-201）、奥拉帕尼（AZD-2281，口服）、veliparib（ABT-888，口服）、MK-4827、BMN-673、CEP-9722（口服），以及 E7016（GPI21016，口服）。奥拉帕尼和 iniparib 在乳腺癌的临床试验中被广泛研究。Tutt 等采用 PARP 抑制药奥拉帕尼治疗 BRCA-1 基因突变的乳腺癌，其将入组患者随机分为高剂量组（每次 400mg，每日 2 次，口服）和低剂量组（每次 100mg，每日 2 次，口服），两组患者的总缓解率分别为

41%和22%，均表现出较好的耐受性，大部分患者为1～2级毒性反应，如疲劳、恶心、呕吐、腹泻等。一项针对晚期转移性TNBC的开放性Ⅱ期临床试验表明，PARP抑制药iniparib联合卡铂以及吉西他滨方案的临床收益率显著优于卡铂联合吉西他滨。以上研究表明，对伴有BRCA-1基因突变的TNBC患者，PARP抑制药是最有效的治疗药物之一。

（刘　娟）

第七章　乳腺癌患者的护理

第一节　心理护理

乳腺癌已经成为严重威胁女性身体健康的肿瘤疾病之一。现在随着医疗水平的不断进步，乳腺癌患者的预后较好，但是实际生活中乳腺癌患者在疾病确诊及手术后，立即出现强烈的心理反应，如不同程度的惊恐、消极、多疑、失眠、社交障碍、性心理障碍、轻生心理及精神病行为等。乳腺癌患者的心理负担不仅仅会对其治疗效果造成负面的影响，而且还会影响其日常的生活。

近年来研究发现，癌症患者的生存率偏低，较高的死亡率与心理压力等相关因素密切关联。通常健康情况下，精神压力能诱发自主神经系统和下丘脑-垂体-肾上腺轴的激活，从而在细胞、组织和器官多层次发挥作用。但当压力处于长期状态下，儿茶酚胺和糖皮质激素持久的积累和暴露对绝大多数组织造成不良的效果。因此，除了常规治疗外，心理护理通过改善患者的心理健康、缓解压力成为非常重要的临床手段。

通过建立良好的护患关系，改善病人心理健康状况，促进患者康复，完善的心理护理，适当有效的心理干预能够缓解患者的负面情绪，对提高乳腺癌患者的生活质量与生存率能起到较大的作用。

研究证明确诊期乳腺癌患者在躯体化、强迫、人际关系敏感、抑郁、焦虑、敌对、恐怖、偏执、精神病性这些心理问题较正常人严重得多，且抑郁、焦虑、恐怖、精神性疾病得分变化率较大，心理问题表现更为突出，所以心理健康状况堪忧。乳腺癌患者在病情发展和治疗过程中，受年龄、经济条件、知识结构、治疗阶段性、社会支持等因素的不同程度影响，证明了患者在抑郁、焦虑、恐怖、精神性疾病4个方面为突出心理问题。

一、乳腺癌患者常见心理问题

1. 恐惧心理

大多数患者均认定乳腺癌是一种不能治愈的疾病，在得知自己患乳腺癌后神经高度紧张，对其基本的治疗丧失了信心；另外由于化疗引起的各种不良反应如呕吐、脱发及皮肤坏死等均会增加患者的心理负担，所以会产生较大的恐惧心理，内心充满害怕，容易冲动。这时需要告诉其乳腺癌并不是她所想的那么可怕，早发现早治疗效果是理想的，一样可以再次投入社会工作中，一样能取得成绩，消除患者认为“癌症是不治之症”的恐惧心理。

2. 焦虑心理

焦虑是一种情绪状态，患者在确诊为乳腺癌后，会产生心情烦躁、心烦意乱、忧心忡忡及情绪低落等不良情绪，而且会对于家庭经济状况及其工作、家庭收入等各种方面产生担心，所以会形成很大的精神焦虑问题，影响正常的生活。引起这种情绪的产生常常是因家庭经济困难，怕拖累家人拒绝治疗。这类病人需要开导她，打消顾虑，并引导其丈夫鼓励病人。在与这种病人沟通时要耐心仔细，把病情诚恳地讲给他听，并以其身边癌症患者的积极状态为例，让其看到真实病人康复状况，消除焦虑心理。

3. 猜疑心理

乳腺癌患者一旦确诊，开始多持否认或怀疑态度，抱有侥幸心理，企图以否认的心理方式达到心理平衡。表现为多次反复询问自己的诊断结果，怀疑以往的诊断结果，有的还会表现出不配合或拒绝诊断。

部分乳腺癌患者在接受手术治疗后产生一定的猜疑，一方面其在身体上略有不适就认为癌症已发展成恶化或是转移，并对医生的诊断准确性产生猜疑；另一方面患者会对家属以及院内医疗工作者产生猜疑，怀疑他们对于自己的病情进行隐瞒。

4. 失控心理

一旦证实乳腺癌的诊断，患者会感到无限的愤怒和不平，有种被生活遗弃、被命运捉弄之感，并把这种愤怒向周围人发泄。常会表现出情绪失控，如与亲人、医护人员发生争吵，事事感到不如意，大声喧哗、百般抱怨等。这种情绪的释放其实对病人来说是一种自我解压的方式，多数情况下不需要干预，待病人哭过后自己就慢慢接受了患乳腺癌的事实，对情绪失控严重者我们可以适当地用一点镇静药。

5. 自卑心理

身体是一种自身的标志及社会表达方式，是生存的表现。外表对患者心理影响极大。乳腺癌手术后乳房缺失，严重影响女性的自尊；化疗、放疗引起脱发、消瘦、皮肤颜色改变、皮肤粗糙等外貌的改变，都容易导致患者产生自卑心理。其多见于性格内向的患者，由于手术损毁了女性第二性器官的完整性而导致患者自我意识降低，担心失去丈夫的疼爱，担心性生活的和谐，害怕别人歧视嘲笑，常常表现为愁眉不展、失眠等。她们对自己的生理、身体特征包括外形、身体功能、健康状况的感受下降，长期处于自我贬低状态中。这时候护理人员应耐心安抚，并说明有办法弥补，如：佩戴义乳、乳房重建术等，外观无损形象，增强患者治疗信心。同时还要做其丈夫的工作，让其对妻子加以关心、照顾。

6. 绝望心理

病人病情恶化或者是随着治疗进行原有隐瞒的病情逐渐在治疗中体现加上化疗的不良反应等，病人意识到所做的一切都是徒劳的，到头来会是人财两空，对治疗和生活失去信心，拒绝治疗，等待死亡，严重时还会出现自杀倾向。对于这些患者，在与其交谈过程中，要充分理解患者的内心感受，鼓励患者倾诉内心的不快和苦闷，通过劝慰启发建议，传递康复希望等方式使其消除疑虑。甚至可以在病人治疗期间单独约见聊天，逐渐帮其树立战胜疾病的信心。注意避免使用命令、生硬的语言及直言不讳的说教方式，应以真诚的态度和言语劝慰患者勇敢面对现实，接受自我形象的改变，让病人认识绝望等负性情绪将对疾病的康复产生严重不良影响。指导病人选择最佳的方式重塑自我，恢复自信。指导家属多关心、体贴患者，帮助患者有计划地进行康复锻炼，争取尽早恢复生活自理和工作能力。

二、心理干预措施

心理干预的作用机理目前认为：心理干预能改善情绪，通过神经—内分泌—免疫系统的作用，从而增强机体的免疫力，提高患者的抗病能力，使癌症患者的生存质量和数量提高。

应用综合心理治疗主要有以下几种方法：①一般支持性心理治疗：给患者理解和支持，以饱满的情绪影响患者，坚定其战胜疾病的信心。②个别心理治疗：对患者提出的问题和质疑，耐心地解答，给患者宣泄的机会耐心倾听患者的积愤。③患者互助治疗：鼓励患者在病房交流，交流其在治疗过程中的体会及感受，让患者在交流中对治疗和战胜疾病产生信心。④家庭和社会性支持治疗：指导患者的家属及亲人给予患者更多的关心、理解和帮助。患者术前、术后及出院后的心理护理紧密相连，为治疗和心理康复提供了支持。

心理健康涉及感觉、情感、思维、意识、行为直至生活习惯、人际关系、饮食睡眠等内容。对于乳腺癌患者来说，由于自身条件和周围环境不同，不同患者的心理症状表现差异突出，因而，在护理干预过程中，不能千篇一律地采用一种方法和一个思路，而是针对个体心理差异有目的地进行特化护理，提高护理效力，促进患者身心健康。并且，在心理干预之前，需全面评估患者的情况，收集的资料包括患者经济状况、家庭情况、性格、情绪、职业、文化层次，评估其社会关系及家庭成员、亲戚、朋友等支持系统。做到心中有数，便于制定具体的心理护理措施。针对女性乳腺癌患者出现的一系列心理问题，为了使患者拥有更好的预后及治疗效果，减轻患者的心理负担，使其拥有更加积极、自信的心态去面对病魔，可采取以下护理干预措施。

1. 情绪干预

运用语言及非语言的沟通技巧了解病人的心理活动，在为他们解决躯体痛苦的同时也使他们得到心理上的支持。进行适当的目光接触、真诚的眼神流露、温柔的话语、细心的肢体动作都有助于建立良好的护患关系；运用良好的语言修养，较强的人际沟通能力，构建美好的舆论氛围。一方面在进行治疗过程中护理人员及家属要注意及时关注患者的精神状态，积极与患者进行有效沟通，针对患者出现的不良情绪进行有效的劝解及宽慰；另一方面可对患者实施音乐疗法，音乐起源于自然，作用在于感化及调节人的性情，让人们获得美的享受，不同的乐曲因节奏、旋律、音响的不同，分别起到镇静、兴奋、镇痛等治疗作用。患者在轻松愉快的音乐背景下，全身肌肉放松，远离疾病带来的身体和心理的痛苦。通过舒缓的音乐使其不良情绪得到有效的缓解，播放患者喜爱的音乐，通过音乐直接影响神经结构，使大脑皮质兴奋，产生镇静、安定、轻松、愉快、活跃等不同作用，从而达到辅助治疗的结果。

2. 认知干预

通过给患者及家属发放乳腺癌相关知识图册、多媒体技术及其他途径对患者进行疾病健康教育。通过详细介绍乳腺癌的病理、治疗方式及相关注意事项，使其充分了解乳腺癌，从而避免由于知识缺乏而造成的过分恐惧及担忧。应善于观察患者面部的表情、身体行为及其生命体征，发现其潜在心理问题，针对性地进行疏导，减轻或消除患者的心理障碍。对乳房缺失的患者讲解手术切除的必要性，指导其术后可通过加厚乳罩、乳房再造、填充物隆胸等途径，以达到胸廓外观对称。如毛发脱落增加了爱美女士的心理负担，护士应向其讲解脱发是化疗期的暂时现象，化疗结束后 1~2 个月即会长出新发，建议患者外出时戴合适的帽子或假发改善形象。

3. 情感干预

对患者的家属进行公益的专业培训，使其掌握相关沟通技巧，使其能够与患者进行有效的感情互动，使患者感受到家庭给予的支撑与温暖。融洽的家庭氛围、温暖的亲情、和睦的人际关系会给患者生活的勇气，尤其是其丈夫无微不至的关心、体贴与照顾，会给患者带来精神上的极大安慰，甚至超过药物的力量。创建支持性环境，设置半结构式情感表达主题，如建立新的社会支持联结、促进情绪表达、帮助面对死亡的恐惧、重新规划生活、促进与家庭和朋友的支持和交流、加强与医生的交流等。干预频率可为每周 90min，每组 3～15 人参加，干预时间最短 1 年。

4. 运动干预

鼓励并组织患者积极地进行适当的户外活动，如散步、太极等，一方面能够有效提高患者的身体素质，有助于疾病的恢复；另一方面还可以有效转移患者的注意力，减少自身疾病及治疗痛苦给患者带来的负面影响。鼓励患者进行规律性适当强度锻炼，记录锻炼天数、时间、形式和强度。每周 1 次，平均每次 30～40min，共 6 周。结果表明，该方法能够降低患者抑郁和焦虑水平。

中医学有云："恐伤肾，怒伤肝，喜伤心"，最早阐述了情绪刺激对机体主要脏器的损伤。现代情志学研究从分子生物学和电生理学角度对情绪应激性损伤的病理机制进行了细化和扩展，认为不良情绪反应可借中枢神经而影响机体的内分泌和免疫功能。诸多研究已证实，术后放、化疗乳腺癌患者普遍存在内分泌功能紊乱和免疫功能普遍低下的病理征象，且该病理反应的程度受到患者心理状态的调节，情绪极端患者面临较多的并发症和较长的治疗时限。另有研究表明，适当的心理护理对乳腺癌患者的放、化疗结局起到正向作用，可能与提高患者免疫功能有关。

乳腺癌作为一种身心疾病已逐渐得到广泛认同。乳腺癌由于发病部位的特殊性，加上放、化疗所带来的不良反应，脱发等改变了患者的自我形象，术后患者会发生自我形象概念紊乱，有强烈的不确定感及社会适应能力的改变，这些因素都给患者带来一系列躯体不适及心理问题，影响患者正常生活，不能积极配合治疗。通过心理护理对乳腺癌患者进行干预，能明显改善患者焦虑、恐惧等情绪，有利于患者康复，对治疗和预后具有重要意义。

第二节　外科治疗的护理

手术切除是治疗乳腺癌的重要手段，而围手术期护理可提高手术治疗效果及促进患者康复。由于乳腺癌根治术需切除胸大肌、胸小肌及清扫腋窝淋巴结，故手术切除范围广，组织破坏性相当大，术后容易造成患侧上肢水肿、疼痛，严重者可导致肌肉萎缩，肩关节运动受限，严重影响上肢功能，使患者遭受极大的痛苦。研究表明，术后早期及时正确地指导患者进行功能锻炼，能促进患肢功能恢复到最佳状态。

一、术前护理

充分做好术前评估，包括对病人身体状况、心理承受程度等。主动与患者沟通，帮助患者及家属解除思想顾虑，建立起良好的医患关系，鼓励患者树立战胜疾病的信心，消除恐癌心理，以良好的心态迎接手术。完善术前相关检查，了解掌握患者的局部肿块大小，有无淋巴结转移及全身情况，注意有无贫血、消瘦等病情变化。正确评估机体承受手术能力，做好手术野皮肤的准备，搞好个人卫生，术前 12h 禁食，4H 禁饮，介绍手术经过；教会患者功能锻炼及深呼吸、有效咳嗽、排痰的方法，以便有效地预防术后肺部并发症，防止瘢痕挛缩影响患肢功能。教会患者术后正确的穿、脱衣方法；向患者说明术后安置负压引流管的目的和护理；指导患者进行早期功能锻炼，增强保护患臂的意识。

二、术中护理

患者进入手术室后会出现不同程度精神紧张和恐惧。护士应当配合麻醉师向患者做好解释和安慰工作，使患者顺利通过手术。乳腺癌手术常规是先切除整块肿块，送快速冰冻切片进行病理活检，再依病理活检结果而决定下一步手术方案，时间大约 30min。此时巡回护士对患者要多关心，注意保暖；洗手护士应将手术台上的器械摆放整齐、检查器械有无损坏及丢失，积极准备下一步手术。

三、术后护理

（一）一般术后护理

1. 体位

术后返回病房后护理人员应根据手术的麻醉方式选择合理体位，若为硬膜外麻醉则应平躺 4～6h，若为全麻则在清醒前将枕头去掉并平卧，但头偏向一侧；术后 6h 若患者血压稳定则采用半卧位，这样可使横膈高度下降而改善呼吸且利于切口引流。

2. 严密观察病情

术后应严密观察患者生命体征变化并准确记录，及时发现异常，及时处理。术后 3～4d 受术者可能出现 38.5℃以上体温，此时可给予退热药物或物理降温对症处理；如果 5d 后出现高热反应时，应考虑是否有感染，应及时检查处理。鼓励患者呼吸，有效咳嗽、排痰，更换体位，对于痰液比较黏稠的患者可给予雾化吸入以促进排痰。扩大根治术者尤其要注意其呼吸情况，若发生胸闷、呼吸困难，注意其肺部听诊情况，必要时行胸部 X 线检查，以明确患者是否因手术损坏胸膜而发生气胸。

3. 切口护理

观察手术切口周围是否出现红、热、肿、痛，切口有无渗血、出血等情况；乳腺癌患者的手术切口应采取加压包扎，故应注意患侧上肢的远端有无缺血发生；若患者皮肤呈现出发绀色、皮肤温度低且脉搏触不到或不清，则暗示腋部血管因包扎太紧而出现受压，这时应该将绷带放松；若绷带滑脱、松动，则应再次加压，保证胸壁及皮瓣紧密贴合。

4. 疼痛护理

术后麻醉作用消失后患者切口会出现不同程度的疼痛，尤其是做切口张力加大的动作；护理人员应根据患者疼痛时间、程度、性质及实际情况等选择合适的止痛方法，如分散其注意力、音乐疗法、遵医嘱应用止痛药等。

（二）乳腺癌专科护理

1. 患肢护理

观察患肢，根治术后应用胸带适当加压包扎。一般术后第 4 天打开伤口时腋窝基本与胸壁紧贴。应密切观察伤口及患肢远端的血供，若发现患肢脉搏摸不清、皮温低、颜色发绀、患者感局部肿胀、麻木，提示包扎过紧，血管受压，应及时报告医生，调整局部敷料的松紧度，同时应防止局部敷料过松起不到加压作用，形成腋下积液而影响伤口愈合。若发现伤口皮肤颜色异常、渗液、组织下有波动感等情况，应马上通知医生处理。术后协助患者抬高患侧上肢 15~30 cm，以促进淋巴循环。患肢不宜行静脉穿刺和肌内注射、抽血、测量血压，避免牵拉、受压，保护患肢免受伤害。术后 3d 内患侧肢体制动，以免腋窝皮瓣滑动影响愈合。

2. 乳腺再造手术的护理

自体组织再造乳腺的病人术后常采取低半坐卧位，屈膝屈髋，上身抬高 15°，下肢抬高 15°，膝关节下垫软枕以减小腹部张力，有利伤口愈合，卧床 5~7d。术后常规予预防性抗炎补液处理，应用低分子右旋糖酐抗凝 3~5d，禁用止血药，防止血栓形成。72h 内严密监测移植区皮瓣的血供情况，观察其有无苍白或发绀，可以通过“开窗”部位皮肤指压反应观察，以手指或棉签轻压移植区皮肤使之苍白，然后迅速移开，正常皮肤颜色 1~2s 恢复红润，如果充盈时间缩短提示静脉回流不畅，如果反应迟缓，时间超过 5S，提示有动脉栓塞可能。24h 内检查 1 次/1h；24~48h 内 1 次/2h；48~72h 检查 1 次，并详细记录皮瓣的温度、色泽、有无肿胀等，如发现异常及时通知医生予相关处理。

选用乳房假体植入乳房再造手术方式，术后指导患者做胸部按摩，在手术后 7d 开始胸部按摩，方法是将乳房尽量向上、内、外三个方向推挤，保持位置 10s，坚持 5min，一开始会有些疼痛，应在可以忍受的范围内进行；第 1 个月早晚 2 次，第 2 个月开始每晚 1 次，维持 1 年；1 年后改为不定时按摩。胸部按摩可将假体周围的包膜纤维组织拉松，有效减少包膜挛缩的发生，让乳房更加柔软真实，所以应持之以恒。

3. 引流护理

引流采用一次性负压瓶持续吸引，留置胸骨旁和腋窝各 1 根，其目的是吸出创面积血、积液，避免皮瓣或所植皮片坏死。应注意观察引流液的性状和量，并妥善固定引流管，避免过度牵拉，防止受压、扭曲、堵塞及滑脱，更不能随意拔除，一般术后 4d 即可拔出胸骨旁引流管，7~10d 可拔出腋下引流管，一般拔管后次日应观察皮瓣下有无积液。

4. 引流管护理

术后应该妥善固定引流管、置于最低处，负压吸引的压力设置为 20mmHg；要注意防止引流管滑脱、牵拉、扭曲、受压或者堵塞等，护理人员每小时应逆向挤压引流管 1 次以保证引流管通畅。同时要注意引流液的性状、颜色及容量等，术后第 1 天引流量为 200mL 左右，颜色为鲜红色，之后每天约递减 1/2，一般情况下第 5 天可将引流管拔除。一旦发现引流液颜色加深、引流量增加及伤口红热肿痛等情况，护理人员应及时上报医生并协同处理。

5. 饮食指导

术后患者饮食相当重要，除需要补充热量外，还应增加蛋白质、维生素、无机盐，以促进组织生长及伤口愈合，促进康复。

四、术后并发症的护理

（一）乳腺癌术后常见并发症

1. 皮瓣坏死

皮瓣坏死多是由于伤口处敷料包扎不合理、皮瓣过薄、皮瓣张力过大、术中电刀烫伤术区皮肤造成，针对以上原因主张除锁骨下窝及腋下用烧伤纱布包扎外，凡放置引流管能达到的位置均不加压包扎。

2. 皮下积液

皮下积液包括淋巴积液和积血。淋巴积液是由于淋巴管瘘引发，术者在术中应尽量结扎可见的淋巴管。积血多是由于术中不严格止血造成，术者于术中应尽量结扎可见的淋巴管。积血多是由于术中不严格止血所造成，术者于术中应严密止血，术后对凝血功能低下者给予止血药物，即可避免发生积血。

3. 患侧上肢水肿

淋巴水肿是乳腺癌术后最常见的并发症之一，严重影响患者的生活质量。乳腺癌术后患肢肿胀发生机制：乳腺癌在临床最常见的手术方式是改良根治术，手术切除了大量淋巴组织，引起远端淋巴管阻塞，淋巴回流障碍，淋巴液在皮下脂肪层集聚而形成组织肿胀，皮下纤维结缔组织增生，脂肪硬化，肢体增粗，后期皮肤增厚、硬化、表皮层过度角质化、粗糙、形貌如大象皮肤，亦称象皮肿。Pusic 等的系统评价研究发现：乳腺癌术后淋巴水肿患者的心理健康得分和生理健康得分均低于无水肿患者。腋窝淋巴结清扫是公认的乳腺癌患者淋巴水肿高危因素。淋巴水肿是一个慢性、渐进性的过程，一旦发生，处理较为棘手，严重时更难治疗，且易复发，因此，早期发现、早期干预尤为重要。对于上肢水肿患者，护士要指导患者保护患肢手臂，预防皮肤损伤及感染，尽量穿宽松，纯棉开襟衫，必要时带保护手套。按照医嘱监护患者进行治疗，并取得患者家属配合，多为患者患肢做向心性按摩。

4. 刀口裂开

刀口裂开很少发生，与患者营养不良、拆线时间过早、功能锻炼过度有关。对于体质虚弱者，术前应加强营养支持治疗，多食用维生素含量丰富的食物。另外，护士应在患者术后详尽告知患肢功能锻炼计划，主张循序渐进，因人施教，避免急于求成，盲目过度锻炼。

（二）乳腺癌常见并发症护理措施

1. 一般措施

避免一切可引起患侧上肢淋巴引流受阻因素，如患侧上肢长时间受压、下垂、感染、外伤。平时注意抬高患肢，睡觉时用枕头将手臂垫高，严禁在患侧上肢测血压，尽量避免患肢负重、采血、输液及任何注射。

2. 上肢功能锻炼

（1）上肢运动功能障碍程度评估①轻度：上肢外展角度、上举高度相当于术前的 90%，手背后伸可触及 T12，且肌力达 4 级以上。②中度：上肢外展角度、上举高度相当于术前的 80%~90%，手背后伸可触及 L6 以上 T12 以下，且肌力达 3 级以上。③中重度：上肢外展角度、上举高度相当于术前的 50%~80%，肘关节不能伸直，前臂与上臂夹角在 120°；肌力 2 级，手背后伸可触及骶尾部。④重度（具备下列条件之一）：上肢外展角度、上举高度相当于术前的 50% 以下；肘关节不能伸直，前臂与上臂夹角在 120°以下；肌力 1 级，手背后伸可触及骶尾部。

术后正确运动有助于建立附属淋巴管，代替部分因手术而受损的血管。注意勿活动过度以免导致疲劳，避免切口部位和管道压力过大。

（2）上肢运动方法①向心性手法按摩：患者取站立位，抬高患肢，按摩者用双手扣成环形，自肢体远端向近端，轻压手术瘢痕的上下左右，向心性推拿上肢促进上肢静脉回流，每次推压 15 min 以上，3~4 次/d。注意动作轻柔，以促进局部血液循环，使紧张的皮肤得以松弛，促进水肿消退。②摸高运动：面壁而立，尽力用手摸及壁的某一高度，使上肢皮肤因牵拉而变得松弛。③外展运动：两手手指交叉，置于脑后，两肘努力向后振动，使胸壁皮肤受牵拉。然后两手握拳，两上肢向外做平举外展运动，重复多次。④肩部运动：上肢自然下垂，以肩部为中心，上肢做前后左右运动，活动程度及运动量逐渐加大，以局部不产生疼痛为度。

3. 预防皮下积液的护理

（1）双管引流：第 1 根引流管置于腋窝处，沿背阔肌前缘走行从外侧皮瓣戳孔引出；第 2 根置于锁骨下，沿胸廓内缘向下行走，于切口下端引出。

（2）加强引流管护理：妥善固定引流管，防止滑脱，避免引流管受压、打折、堵塞及扭曲等，并保持负压引流状态。

（3）严格掌握拔管指征：24h 引流量<20mL、创腔无积液、创面皮肤紧贴胸壁，可拔除引流管。根据病情，3~7d 拔管。如引流液仍较多，可适当延长外侧皮瓣下引流管留置时间。拔管后 2~3d 注意检查局部皮瓣是否隆起、触之是否有浮动感等现象，如发现则为出现皮下积液，应及时抽吸、置管及加压处理。

（4）胸带加压包扎：创面包扎松紧要适宜，使皮瓣与胸壁创面适度相贴，敷料不易松动，包扎过松起不到消除无效腔的作用，过紧则不但影响患者呼吸，还会影响皮瓣血液循环而导致皮瓣坏死。术后观察包扎松紧度及是否移位，如发现要及时重新包扎。同时严密观察患侧肢体远端血液循环及肿胀情况。若有皮肤发绀、皮肤温度低、脉搏弱提示腋部血管受压，应及时调整胸带松紧度以恢复患侧上肢血液循环。

4. 预防皮瓣坏死护理

（1）术后暂不加压包扎，每日沿肋间隙挤压皮瓣 2 次，生理盐水 20mL 加山莨菪碱 20mg 湿敷皮瓣，3~4d 后再用胸带厚纱布垫加压包扎。包扎时，敷料松散均匀地覆盖上，因散开的纱布层具有一定的弹性，不会导致皮瓣过度受压而影响血液循环，再用胸带加压包扎，使皮瓣紧贴胸壁创面。

（2）皮下积液使皮瓣不能与胸壁建立血液循环而致皮瓣坏死。因此，除伤口包扎松紧合适外，还应保持腋下引流管的通畅，经常检查是否处于持续的负压状态。

（3）注意观察伤口的情况，如发现皮瓣已呈暗黑色或苍白者，说明皮瓣已坏死，应及时处理。

乳腺癌是危害女性健康的重要疾病，临床多以乳腺癌根治术进行治疗。然而，行乳腺癌根治术的过程中需要切除脂肪组织、锁骨及腋下淋巴，损伤了上臂的淋巴内通道的回流，加之术后需要制动患侧肢体，部分患者可出现上肢水肿等情况。同时，由于术后创面结疤、伤口疼痛等原因，可给患者患侧上肢功能带来严重的影响，主要表现为肩关节活动度降低，若未及时采取有效的康复锻炼，极不利于预后生活质量，对患者的身心造成一定程度的影响。

乳腺癌手术要清扫患侧腋窝淋巴结，加之术后加压包扎及不同程度的瘢痕形成，会在一定程度上造成患者上肢淋巴回流不畅，引起患侧肢体水肿，造成患侧上肢的功能障碍，因此术后早期功能锻炼对患侧肢体功能恢复极为重要。

第三节 化疗的护理

静脉药物化疗是目前临床治疗乳腺癌的重要治疗手段，可有效控制病情的发展，减少或避免临床微小转移病灶，预防或者推迟局部复发及远处转移，从而提高患者的生存质量。然而，目前临床常用的化疗药物在杀灭肿瘤细胞的同时也会给正常细胞造成伤害，接受化疗的患者会出现消化道反应、骨髓抑制等不良反应。细致周到的护理是保证临床治疗顺利进行的重要因素，与患者预后具有密不可分的关系。

一、化疗前护理干预

化疗前，需评估患者的生理和心理状况，了解患者的病史、生活习惯，采取积极的个体化护理。在患者初次化疗前，与其进行谈心式的交流，在交流中让其对乳腺癌有初步的认识和了解。使患者认识到术后配合化疗的必要性，再重点告知化疗中常见的不良反应及化疗中的注意事项，减少病人因心理上的负面暗示造成的不良应激。做好心理疏导，减轻患者对化疗的紧张和恐惧，以提高治疗信心，从而让其乐意接受并主动配合化疗。

二、化疗中的护理干预

（一）静脉给药的护理

乳腺癌术后患者，患侧上肢由于腋窝淋巴结清扫导致淋巴水肿，静脉回流较慢，故患侧禁止静脉穿刺化疗，而下肢静脉血管又因静脉窦多、血流速度较慢而不作为静脉化疗穿刺点的首选，故乳腺癌术后首选对侧上肢静脉血管作为化疗穿刺点部位。保证静脉通路套管针的一次穿刺成功率，固定方法合理妥当，避免因化疗药物外渗损伤穿刺点附近的软组织，造成组织坏死、疼痛、感染等并发症。必要时可以放置 PICC（通过外周静脉穿刺置入中心静脉导管），减轻静脉血管的损伤。

（二）PICC 置管护理

1. 局部渗血

局部渗血在临床中的表现为：对患者进行穿刺 1~2d 内，穿刺部位会出现少量的点状渗血。护理方法：对患者进行穿刺时，尽量避免进行垂直穿刺，避免在患者受力、肌肉僵直时进行穿刺；对患者进行穿刺后应尽量将压迫面积尽量缩小，并进行 24h 压迫。

2. 静脉炎

静脉炎是化疗比较常见的不良反应，表现为沿静脉走行，受累的静脉发红或色素沉着，疼痛，血管变硬呈条索状，甚至血流受阻。如果药物渗出，可以产生轻度红斑，局部不适、疼痛、组织坏死、皮肤溃疡和深层结构（如肌腱和关节）损伤等不同的后果。有研究结果发现采取 PICC 出现药物渗出和血管、皮肤损坏的现象减少。若出现静脉炎，立即停药，局部热敷、硫酸镁湿敷或理疗，指导患者化疗后轻轻按摩穿刺点侧上肢血管，可增加局部血液循环及改善血管弹性。化疗药物外渗可致局部组织坏死。重在预防，护理人员规范技术操作，并告知患者及家属注意事项，观察药物外渗情况，出现局部疼痛或肿胀时，立刻报告医护人员。PICC 有效地使化疗药物的毒性作用减轻，血栓性静脉炎的发生率减少，保护血管和皮肤。

在临床中通常可将静脉炎分为两类，即机械性静脉炎和化学性静脉炎。

（1）机械性静脉炎：出现机械性静脉炎的原因主要是对患者进行置管后，导管随血流流动、上肢运动而产生移动，在血管内造成异物性刺激，从而导致血管痉挛，患者上肢出现疼痛、肿胀，出现炎症。

护理方法：尽量在患者可承担的经济负担内选择保留时间长的穿刺工具，提高护理人员对穿刺的熟练度，从而使穿刺次数相应减少。在对患者进行输液的过程中可采用冰敷，从而使套管针的留置时间得到延长。

（2）化学性静脉炎：通常患者出现化学性静脉炎的主要原因是穿刺通路不成功，从而导致药液出现外渗，对穿刺点周围静脉造成刺激，从而出现炎症。

护理方法：对患者进行穿刺后，使用生理盐水建立通路，对是否出现药物外渗进行确认后再将药物注入。使用冰敷的方式对患者置管侧的肢体静脉进行冰敷。

3. 静脉血栓

在对患者置管后较长时间，患者可能会出现静脉血栓，主要表现为患者肢体出现疼痛、肿胀，患者在感觉功能方面出现障碍。对患者进行 B 超检查，检查结果显示出现静脉血栓。静脉血栓是 PICC 置管后较为危险的并发症，分析其出现原因，患者血管损伤从而造成局部血管内膜出现炎性反应，导管被血浆蛋白和纤维蛋白所包围，从而造成血小板聚集，最终导致患者出现静脉血栓。

护理方法：在 PICC 导管拔除后，患者应绝对卧床休息 7～14d。做好对患肢的保暖工作，将其抬高至一定高度，对血液的回流起到促进作用。患者应尽量避免进行运动，从而防止血栓出现脱落。对患者臂围、温度、脉搏、皮肤颜色进行记录。观察患者肿胀消除情况。注意对患者进行观察，从而避免压疮的形成。定期对患者血常规、尿液分析等方面进行测量。

4. 感染

对患者进行置管后应对患者体温进行检测，患者出现感染大多是由于护理人员未能严格遵守无菌操作的相关规定，或未对患者进行及时的换药所造成的。

护理方法：每周使用碘附换药 2～3 次，每周对导管口进行细菌培养。如果出现感染情况，应立即将置管拔除，并进行细菌培养和血培养，从而为抗生素的使用提供相关依据。

5. 导管堵塞

在临床中，出现导管堵塞的情况较多，并且随着时间的推移而增加。如果出现输液速度变缓，护理人员进行静脉推注时出现阻力增大的情况，应考虑是否出现导管堵塞的情况。

护理方法：导管打折通常出现在体外，护理人员对导管应进行仔细的检查并及时解决。某些药物黏度较高，输液后使用生理盐水对导管进行冲管。

6. 导管脱出或异位

出现导管脱出或异位的情况，主要是因为没有将导管固定牢固，或者患者活动过多或被外力牵拉，从而导致导管出现异位甚至脱出的情况。

护理方法：对患者做好相关的健康教育指导，护理人员对患者进行换药时对导管刻度进行检查。

（三）置静脉港患者的护理

植入性静脉输液港，又称植入式中央静脉导管系，将各种药物直接输送到中心静脉，从而避免损伤外周静脉，可作为乳腺癌化疗病人静脉输液的永久性通道。植入式静脉输液港是一种可以完全植入体内的静脉输液器材，只需使用无损伤针穿刺输液港底座，即可建立起输液通道，可将各种药物通过导管直接输送中心静脉处，依靠局部大流量、高流速的血液迅速稀释和播散药物，防止刺激性药物，尤其是化疗药、营养支持类药物等对静脉的损伤，通过使用输液港，减少反复静脉穿刺的痛苦和难度，减少了护士的工作量，又能使病人在化疗期间自由活动，提高了生活质量。但由于其技术含量高，材料昂贵，后期维护成本较高，临床应用仍受到很多限制。因此，建立一整套完善的维护流程，不断提高对输液港的维护技能，才能有效、安全地保证化疗病人的治疗顺利完成，提高病人输液安全性和护士的工作效率，使广大病人真正受益。置管患者日常生活注意事项：①避免置管侧肢提过重物品、做引体向上、举重等剧烈运动。②避免侧壁长时间被水浸泡，如游泳、泡澡。

（四）消化道反应的观察及护理

消化道反应是最常见的化疗后的反应之一，主要有恶心、呕吐。恶心为上腹部不适、紧迫欲吐的感觉并伴有迷走神经兴奋的症状，常为呕吐的前奏。呕吐是胃或部分小肠的内容物经食管、口腔而排出体外的现象。严重呕吐不只影响进食，导致营养不良、脱水，降低肾排泄药物的能力，亦会引起患者强烈的焦虑，治疗意愿下降。黄顺花倡导化疗前 30min 肌内注射甲氧氯普胺 20mg 等止吐药物，化疗期间多巡视，更多与患者沟通，了解患者的反应，推荐患者做一些娱乐活动。在饮食上指导患者和家属，加强多种营养，吃易消化的清淡饮食，应避免高脂肪的饮食。

消化道反应的护理干预措施主要有以下几个方面。

1. 认知干预

向患者讲解化疗的必要性，并告知恶心呕吐属于常见化疗的不良反应，后期会自行消失。

2. 心理干预

耐心聆听患者的倾诉，取得患者的信赖，给予心理疏导，并尽量满足患者的合理要求，减轻患者的焦虑、不安等心理；引导同病房的患者进行沟通，相互鼓励，同时告知患者家属多陪伴。

3. 饮食干预

在饮食方面，指导患者以清淡、易消化的食物为主，同时忌刺激性食物，进食前后 1h 不能饮水，并且不能立刻躺下，以免引起食物反流。

4. 环境干预

定期对病房进行通风，保持室内空气清新；及时更换床单、被罩，保持病房的干净、整洁；对病房的温度、湿度进行调节，让患者感到舒适、安心；加强病房探视管理，避免吵闹，给患者提供一个安静的休息环境。

5. 呕吐干预

当患者感到呕吐时，告知患者放松，缓慢、均匀地呼吸，同时结合患者的喜好，播放喜爱的音乐，分散患者的注意力，进而缓解呕吐的发生。

（五）骨髓抑制的护理

化疗药物或多或少都可抑制骨髓造血，尤以白细胞减少最常见，联合用药在增加疗效时，对骨髓造血的抑制大多也更加明显，骨髓抑制导致白细胞的大量减少使患者易并发严重的感染。密切观察骨髓抑制征象，化疗前要查血常规，化疗中每周查血象2~3次。白细胞低于$3.0\times10^{9}/L$时应停止化疗，给予升白细胞药物及增加营养的摄入，做好消毒隔离，严格无菌操作，避免外界的感染，监测体温变化。白细胞低于$2.0\times10^{9}/L$，需要直接转入无菌重症血液病房隔离监护治疗。日常巡视时注意患者有无因血小板减少导致的瘀点瘀斑、牙龈出血及鼻衄等凝血功能异常现象。保持室内适宜的湿度与温度，一方面给患者以舒适的环境，使其有个好的心情。一方面使患者鼻黏膜、口腔保持湿润，减少因干燥导致的出血、黏膜破坏、感染等。必要时给予升白细胞药物，如皮下注射非格司亭或粒细胞巨噬细胞集落刺激因子，刺激粒细胞、巨噬细胞增殖、分化和成熟，使成熟的细胞向外周血释放。骨髓抑制使白细胞显著减少，降低免疫力，因此必须加强支持治疗，增加抗感染的能力，严重的骨髓抑制患者，可采取保护性隔离措施。避免探视，治疗人员应戴口罩，减少交叉感染。

（六）自我形象紊乱的护理

主要体现在脱发和乳房切除两个方面，护理人员化疗之前做好指导，告知可能出现的问题，使其有充分的准备。化疗药物对毛囊有损伤，会抑制毛发根部细胞群的正常有丝分裂，导致细胞萎缩，化疗开始前告知患者和家属，化疗期间可以削发配以假发，等到化疗结束后头发可重新恢复正常，消除其不必要的担忧。通常患者在化疗2~3周开始出现脱发症状。建议患者在脱发期戴上冰帽或假发。脱发期一定要注意头部保护，外出应戴帽子。使用丝缎枕头，因为丝质的比棉质的枕头摩擦力小，不仅舒服且有利于保护头发。做好基础护理，及时将床上脱发扫干净，减少对患者的不良刺激。化疗期间使用无刺激的或婴儿洗发香波，洗后用柔软的毛巾轻轻吸干而不可用力搓揉头发，使用柔软的梳子，不能使用染发剂、发胶或烫发。乳腺癌患者手术或化疗后造成的外在形象的变化，护士可以尽可能找到一个方法来维持其正常的形式，例如可以佩戴义乳等。

（七）口腔护理

化疗后口腔黏膜发生的炎症性和溃疡性反应称为口腔黏膜炎（Oral mucositis，OM），临床表现为轻度不适、红斑、痛性红斑、水肿和溃疡，严重者还会影响进食和吞咽困难。OM不但影响患者的生活质量，导致营养不良，很大程度上影响了患者对化疗的依从性，严重时可导致化疗的中断。化疗患者OM发生率高，还可诱发腮腺炎、中耳炎或全身严重感染等并发症，是化疗所致的一种最常见的不良反应，发生率达40%~76%。

1. 化疗后口腔黏膜炎发生的原因

（1）化疗药对细胞和组织黏膜等不具有特异性，无法识别和保护正常组织黏膜，所以在对癌细胞起作用的同时也破坏了正常黏膜，导致口腔微生态失衡，继而牙菌斑和细菌定植明显增加。

（2）化疗后血液系统及人体免疫系统都会受到不同程度的侵害，导致患者的抗感染能力明显下降。

（3）化疗后患者会存在不同程度的呕吐，呕吐物会有不同程度的口腔残留，对口腔黏膜造成进一步刺激和损害。

（4）化疗期间患者因呕吐大大影响了食欲，在禁食期间口腔黏膜的自身保护机制受损，容易导致口腔黏膜炎。

2. 口腔护理注意事项

（1）进行口腔护理前让患者用软毛牙刷和牙膏进行有效刷牙以增强口腔护理效果，刷牙后避免进食。

（2）口腔护理含漱时充分鼓动嘴巴，用舌在齿、颊、腭各方面搅动，反复冲击，使寄居或附着于口腔黏膜、舌、齿缝中的微生物、食物残渣得以清除。

（3）进行漱口时先用少量（约 5mL）漱口液漱口，以测试患者对低温漱口液的耐受程度，没有不适再用其余约 35mL 进行含漱。

（4）口腔喷雾瓶均为灭菌的喷雾瓶，护士严格按照无菌操作原则将漱口液装入喷雾瓶，喷雾瓶一用一消毒，保证无菌状态下使用。

（5）进行口腔喷雾时要让口腔护理液喷到每个角落，尤其是舌下不容忽视。

（6）告知患者进行口腔喷雾后半小时避免漱口及进食。

（7）2~8℃的口腔护理液一般不会造成患者不适，患者口腔护理依从性良好，但是如果某些患者对冷刺激高度敏感或者有三叉神经痛的患者改用常温护理液。

三、化疗后的护理干预

告知出院后的注意事项，清淡饮食，忌辛辣、油腻及刺激性的食物，多食新鲜蔬菜、水果。用软毛牙刷刷牙，避免牙龈黏膜损伤出血，尽量避免患侧上肢提重物，加强患侧上肢适度的功能锻炼。化疗后半月内尽量减少外出，避免到公共场所活动，降低感染的概率。

乳腺癌术后化疗一般需要 6 个月，疗程较长，化疗本身是把“双刃剑”。它在消灭癌细胞同时，自身的毒副作用也比较强烈，以致接受过化疗的患者出现不同程度的消化功能障碍、炎症反应、骨髓抑制、心脏毒素、免疫力下降等不良反应。这些现象的出现让许多患者的心理产生一系列的抵触反应，且由于乳房是女性重要的标志之一，很多患者术后存在不同程度心理障碍，患者身心备受折磨，因此加强乳腺癌术后化疗患者护理尤为重要。

（刘　娟）

第八章　乳腺癌术后康复

康复包括生理功能的恢复、心理状态的调整及社会活动能力的恢复。乳腺癌的康复治疗就是在乳腺癌正规治疗同时或结束后，帮助患者恢复机体生理功能、调整心理状态，并且使患者能够回归社会，重建被疾病破坏了的生活。

第一节　上肢水肿的康复

乳腺癌术后上肢水肿（Breast cancer relatedLymphedema，BCRL）是术后常出现的慢性疾病，1921 年 BCRL 第 1 次作为手术并发症被提及，有 META 分析显示，乳腺癌术后淋巴水肿的发生率为 1/5，且手术时及治疗后 2 年是发生上肢淋巴水肿的高峰期。

一、流行病学

BCRL 的发病率在报道中差别比较大，但目前尚无定论。BCRL 具有终身发病的风险，且随着术后时间的延长，发病风险并未降低。有报道对 BCRL 发病的时间进行分析发现，乳腺癌术后出现上肢水肿的中位时间为 4 个月，5 年累计发生率可达 42. 2%，其中术后前 6 个月内 BCRL 的发生率占 5 年累计发生率的 62%。

二、发病机制

BCRL 的产生可以是原发的，也可继发于感染、淋巴清扫术、放疗等因素。早期淋巴限流学说（Stopcock 机制）认为是因手术、放化疗等抗肿瘤治疗或者因肿瘤细胞浸润淋巴管，造成了上肢淋巴系统功能的损害，引起了淋巴管道的堵塞和破坏，进而引起富含蛋白的液体在组织间隙堆积而引起了上肢水肿。

研究者在对比健康人和 BCRL 患者的淋巴管功能后认为淋巴泵功能障碍是 BCRL 的主要原因，类似于充血性心力衰竭，这一假设也被称为淋巴泵功能衰竭假说。随后研究者又提出组织间隙压力失调假说。认为 BCRL 患者在发病前组织间隙液体流速就已经快于正常人，引起淋巴泵功能衰竭，反馈性激活血管内皮细胞生长信号（VEGF-VEGFR）通路，该信号通路特异性地作用于淋巴系统，改变了内皮细胞的滤过作用，最终引起组织间隙压力增大，因此未来针对 VEGF 信号通路的靶向药物有可能会减少 BCRL 的发生率。

尽管对于 BCRL 的发生机制未完全阐明，但是很多临床研究发现了导致 BCRL 发生的危险因素，包括乳腺切除术、前哨及腋窝淋巴结清扫术、放疗和化疗。这些危险因素可以帮助医务人员发现易于发生 BCRL 的高危患者，利于早期诊断。

三、临床表现

早期患者可出现一些不适症状，如感觉上肢皮肤发紧、沉重感等，随着时间的推移，患者上肢水肿症状愈加严重，产生一系列不适症状如患肢增粗、肿胀、疼痛、僵硬感，抬举上肢困难，精细动作障碍，握拳无力，病程较长者皮肤组织会出现增生、增厚、变硬等。

四、诊断标准及分期

1. 乳腺癌行业公认诊断标准

乳腺癌术后，患肢周径超过对应健侧部位 2cm，即可诊断为上肢水肿。

2. 美国理疗协会将乳腺癌术后上肢水肿分为 4 期

①0 期：又称亚临床可逆期，属急性期。

症状：自觉上肢“沉重”或“饱满”；主诉戴戒指和手表困难；手或上肢反复肿胀。

体征：看不见上肢水肿，较术前周径增加 0~1cm 或体积增加 0~80mL；指压无凹痕。

②1 期：又称临床可逆期，属亚急性期。

症状：自觉上肢“沉重”或“饱满”；不能戴戒指和手表；多数时间手或上肢肿胀。

体征：水肿较轻，但患肢可见饱满，较术前周径增加 1~2cm，或体积增加 80~120mL；指压轻度凹陷性水肿。

③2 期：又称临床不可逆期，属早期慢性期。

症状：自觉上肢“沉重”或“饱满”；不能戴戒指和手表；手或上肢肿胀持续全天；肿胀开始影响功能和美观。

体征：可见明显肿胀，指压后非凹陷水肿；较术前周径增加 2~4cm，或体积增加 120~200mL。

④3 期：又称临床不可逆期，属慢性期。

症状：自觉上肢“沉重”或“饱满”；不能戴戒指和手表；手或上肢肿胀持续全天；肿胀开始影响功能和美观；反复皮肤感染和蜂窝炎。

体征：临床象皮病，指压后非凹陷水肿；较术前周径增加>4cm 或体积增加>200mL；皮肤色素沉着。

3. 国际淋巴协会将乳腺癌术后上肢水肿分为 3 级

（1）轻度水肿：患侧上肢的周径比健侧粗 3cm 以下。

（2）中度水肿：患侧上肢的周径比健侧粗 3~5cm。

（3）重度水肿：患侧上肢的周径比健侧粗 5cm 以上。

五、治疗

（一）非手术方法

适于早期轻型病例。

1. 机械物理疗法

是临床上使用最广泛的保守疗法，其原理是通过物理热能和机械压力改善局部微循环，以达到促进淋巴液回流、降低并阻止纤维组织增生、延缓和改善病情发展的目的。局部加压按摩、功能恢复性锻炼、弹力绷带压迫等方法对淋巴水肿的治疗效果已得到广泛认同。

2. 药物化学疗法

利尿药治疗淋巴水肿已逐渐被淘汰。有些化学合成的药物（如苯吡啶和香豆素类）可诱导组织中沉积的蛋白降解，但可能发生严重的胃肠道反应；苯吡喃酮类药物治疗起效慢且效果不稳定，目前仅可作为辅助用药；有报道地奥司明片（微粒化、纯化的黄酮提取物）治疗 BCRL 取得一定疗效，尚缺乏进一步的研究证实。中医中药治疗方面也具有很大的优势。

（二）手术方法治疗

依据治疗目的选择。手术治疗的主要目的是降低淋巴系统的负荷和（或）提高淋巴系统的转运能力，各有不同的代表性的手术。

1. 降低淋巴系统负荷的手术

（1）病变组织手术切除联合植皮法：该方法的应用可追溯到 20 世纪初，此后出现了很多改良术式，手术原则都是尽可能多地切除病变组织。

（2）负压抽吸法：负压抽吸法是一种较新的治疗肢体淋巴水肿的方法，于 20 世纪 80 年代后期开始用于临床。负压抽吸法治疗不仅可改善患肢的外观和功能，与压迫疗法相结合还可防止淋巴水肿复发，优势明显。这类方法适用于淋巴水肿的脂质肿胀阶段，对纤维化明显的淋巴水肿肢体治疗效果不甚理想。手术只能被动去除已发生水肿的组织，并不能解决淋巴回流障碍的根源。

2. 促进淋巴回流的手术

（1）筋膜条引流术：皮下埋植引流物、沟通浅深筋膜，将浅筋膜内的淋巴液引流到深筋膜，再经深筋膜内进行吸收回流。应用方法有丝线、橡胶管、塑料片、硅胶管埋植以及真皮组织瓣深筋膜下埋植等，由于效果不确切，临床上未推广应用。

（2）网膜引流术：将大网膜以游离方式移植到患肢，并将大网膜与腋动脉、静脉分支吻合，同时将受区小静脉与大网膜淋巴结吻合。此术式适于治疗原发性淋巴水肿，并不适用于继发性肢体淋巴水肿。

（3）带蒂皮瓣引流术：肌皮瓣内丰富的毛细血管可将部分溢至术区的淋巴液直接吸收进入体循环，肌皮瓣内的毛细淋巴管也可吸收少量的淋巴液，二者可共同促进淋巴液回流。但由于乳腺癌术后患者的供瓣区普遍紧张，且手术创伤大、术后并发症多从而限制了其在临床的应用。

3. 重建淋巴引流通道的手术

（1）淋巴静脉系统吻合术：主要方法是淋巴管、静脉吻合和集束淋巴管、静脉吻合。选择结构较正常的淋巴管，与没有回流障碍的静脉系统吻合，使瘀滞的淋巴液直接转流入静脉，符合淋巴液回流的血流动力学特点。但这一术式只考虑到水肿时淋巴系统内压力高于静脉系统，使淤滞的淋巴液直接转流到静脉；而肢体消肿的过程中静脉和淋巴管之间的压力梯度逐渐发生改变，当静脉压≥淋巴管内压力时会发生逆流，吻合口易阻塞而致吻合转流失败，其远期疗效并不理想。

（2）淋巴管移植术：理论上用正常的淋巴管修复受损的淋巴管，是最符合生理特点的手术方法，不会受到淋巴管和静脉压的影响，移植后淋巴管也能保持自主收缩功能。但对显微外科操作的技术要求更高，而且适宜做移植的淋巴管不仅要有相当的口径，还要有一定的长度，来源有限。加之淋巴管缺乏肌层组织，吻合难度更大，对切取健侧淋巴管后是否造成健侧肢体的继发性淋巴回流障碍，目前尚存争论。

（3）静脉代替淋巴管移植：基于静脉在解剖学及功能上与淋巴管有许多相似之处，而且浅表静脉取材方便、来源丰富，所以自体静脉是桥接淋巴管的最好代用品。理论上此方法可使淋巴液从淋巴管到静脉单向流动，防止静脉淋巴反流。但因淋巴水肿患者深、浅淋巴管可能广泛受累，并不适于做静脉移植替代淋巴管的手术，且容易发生替代静脉闭锁而致手术失败。

（4）自体淋巴结组织移植：既往研究发现淋巴结的节律收缩在淋巴循环中起类似“泵”的作用，利用淋巴结的泵样作用可消除局部组织中妨碍淋巴管再生因素，是治疗 BCRL 的关键。而在含有功能淋巴结的正常组织与淋巴回流障碍区域之间，建立尽可能广泛的联系、重建淋巴循环，是治疗乳腺癌术后上肢淋巴水肿的根本方法。

研究发现淋巴管有强大的再生能力，各种器官移植及断指再植后其淋巴管均可在 3~4 周内自发恢复连续性。还有报道在狗后肢淋巴水肿动物模型上，带血管的健侧腹股沟浅层淋巴结移植到患侧后可保持结构正常；通过大鼠淋巴组织移植试验发现，正常淋巴组织移植到淋巴水肿区域，可存活并维持其功能、改善局部水肿。近期学者报告对部分保守治疗无效的乳腺癌根治术后上肢淋巴性水肿患者，进行尝试性治疗取得较好的疗效，他们认为自体淋巴结移植是一项安全的手术操作，可获得良好的预期效果，在疾病早期进行治疗效果尤为明显。

（三）综合消肿疗法（Complete decongestive therapy，CDT）

这是美国护理 BCRL 的标准方法，也是 BCRL 患者接受最多的治疗措施，包括徒手淋巴引流、手臂绷带和弹力袖带压迫、教育、适度功能锻炼、精细皮肤护理等。

1. 手臂绷带和弹力袖带压迫

是 BCRL 的重要组成部分，弹力袖带具有一定弹性，可以提供 20~40mmHg 的压力；手臂绷带可以从外部提供压力，促进淋巴液流动。缺点是在实际使用时费时费力，不如弹力袜。

2. 上肢功能锻炼

也是目前使用率比较高的 CDT 法。

3. 教育

是最容易开展的，但也是最容易忽视的。医护人员应在 BCRL 发病的早期阶段给予患者心理干预，指导患者认识水肿的发病机制和日常的自我管理，有证据表明那些接受过这些训练的患者在日常上肢活动中更加谨慎。

4. 上肢皮肤护理

良好的皮肤护理对于 BCRL 的控制起到较好的作用。护理要点包括：轻柔地清洗上肢，彻底晾干；每日使用中性的、无香味的面霜或乳液保湿；当劳动、清洗物品、触碰热锅时戴防护手套；避免热水澡、桑拿时温度过高；避免蚊虫叮咬和太阳暴晒；避免患肢静脉穿刺抽血或输液；测量血压时需要在健侧进行；避免患肢提重物等。

5. 徒手淋巴引流技术

该技术模拟淋巴泵的作用，使用轻柔的按摩压力（<40mmHg）作用于上肢水肿部位，促进淋巴液沿正常引流路径回流，具有无创伤、无痛苦的优点。

第二节　上肢功能障碍的康复

一、影响因素

1. 手术因素

手术对上肢功能障碍的影响包括多个方面。

（1）胸大肌、胸小肌与肩关节的运动相关，胸大肌、胸小肌及其营养血管、神经暴露，被切断或切除，术后皮瓣粘连于胸壁，且运动肩关节的其他肌肉短期内无法代偿胸大肌和胸小肌的功能，使肩关节活动度受限，造成某种程度的上肢运动性障碍。

（2）术中如果损伤了胸内外侧神经、胸背神经及胸长神经，术后其支配的胸大肌、背阔肌及前锯肌就会逐渐萎缩、纤维化而挛缩发硬，失去弹性；如果损伤了肋间臂神经将引起其上臂内侧皮肤麻木、疼痛、烧灼感，腋窝无汗，也影响患者进行功能锻炼，从而影响上肢功能的恢复。

（3）腋窝淋巴结的清扫可导致腋下至上臂内侧淋巴管的损伤。由于淋巴管不可避免地被破坏，淋巴引流不畅，从而导致上肢的淋巴水肿；而腋窝长期积液、轻度感染，会使残留淋巴管进一步被破坏。淋巴水肿也会影响上肢的活动，使肩关节的活动受限。同时，肩关节活动受限导致上肢活动减少，还会增加上肢淋巴水肿的危险性，两者形成恶性循环。

2. 放疗因素

术后辅助放疗是治疗进展期乳腺癌的重要治疗手段，也是保乳手术后的重要辅助，它对上肢功能障碍和淋巴水肿发生率的影响很大。乳腺癌根治术前或术后放疗都会造成放射野内的静脉闭塞、淋巴管破坏，还会因局部肌肉纤维化压迫静脉和淋巴管，影响上肢回流及上肢功能。在淋巴侧支循环尚未建立之前，过早地对腋窝施行放射治疗，可引起淋巴管扩张、水肿，继之结缔组织增生、炎性细胞浸润、淋巴管纤维化，造成淋巴回流障碍，严重可致腋窝纤维化，增加上肢淋巴水肿的发生率，从而影响术后肩关节功能的恢复。

3. 伤口愈合情况

乳腺癌手术后，若胸部伤口愈合不良，会导致出血、感染、皮下积液、皮瓣坏死等术后并发症，使功能锻炼不能正常进行，影响上肢功能的恢复；手术后患肢内侧感觉障碍、放置的引流管可能引起疼痛，以及加压包扎，使得患者不敢活动，也造成一定程度的上肢活动障碍；愈合过程中肌肉和关节周围的疏松结缔组织变成致密结缔组织易致关节挛缩，加上关节囊、韧带及通过该关节的肌肉、肌腱失用性萎缩，皮肤愈合后的瘢痕挛缩等均可造成肩关节不同程度的活动受限。

4. 不适当的功能锻炼

功能锻炼可以促进肩关节活动度的增加，降低淋巴水肿的发生率。术后早期功能锻炼能促进全身和局部的血液循环，促进病理产物的吸收和清除，从而减轻疼痛，加快患肢消肿，有助于肢体功能的恢复，防止失用性肌肉萎缩、关节强直，避免因手术切口瘢痕挛缩而致上肢活动受限。不适当的功能锻炼适得其反。乳腺癌腋窝淋巴结清扫后形成较大的创面，腋窝皮下有一潜在腔隙，肢体运动的开始时间过早，往往造成皮下积液或血肿。相反，肢体运动的时间过晚可能会导致失用性肢体障碍。

二、诊断

上肢功能障碍诊断可根据病史、临床症状和查体诊断。而乳腺癌术后患肢活动障碍表现为患侧上肢肩关节僵硬、肌肉粘连、肌肉萎缩、肩关节运动幅度受限、部分区域感觉异常或丧失、肌力低下、运动后迅速出现疲劳及精细运动功能障碍等，另外有报道运用功能独立性评价量表（FIM）发现乳腺癌术后患侧上肢功能评分明显低于健侧。

三、治疗

1. 功能锻炼模式

对于上肢功能障碍，最有效的治疗仍为功能锻炼。包括两大类：针对患侧肢体的渐进式功能锻炼、患肢系统的物理治疗和针对全身功能的有氧运动和上肢负重力量锻炼。

术后3个月内的功能锻炼以肢体功能为主，3个月后的功能锻炼强调全身有氧运动和上肢力量锻炼。渐进式的肢体功能锻炼提倡在专业人员的指导下早期开始，可从术后第1天开始，循序渐进，一般情况下早期功能运动不会加重术后淋巴水肿的发生。每次锻炼持续时间为20~30min，早期肢体锻炼为每天2~3次，后期全身运动可调整到每周2~3次。全身运动的强度应达到年龄调整最大心率的40%~80%，根据个体适应度进行调整。功能锻炼可持续3个月~2年。功能锻炼都应在医务人员的指导下进行，以保证其安全性，防止发生不良反应，同时应加强随访，循序渐进，逐步调整运动量。患者出院后可在医务人员指导下进行自主锻炼，或到医院康复中心或社区健身活动中心开展现场指导下的功能锻炼。其中居家自主步行锻炼可有效改善乳腺癌术后患者治疗期间的身体功能，且方便易行，成本较低；对未接受化疗的患者而言，参加现场指导的有氧运动可显著改善体能、降低体重。

2. 功能锻炼的时间

虽然功能锻炼对改善乳腺癌术后上肢功能的作用受到普遍肯定，但是乳腺癌术后开始功能锻炼的时间尚存争议。乳腺癌根治术后24h开始进行肩关节活动能缩短患肢功能恢复时间，且不会提高术后患肢并发症的发生率。在腋下切口处瘢痕组织尚未形成时就进行锻炼，可以防止腋窝周围瘢痕挛缩、肌肉萎缩和关节强直。术后功能锻炼可明显改善上肢功能障碍，还能改善术后上肢淋巴水肿。患肢的活动能促进血液循环，增加淋巴回流，减少水肿的发生或促进水肿减轻，从而改善上肢的功能。

乳腺癌术后功能锻炼持续时间应在6个月以上，特别是前3个月尤为重要。如果术后不尽快进行患肢功能锻炼，瘢痕组织收缩将影响肩关节的活动。在瘢痕组织处于较稳定状态后，即使再进行锻炼，其效果也会不理想。总之，术后24h内保持肩关节制动，以防术后出血、皮下积液；术后第1天至腋下负压引流期间（一般为7d左右），以指、腕、肘关节的运动为主，避免大幅度的肩关节外展运动，不要用患肢支撑起床，前屈、后伸幅度不要过大；术后第8天至术后2周，一般还处于住院期间，以肩关节的活动为主，以防止瘢痕粘连。术后3个月内为功能锻炼的关键时刻，此期内规律而充分的锻炼，可以防止关节制动而造成的关节内粘连，促进瘢痕组织下疏松结缔组织的形成，扩大上肢活动范围，缩短上肢功能恢复的时间。

3. 功能锻炼的效果评价

评价乳腺癌患者术后功能锻炼效果的指标主要包括肩关节活动度、患肢手臂水肿、上肢肌力、心肺功能、自觉症状评定及健康相关生活质量。渐进式肢体功能锻炼对患肢术后3个月内的外展、前曲、后伸、内旋功能有显著促进作用，但对预防淋巴水肿的效果不明显。该结果与干预时间和随访较短有关，纳入研究中淋巴水肿的随访时间一般为1~2年，而一般发生上臂淋巴水肿的时间跨度较大，可为术后即刻到术后30年，发病率为5%~60%不等，故应进一步延长干预和随访时间。

4. 其他治疗

改善术后上臂淋巴回流是恢复上肢运动功能障碍的必要手段，其治疗方法包括向心性按摩、压力泵治疗、微波理疗、中医治疗、香豆素类药物、β-七叶皂苷钠等药物控制，必要时可手术治疗。

第三节　心理康复

乳腺癌患者日益增多，而其生存状态逐渐成为一个值得关注和重视的问题。她们不仅要承受来自癌症本身的打击，而且还将面对乳房缺失所致躯体形象受损带来的巨大心理冲击。乳腺癌患者的心理障碍发生率远高于其他恶性肿瘤患者。对许多患者而言，躯体疾病的治愈并未使她们真正达到身心和谐、完满的健康状态。

一、心理问题

乳腺癌患者确诊后常出现多种心理症状，如抑郁、愤怒、恐惧等情感问题的集中出现；因疾病导致配偶、亲子关系的变化，以及可能出现与性生活和外形缺损有关的压抑、焦虑、创伤综合征，这些在年轻患者身上表现得更为明显。此外沉重的治疗经济负担加重了患者心理障碍；而治疗的不良反应、担心复发转移也成为影响患者心理康复的重要因素。国外一项对早期乳腺癌患者的调查显示，45%的乳腺癌患者有精神障碍，其中42%为抑郁或焦虑障碍。1/5的患者存有两种以上的精神障碍，1/3的患者感觉自身吸引力差，许多人丧失性欲，化疗引起的脱发使她们感到极大的痛苦。国内资料显示，乳腺癌患者手术两年后仍有高达45%左右的焦虑及60%左右的抑郁存在。乳腺癌患者在康复期仍存在着不同程度的对肿瘤复发转移的恐惧、乳房缺失引起的自尊心受损、自卑、受歧视感和自我价值降低等表现。

二、心理康复的重要性

癌症本身就是一种应激源，给患者带来沉重的心理压力，产生各种心理症状，而这些心理症状又影响患者的生活质量和身体康复，并有可能加速癌症的发展。乳腺癌患者在患病及康复过程中经常处于心理应激和情绪波动状态，需要经常进行心理调节以适应变化着的疾病现实。心理状态的好坏对乳腺癌患者的生活质量及治疗依从性有着举足轻重的作用。对乳腺癌患者加强心理干预，可使其消除不良心理反应，树立战胜疾病的信心，变消极心态为积极心态，从而配合治疗。肿瘤心理学研究显示，良好的情绪支持、行为干预等心理治疗能使癌症患者生存期延长一倍，放松训练、社会支持、自我疏泻能增加细胞免疫功能，从而延长患者的生存期。良好的心理支持对于乳腺癌患者的治疗及康复是必要的。王海芳等的研究显示，团体心理干预可以缓解中、晚期癌症患者的焦虑和抑郁情绪，提高NK细胞水平和改善整体生活质量，故可作为癌症治疗的辅助方法。而陈梅针对住院乳腺癌患者的团体心理治疗的研究显示，所有接受治疗者表示较干预前情绪稳定，疼痛减轻，消除了孤独感，增强了治疗的信心。

三、乳腺癌患者心理康复的影响因素

影响乳腺癌患者心理康复的因素包括：心理干预、社会支持系统、患者教育、患者心理调适等方面。

1. 心理干预

心理干预可以明显降低各种心理障碍的发生率及反应程度，作为乳腺癌综合治疗的手段之一，心理干预治疗已经成为乳腺癌研究领域的热点。适当的心理干预策略能够帮助患者和他们的亲人正确面对癌症的诊断、治疗、复发，从而达到身心康复。大量的临床实践和研究均证明，心理治疗在乳腺癌患者的心理康复中是非常需要的，将心理支持和干预作为整体医疗的一部分，与乳腺癌的综合治疗方法有机地整合在一起，不但可以辅助和增强治疗的效果，在延长患者生存期的同时，有利于提高患者的生存质量，达到心理康复的目标。

2. 社会支持系统

社会支持是指社会关系所提供情绪交流、相互关心、实际帮助和信息交流的行为，良好的社会支持能对乳腺癌患者身心有保护、缓冲作用，能减轻乳腺癌患者患病后的无助感，有利于患者保持乐观情绪，增强其战胜疾病的信心，从而减少焦虑、抑郁情绪的发生。李向青等的研究证明，社会支持与身心健康呈正相关，社会支持对乳腺癌患者的适应行为、疾病症状、应对方式、机体免疫力及生存期等都有较大的影响。

3. 患者教育

乳腺癌患者的身心康复受多种因素的影响，其中患者教育对于患者在治疗决策中的积极参与和全身治疗中的作用日益受到重视。通过患者教育可以让患者掌握正确的治疗和康复知识，从而达到最大化的健康效益，还可帮助患者改变不合理的认知成分，调整错误歪曲的思维、想象及信念，对于控制患者情绪、减轻治疗不良反应、增强疗效、改善预后和提高生活质量有明显的作用。同时患者教育应当包括对配偶的宣教。AVIS的研究已证实，癌症患者及其照顾者有着广泛的信息需求，并与其心理状态相关。肿瘤学专业人士要以最佳的途径满足患者和照顾者的信息需求，以减少他们社会心理疾病的发生率，加强与照顾者的沟通和信息交流，使他们更多地了解相关信息，更积极地参与患者的身心康复。袁永熙等的研究证实，让患者夫妇双方了解正常的性生活是生理活动的一部分，有利于维持内分泌功能的平衡，减少乳腺癌复发，并且能融洽夫妻关系。

4. 患者的心理调适

个性特征可以影响个体对生活事件的感知、认知评价及应对方式。乳腺癌患者的个性特征可以影响其生活质量、情绪的调整、对疾病的应对方式及疾病的进程。患者对疾病的悲观反应常常反映出个体对应激事件的适应能力较差，而那些既往有精神障碍者患乳腺癌后不仅会加重以前的精神症状，而且产生适应困难。Schain发现，患者的心理调适差常常与患病前过分在乎乳房及躯体形象问题、讨论私人话题困难有关。同时患者个人经历影响其对乳腺癌的适应，如经历过家人患乳腺癌，并目睹其他病友乳房切除的形体，患者可能出现逃避、抑郁等更多的心理危机，不利于患者的心理康复。临床医生应及时有效地指导患者通过正确的方法来调节心理状态，逐渐接受自身情况，如适当瑜伽运动可以减轻患者的心理障碍，改善患者预后，提高生活质量。

四、心理支持及干预的方法

乳腺癌患者心理治疗的方法包括：有效应对策略的使用，良好的人际关系的处理，负性情绪的适当宣泄，情绪稳定的保持等方面的指导。

1. 心理治疗的形式

可以分为个别心理治疗和团体心理治疗。个体心理治疗是指医生与患者一对一进行的心理治疗，对那些有明显心理创伤而又有隐私的患者尤为合适。团体心理治疗是指为了某些共同目的、将多个当事人集中起来加以治疗的心理干预方法。研究发现，团体治疗对于乳腺癌患者特别是有抑郁的患者疗效是很显著的。团体心理干预中凝聚力是一种有效的治疗力量，互动、安全、接纳的团体氛围可以使患者畅快地分享体验，交流经验，正确认识疾病康复和心理适应过程，从而减轻对癌症的恐惧感、孤独感。并且在团体治疗中，患者面对着同样的群体，更容易宣泄不良情绪，得到患者之间的相互理解、鼓励和支持，同时去关心和帮助他人，从而体验到对他人的作用，认识到自己的价值。这些体验会使患者转移注意力，减少心身症状。团体心理干预是乳腺癌心理治疗的发展方向。在我国目前心理治疗机构还不完善、心理工作人员匮乏的情况下，团体心理治疗是一种高效易行的办法。此外儒家文化的群体意识及国人的从众心理为乳腺癌患者的团体心理干预实施奠定了良好的基础。

2. 肿瘤团体心理干预

应用的是一种多感官途径、多种技术综合应用的方法，常用的方法有：认知疗法，包括教育、认知重建、言语重构、角色转换、向下比较；行为治疗，包括松弛训练、系统脱敏、正强化、示范疗法等；支持治疗、理性情绪行为疗法；心理剧、角色扮演等。

此外还有学者提出阅读疗法，建立强大的网络平台实现友谊互助组、音乐和舞蹈疗法等。阅读疗法是患者在专业人员的指导下，有计划、有引导、有控制地读书，借以辅助医治疾病的一种疗法。临床研究人员用该组干预方法对乳腺癌患者进行有计划的阅读，在进行了为期 3 个月的治疗后，可以看到阅读治疗能有效地降低乳腺癌患者的焦虑、紧张和不安的精神症状，提高患者的低落情绪，医护对患者发放有针对性的相关疾病的宣传资料，定期组织阅读乳腺癌进展、治疗新成果等积极的信息，增加患者对治疗的信心，减少患者的不良情绪。

3. 建立信息强大的网络联盟

让患有乳腺癌的新老患者在一个信息平台上有序交流，大家可以分享得病的原因、治疗过程和康复的经验，并且互相宽慰，给予友谊的强大支持，在病友的互相交流和沟通中，患者之间可以降低排斥心态，提高安全感，有效提高治疗效果。在网络平台提供权威的专业医护，对患者提出的疑惑和解答给予专业的指导和说明，通过进行认知的纠正和更改，可改善其情绪和行为，解除因缺乏对癌症的正确认识而产生的焦虑、恐惧及悲观失望情绪，可针对个人也可针对小组。其方式是介绍癌症的相关知识，化疗、放疗引起的不良反应，并发症及相关知识，提供心理、社会支持，在一定程度上提升了患者的信任度，也使患者对疾病的认识得到更明确的了解，鼓励患者树立战胜疾病的信念。

4. 音乐和舞蹈疗法

这是比较特殊的治疗方式，可结合医学、艺术及心理学三个方面。音乐和舞蹈可以放松人们的神经，降低肾上腺素的分泌，使交感神经兴奋性降低，下丘脑神经发生自主转换，对人的脑垂体影响刺激其释放吗啡，达到止痛效果，音乐和舞蹈可以使人们的压力缓解，肢体得到舒展，降低患者的紧张和抑郁，产生心情愉悦的状况。通过优美的音乐，对患者的心理和生理起到双重调解作用，定期举办患者之间的联谊，通过音乐和舞蹈之间的沟通，提升患者的自信心，降低患者对身体的残缺的不适应。音乐治疗通过产生情感效应、心身效应、感动效应来调整人的精神和心理状态，达到辅助治疗的作用。

第四节　生育康复

随着乳腺癌综合诊治技术的提高，年轻乳腺癌患者也能获得长期生存，她们希望能够回归正常的家庭生活，希望拥有做母亲的权利。调查显示约有 50%的年轻乳腺癌患者在结束治疗后有生育的愿望，遗憾的是仅有 4%~7%的患者能成功实现。其中的原因包括医患等各方面。

一、乳腺癌对生育能力的影响

1. 手术

乳腺癌的手术包括乳腺及区域淋巴结的手术切除，以及针对雌激素依赖性乳腺癌患者的去势手术（即卵巢切除）。而今随着药物应用的进展，手术去势已极少采用。相对于卵巢切除对生育能力永久性的摧毁，对于保留卵巢的患者，针对乳腺的手术引起不育的可能性极小。

2. 化疗

化疗作为乳腺癌治疗的重要手段之一，是一把双刃剑，在提高患者生存率的同时，也会对卵巢功能造成一定的损伤。年龄越大、用药量越高，损害就越严重，>40 岁的女性更容易因化疗而导致闭经。化疗药物的类型不同，损伤程度也不同，目前乳腺癌辅助化疗中常用的药物包括紫杉类、蒽环类、铂类及烷化剂等，而对卵巢毒性最大的为烷化剂如环磷酰胺，它会破坏始基卵泡，导致卵巢重要血管损伤，部分纤维化及功能丧失。其他药物影响尚不明确，多药联合应用可能会增加卵巢毒性，但结论不一。因为环磷酰胺卵巢毒性最大，在化疗方案的选择上，对有生育欲望的患者，可考虑选用不含环磷酰胺或者环磷酰胺使用剂量较少的方案，比如，对 HER-2 阳性的患者，可选用紫杉醇联合卡铂及曲妥珠单抗（TCH×6 方案）代替阿霉素联合环磷酰胺序贯紫杉醇联合曲妥珠单抗的方案（AC×4 序贯 TH×4），同样，也可以选择阿霉素联合环磷酰胺联合氟尿嘧啶序贯紫杉醇（FAC×3 序贯 T×3）来代替单纯的阿霉素联合环磷酰胺联合氟尿嘧啶的方案（FAC×6）。部分闭经患者会在化疗结束后恢复月经，年纪越轻，恢复的概率越高，40 岁以下的患者恢复月经的比例为 15%~50%，而

45 岁以上的患者，恢复的比例只有 5%。

3. 放疗

乳腺癌患者中，放疗主要用于具有高危复发风险的患者以及保乳术后。放疗也曾经用于照射卵巢以达到去势的目的，因其具有不彻底性及副损伤较大，现已基本弃用。目前放疗主要针对乳腺局部，但也可能有少部分放射线通过对肌肉和血流的改变辐射到盆腔影响卵巢和子宫。研究表明，盆腔接受放射剂量达 20Gy 以上时，可能导致卵巢功能早衰。乳腺癌的放疗标准剂量一般为 50Gy，而仅有 2. 1~7. 6cGy 的剂量能通过体内散射至盆腔，远远少于能引起卵巢功能早衰或者子宫损害的辐射量。虽然不至于引起卵巢功能早衰，但放疗期间仍应避免怀孕及获取卵母细胞。

4. 内分泌治疗

内分泌治疗是激素受体阳性乳腺癌患者综合治疗的重要组成部分，他莫昔芬作为绝经前患者内分泌治疗的金标准。目前还鲜有数据证明他莫昔芬可以直接损伤卵巢功能，但是其作为己烯雌酚类似物，具有一定的致畸性，服用期间禁忌妊娠。目前他莫昔芬标准治疗时长是 5 年，部分患者可延长到 10 年，这对于那些确诊时在 35 岁以上的患者是比较无奈的，因为内分泌治疗结束时，她们可能因为错过最佳受孕时间而无法受孕。对于这一部分患者，是否可以缩短内分泌治疗的时限，目前暂无定论。

对于绝经前具有高危复发风险的患者，目前已证实了联合使用芳香化酶抑制药与促性腺激素释放激素类似物（GnRha）具有更好的疗效。芳香化酶抑制药有刺激排卵的作用，在辅助生殖技术中，芳香化酶抑制药与他莫昔芬广泛用于超促排卵，也有绝经后使用芳香化酶抑制药再怀孕的报道。但对于绝经前乳腺癌患者，芳香化酶抑制药的使用远少于他莫昔芬，对妊娠的影响目前尚无法考证。

5. 靶向治疗

使用曲妥珠单抗可使部分 HER-2 过表达的患者获益。目前多认为，靶向治疗药物如曲妥珠单抗（赫赛汀）、拉帕替尼、阿瓦斯汀等不会对卵巢功能造成影响。近年来兴起的生物治疗，运用生物技术和生物制剂对从患者体内采集的免疫细胞进行体外培养和扩增后回输到患者体内的方法，来激发、增强机体自身免疫功能，从而达到治疗肿瘤的目的，生物治疗对生育的影响，还缺乏相应的研究。传统的中医药在乳腺癌治疗中仍占有一席之地，不同的中成药对生育能力及妊娠的影响有区别，对于准备妊娠的乳腺癌患者，应慎重使用。

二、保护或保存生育能力的措施

（一）药物联合化疗保护卵巢功能

促性腺激素释放激素激动剂（GnRha）是人工合成的促性腺激素释放激素（GnRha），具有较强的性腺抑制作用，可阻止原始卵泡的发育，减少卵泡被化疗药物破坏及卵巢对细胞毒性药物的敏感性。动物实验已经证实 GnRha 可以保护环磷酰胺导致的卵泡衰竭。2011 年，Bedaiwy MA 等应用 Meta 分析系统评价了 GnRha 联合化疗对卵巢功能的保护作用，得到肯定答案。2014 年的 ASCO 上公布了 S230/PO-EMS 的研究结果，显示 GnRha 戈舍瑞林与化疗联用于绝经前、激素受体阴性的可手术乳腺癌患者，可在一定程度保护卵巢功能，减少了过早停经的风险并改善了生育前景。

（二）辅助生殖技术

1. 胚胎冷冻保存技术

胚胎冰冻保存技术始于 1983 年，是一项成熟的辅助生殖技术，在国内外生殖医学领域已广泛开展。该技术包括 3 个环节，即通过超刺激排卵获得成熟卵母细胞进行体外受精，然后将胚胎冷冻保存，在需要的时候进行解冻、胚胎移植从而完成生育。该技术在年轻乳腺癌患者的应用中，有几个问题值得关注。

（1）获取卵母细胞前需行超刺激排卵，常规的做法是每日注射卵泡雌激素（FSH），对于雌激素受体阳性的患者，这样的做法无异于“火上浇油”，可能会加速肿瘤的生长、复发或转移。为了避免雌激素的刺激作用，可换用他莫昔芬或芳香化酶抑制药，也可以取得不错的效果。

（2）胚胎冷冻保存的时间是否会对后期的解冻及妊娠结果造成不利影响。2008 年欧洲的一项回顾性分析显示冻存时间的长短对后期的妊娠率、流产率及出生率均未见明显的影响。

（3）超刺激排卵及卵母细胞的获取需要一定的时间，可能会延迟乳腺癌的治疗，但对总体预后是否会造成不良影响尚无定论。最后，显然该技术仅适用于已婚的女性。

2. 卵母细胞冻存技术

对于儿童和没有配偶的女性患者，冻存卵母细胞是解决生育能力的可行办法。由于卵母细胞自身的原因，在冻融过程中往往容易发生损伤，但随着冷冻方法的改良，尤其是玻璃化冷冻技术的发展，提高了冻存卵母细胞的存活率和妊娠率。有研究表明，玻璃化冷冻的成熟卵母细胞与新鲜卵母细胞在体外或体内的受精率并没有差别，妊娠率可达 47.8%。与胚胎冷冻保存一样，该技术需要超刺激排卵来获得卵母细胞。利用卵母细胞冻存技术保存生育能力，还不如胚胎冷冻保存更广泛及标准化，但其前景值得期待。

3. 卵巢组织冷冻保存

乳腺癌治疗前利用腹腔镜技术获取部分卵巢皮质或者整个卵巢并冷冻保存，需要时再将其解冻，利用手术进行原位或异位移植。该技术的优点是不需要进行超刺激排卵，不推迟乳腺癌治疗时间。但是，除了手术自身的风险，还有以下缺陷。

（1）卵巢组织自体移植可能会失败，有的卵巢组织移植后坏死，仅有部分恢复规律月经，排卵难以保证。

（2）乳腺癌在早期就有可能累及卵巢，此种卵巢组织自体移植后，可能导致肿瘤复发，该技术目前尚处于探索阶段。

三、生育对预后的影响

乳腺癌的发展与雌孕激素密切相关，部分学者担忧妊娠期间雌孕激素水平的升高会危害患者的预后，而不建议患者治疗后怀孕，研究显示，高达 30%的患者在医生的建议下流产。事实上研究数据显示，妊娠不仅不会危害乳腺癌患者的预后，反而有潜在的保护作用。对于乳腺癌患者治疗后妊娠反而预后更佳的原因，目前有两种假说：一种观点认为，乳腺癌患者在辅助治疗期间，长期处于低雌孕激素水平环境，妊娠后高浓度雌孕激素水平可以诱导乳腺癌细胞的凋亡。另一假说认为，女性怀孕后体内出现胎儿微嵌合体，可以激发体内的免疫系统，清除母体循环中潜在的乳腺癌细胞，从而改善患者的预后。

四、治疗对胎儿的影响

另一方面人们的担忧是新生儿的健康问题。目前这方面的数据不多，回顾性分析2870932例瑞典新生儿情况，发现乳腺癌患者的新生儿与正常人群新生儿相比，包括新生儿畸形等不良事件并没有明显增加。研究提示，化疗后妊娠不会增加后代畸形或智力低下的风险。对于携带有BRCA突变的患者，因其与家族性乳腺癌密切相关，妊娠前应当寻求医生帮助，以阻止突变基因遗传给下一代。

五、生育时机选择

乳腺癌治疗完成后，选择开始妊娠的时间目前尚无统一的看法，应结合患者的年龄、肿瘤分期、ER/PR状态等因素综合考虑。ER/PR（+）的患者，往往会接受长达5年的内分泌治疗，鉴于内分泌治疗对雌激素依赖型乳腺癌的重要作用，完成标准的内分泌治疗后再考虑妊娠为最佳。这样一来，对于年龄偏大的乳腺癌患者，当5年的内分泌治疗结束后，已处于围绝经期，甚至由于化疗及内分泌治疗的原因，此时已经绝经，不再适合生育。这提示年龄在生育时机选择中是需要充分考虑的一个因素，此时，需要与患者及家属充分沟通，慎重选择是否推迟或中断内分泌治疗来完成生育。如前所述，他莫昔芬对胎儿可能会有致畸作用一般建议停用他莫昔芬2个月后再妊娠。对于ER（-）、PR（-）的患者，由于不必接受内分泌治疗，其再生育与治疗结束的时间间隔就会短很多。

目前多数认为治疗结束2年后再生育比较合适，它是基于以下两方面的考虑：①多数的肿瘤复发发生于治疗结束后的2年之内，选择2年后再生育以避开肿瘤复发的高峰期。②化疗药物会对卵巢功能造成较大的损伤，尤其是烷化剂，需要较长的时间来恢复，同时也可以避免残余化疗药物对胚胎的毒性作用。部分早期乳腺癌及特殊类型乳腺癌，比如原位癌、Paget病，手术治疗就能达到根治目的，理论上这类患者在手术恢复后即可考虑生育，但目前还缺乏资料证实其安全性。

六、治疗后再生育的相对禁忌证

首先是晚期或高复发风险的乳腺癌患者，在妊娠期间病情可能进一步恶化，不适合生育。其次，尽管采取了保存生育能力的措施，但在治疗结束后仍发生了卵巢功能衰竭，丧失了生育的条件。携带BRCA1/2易感基因的患者，患乳腺癌及卵巢癌的风险分别为40%~65%、11%~40%，而每一次妊娠将BRCA1/2基因遗传给下一代的风险达50%。为了下一代的健康，这部分患者需要谨慎选择再生育。由于技术、经济等多种原因，我国对于BRCA1/2的筛查还未能广泛开展。

七、围产期并发症的风险

另一个患者比较关注的问题是妊娠相关的并发症及胎儿的健康。瑞士学者Dalberg等研究了331例在乳腺癌治疗后出生的婴儿，并与非乳腺癌患者的婴儿相比较，分析发现乳腺癌治疗后妊娠为高危妊娠，具有较高的早产、低体重儿及先天性畸形的风险。也有研究报道了乳腺癌治疗后妊娠流产的风险相对较高。但目前多数回顾性分析所得出的结论与以上观点不同，认为以上产科并发症的发生与乳腺癌治疗并无明显相关性。尽管还没有确切的依据，我们认为具有癌症治疗病史的患者再生育具有发生围产期并发症的潜在风险，在妊娠期需加强产前检查。

八、产后哺乳问题

有关乳腺癌患者治疗后的哺乳问题，目前尚无系统的研究，少数小规模的研究报道认为哺乳并不会对乳腺癌患者的预后产生不良影响。对于接受保乳手术的患者，患侧乳房仍具有哺乳功能，但在手术及放疗以后多数患者患侧乳房乳汁分泌量会显著地减少。在考虑哺乳对患者的预后影响的同时，不能忽略对婴儿的影响，在哺乳期间应该避免使用通过乳汁排出的药物，包括化疗药物、内分泌治疗药物及靶向治疗药物等。

第五节　营养康复

机体的营养状态与免疫功能密切相关，尤其在以蛋白质缺乏为主的营养不良患者，大多数重要免疫功能都不同程度受到影响。营养不良可引起细胞免疫功能下降，T 细胞减少，淋巴细胞移动抑制因子（M2F）释放能力减弱，体液免疫亦受累。肿瘤患者普遍存在不同程度的营养不良和免疫功能受损，免疫功能损害则导致肿瘤抑制作用减弱，三者之间形成一种恶性循环。化疗可进一步造成厌食，加重患者免疫功能的损害，最终将导致体重下降，全身衰竭，影响预后。

早期营养不良患者由于症状、体征不明显，易被临床医师及患者本人所忽视而得不到治疗。但随着化疗次数的增多，尤其是无效化疗后所致的双重作用，肿瘤生长所造成的代谢异常和化疗对增殖期正常细胞的损伤，使脏器发生功能低下和代谢异常，此时营养不良会逐渐加重且不易恢复，甚至影响整个免疫系统，还会诱发或加重癌性疲乏，对患者的生理、心理都会造成巨大负担。多数情况下因严重的体力不支或对化疗的耐受性变差，才开始实施营养治疗，但治疗效果不理想，相当一部分治疗无效的患者，可因肿瘤生长或长期慢性营养不良而导致恶病质的发生。而营养状况下降一方面使患者手术及化疗相关并发症的发生率增加，另一方面使伤口愈合时间延长，影响后续治疗。因此手术后、化疗后给予患者适当的营养支持是十分有必要的，不仅治疗效果确切且能有效遏制化疗所致营养不良加重，有利于机体的恢复，减少对免疫功能的损害。

一、术后的饮食原则

（1）饮食要平衡，不偏食，不忌食，荤素搭配，粗细搭配，食物品种越多越好。

（2）要排除毒素，不吃酸渍、盐腌、霉变、烟熏、色素、香精。

（3）多吃天然、野生食物，少吃人工复制和精加工的食品。

（4）合理进补能提高免疫力。某些滋补品如人参、白木耳、大枣等有直接或间接抑癌与强身的功效。

（5）在烹饪时多用蒸、煮、炖，尽量少吃油炸、油煎食品。

二、化疗期间相关营养素需求及食物的选择

1. 蛋白质

乳腺癌患者化疗药物进入机体，不仅杀死肿瘤细胞，对人体正常组织细胞也有不同程度的杀伤作用，而组织细胞的修复需要蛋白质的参与，但因患者食欲不振或恶心呕吐，易发生营养不良或低蛋白血症，故应摄入足量的蛋白质以满足机体的需要。蛋白质的需求量应占总能量的15%，摄入量为1g/（kg·d），其中优质蛋白应大于1/3。多选用低脂肪的动物蛋白，如鸡、鱼、蛋、奶、鳝鱼、泥鳅为好，以及含植物蛋白丰富的豆类食品。食用时注意动物性与植物性搭配，保证氨基酸的互补作用。

2. 维生素

维生素是人体必不可少的重要营养素，对乳腺癌患者化疗期间消化道上皮细胞的修复、各种血细胞的合成、防癌、增强机体免疫力等方面有着举足轻重的作用，不可忽视对维生素的摄入量。宜选用红黄绿等深色的蔬菜和水果，如芹菜、菜花、菠菜、韭菜、蒜薹、胡萝卜、大枣、西瓜、猕猴桃、杏、苹果、梨、草莓等。

3. 脂肪

乳腺癌是雌激素依赖性肿瘤，而脂肪中类脂之一胆固醇是雌激素、黄体酮等的前体物，高脂、高胆固醇饮食会增加乳腺癌复发的风险性，因此，乳腺癌患者应限制脂肪胆固醇的摄入。脂肪的需求量应占总热量的25%，全日供给的油脂（包括主、副食内的脂肪及烹调用油）15~25g，烹调选用豆油、花生油、菜籽油、芝麻油、茶油、橄榄油等单不饱和脂肪酸含量丰富的油脂。

4. 糖类

乳腺癌患者化疗期间出现食欲不振、恶心、呕吐、腹泻等不良反应，使得糖类的摄入量减少，或消化吸收能力降低，常导致低于机体的需要量，患者常会体重下降。糖类不仅能够供给能量，稳定血糖，增加体重，而且它的抗生酮作用可以对抗因化疗频繁引起的酮血症和酮尿症，另外，它代谢生成的葡萄糖醛酸对化疗药物的代谢产物有解毒作用。糖类的需求量应占总能量的60%，其供给主要以主食为主，可选用软饭、粥、面条、馒头、包子、馄饨等，做好粗、细粮搭配和品种的多样化。

5. 膳食纤维

膳食纤维能增加食物在口腔咀嚼的时间，可以促进肠道消化酶分泌，有利于促进乳腺癌患者化疗后食欲的恢复，同时，它可以加速肠道内容物的排泄，可以预防化疗引起的便秘。膳食纤维每日应摄入24g为宜，可以选用芹菜、韭菜、甜菜、豌豆、苹果、柑橘等含纤维素丰富的食物。

6. 水

水是乳腺癌患者化疗期间不可忽视的营养素，水是构成细胞和体液的重要组成部分，且参与人体内新陈代谢。乳腺癌患者化疗期间多摄入水分，可以加速化疗药物代谢产物的排泄，降低对各器官、系统的损伤。一般每日应摄入3000mL左右，或是可以泡些绿茶饮用，绿茶中的茶多酚有解毒作用，可以降低化疗药物对机体的毒性作用。

三、常见不良反应的营养治疗

1. 恶心呕吐

为常见的不良反应，饮食上应清淡、少食多餐。呕吐出现时，把姜片含咽并嚼食，可大大减轻呕吐反应。若配上薄荷凉糖口含，效果更好。若胃部不适，口干烦躁，出虚汗，舌红苔薄白则为阴气不足，可饮食豆浆或苹果汁、橘子汁、梨汁和西瓜汁等。

2. 脱发

用黑芝麻捻末加红糖拌匀，3 次/d，15g/次，温开水服用。或黑芝麻 500g，微火炒香熟研末，加海带粉，用蜂蜜调成糊剂，2 次/d，20g/次服用。

3. 口腔黏膜或舌破溃、疼痛

配置膳食时应细软，避免辛辣刺激的食物。可用生绿豆 50~60g，加水煮沸 30min 后加入黄菊花 10g，淡竹叶 10g，漱口，每日数次。用蜂蜜涂于溃疡处，4~5 次/d，效果较佳。

4. 血象降低

白细胞下降者，用赤小豆 30g，枸杞子 15g，大枣 10~12 枚，生苡仁 60g，加一定量水煮烂熟吃，2 次/d。红细胞或血色素下降者，用糯米 60g，枸杞子 15g，龙眼肉 15g，煮饭吃；或用猪血豆腐 60g，黑木耳 6~10g，烧汤饮用。血小板下降者，以花生米（带红色衣）嚼食，15~20 枚/d；或用生羊骨 2~3 根，敲碎加大枣 15~20g，花生米 30g 加糯米 60g，煮粥食用。

5. 乏力

绝大多数患者化疗后都会出现乏力症状。应用西洋参 5g 切片泡水饮用；或是黄芪 250g，红枣 500g，煮烂后食用；也可用大枣 30g，糯米 60g，山药 30g，煮稀饭吃，2 次/d。

四、营养康复注意事项

治疗之前与患者及家属充分沟通，了解患者的饮食喜好、心理状态、对治疗的配合程度等，帮助其建立良好的从医行为。配膳遵守平衡膳食原则。合理安排饮食与化疗的时间：化疗常引起恶心、呕吐等消化道反应，因此化疗时要合理安排饮食。化疗当天，饮食应清淡可口；经静脉化疗时空腹进行，因此应在化疗前 3h 进食，此时食物已经基本消化排空，化疗结束后晚餐晚些吃，减少恶心、呕吐的症状。口服化疗药物时，饭后半小时服用较好，血药浓度达高峰时，此时已呈空腹状态，消化道反应会轻些。

第六节　康复的社会-家庭支持

一、社会支持

社会支持作为一个多方位的变量，近年来受到国内外心身医学领域的关注。1983 年 Wallston 提出社会支持是个体通过正式和非正式的途径与他人或群体接触，并获得信息、安慰及保证。将社会支持理解为物质上的直接援助和人们赖以满足社会、心理和生理需求的家庭、朋友和社会机构的汇总。社会支持对人的身心健康有增益作用。社会支持水平高者拥有良好的心理健康状况，而社会支持水平低下可导致个体产生不良的心理体验，如孤独感、无助感、伴有明显的抑郁和焦虑负性情绪，不能有效地拮抗疾病应激对健康的负面影响，进而影响病人的疾病康复。社会支持评定量表（SSRS）是调查患者遇到疾病时的主观、客观支持情况，以及支持利用度的。

House将社会支持分为四类：情感、结构（物质和服务）、信息及激励支持。多数学者将社会支持分为两类，一类是客观的、可见的或实际的支持，包括物质上的直接援助和社会网络如家庭、婚姻、朋友、同事或组织团体所给予的支持。另一类是主观上体验到的或情感上的支持，指个体在社会被支持、理解、尊重的情感体验和满意程度，与个人的主观感受密切相关。社会支持还包括个体对社会支持的利用情况。有研究显示：如果个体在经历应激事件时不能获得有效的社会支持或不能有效地利用社会支持，个体便极有可能因负性情绪对机体神经免疫功能造成损害。

研究人员发现随着治疗的进展，乳腺癌患者的社会支持情况逐渐好转，患者更多地接受来自社会各方面的支持。分析原因可能是个体患癌后，来自家人的悉心照顾、亲友的看望与问候、社会的同情心给予患者莫大的安慰和支持，患者的自我评价较好；而客观支持和对支持的利用度较低，分析原因可能是个体患癌后，社会活动减少，交际圈缩小，原有的社会关系也有所影响。

此外研究证实乳腺癌患者的生活质量和社会支持密切相关，乳腺癌患者的社会支持越好，其生活质量越高。社会支持是影响乳腺癌患者生活质量的重要因素之一，社会支持对乳腺癌患者的生活质量发挥积极作用。良好的社会支持，能增加肿瘤患者的适应性行为，促使其使用积极的应对策略，提高免疫力，减轻肿瘤引发的身心症状，并影响其生存时间及生存质量。

医务人员为乳腺癌患者实施护理过程中，一方面应主动并诚恳地与患者沟通交流，评估患者的支持系统，指导患者主动寻求并充分利用社会支持，重视了解患者的社会关系网，与患者家属、朋友沟通，让其了解社会支持对于患者健康恢复及生活质量提高的重要意义，尽最大可能给予患者安慰、疏导和支持，促进患者生活质量的提高；另一方面医务人员应充分发挥专业优势，通过健康教育、乳腺癌患者联谊会等形式，为医患、患患之间提供一个交流的平台，指导患者寻求并利用有效的支持系统，鼓励患者保持豁达的心胸，树立战胜疾病的信心，体现“以人为本”的护理目标，为乳腺癌患者提供优质的、全面的护理服务，提高其生活质量。

二、家庭支持

家庭是社会支持中举足轻重的情感支持团体，家庭支持作为家庭功能的一部分，在有效缓解患者的负性情绪，减轻心理应激方面发挥了巨大作用。家属最了解患者的情感特点，最能准确预测患者的反应，在患者重大问题的决策中家属起着举足轻重的作用。家庭支持程度越高，患者对未来的希望越高，反之较少获得家庭支持的患者，其心理抑郁较为严重。常见的家庭支持形式如下。

1. 情感支持

情感支持是照顾者感知到被照顾者的思想，并与被照顾者分享内心的想法和情感，强调的是亲情、爱、信任和照顾，以安慰和关爱的多种方式表现出来，比如陪伴、拥抱、爱抚、亲吻等。一项研究在对 246 例乳腺癌患者的调查中得出，85%的患者从家庭成员中得到有效的情感支持。某些患者甚至觉得只要家人和自己待在一起就是很好的情感支持。良好的家庭氛围向患者提供了表达自己想法与感受的机会和空间，向家人倾诉担忧、害怕，寻求家人的建议，接受家人的安慰，会减轻患者患病经历中的孤独感。家庭成员间能够促膝交谈因病而来的各种变化，并由此建立有效、健康的交流方式对患者的身心康复至关重要。

2. 信息支持

包括直接提供信息或提供获得信息的渠道。研究发现，对信息的需求从本质上来说是跟时间相关的，患病的不同阶段需求的信息类型不同。总体来说癌症患者最需要的信息包括自身疾病所处分期及存活情况、治疗方案的选择及相关不良反应。很多家庭成员会利用媒体、网络、报刊等载体搜集各种疾病相关的信息，从中提取对患者最有用的信息。有时，接纳家庭成员参与到医疗活动中来不失为明智的举措，大多数家庭成员会积极地向医护人员询问有关诊疗信息的各种问题，此时患者会在旁听中发现更多的新信息。有的家庭成员选择鼓励或陪同患者参加一些医疗机构的专题讲座，这种方式更受患者欢迎，他们能从中获取专业、可靠的信息。

3. 行为支持

行为支持方式多种多样，贯穿于患者日常生活的点点滴滴，比如，分担治疗费用或给予经济上的建议，整个病程的陪护，参与治疗决策，分担家务，帮助照顾家庭等。相当多的患者对具体形式的帮助和服务表现出强烈依赖。通过访谈年轻乳腺癌患者（<40 岁）发现 71. 4%的患者认为这种具体形式的帮助是其获得支持的重要来源，并帮助她们度过最艰难的时刻，尤其是手术和化疗期间；该调查还指出，让家庭成员成为“第二双耳朵”，以保证完整准确地记住医疗过程中所有的信息，被患者看作另一种重要的行为支持方式。这种具体行为的支持满足了患者被照顾的需要，同时减轻了患者抗癌旅程中的孤独感。

良好的家庭支持能提高患者的生命质量。许多乳腺癌患者，自从患病之后，都会出现行为消退，认为自己是一个患者，无法与正常人过一样的生活，因而出现懒散、脆弱、生活无目标、轻生等思想。良好的家庭支持可以增加患者的自信、自尊和自主感，向她们提供了自由表达自己想法和感情的机会。家庭成员之间的亲密关系，可以使家属更准确地了解患者的需求，也更乐于向患者提供更合适的帮助；对于被支持者来讲，接受来自家庭成员的帮助也可以减轻她们“有求于人”的心理压力。因此，家庭支持可以有效地帮助患者应对来自疾病及其治疗不良反应的压力，激励患者战胜疾病，提高生命质量。

（刘　娟）

第四篇　儿科护理

第一章　概　论

第一节　儿科护理学的任务和范围

一、儿科护理学的任务

儿科护理学的任务是从体格、智能、行为和社会等各方面来研究和保护小儿，对小儿提供综合性、广泛性的护理，以增强小儿体质，降低小儿发病率和死亡率，保障和促进小儿健康，提高中华民族的整体健康素质。

二、儿科护理学的范围

一切涉及小儿时期健康和卫生的问题都属于儿科护理学的范围，包括正常小儿身心方面的保健，小儿疾病的预防与护理。儿科护理学所涉及的范围不仅仅是医学科学，而且涉及社会学、心理学、教育学等多门学科。因此，多学科的协作是儿科护理发展的必然趋势。

随着医学模式的转变，儿科护理已由单纯的疾病护理发展为以小儿及家庭为中心的身心整体护理，由单纯的病人护理扩展为包括所有的小儿的生长发育、疾病预防与护理，以及促进小儿身心健康的研究，由单纯的医疗保健机构承担其任务逐渐发展为全社会都来承担小儿疾病的预防、保健和护理工作。儿科护理学研究的对象是胎儿至青春期的儿童。因此，儿科护理要达到保障和促进小儿健康的目的，必须将科学育儿知识普及到每个家庭，并取得社会各方面的支持。

第二节　儿科医疗机构的设置与护理管理

一、小儿门诊的设置与护理管理

1. 小儿门诊的设置

宜设在一楼一侧，有单独的出入口。儿科门诊包括分诊处、挂号处、测体温处、候诊室、诊室、隔离诊室、儿童保健室、治疗室、观察室、检验室、哺乳室、洗手间、储藏室等，有饮用水供给。隔离诊室有单独对外出口。

（1）分诊处：设置于儿科门诊入口处，一个通往普通门诊，另一个通往隔离诊室。

(2) 挂号处：对经分诊后的小儿进行挂号。

(3) 候诊室：宽敞、明亮、温馨，空气流通，室内张贴卫生宣传和适合儿童观赏的图画，配备清洁安全的玩具，配置 1~2 个专供婴儿更换尿布的台或床。

(4) 诊室：配备磅秤，室内张贴适合儿童观赏的图画。

(5) 儿童保健室：配备尺、磅秤、血压计等，有儿童健康宣教栏及资料。

2. 护理管理

(1) 建立健全门诊各项护理工作制度、岗位职责、业务技术操作流程等。

(2) 认真做好开诊前的准备，诊疗用物及器械准备齐全，位置固定，预检、分诊、就诊、治疗安排有序，尽量缩短等候时间。

(3) 发现传染病病人，立即做好消毒隔离和疫情报告。

(4) 按病人挂号先后、病情等合理安排就诊；随时观察病情，遇高热、惊厥、剧痛、出血、呼吸困难等，应安排病人提前就诊，必要时紧急陪送急诊室处理。

(5) 各诊区急救物品做到“四定”，即定品种数量、定位放置、定人管理、定期维护，有物品交接本。

(6) 利用不同形式对病人进行卫生知识宣教，介绍疾病防治知识。

二、小儿急诊设置与护理管理

医疗设施的设置以有利于抢救和避免交叉感染为原则。

1. 布局与设备

设立“绿色通道”，分为三个区，即红区（收治危重病人或急诊手术病人）、黄区（收治病情危重、诊断不明需要严密观察待确诊的病人）、绿区（收治 24 小时内治疗、观察的病人）。设备包括呼吸机、心电监护仪、电除颤仪、起搏器、电动洗胃机、输液泵、抢救车（急救药品、咽喉镜、气管插管导管、气管切开包、开口器、舌钳、简易复苏囊、血压计、听诊器、手电筒、静脉穿刺针、注射器、输液器、皮肤消毒剂、消毒棉签等）、无菌包（导尿包、胸穿包、腹穿包、腰穿包、静脉切开包）。

2. 急诊科（室）的护理管理

护理人员必须经过严格的专门训练，具有良好的职业素质和奉献精神，有高度的责任心，具有扎实的基础理论，熟练的护理急救技术。严格制定和执行各项规章制度、操作规程及注意事项。建立健全抢救组织，严格执行首诊负责制。保证抢救药品、物品处于备用状态。急诊科（室）设立分诊台，根据病情轻重缓急分别处置，转至相应的诊断室或抢救室。病人转入病房时应有医护人员护送。

三、病房的设置与护理管理

病区为病人治疗、康复的场所，病区要求布局合理，通风采光良好，消毒隔离设施符合医院感染要求，地面平整、易清洁、易干燥、有排水孔，设有防滑、扶手等设施，有防火设备及安全通道。每个病区为一个独立的护理单元，一般设 30~50 张病床，抢救床 1~2 张。医疗单位在筹备建立普通病室时，需要根据该单位的医疗水平和条件来设计病房面积、床位数，按要求配备人员，做好人员培训，采购必需仪器设备等，并按要求完善各项管理制度，保证住院病人的安全。

（一）病区设置

病区整体分功能用房和辅助用房两部分。功能病房包括普通病房、抢救室、隔离室。辅助用房包括治疗室、处置室、换药室（内科病区则设诊疗室）、医生办公室、护士办公室（站）、医生值班室、护士值班室、主任办公室、护士长办公室、更衣室、示教室、接待室或活动室、库房、配餐室、洗涤间、杂物室、洗手间、洗漱间（浴室）、污衣室等。

1. 功能用房

（1）病房：可设置为单人、双人及多人间，病床的摆放应便于诊疗护理操作，与墙壁垂直摆放。多人间单排一般不超过 3 张病床，双排不超过 6 张病床；每张病床占用面积 6～7m^2，床间距≥1.0m；床沿距墙壁≥0.6m；单排病床通道净宽≥1.1m，双排病房（床尾端）通道净宽≥1.5m。两床之间设活动隔帘。病房门直接开向走道，房门净宽≥1.1m，门扇应设观察窗。病房空间高 3～3.3m，墙角为钝角，房间色调柔和、安静，阳光充足，光照适度，空气流通，温湿度适宜。房间内基本设施设备配备适宜、固定，床单位配备温馨舒适，满足住院病人基本医疗护理和生活需要。床单位配备包括病床、床垫、床褥、棉被、枕芯、床单、被套、床头柜、床旁椅等。每个床头墙壁上方有床号标记、呼叫对讲装置、中心供氧及负压设备、照明装置等。照明装置包括照明灯、床头灯、夜灯、应急灯，其他还包括输液天轨或输液架、储物柜、窗帘、电源插座等。

病床应实用、耐用、舒适、安全，床高 0.6m、长 2m、宽 1m，床脚有滑轮便于移动，有可调节体位的靠背架或升降架，有双侧活动床栏，床下有面盆架。床垫要求选用牢固的布料制作，坚韧而松软，各种被服材质用全棉布料，病服宽松，色泽柔和，便于穿脱和清洗。

有条件的医院每个病房设独立卫生间、电话、电视机、饮水机、沙发、陪护椅、活动式小餐桌等。

（2）抢救室：邻近护士站，单独房间，以 1～2 张病床为宜，床间距>2m，以隔帘隔开。除配备普通病房基本设施以外，还配有抢救车、抢救药品、抢救仪器设备等。抢救床应配置有滑轮、能升降等的多功能抢救床，必要时备心脏按压用的硬板一块。张贴抢救流程图或制卡放在抢救车内。

（3）隔离病房：以单人房间为宜，门外及病床尾悬挂隔离标志。配隔离用物，如隔离衣、鞋套、洗手设施、带盖垃圾桶、避污纸、专用食具、便器、存放清洁用物储物柜等。有条件的医院设层流装置以净化空气。

2. 辅助用房

（1）治疗室：设在办公室的附近，面积≥1.2m^2。室内布局合理，配置易清洁消毒的治疗操作台、检查灯、药柜、无菌物品存放柜（输液用物、各种型号注射器、输液器、输血器等）、冰箱、空气消毒设备。必要时安装纱门、纱窗，光线充足。治疗室有“三查八对一注意”提示和药物配伍禁忌表。有条件的医院可配备生物安全柜（用于细胞毒性药物配置等）。发药车、治疗车定位放置。

（2）处置室：与治疗室相邻，洁污分区，布局合理。设物品柜、处置台、洗手池、干手设备、七步洗手法示意图、垃圾分类盛装容器等。

（3）换药室（诊疗室）：可设在治疗室附近，分清洁区、半污染区和污染区。配诊疗床、处置台、换药车、无菌用物柜、清洁物品与外用药柜、鹅颈灯、踏脚凳、洗手及干手设施、空气消毒设备、医用垃圾分类盛装容器等，相关标识清晰。

(4) 护士办公室（站）：设在病区中心位置，紧邻抢救室，有利于观察和抢救病人，呈扇形或 X 形设置。放置必要的办公室设施和诊疗辅助用具包括呼叫器、病历车、病人一览表等。

(5) 医生办公室：邻近护士站，便于医护联系。室内配备必要的办公和诊疗辅助措施，包括办公桌、纸张柜、阅片灯等。

(6) 医生及护士值班室：医护分开设置，配备必要的值班床、家具、卫生间等。

(7) 男、女更衣室：可与值班室一起配套安置，外室为更衣室，内室为值班室，洁污区域一定要分开。

(8) 会客室（接待室）或病人活动室：可设置于病区入口处或病区末端房间，室内安放电视机、沙发、报纸、书刊、健康教育资料、功能锻炼器材、饮水装置等。注意周围环境要宽敞明亮、安全，各类建筑设施不能有棱角。

(9) 示教室：配备基本的教学设施，包括桌、椅、黑板、投影屏幕、书柜、示教模型等。有条件可配多媒体示教设施，作为病区会议小讲课、员工及学生学习的场所。

(10) 库房：供病区存放备用办公用品、医疗仪器物品、布类、保洁用品等。物品分类放置，标识清晰，便于取用。可根据条件设置 1~2 间库房，洁、污分开。

(11) 配餐室：通风良好，工作台、墙面、地面、洗涤池等易于清洁。酌情设置防蝇、防尘的餐具柜。配备微波炉、开水供应设备、餐台或桌，有条件者可配置消毒碗柜。

(12) 洗涤间：用于处理污物、洗涤和消毒各种用后物品，一般设置在人员流动少的病区一端。配备抹布或毛巾清洗消毒池、拖把清洗及消毒浸泡池、便器清洗及消毒浸泡池、引流物及分泌物倾倒消毒池、抹布架、拖把架、便器架、垃圾袋存放柜、垃圾通道等。各室拖把、抹布等洁具按清洁区与污染区专用专放，分区、分类明确。

(13) 杂物间：存放平车、轮椅、陪人床等。

(14) 洗漱室或浴室：每个房间未设独立卫生间时，则设公共男、女洗漱室和浴室。洗漱室设洗手池。浴室内设淋浴、热水设备、扶手和信号灯、门向外开。

(15) 公共卫生间：设男、女卫生间及洗手池。

(二) 仪器配备

普通病房需备有一定数量的心电监护仪、静脉输液泵、血压计、空气消毒机、轮椅、平车，根据年龄大小准备体重秤、测量头围的尺、身高测量器等。

(三) 人员配备与培训

病房需要有一位受过良好训练，具有丰富的临床医疗经验，有较强管理、协调能力的主任，负责临床医疗、行政管理和业务培训工作。需要一名全职护士长，医患沟通能力强，具有一定的组织协调能力，能够团结并率领所有护士认真、努力地工作，并能与主任密切配合。所有科室护士都必须接受各科室护理课程学习，包括常见护理技术操作及专科护理技术、专科疾病护理常规、急救知识及技能、病房消毒隔离规范技术应用等。

(四) 病区护理管理

严格的工作制度与规范化的管理是其最基本的条件，而在此基础上良好的执行力才是病人医疗护理质量和安全的根本保障。病房除需制订常规的核心制度外，如首诊负责制度、疑难病历讨论制度、三级医生查房制度、术前病历讨论制度、死亡病历讨论制度、危重病人讨论制度、会诊制度、查对制度、病历书写基本规范与管理制度、交接班制度、医疗技术准入制度等，还需制定病房其特有的工作制度。主要有以下几种工作制度。

1. 病室制度

（1）一切诊疗护理服务都要遵循以病人为中心的原则，要从有利于病人的诊断、治疗出发，力争为病人提供热情、周到、准确的治疗和护理。

（2）科室工作由科主任、护士长负责病房管理，总住院、总务护士及其他医生、护士积极协助。科主任及护士长根据个人所长将各项工作分工到人。护士长、总住院医生分别负责护士及医生的排班，严格执行考勤制度。

（3）科室人员对病人应具备高度的责任感与同情心，工作认真、负责、耐心、细心，并能熟练掌握科室的各项专业知识。

（4）做好病室卫生，随时保持环境整洁。

（5）科室各项用物药品应固定放置，定期清点，及时补充及消毒。

（6）按要求对科室人员及进修实习人员进行培训及管理。

2. 探视管理制度

（1）按医院规定的探视时间探视，危重病人家属可持病危通知单探视，病情不宜探视时，医务人员应加以劝阻。传染病病人一般不予探视。

（2）每次探视原则上不超过 2 人。14 岁以下儿童、发热病人及传染病病人不得进病房探视。21：00 前探视人员须自觉离开病房，以免影响病人休息。

（3）需要陪护者由主管医生开出医嘱，护士发给陪护证，非陪护人员不得在病房留宿。陪护证必须妥善保管，不得转借他人。

（4）在医生查房及病人接受治疗、检查时间，陪护人员不得影响正常医疗工作秩序，如需了解病人情况，待查房结束后可向医护人员询问。

（5）陪护人员应照护好病人，防止坠床、烫伤、窒息等意外情况发生，不得在病房内谈论不利于病人健康和治疗的事宜；不得乱串病房和私自翻阅病历，未经允许不得请院外医生会诊和私自给病人用药。

（6）陪护和探视人员应遵守医院制度，保持病房内整洁安静，不得随地扔垃圾，不乱挂衣物，不坐卧病床、喧哗、吸烟及随地吐痰。一切生食或炊具不得带入病房。

（7）陪护和探视人员应听从医护人员指导，爱护公物，节约用水，损坏公物应按价赔偿。

（8）为保证病人安全，请陪护和探视人员遵守病栋楼出入规定：住院病人入病栋大楼一律凭住院证。住院病人外出检查凭护士开出的出门证或由医务人员陪同出入。出院病人凭出院结账发票放行。陪人凭陪人证出入。门诊病人原则上应在门诊进行就诊，特殊情况由门诊部同意并盖章后到病房相应专科就诊，设在病房的检查项目凭检查申请单进入，陪护人员限 1~2 名，出门时均须持病房出门证放行。

3. 隔离室管理制度

（1）需要隔离的病人遵照医嘱进入隔离室或隔离区管理。

（2）隔离室收治隔离病人期间配备专门护理人员。

（3）进入隔离室的工作人员按隔离病种要求穿隔离衣、戴好工作帽、口罩和手套。

（4）隔离病人尽量使用一次性用物，产生垃圾按感染性垃圾处理。

（5）隔离病人治疗护理尽量集中在个体床单位内进行，需移至公共区域时须使用一次性中单。

（6）隔离室台面每班用 500mg/L“84”消毒液擦拭 1 次，地面每班用 500mg/L“84”消毒液湿拖 1 次，有血液、体液或大小便污染时，随时用消毒液湿抹湿拖处理。

（7）出入隔离室的用物须严格消毒处理，病人出院后床单位及用物须进行终末消毒处理。

4. 病人外出检查制度

（1）完善病人检查前准备，如确认病人身份、准备转运工具、向病人讲解相关注意事项。

（2）危重病人由医务人员陪同检查，携带相关病历资料，视病情携带氧气、急救物品、药品等抢救用物，随时观察病人病情变化，保证途中安全。

（3）检查完毕，及时将病人送回病房，做好检查后的病情观察及连续性治疗与护理。

（4）离院外出检查参照转院/转科制度落实相关工作。

（刘　娅）

第二章　儿内科疾病护理

第一节　呼吸系统疾病护理

一、小儿呼吸系统解剖生理特点及常用检查方法

（一）小儿呼吸系统解剖生理特点

1. 呼吸道的解剖生理特点

呼吸系统以环状软骨为界分为上呼吸道和下呼吸道。上呼吸道包括鼻、鼻窦、咽部及喉。下呼吸道包括气管、支气管、毛细支气管、肺泡管及肺泡。上呼吸道具有调节吸入空气温、湿度和清除异物的作用，从而保护下呼吸道免受或少受微生物与有害物质侵袭，维持正常功能。小儿 1 岁后鼻、咽和喉腔黏膜具有丰富的毛细血管网，能使吸入的冷空气加温至与体温相同（37℃）并使之湿化后再进入气管、支气管。

（1）鼻及鼻窦：婴幼儿鼻腔较成人短，鼻道狭窄，黏膜柔嫩并富于血管，感染时黏膜充血肿胀易造成堵塞，导致呼吸困难或张口呼吸。婴幼儿鼻窦不发达，随着年龄的增长而逐渐发育。因鼻窦黏膜与鼻腔黏膜连续，鼻窦口相对大，故急性鼻炎常累及鼻窦，易发生鼻窦炎。

（2）咽及咽鼓管：婴儿咽部相对狭小而垂直。扁桃体包括腭扁桃体和咽扁桃体，腭扁桃体 1 岁末随着全身淋巴组织的发育而逐渐增大，4～10 岁时发育达高峰，14～15 岁时又逐渐退化，故扁桃体炎多发生在学龄儿童，婴儿少见。咽扁桃体又称腺样体，6 个月已发育，位于鼻咽顶部与后壁交界处，严重的腺样体肥大是小儿阻塞性睡眠呼吸暂停综合征的重要原因。婴儿咽鼓管较宽，呈水平位，直且短，故鼻咽炎时易致中耳炎。

（3）喉：喉呈漏斗形，喉腔狭窄，声门狭小，软骨柔软，黏膜柔嫩而富有血管及淋巴组织，故轻微炎症即可引起声音嘶哑和吸气性呼吸困难。

（4）气管、支气管：婴幼儿的气管、支气管较成人的短且狭窄，软骨柔软，黏膜柔嫩，血管丰富。因缺乏弹力组织而支撑作用差，因黏液腺分泌不足、纤毛运动较差而易致气管干燥、清除分泌物能力差。故婴幼儿易发生呼吸道感染，一旦感染则易发生充血、水肿，导致呼吸道不畅。左支气管细长，由气管向侧方伸出，而右支气管短而粗，为气管直接延伸，故异物较易进入右支气管。毛细支气管平滑肌在 5 个月以前薄而少，3 岁之后才明显发育，故小婴儿呼吸道梗阻主要是黏膜肿胀和分泌物堵塞引起。

（5）肺：肺泡数量少且面积小，弹力纤维发育较差，血管丰富，间质发育旺盛，致肺含血量多而含气量少，易于感染。感染时易致黏液阻塞，引起间质炎症、肺气肿和肺不张等。

2. 胸廓的解剖生理特点

婴幼儿胸廓短小，前后径相对较长，呈桶状，胸腔小而肺脏相对较大，加之呼吸肌发育差，因此在呼吸时，肺的扩张受到限制，换气不够充分。故当肺部病变时，容易出现呼吸困难。小儿纵隔体积相对较大，周围组织松软，在胸腔积液或气胸时易致纵隔移位。儿童时期肺回缩力与胸廓回缩力之比，较成人为小，即肺处于膨胀状态。当需氧量增加时，因其缓冲气量较小，易出现换气不足。

3. 呼吸生理及肺功能特点

（1）呼吸生理特点：①呼吸频率：小儿代谢旺盛，其代谢水平及需氧量接近成人，而小儿肺容量（仅成人 1/6）及潮气量（潮气量绝对值 6mL/kg）小，故只能用增加呼吸频率来满足代谢的需要。年龄愈小，呼吸频率愈快，并随年龄增长而递减。儿童呼吸频率受一些因素影响，如激动、哭闹、活动、发热、贫血等，均可使呼吸频率增快。因此，须在安静状态下测量呼吸频率。婴幼儿发生呼吸障碍时其代偿呼吸量最大不超过正常的 2.5 倍，成人可达 10 倍，故易发生呼吸衰竭。②呼吸类型：婴幼儿胸廓活动范围小，呼吸肌发育不全，呼吸时肺向膈肌方向上下移动，呈腹膈式呼吸。随着年龄增长，站立行走，2 岁时腹腔脏器下降，呼吸肌逐渐发育，肋骨由水平位渐成斜位，小儿出现胸腹式呼吸，7 岁后以混合式呼吸为主。③呼吸调节及呼吸节律：新生儿及生后数月的婴儿呼吸调节功能差，可出现深浅呼吸交替，呼吸节律不齐、间歇、暂停等现象，此与中枢神经发育不健全，迷走神经兴奋性强有关。

（2）小儿肺功能的特点：①肺容量：指肺脏可容纳的气体量。测肺容量有助于了解通气情况。a. 潮气量：平静呼吸时，每次吸入气量与呼出气量相等。其值随年龄增长而增加。b. 肺活量：深吸气后，尽力呼出的气量称肺活量。它受呼吸肌强弱、气道通畅程度及肺组织与胸廓弹性的影响，也和身材大小、性别及年龄等因素有关。故小儿肺活量的个体差异较大。正常新生儿第一次呼吸的肺活量为 10~70mL，出生后 30 分钟啼哭肺活量为 50~100mL，以后随年龄增长而增加，见表 2-3。c. 功能残气量：在肺内气体称为余气量。余气量加补呼气量为功能余气量。补呼气量变动较大，在小儿肺功能测定中，功能余气量占肺总容量的 40%~50%，功能余气量过大，吸入新鲜气体被稀释，从而减少肺泡膜两侧气体分压差，影响气体交换。功能余气量增加，提示肺泡膨胀过度，减少时提示肺泡萎缩或陷闭。②肺通气功能：在单位时间内（1 分钟）吸入或呼出的气量称为通气量，通气量的多少与呼吸频率和呼吸深浅幅度有关。正常婴幼儿通气量为 3500~4000mL/min。CO_2 排出量和成人相似。③气体的弥散：是指气体（O_2 和 CO_2）通过肺泡毛细血管膜的过程。临床上所谓弥散障碍是指 CO_2 而言，因 CO_2 在体液的溶解度远远超过 O_2，其弥散能力是 O_2 的 20 倍，易于弥散。小儿的气体总弥散量虽小，但以单位肺容量计算则可与成人相似。④肺的顺应性：呼吸动力通常以顺应性来表示。小儿上、下呼吸道感染和支气管哮喘时，气道黏膜肥厚、分泌物增加和支气管痉挛而致气道狭窄，通气不畅，加之用力呼吸又易使气流形成漩涡，更增加气道阻力，使肺顺应性下降。⑤血气分析：反映气体交换和血液酸碱平衡状态。对诊断治疗具有重要意义。

（二）小儿呼吸系统常用检查方法

1. 儿童纤维支气管镜检查术

【目的】

纤维支气管镜检查是利用光学纤维内镜对气管、支气管管腔进行的检查。采取经鼻插入，经咽、喉、声门入气道、段及亚段支气管，甚至更细的支气管。可在直视下观察病变部位、行活检或刷检、钳取异物、吸引或清除痰栓，可做支气管肺泡灌洗，行细胞学、病原学或液体成分分析。随着适应证的不断扩大，纤维支气管镜检查术已成为儿科呼吸系统疾病诊治中安全、有效、不可缺少的手段。

【适应证】

(1) 小儿的气管、支气管发育不良和畸形。
(2) 肺不张。
(3) 咯血或痰中带血。
(4) 慢性咳嗽及反复呼吸道感染。
(5) 肺部感染疾病中的应用。
(6) 肺部弥漫性疾病的应用。
(7) 局限性喘鸣。
(8) 支气管、肺结核。
(9) 肺部团块病变，需定位活检鉴别诊断。
(10) 清除气管、支气管的分泌物。
(11) 取支气管异物。
(12) 气管插管、气管切开中的应用。
(13) 外科手术前、手术中和手术后的诊断及辅助诊断。

【禁忌证】

(1) 肺功能严重减退者或呼吸衰竭者。
(2) 心脏功能严重减退，有心力衰竭者。
(3) 高热病人。
(4) 活动性大咯血者、严重的出血性疾病、有凝血功能障碍者。
(5) 严重营养不良，机体严重衰竭者。
(6) 对麻醉药物过敏，不能用其他药物代替者。

【护理】

(1) 术前准备：①患儿准备：向患儿及其家长说明检查的目的、操作过程及有关配合注意事项，并签署检查知情同意书。完善术前检查如肝功能、血常规、凝血功能、胸部影像学检查、血气分析、肺功能等。严格掌握手术的适应证及禁忌证，了解有无麻醉药过敏史。术前禁食、禁饮4~6小时，防止术中呕吐引起窒息。②仪器及急救用品的准备：术前常规检查纤维支气管镜操作功能是否良好，图文工作站、吸引器运行是否正常。常规准备急救器械如喉镜、气管插管用物、复苏囊、脉搏血氧监护仪等，急救药品如肾上腺素、止血药物、支气管舒张剂等，以备意外时抢救。③保证呼吸道通畅：术前清理鼻道分泌物及结痂。给予鼻导管低流量氧吸入，防止低氧血症的发生。④术前用药：术前 30 分钟遵医嘱予 0.01～0.03mg/kg 阿托品肌内注射以减少支气管分泌物，防止迷走神经反射和减弱咳嗽反射，减少麻醉药的副作用。术前 20 分钟分别予以布地奈德和万托林及 2%利多卡因 2mL 雾化以降低气道高反应和局部麻醉。术前静脉注射咪达唑仑 0.1～0.2mg/kg，适当镇静。

（2）术中护理：①体位：患儿取仰卧位，约束四肢，松紧适宜。操作者站于患儿头前，助手用双手扶持患儿头部，避免头部晃动，确保检查顺利进行。②插镜：纤维支气管镜经鼻插入，可在直视下自上而下依次检查各叶、段支气管。护士遵医嘱注入麻醉剂行黏膜表面麻醉。③诊疗：在病变部位，经纤维支气管镜治疗孔注入温无菌生理盐水 2～5mL 并负压抽吸，留取呼吸道标本送检。分泌物多时，可反复多次注入温无菌生理盐水 2～5mL 并负压抽吸，回抽吸量应大于 50%。在病变部位，可经纤维支气管镜治疗孔导入细胞刷和活检钳，进行病变部位黏膜刷检及局部活检，还可经纤维支气管镜治疗孔注入治疗药物。④观察：检查中护士应守护在患儿身旁，严密监测其脉搏、呼吸、面色的改变，对有心、肺疾病患儿尤应注意。术中吸氧 1～2L/min，予以心电监护及血氧饱和度监测。一旦发现患儿口唇发绀、心率 200 次/分以上，血氧饱和度 85%以下，应立即提醒操作医生退镜，协助术者清除口腔分泌物，配合医生抢救。⑤术中可能出现的主要并发症及其处理：a. 出血：出血是最常见的并发症，如为小量出血，可滴注 0.01%去甲肾上腺素 1～2mL，经气管镜直接注入出血部位；如遇有大量出血，应保持气管镜通畅，吸氧，取患侧卧位，防止血液流入健侧造成通气障碍。同时经气管镜注入凝血酶，如仍不能止血，可用垂体后叶素静脉滴注，止血后护送患儿回病房，严密观察。b. 气胸：多由于活检钳在钳取组织时损伤脏层胸膜，直接引起气胸或术后迟发性气胸。患儿出现胸闷、胸痛、气短，根据胸片可判断肺压缩程度。保持患儿安静，立即吸氧，严密观察，必要时配合医生做各种应急处理，如抽气或做胸腔闭式引流。

（3）术后护理：①病情观察：监测血氧饱和度及心电图，继续吸氧、吸痰，保持呼吸道通畅，观察有无呼吸困难、咯血、发热、声嘶、喉痉挛、气胸等并发症。②避免误吸：术后禁食禁饮 2 小时，进食前先尝试小口饮水，无呛咳再进食。③适当休息：向患儿及家长说明术后可能出现鼻腔咽喉不适、疼痛、声嘶、头晕、吞咽不畅等，休息后可逐渐缓解。④行气管镜活检术后出现少量咯血属正常现象，表现为痰中带血或少量血痰。一般不必特殊处理，1～3 日可自愈。一旦出现大咯血，立即报告医生，及时抢救。

二、急性支气管炎

急性支气管炎是由生物性或非生物性致病因素引起的支气管黏膜感染，常因气管同时受累，故又称为急性气管支气管炎。本病是儿童时期常见的呼吸道疾病，婴幼儿多见。常继发于上呼吸道病毒感染之后，也常为肺炎的早期表现。受凉为主要原因，一年四季均可发生，冬春季节达高峰，寒冷地区也多见，在流感流行时，本病的发生率更高。

【护理评估】

1. 病因

（1）微生物感染因素：因病毒、细菌直接感染，也可由于急性上呼吸道感染的病毒或细菌蔓延引起。常见病毒为腺病毒、流感病毒（甲、乙型）、冠状病毒、鼻病毒、单纯疱疹病毒、呼吸道合胞病毒和副流感病毒等。常见细菌为流感嗜血杆菌、肺炎链球菌、卡他莫拉菌等，衣原体和支原体感染有所增加。常在病毒感染的基础上继发细菌感染。在机体气管、支气管功能受损时发病。

（2）物理、化学因素：冷空气、粉尘、刺激性气体或烟雾（如二氧化硫、二氧化氮、氨气、氯气等）的吸入，辛辣刺激性食物的食入，对气管、支气管黏膜急性刺激和损伤引起。

（3）过敏因素：常见的吸入致敏原有花粉、有机粉尘、真菌孢子等，钩虫、蛔虫的幼虫在肺移行，对细菌蛋白质的过敏等，引起支气管的过敏炎症反应，气管、支气管黏膜充血、水肿、纤毛细胞损伤脱落，黏膜腺体肥大，分泌物增加，并有淋巴细胞和中性粒细胞浸润。若细菌感染，分泌物可呈黏液脓性。炎症消退后黏膜的结构和功能可恢复正常。

2. 身体状况

（1）急性支气管炎的症状：①全身症状一般较轻，体温正常或稍升高 0.5~1℃，3~5 日降至正常，呼吸稍增快。婴幼儿症状较重，容易疲劳，影响睡眠食欲。发热 38~39℃，偶达 40℃，多在 2~3 日可退热。常发生呕吐、腹泻、腹痛等消化道症状。年长儿诉头痛及胸痛。②咳嗽咳痰，病初为短、干性阵咳，3~4 日后，随着渗出物的增加，则变为长、湿性咳，痛感减轻。咳嗽后常伴呕吐。两侧鼻孔流浆液、浆液黏性或黏液脓性鼻液。并发于传染病的支气管炎常伴发高热，且有重度全身症状。

（2）急性支气管炎的体征：呼吸音常正常，两肺可听到散在的干、湿性啰音。啰音部位不固定，咳嗽后可减少或消失。偶因支气管内积痰太多，呼吸音可减低，但痰咳出后，呼吸音即恢复正常。重症支气管炎双肺呼吸音粗，可有不固定的散在干、湿啰音和粗糙湿啰音，与肺炎早期难以鉴别，如听到较多啰音或捻发音，咳嗽后啰音无明显减少时，应考虑肺炎，并做胸部 X 线检查以确诊。

（3）急性支气管炎的转归：急性支气管炎一般起病较急，病程短，多在 1~3 周好转，个别迁延不愈，演变成慢性支气管炎。

【常见护理诊断/问题】

（1）清理呼吸道无效 与痰液黏稠、气道分泌物堆积有关。

（2）气体交换受损 与过敏、炎症引起支气管痉挛有关。

（3）体温升高 与支气管炎症有关。

（4）睡眠形态紊乱 与剧咳、环境陌生有关。

（5）舒适的改变 与频繁咳嗽、胸痛有关。

【治疗措施】

1. 一般治疗

保持呼吸道通畅，休息、保暖、多饮水、补充足够的热量，湿化气道，利于分泌物的排出。及时吸氧，给予雾化吸入稀释痰液。严密观察病情变化，并注意气道阻塞症状。

2. 控制感染

由病毒引起者一般用抗病毒药物。根据感染的病原体及药物敏感试验选择抗菌药物治疗。一般未能得到病原菌阳性结果前，可以选用大环内酯类、青霉素、头孢菌素类等药物。

多数患儿口服抗菌药物即可，症状较重者可用肌内注射或静脉滴注。

3. 对症治疗

高热时物理降温或口服退热药。应用止咳祛痰药，刺激性咳嗽可用复方甘草合剂，痰黏稠时可用氨溴索或盐水稀释，一般不用镇咳剂或镇静剂，以免抑制其自然排痰。喘憋严重者可用支气管扩张剂，如沙丁胺醇雾化或糖皮质激素如布地奈德雾化吸入，喘息严重者可加用泼尼松口服，具有抗炎、抑制变态反应等作用。

4. 支持治疗

包括适当的补液以维持水、电解质平衡，并避免气管内分泌物黏稠。适当补充营养以增加抵抗力。治疗时忌用吗啡及阿托品类药物。抗组胺类药物宜少用或不用，因其抑制呼吸道腺体的分泌使黏膜和分泌物干燥，加重呼吸困难。

【护理措施】

1. 监测

（1）体温：监测患儿发热的热型、热度、规律及特点。为临床诊断提供依据，便于采取相应的治疗措施。

（2）呼吸状况：监测呼吸频率、节律、呼吸是否通畅，以及呼吸的深浅度等。混合型呼吸困难患儿可能有肺不张或者气胸等症状，吸气性呼吸困难主要表现为患儿吸气时比较费力，注意有无哮喘等。

（3）咳嗽：咳嗽是一种防御性非条件反射。监测患儿的咳嗽频率、时间。胸膜炎或者肺炎患儿在咳嗽时伴有胸痛、发热等症状，支气管狭窄通常会导致阻塞性咳嗽，而呼吸道异物梗阻则会导致急性咳嗽并伴有吸气性喘鸣声。

（4）咳痰：观察痰的黏稠度和颜色，是否带有血迹和异味等。球菌性感染导致铁锈色痰，绿脓杆菌感染导致绿色黏稠痰，霉菌感染则是拉丝状白色痰。

2. 护理

（1）维持呼吸道通畅，及时清除呼吸道分泌物：①拍背，促使痰液排出。方法是五指并拢、呈空心掌状，由下向上、由外向内，震动胸壁气道，使痰液松动，鼓励患儿咳嗽以协助痰液排出。拍背力量要适中，不使患儿感到疼痛为宜，拍背时间为 10 分钟左右，宜在饭前或空腹时进行。②呼吸道分泌物较多而排出不畅时，可进行体位引流，使呼吸道分泌物借助重力排出。③注意经常变换体位，头胸部稍抬高，保持呼吸通畅和以利呼吸道分泌物排出。④对痰液黏稠不易咳出者，鼓励患儿多饮水，根据医嘱给予雾化吸入，以稀释痰液利于咳出。⑤必要时给予吸痰，选用粗细适宜的吸痰管，动作轻柔，防止损伤呼吸道黏膜。吸痰不能过频和过慢，宜在空腹或饭后 2 小时后进行，以免引起呕吐；根据患儿情况吸痰前后可适当吸氧。⑥遵医嘱给予解痉、祛痰等药物。可选用盐酸氨溴索、溴己新、止咳祛痰中成药等。口服止咳糖浆后不宜立即饮水，一般 30 分钟以后再饮水，使药物发挥更好的疗效；发生支气管痉挛，可用平喘药物如茶碱类、受体激动剂等。应用茶碱类药物时，因其吸收和排泄有较大的个体差异，用药过程中应密切观察临床反应，以免过量或不足。

（2）维持体温正常：密切观察体温变化，维持体温正常。中低热采用物理降温，如温水浴、冰枕等。如果经物理降温效果不佳者，高热持续，可以适当使用药物降温。但要注意用药剂量和有无禁忌证。

（3）保持室内空气清新，给予合理饮食：每日通风1～2次，每次15～30分钟，温度18～22℃，湿度50%～60%，减少对气管黏膜的刺激。注意休息，避免剧烈的活动和游戏。保证充足的水分及营养的供给，选择高蛋白、高热量、高维生素清淡的流质或半流质饮食，应少食多餐。并做好口腔护理，婴儿可在进食后喂适量温开水，年长儿应在晨起、餐后、睡前漱口。

（4）氧疗：急性支气管炎发作时可出现缺氧、发绀表现，若缺氧得不到及时纠正，会发生脑缺氧等并发症。

（5）健康教育①居室保持适宜的温度、湿度，保持空气流通，每日定时开窗通风。②经常户外活动，防寒保暖，预防感冒发生。③发现咳嗽、咳痰症状要及时就医，以便早诊断、早治疗。④注意休息，多饮水，忌油腻食物。⑤防止烟雾、粉尘和刺激性气体对呼吸道的损害。⑥注意预防急性上呼吸道感染。清除上呼吸道感染病灶如鼻窦炎、扁桃体炎等，防止感染性分泌物进入下呼吸道。

三、肺炎

肺炎是由不同病原体或其他因素引起的肺部炎症。临床上主要以发热、咳嗽、气促、呼吸困难及肺部固定性中、细湿啰音为主要表现。严重者可以出现循环、神经、消化系统的相应症状。肺炎是婴幼儿时期最常见的疾病，全年均可发病，以冬、春寒冷季节及气候骤变时多见。本病不仅发病率高，死亡率也高，为我国住院儿童死因的第一位，严重威胁小儿健康，故加强对本病的防治十分重要。

1. 病理分类

①小叶性肺炎（支气管肺炎），最常见。②大叶性肺炎。③间质性肺炎。

2. 病因分类

（1）感染性肺炎：①病毒性肺炎：最常见的是呼吸道合胞病毒，其次为腺病毒3型、7型、11型、21型，甲型流感病毒及副流感病毒1型、2型、3型。其他还有麻疹病毒、巨细胞病毒等。②细菌性肺炎：常见致病细菌为肺炎链球菌、葡萄球菌、革兰氏阴性杆菌、军团菌及厌氧菌等。③其他感染性肺炎：如支原体、衣原体、真菌、原虫引起的肺炎。

（2）非感染因素引起的肺炎：包括吸入性肺炎、坠积性肺炎、嗜酸性粒细胞肺炎等。

3. 病程分类

①急性肺炎（病程小于1个月）。②迁延性肺炎（病程为1～3个月）。③慢性肺炎（病程在3个月以上）。

4. 病情分类

①轻症以呼吸系统症状为主，无全身中毒症状。②重症肺炎除呼吸系统严重受累外，其他系统以及全身中毒症状明显。

5. 临床表现是否典型分类

（1）典型性肺炎：是由肺炎链球菌、金黄色葡萄球菌、肺炎杆菌、流感嗜血杆菌、大肠埃希菌等引起的肺炎。

（2）非典型肺炎：常见病原体为支原体、衣原体、军团菌、病毒等。近年来也有一些高致病性禽流感病毒所致的肺炎。

6. 感染地区分类

①社区获得性肺炎。②院内获得性肺炎。

支气管肺炎是累及支气管壁和肺泡的炎症，为小儿时期常见的肺炎，2 岁以内儿童多发。一年四季均可发病，北方多发生于冬春寒冷季节及气候骤变时。室内居住拥挤、通风不良、空气污浊，致病微生物增多，易发生肺炎。此外有营养不良、维生素 D 缺乏性佝偻病、先天性心脏病等并发症及低体重儿、免疫缺陷者均易发生本病。

【护理评估】

1. 病因及病理生理

肺炎的病原微生物主要为细菌和病毒，病毒以呼吸道合胞病毒多见，细菌以肺炎链球菌多见。病原体常由呼吸道侵入，少数经血行入肺。病原体侵入肺部后，炎症蔓延到支气管、细支气管和肺泡，引起支气管黏膜水肿，管腔狭窄。肺泡壁充血、水肿，肺泡腔内充满炎性渗出物，从而影响肺通气和肺换气。通气不足引起动脉血氧分压（PaO_2）和血氧饱和度（SaO_2）降低及动脉血二氧化碳分压（$PaCO_2$）增高。换气功能障碍则主要引起低氧血症。为代偿性缺氧，患儿出现呼吸与心率增快，呼吸深度增加，出现鼻翼扇动和三凹征，重症患儿可导致呼吸衰竭。缺氧（O_2）、二氧化碳（CO_2）潴留及病原体毒素和炎症产物吸收产生的毒血症，可导致循环系统、消化系统、神经系统等一系列改变以及酸碱平衡失调和电解质紊乱。

（1）循环系统：常见心肌炎、心力衰竭及微循环障碍。病原体和毒素侵袭心肌后可引起中毒性心肌炎。低氧血症和 CO_2 潴留，可引起肺小动脉反射性收缩，使肺循环的阻力增高，形成肺动脉高压，右心室的负担加重。肺动脉高压和中毒性心肌炎是诱发心力衰竭的主要原因。重症患儿可出现微循环障碍、休克、弥散性血管内凝血。

（2）神经系统：缺氧和 CO_2 潴留使毛细血管扩张，血流减慢，血管壁的通透性增加而导致脑水肿，同时无氧酵解增加致使乳酸堆积。严重缺氧和脑供氧不足使腺苷三磷酸（ATP）生成减少，致钠钾泵（NA+-K+-ATP 酶）的活性降低，引起脑细胞内钠、水潴留，形成脑细胞水肿。

（3）消化系统：低氧血症和脓毒血症使胃肠黏膜受损，可发生糜烂、出血、上皮细胞坏死脱落等应激反应，导致黏膜屏障功能破坏，胃肠功能紊乱，出现厌食、呕吐及腹泻等，甚至发生中毒性肠麻痹，毛细血管通透性增高，可导致消化道出血。

（4）水、电解质和酸碱平衡失调：缺氧和 CO_2 潴留致呼吸性酸中毒、呼吸衰竭，低氧血症、高热、进食少可致代谢性酸中毒。所以重症肺炎常出现混合性酸中毒。进食少、利尿及激素治疗又可致低血钾，导致低钾性碱中毒。

2. 身体状况

（1）一般症状：发病前数日常有上呼吸道感染，小婴儿多起病缓慢，可有拒食、呕吐、呛奶等表现。

（2）呼吸系统：大多起病较急，主要症状为发热、咳嗽、气促。①发热：热型不定，多为不规则发热亦可为弛张热、稽留热。新生儿、重度营养不良患儿可不发热或体温不升。②咳嗽：较频繁，早期为刺激性干咳，恢复期咳嗽有痰。③气促：发热、咳嗽之后，呼吸加快，可达40~80次/分，可伴有鼻翼扇动。重者呈点头状呼吸、三凹征明显、唇周发绀。肺部体征早期不明显或仅呼吸音粗，以后可闻及固定的中、细湿啰音，叩诊多正常。若病灶融合扩大累及部分或整个肺叶时，则出现相应的肺实变体征。

（3）循环系统：轻度缺氧可致心率增快，重症肺炎可合并心肌炎和心力衰竭。前者表现面色苍白、心动过速、心音低钝、心律失常，心电图示ST段下移和T波低平、倒置。心力衰竭表现为：①呼吸加快>60次/分。②心率突然>180次/分。③突然极度烦躁不安，明显发绀，面色苍白或发灰，指（趾）甲微血管充盈时间延长。④心音低钝，奔马律，颈静脉怒张。⑤肝脏短时间内急剧增大。⑥尿少或无尿，眼睑或双下肢水肿。具有前五项可诊断为肺炎合并心力衰竭。重症革兰氏阴性杆菌肺炎还可发生微循环障碍，出现面色灰白、四肢发凉、脉搏细弱等。

（4）神经系统：轻度缺氧表现为烦躁、嗜睡；脑水肿时出现意识障碍、惊厥、呼吸不规则、前囟隆起，可有脑膜刺激征，瞳孔对光反应迟钝或消失。

（5）消化系统：轻症常有食欲减退、吐泻、腹胀等，重症可引起中毒性肠麻痹，肠鸣音消失，腹胀严重时呼吸困难加重。出现呕吐咖啡样物，大便潜血试验阳性或柏油样便，提示有消化道出血。

3. 几种不同病原体所致肺炎的特点

（1）腺病毒肺炎：病原体为腺病毒，以3型、7型为主，11型、21型次之。此病多见于6月龄~2岁婴幼儿，冬春季多发，病死率较高。主要病理改变为支气管和肺泡间质炎，严重者病灶互相融合，引起气管、支气管上皮广泛坏死、管腔闭塞，加上肺实质的严重炎性病变，致使病情严重、病程迁延，容易引起肺功能损害和其他系统功能障碍。临床主要特点为起病急，时间长，可持续2~3周，持续高热，多呈稽留热，体温在1~2日之内即可达到39.0℃以上，中毒症状重。咳嗽较剧烈，频咳或阵咳，可出现喘憋、呼吸困难、发绀等。本病早期出现精神萎靡、嗜睡、面色苍白等全身症状，肺部体征出现较晚，常在发热4~5日后开始闻及湿啰音，病变融合后有肺实变体征。肺部X片改变较体征出现早，与临床表现一致，可出现大小不等的片状阴影或融合成大病灶，且病灶吸收缓慢，需数周至数月。

（2）葡萄球菌肺炎：多见于新生儿及婴幼儿，冬、春季多发，常见的致病菌主要包括金黄色葡萄球菌和白色葡萄球菌。细菌由呼吸道入侵或经血行播散入肺。主要病理变化是化脓性渗出或脓肿形成，病变进展迅速，很快出现多发性脓肿，肺内合并症多。临床起病急，病情重，进展快。热型常呈弛张热，婴儿可呈稽留热。中毒症状明显，表现为烦躁不安、面色苍白、咳嗽、呻吟、呼吸困难，可有呕吐、腹泻，易发生循环系统、神经系统及胃肠功能障碍。皮肤可见猩红热样或荨麻疹样皮疹。肺部体征出现较早，双肺可闻及中、细湿啰音。并发脓胸、脓气胸时呼吸困难加剧，并有相应体征。胸部X线表现依病变不同，可出现小片浸润影、小脓肿、肺大疱或胸腔积液等。

（3）流感嗜血杆菌肺炎：多见于4岁以下儿童，由流感嗜血杆菌引起，临床起病较缓慢，病程呈亚急性，病情较重。全身中毒症状重，表现为面色苍白、发热、痉挛性咳嗽、呼吸困难、发绀、鼻翼扇动和三凹征等，肺部有湿啰音或实变体征。易并发脓胸、脑膜炎、败血症、心包炎、化脓性关节炎、中耳炎等。外周血白细胞数明显增高，胸部X线表现多样，可为支气管肺炎、大叶性肺炎或肺段实变，常伴胸腔积液征。

（4）肺炎支原体肺炎（Ycoplasma pneumonia，MP）：占儿童肺炎的20%左右，在密集人群可达50%，各年龄段的儿童均可发病，病原体为肺炎支原体。本病全年均可发生，起病缓慢，潜伏期2~3周。病初有全身不适、乏力、头痛等症状，2~3日后出现发热，体温常达39℃左右，可持续1~3周。常伴有咽痛和肌肉酸痛。除发热外，刺激性干咳为突出表现，有的类似百日咳样咳嗽，咳出黏稠痰，甚至带血丝。有些患儿有胸痛、食欲缺乏、恶心、呕吐、腹泻等症状，肺部体征常不明显，少数可听到干、湿啰音。婴幼儿起病急、病程长、病情重，以呼吸困难、喘憋和双肺哮鸣音较突出，可闻及湿啰音，部分患儿可出现多系统的损害，如心肌炎、肝炎、脑膜炎、肾炎等。胸部X线改变分为4种：①肺门阴影增重为主。②支气管肺炎改变。③间质性肺炎改变。④均一的片状阴影。

（5）衣原体肺炎（Chlamydial pneumonia，CP）：病原体为衣原体，分为两种：①沙眼衣原体肺炎：沙眼衣原体是引起6个月以下婴儿肺炎的重要病因，主要传播途径为母婴垂直传播。起病缓慢，多不发热或仅有低热。早期可有鼻塞、流涕等上呼吸道感染症状，后出现气促和频繁咳嗽，可见无回声的类似百日咳样阵咳。偶见呼吸暂停或呼气喘鸣。肺部有湿啰音。胸部X线可见双肺过度充气征以及弥漫性间质或小片状浸润。②肺炎衣原体肺炎：多见于5岁以上儿童，多为轻症，发病隐匿，无特异性临床表现。开始为上呼吸道感染症状，1~2周后上呼吸道感染症状逐渐消退，而咳嗽逐渐加重，可持续1~2个月。

【常见护理诊断/问题】

（1）体温过高：与感染有关。
（2）气体交换受损：与肺部炎症有关。
（3）清理呼吸道无效：与呼吸道分泌物过多、黏稠，咳嗽无力有关。
（4）营养失调：低于机体需要量 与摄入不足、消耗过多有关。
（5）潜在并发症：心力衰竭、中毒性肠麻痹、中毒性脑病等。

【治疗措施】

治疗应采取综合措施，积极控制炎症，改善肺的通气功能，防止并发症。

1. 一般治疗

保持室内空气清新，维持适宜的室温与湿度。饮食富含蛋白质和维生素，少量多餐。重症不能进食者，可给予静脉营养。条件许可时，不同病原体感染患儿宜分室居住，以免交叉感染。

2. 病原治疗

按不同病原体选择药物。如抗生素或者抗病毒治疗等。

3. 对症治疗

有缺氧症状，及时上氧，咳嗽、有痰者予以雾化、吸痰等保持呼吸道通畅，改善肺通气功能的对症支持处理。

4. 糖皮质激素的应用

适用于中毒症状明显、严重喘憋、胸膜有渗出或出现脑水肿、中毒性脑病、感染性休克、呼吸衰竭等。

5. 并存症和并发症的治疗

对并存佝偻病、营养不良者，应给予相应治疗。并发脓胸、脓气胸者，应及时抽脓、排气，必要时行胸腔闭式引流。

6. 其他

如胸部理疗、使用细胞免疫调节剂等。

【护理措施】

1. 监测

（1）体温的监测：监测发热频率、热型等，观察患儿有无烦躁不安、全身不适、乏力、寒战、抽搐、呕吐、头痛等不适。

（2）通气功能监测：密切观察患儿神志、精神、面色、有无气促和三凹征、口唇有无发绀、鼻翼有无扇动、呼吸的节律和频率等，仔细观察其咳嗽和咳痰的性质，痰液的性状、颜色、量等。监测其有无心率增快、肺部啰音等其他症状和体征，观察其有无循环、神经、消化系统受累的临床表现。评估血常规、胸部X线、病原学等检查结果。

2. 护理

（1）发热的护理：密切监测体温变化，卧床休息，保持室内安静、温度适中、通风良好。衣被不可过厚，及时更换衣被，用温热水擦浴、冰袋等物理降温措施，必要时遵医嘱使用退热药。每4小时监测体温1次，并准确记录，如有超高热或有热性惊厥者须1~2小时测量1次。物理降温半小时，药物降温1小时复测体温，并随时观察有无新的症状、体征出现，以防惊厥发生或体温骤降。如有虚脱表现，应予以保暖、饮热水，严重者给予静脉补液。

（2）改善呼吸功能，保持呼吸道通畅：①促进舒适：保持室内空气清新，室温控制在18~20℃，湿度50%~60%。嘱患儿卧床休息，减少活动。保持皮肤、口腔清洁。治疗护理应集中进行，减少患儿机体的耗氧量。②氧疗：当患儿出现烦躁、口唇发绀等缺氧表现时应及早给予吸氧，以改善低氧血症。常用鼻前庭导管给氧，氧流量为0.5~1L/min，氧浓度不超过40%，患儿缺氧明显时使用面罩或头罩给氧，氧流量为2~4L/min，氧浓度小于50%~60%。出现呼吸衰竭时，应尽早使用人工呼吸器辅助呼吸。吸氧过程中保持鼻导管通畅，观察患儿缺氧症状是否改善，发现异常及时处理。③保持呼吸道通畅：及时清除患儿口鼻分泌物，经常变换体位，以减少肺部淤血，促进炎症吸收。指导患儿进行有效咳嗽，排痰前协助转换体位、清除呼吸道分泌物。病情许可的情况下，可进行体位引流。必要时，遵医嘱予以雾化吸入，使痰液变稀薄利于咳出。用上述方法不能有效咳出痰液者，可用负压吸引出痰液。④遵医嘱给予抗生素治疗，注意观察治疗效果和不良反应。

（3）补充营养及水分，鼓励患儿多饮水，予以高热量、高维生素、高蛋白质的流质或半流质易消化饮食，少食多餐。婴儿哺喂时应将患儿头部抬高或抱起，以免呛入气管发生窒息。遵医嘱予以静脉补充营养。重症患儿应准确记录24小时出入水量，严格控制静脉点滴速度，以免发生心衰。

（4）密切观察病情：①注意观察患儿神志、面色、呼吸、心音、心率等变化。当患儿出现烦躁不安、面色苍白、呼吸>60 次/分、心率>180 次/分、心音低钝、奔马律、肝脏迅速增大时，则已出现心力衰竭，应及时报告医生，调慢输液速度，准备强心剂、利尿剂，迅速做好抢救准备。如患儿咳粉红色泡沫样痰则为肺水肿的表现，可予以吸入经 20%~30%乙醇湿化的氧气，但每次吸入时间不宜超过 20 分钟。②密切观察意识、瞳孔、囟门及肌张力变化，如患儿出现烦躁或嗜睡、惊厥、昏迷、肌张力增高等颅高压表现时，应及时报告医生并及时处理。③观察有无腹胀、肠鸣音是否减弱或消失以及呕吐的性质、大便的情况等，以便及时发现中毒性肠麻痹和胃肠道出血。④如患儿病情突然加重，出现剧烈咳嗽、呼吸困难、烦躁不安、胸痛、一侧或双侧呼吸运动受限等，则提示出现气胸、脓胸、脓气胸，应及时报告医生并配合胸穿或胸腔闭式引流。⑤健康教育：向患儿家长讲解疾病的有关知识，使其了解肺炎的病因与诱因。指导家长从小培养小孩良好的饮食和卫生习惯，坚持锻炼身体，经常户外活动，增强体质，改善呼吸功能。婴幼儿避免去人多的公共场所，尽可能避免接触呼吸道感染病人。如有营养不良、佝偻病、贫血及先天性心脏病的患儿应积极治疗，加强营养，增强抵抗力，减少呼吸道感染的发生。发热时及时增减衣服，多饮温水。定期健康检查，按时预防接种。

四、支气管哮喘

支气管哮喘简称哮喘，是由嗜酸性粒细胞、肥大细胞和 T 淋巴细胞等多种细胞参与的气道变应原性慢性炎症性疾病。易感个体具有气道高反应性特征，当接触物理、化学、生物等刺激因素时，发生广泛多变的可逆性气流受限，出现反复发作的喘息、咳嗽、气促、胸闷等症状，常在夜间与清晨发作或加剧，多数患儿可经治疗缓解或自行缓解。

【护理评估】

1. 病因及病理生理

哮喘病因目前尚未完全清楚。遗传过敏体质（特异性反应性体质）与本病有密切关系，多数患儿有过敏性鼻炎、婴儿湿疹和（或）食物（药物）过敏史。本病大多为多基因遗传病，70%~80%患儿发病于 5 岁以前，约 20%的患儿有家族史，发病常与环境因素（呼吸道感染、过敏原吸入、气候变化等）有关。

哮喘的发病机制主要为慢性气道炎症、气流受限及气道高反应性。其本质是气道的慢性炎症，以肥大细胞被激活、嗜酸细胞与活化 T 淋巴细胞浸润并产生许多炎性介质特点。哮喘发作时有 4 种原因致气流受限，即急性支气管痉挛、气道壁肿胀、慢性黏液栓形成、气道壁重塑。当过敏体质的人接触抗原后，在 B 细胞介导下，浆细胞产生 IGE 并附着在肥大细胞上。再次接触抗原时，钙离子进入肥大细胞内，则释放组胺、嗜酸性粒细胞趋化因子（ECF）等，使平滑肌立即发生痉挛，此为速发性哮喘反应。临床上可见不少患儿在接触抗原数小时方开始发作哮喘，此为迟发型哮喘反应，是气道变应性炎症的结果。

2. 身体状况

支气管哮喘的典型症状为咳嗽、胸闷、喘息及呼吸困难，夜间或清晨加重。儿童慢性或反复咳嗽有时可能是支气管哮喘的唯一症状，即咳嗽变异性哮喘。

哮喘起病或急或缓，婴幼儿发病前常有 1~2 日上呼吸道感染，与一般支气管炎类似。

年长儿起病较急，多在夜间发作。一般发病早期仅有干咳，以后表现为喘息伴呼气性呼吸困难，并排出黏稠白色痰液，有的患儿咳嗽剧烈可致上腹部肌肉疼痛。可有发热。吸气时出现三凹征，同时颈静脉显著怒张，叩诊两肺呈鼓音，并有膈肌下移，心浊音界缩小，提示已发生肺气肿。听诊吸气呼吸音减弱，呼气相延长，全肺可闻及喘鸣音及干性啰音。有时只有呼气延长而无喘鸣，让患儿用力呼气或在呼气时压迫胸廓可诱导出潜在的喘鸣音。

哮喘发作时合理给予拟交感神经药物和氨茶碱类药物仍不能在 24 小时内缓解，出现严重或进行性呼吸困难，为哮喘持续状态。临床表现有气促、喘息、呻吟、烦躁不安、意识障碍、大汗、端坐呼吸，呼气相延长，呼吸困难明显，双肺满布哮鸣音，心率快，脉频数，有奇脉。血气监测对肺泡通气状况的评估有重要意义。早期 $PaO_2$50 ~ 70mmHg、$PaCO_2$ < 40mmHg，中期 $PaO_2$50 ~ 55mmHg、$PaCO_2$40mmHg，应警惕呼吸衰竭产生，晚期 PaO_2 < 50mmHg、$PaCO_2$>40mmHg 呈现低氧血症，CO_2 潴留和酸中毒，处于呼吸衰竭状态，应积极处理。

3. 辅助检查

（1）肺功能监测：有利于确定诊断，判断气道可逆性变化及程度，是重要的检查，主要观察第 1 秒用力呼吸容积（FEV1）和呼吸流量峰值（PEF）。

（2）血液常规检查：发作时可有嗜酸性粒细胞增高，但多数不明显，如并发感染可有白细胞数增高，分类嗜中性粒细胞比例增高。

（3）痰液检查：痰涂片在显微镜下可见较多嗜酸性粒细胞，如合并呼吸道细菌感染，痰涂片革兰氏染色、细胞培养及药物敏感试验有助于病原菌诊断及指导治疗。

（4）血气分析：哮喘严重发作时可有缺氧，PaO_2 和 SaO_2 降低，由于过度通气可使 $PaCO_2$ 下降，pH 上升，表现呼吸性碱中毒。如重症哮喘，病情进一步发展，气道阻塞严重，可有缺氧及 CO_2 潴留，$PaCO_2$ 上升，表现呼吸性酸中毒。如缺氧明显，可合并代谢性酸中毒。

（5）胸部 X 线检查：早期在哮喘发作时可见两肺透亮度增加，呈过度充气状态，在缓解期多无明显异常。如并发呼吸道感染，可见肺纹理增加及炎症性浸润阴影。同时要注意肺不张、气胸或纵隔气肿等并发症的存在。

（6）特异性过敏原的检测：可用放射变应原吸附试验（RAST）测定特异性 IGE，过敏性哮喘患儿血清 IGE 可较正常人高 2~6 倍。在缓解期可做皮肤过敏试验判断相关的过敏原，但应防止发生过敏反应。

【常见护理诊断/问题】

1. 清理呼吸道无效

与支气管黏膜水肿、呼吸道分泌物增多、痰液黏稠、排痰无力有关。

2. 低效性呼吸型态

与支气管痉挛、气道阻力增加有关。

3. 知识缺乏

缺乏哮喘防护知识、雾化吸入器用药的相关知识。

【治疗措施】

去除病因、控制发作、预防复发。治疗原则：坚持长期、持续、规范、个体化治疗。

1. 去除病因

避免接触过敏原，去除各种诱发因素，积极治疗和清除感染病灶。

2. 急性发作期治疗

主要是解痉和抗感染治疗。用药物缓解支气管痉挛，减轻气道黏膜水肿和炎症，减少黏痰分泌。正确使用糖皮质激素、支气管扩张剂及抗生素。

3. 哮喘慢性持续期治疗

（1）吸入型糖皮质激素：局部吸入糖皮质激素是目前控制哮喘的最有效的首选药。常用的有丙酸倍氯米松、布地奈德（普米克令舒）、丙酸氟替卡松。通过吸入药物直接作用于气道黏膜，局部药物浓度高，抗炎作用增强，不良反应减少。为达到良好的防治作用需坚持长期规范吸入治疗 1~3 年。

（2）白三烯受体拮抗剂：具有预防和减轻黏膜炎性细胞浸润，舒张支气管平滑肌等作用。常用的有孟鲁司特和扎鲁司特。

（3）缓释茶碱：主要是协助吸入型糖皮质激素平喘。

（4）长效 β_2 受体激动剂：常用的有福莫特罗、沙美特罗等。

（5）肥大细胞膜稳定剂：常用的药物是色甘酸钠。

（6）全身性糖皮质激素。

4. 哮喘持续状态的治疗

保持安静，必要时药物镇静。给予吸氧、补液、纠正酸中毒。早期较大剂量全身应用地塞米松、泼尼松等糖皮质激素，可在 2~3 日内控制气道炎症。亦可吸入 β_2 受体激动剂、静脉滴注氨茶碱等，以缓解支气管痉挛。严重的持续性呼吸困难者可给予机械辅助通气。

（1）氧气治疗：给予充分饱和湿化的氧疗，氧浓度 40%，氧流量 4~5L/min，面罩法吸氧，使 PaO_2 达 70~90mmHg 为宜，并及时清除气道分泌物，保持气道通畅。

（2）药物治疗：包括 β_2 受体激动剂、皮质激素、抗胆碱能药物、茶碱类药物等。①β_2 受体激动剂：松弛气道平滑肌，可抑制肥大细胞和节后胆碱能神经释放介质，但不能抑制支气管高反应性。一般用雾化吸入 β_2 激动剂，可使较高浓度的药物迅速到达病变部位，常用沙丁胺醇（舒喘灵），开始第 1 小时每隔 20 分钟吸入 1 次，好转后每 4~6 小时重复吸入。②糖皮质激素：可抑制气道内炎症反应，抑制炎性介质释放，减轻微血管渗漏，可抑制迟发反应和气道高反应性，增强 β_2 受体激动剂的支气管扩张作用。主张早期、大剂量应用。甲泼尼龙每次 1~2mg/kg，每 6 小时静脉滴注 1 次。氢化可的松或琥珀酸氢化可的松每次 5~10mg/kg，每 4 小时静脉滴注 1 次，若有效，24 小时内改为口服，以后逐渐减量维持。③抗胆碱药：能抑制气道平滑肌的毒蕈碱受体，使支气管舒张，并能增强 β_2 受体激动剂的疗效，临床常用溴化异丙托品与 β_2 激动剂一起雾化，解痉作用强且持久，剂量：<2 岁，125μg（0.5mL），>2 岁，250μg（1mL），用 0.025%溶液稀释至 2~3mL 每日 3~4 次雾化。④氨茶碱：吸入无效，重症患儿必须静脉注射，该药有效血药浓度与中毒血浓度十分接近，用药时须密切观察病情变化，以防过量中毒，如 24 小时内未用过氨茶碱者，首剂 3~5mg/kg，加入

5%葡萄糖注射液 30mL 中，静脉滴注 30 分钟，以后给予维持量，或 6 小时后重复给原药量。⑤维持液体及酸碱平衡：患儿往往伴有轻中度脱水。开始可给 1/3 张含钠溶液 5~10mL/kg，在 2 小时内静脉滴入。以后改用 1/5~1/4 张含钠溶液 50~100mL/kg，24 小时内静脉滴入。有尿后补钾。患儿常伴有酸中毒，如系呼吸性酸中毒应改善通气。代谢性酸中毒如无明显呼吸道梗阻，可使用碳酸氢钠纠正，计算公式为：需要碱性液=0.15×体重（kg）×BE（碱剩余），稀释至碳酸氢钠为 1.4%后静脉滴注。

（3）机械通气治疗：哮喘持续状态很少使用机械通气，但有下列情况时仍可考虑使用。①持续的严重呼吸困难。②呼吸音减低到几乎听不到哮鸣音者。③因过度通气致呼吸肌疲劳，使胸廓运动受限。④意识障碍或昏迷。⑤吸入 40%的氧发绀不能纠正。⑥$PaCO_2$>45mmHg，宜用定容性呼吸机，以防气胸。

（4）其他治疗：可针对病情给予相应的对症治疗措施。① 如烦躁不安，可给予水合氯醛，但其他镇静剂尽量少用，以免抑制呼吸。②维护重要脏器功能，如心、脑、肝、肾功能。如确有心力衰竭可用洋地黄制剂，否则不用或用 α 受体阻滞剂。③如有高凝状态可考虑应用小剂量肝素 200~300U/（kg·d），分 2~3 次皮下注射或超声雾化。

5. 预防复发

应避免接触过敏原、积极治疗和清除感染病灶、去除各种诱发因素。

【护理措施】

1. 监测

（1）密切观察患儿神志、面色、生命体征，注意哮鸣音的强度，有无气促、三凹征、发绀、鼻翼扇动等，如患儿由兴奋转为抑制，表现为意识模糊、嗜睡，说明患儿病情加重。如患儿气促、发绀加重，哮鸣音却明显减低或消失，多为伴有严重并发症的可能，应尽快查明原因，及时处理。

（2）重症患儿须动脉血气监测，观察患儿电解质和酸碱平衡情况。监测肺功能，FEV1<1L，PEF<120L/min 提示病情危重。

（3）仔细观察患儿咳嗽、咳痰的性质、痰液的性状、颜色、量等。

（4）药物及储雾罐使用的监测：正确告知患儿及家长选用长期预防和快速缓解的药物，正确、安全用药（特别是吸入技术），掌握不良反应的预防和处理对策。

2. 护理

（1）慢性持续期主要是教育患儿及家长，使其掌握哮喘的基本防治知识，提高用药的依从性，避免各种诱发因素，巩固治疗效果。

（2）饮食护理：避免因饮食不当而诱发哮喘，饮食要清淡、易消化，避免进食冷、硬、油炸食品，多吃蔬菜和水果，多饮水。

（3）急性期护理：①环境与休息：保持室内空气清新，温湿度适宜，避免有害气味及强光的刺激，护理操作尽可能集中，给患儿提供安静、舒适的环境。病室不宜摆放易致过敏的物品，没有刺激性气味。②保持气道通畅，缓解呼吸困难：a. 患儿采取坐位或半卧位，将头转向一侧，以利于呼吸和排痰。保持安静，必要时可予以镇静。b. 加强呼吸道管理，清除气道分泌物。如考虑存在支气管痉挛，可予沙丁胺醇、特布他林、激素等雾化吸入有助于解除支气管痉挛和水肿。保证患儿摄入足够的水分，以降低分泌物的黏稠度，防止痰栓形成。痰液多而无力咳出时可于雾化后翻身拍背吸痰。口腔分泌物多者注意吸引以保持呼吸道通畅。c，氧疗：给予鼻导管或面罩吸氧，定时进行血气分析，应根据患儿呼吸困难、发绀程度或血气分析结果选择有效的给氧方式，及时调整氧流量。d. 遵医嘱给予支气管扩张剂和糖皮质激素，观察其效果和副作用。有感染者遵医嘱给予抗生素。e. 教会并鼓励患儿做深而慢的呼吸运动，指导其有效咳嗽，保持呼吸道通畅。f. 准备好气管插管用具或气管切开包于床旁，以便抢救时能真正做到得心应手，分秒必争。③心理护理：哮喘发作时，守护并安抚患儿。鼓励患儿将不适及时告知医护人员，尽量满足患儿合理要求。向家长解释哮喘的诱因、治疗过程及预后，指导他们以正确的态度对待患儿，并发挥患儿的主观能动性，缓解其恐惧心理。

3. 健康教育

（1）改善家居环境，避免诱发哮喘的食物和因素，了解哮喘的危害，及时正确地治疗。

（2）用药指导：教会患儿及家长了解自己所用的不同类型的药物名称、用法、使用剂量及注意事项，正确、安全用药，并掌握药物不良反应的预防和处理对策，掌握正确的药物吸入技术。及时就医，以控制哮喘严重发作。

（3）年长儿指导呼吸运动，增强呼吸肌功能，在进行呼吸运动前，先清除呼吸道分泌物。①腹部呼吸运动方法：平卧，双手平放在身体两侧，双膝弯曲，脚放平，用鼻连续吸气，上腹部放松，注意不扩张胸部，双唇缩紧，慢慢吐气直到吐完。重复 10 次以上动作。②向前弯曲运动方法：坐椅上，背伸直，向前低头至膝部，腹肌收缩，并慢慢上升躯干，鼻吸气，上腹部扩张，胸部保持直立不动，由口将气慢慢吹出。③胸部扩张运动：坐在椅上，将手掌放在左右两侧的第 12 肋骨上，吸气，下肋骨扩张，张口吐气，上胸部和下胸部收缩，用手掌将肋骨下压，可将肺底部的空气排出。重复 10 次以上动作。

（4）预防知识：指导家长给患儿增加营养，多进行户外活动，多晒太阳，增强体质，预防呼吸道感染。指导患儿及家长确认哮喘发作的诱发因素（如避免寒冷刺激、食入鱼虾等容易过敏的食物），教会患儿及家长对病情进行监测，及时发现哮喘发作的早期表现，掌握正确的处理方法。坚持写哮喘日记，为复诊与治疗做好准备和支持。

为达到哮喘良好的控制目标，动员患儿及家长参与哮喘病人的管理，特别是防治教育非常重要，可通过建立良好的医患关系，加强对哮喘防治知识教育，提高患儿用药依从性，掌握防治知识等途径，实现哮喘临床控制。

第二节　消化系统疾病护理

一、小儿消化系统解剖生理特点及常用检查方法

（一）小儿消化系统解剖生理特点

1. 口腔

口腔是消化道的起始端，具有吸吮、吞咽、咀嚼、消化、味觉、感觉和语言等功能。足月新生儿出生时已具有较好的吸吮及吞咽功能。新生儿及婴幼儿口腔黏膜薄嫩，血管丰富，

唾液腺不够发达，口腔黏膜干燥，因此易受损伤和局部感染。3 月龄以下小儿唾液中淀粉酶含量低，不宜喂食淀粉类食物。5~6 月龄时唾液分泌明显增加。婴儿口底浅，不能及时吞咽所分泌的全部唾液，因此常发生生理性流涎。

2. 食管

新生儿和婴儿的食管呈漏斗状，黏膜纤弱、腺体缺乏、弹力组织及肌层尚不发达，食管下段括约肌发育不成熟，控制能力差，常发生胃食管反流，绝大多数在 8~10 月龄时症状消失。食管长度在新生儿时为 8~10cm，1 岁时为 12cm，5 岁时为 16cm，学龄儿童为 20~25cm，成人为 25~30cm。食管 pH 通常为 5.0~6.8。

3. 胃

婴儿胃呈水平位，贲门括约肌发育不成熟，而幽门括约肌发育良好，加之吸奶时常吞咽过多空气，故易发生溢奶和呕吐。胃腺体和杯状细胞较少，盐酸和各种酶分泌均少于成人且酶活力低，消化功能差。胃容量在新生儿时为 30~60mL，1~3 月龄时 90~150mL，1 岁时 250~300mL，5 岁时为 700~850mL，成人约为 2000mL。因哺乳后不久幽门即开放，胃内容物陆续进入十二指肠，故实际胃容量不受上述容量限制。胃排空时间随食物种类不同而异，稠厚含凝乳块的乳汁排空慢，水的排空时间为 1.5~2 小时，母乳 2~3 小时，牛乳 3~4 小时，早产儿胃排空更慢，易发生胃潴留。

4. 肠

儿童肠管相对比成人长，一般为身长的 5~7 倍，黏膜血管丰富，有利于消化吸收。婴幼儿肠黏膜肌层发育差，肠系膜柔软而长，升结肠与后壁固定差，易发生肠扭转和肠套叠。肠乳糖酶活性低，易发生乳糖吸收不良。幼婴尤其是未成熟儿肠壁薄、通透性高，肠黏膜屏障作用差，肠内毒素、消化不全产物和过敏原等可经肠黏膜进入体内，易引起全身感染和变态反应性疾病。

5. 肝

年龄愈小，肝脏相对愈大。婴儿肝脏结缔组织发育较差，肝细胞再生能力强，不易发生肝硬化，但易受各种不利因素的影响，如缺氧、感染、药物中毒等均可使肝细胞发生肿胀、脂肪浸润、变性、坏死、纤维增生而肿大，影响其正常功能。婴儿时期胆汁分泌较少，故对脂肪的消化、吸收功能较差。

6. 胰腺

胰腺位于腹膜后第 2 及第 3 腰椎水平处，分为内分泌部（分泌胰岛素）与外分泌部（分泌消化酶），3~4 月龄时胰腺发育较快，胰液分泌量也随之增多。出生后 1 年，胰腺外分泌部生长迅速，为出生时的 3 倍。婴幼儿时期胰液及其消化酶的分泌易受炎热天气和疾病的影响而被抑制，容易发生消化不良。6 月龄内的婴儿胰淀粉酶活性较低，1 岁以后开始接近成人。

7. 肠道细菌

胎儿消化道内无细菌，生后数小时细菌即侵入胃肠道，主要分布在结肠和直肠。肠道菌群受食物成分影响，单纯母乳喂养儿以双歧杆菌占绝对优势，人工喂养和混合喂养儿肠内的大肠埃希菌、嗜酸杆菌、双歧杆菌及肠球菌所占比例几乎相等。正常肠道菌群对侵入肠道的致病菌有一定的拮抗作用。婴幼儿肠道正常菌群脆弱，易受许多内外因素影响而致菌群失调。

（1）母乳喂养儿粪便：为黄色或金黄色，多为均匀糊状，偶有少许黄色粪便颗粒，或较稀薄，不臭，有酸味（pH4.7~5.1）。每日排便2~4次，一般在添加辅食后次数即减少。1周岁后减到每日1~2次。

（2）人工喂养儿粪便：为淡黄色或灰黄色，较干稠，呈中性或碱性反应（pH6~8）。因牛乳含蛋白质较多，粪便有明显的蛋白质分解产物的臭味，有时可混有白色酪蛋白凝块，量多，大便1~2次/日，易发生便秘。

（3）混合喂养儿粪便：喂食母乳加牛乳的婴儿粪便与喂牛乳者相似，但较软、黄色，添加淀粉类食物可使大便增多，稠度稍减，稍呈暗褐色，臭味加重。添加各类蔬菜、水果等辅食时大便外观与成人粪便相似，大便1次/日左右。

（二）小儿消化系统疾病常用检查

1. 电子胃镜检查

【目的】

直接观察食管、胃、十二指肠炎症、溃疡或肿瘤等的性质、大小、部位及范围，并可行组织学或细胞学的病理检查，对指导临床诊断及治疗上消化道疾病有重要意义。

【适应证】

（1）吞咽困难或吞咽疼痛：小婴儿表现为进食哭闹、拒食或呕吐。
（2）原因不明的呕吐。
（3）原因不明的胸痛和腹痛。
（4）原因不明的贫血，尤其是小细胞低色素贫血。
（5）上消化道出血，原因不明的黑便、呕血。
（6）有明显消化不良症状，上腹饱胀、嗳气、反酸、食欲缺乏、胃灼热。
（7）消化道内异物取出。
（8）内镜逆行胰胆管造影。

【禁忌证】

（1）急性咽炎。
（2）重症心血管或呼吸系统疾病。
（3）消化道穿孔的急性期。
（4）腐蚀性食管损伤的急性期。
（5）精神失常不能合作者。
（6）全身状况差难以承受内镜检查者。

【护理】

（1）检查前准备：①了解患儿一般情况及相关病史，做好相应的准备工作。选择合适的内镜型号并检查是否完好、安装是否正确。如果患儿有消化道传染病，应使用专用内镜或对内镜进行特殊消毒处理。②肠道准备：保证患儿在空腹状态下进行检查。在检查前1日晚餐后开始禁食，检查当日禁饮至少6小时；如有幽门梗阻等影响胃排空的病变，则需禁食2~3日，必要时需洗胃清除胃内积存的食物。哺乳期婴儿则于术前4~6小时禁奶、禁水。③保持患儿安静：热情接触患儿消除其恐惧心理，取得配合。对个别不合作的患儿术前20~30分钟肌内注射镇静剂。对于过度紧张而不能合作的婴幼儿或需要操作时间长的患儿，由麻醉医生协助全麻。④做好谈话记录：详细向家长解释检查的必要性、配合检查的有关事项，交代术中可能出现的意外，取得家长同意并签字。⑤术前用药：年长儿检查前10~15分钟咽喉部喷雾2%利多卡因2次，每次间隔3~5分钟。

（2）检查中配合：①体位：松解患儿领扣和裤带，取下活动性牙套。取左侧卧位，双下肢自然屈曲，头偏向一侧，置弯盘于口边，协助患儿张口咬住牙垫。护士站立在患儿头侧，右手固定牙垫和下颌关节，防止牙垫脱出，咬破内镜损伤患儿。同时用前臂和肘关节固定患儿头部和肩部，左手协助医生进镜。②插镜：插镜时患儿头部轻轻前屈，内镜进入口腔后，年长儿嘱其做吞咽动作，待食管口开启时，顺势推入。内镜进入胃腔后，嘱患儿做深呼吸，不要憋气，以减轻恶心不适。③协助诊疗：依次观察贲门、胃体、胃窦、幽门、十二指肠球部及降部。如遇出血，需内镜下止血。根据情况实施取活检、摄影、刷取细胞涂片、息肉切除及幽门螺杆菌（Hp）监测等。④观察：密切注意观察患儿面色、呼吸的改变，如出现剧烈咳嗽、呼吸困难、颜面发绀等，应立即拔镜。全麻患儿给予心电监护，注意生命体征的改变。检查过程中要关心爱护患儿，适时给予鼓励，让患儿放松配合医生，可以缩短检查时间。⑤并发症及处理：a. 出血，多为黏膜局部损伤或活检引起。如果出血量大，需积极进行内科止血或内镜下止血处理。b. 穿孔，为严重的并发症之一，最常见是咽喉部梨状隐窝及食管下端。应立即行外科手术。c. 心血管及麻醉意外，予抗过敏性休克、抗心源性休克、气管插管、人工呼吸等急救处理。

（3）检查后护理：①休息：一般患儿拔镜后取坐位，稍稍休息，如无不适即可离开检查室。全麻患儿需待麻醉完全苏醒后，经观察无并发症方可离开检查室。②病情观察：术后注意患儿有无呕吐、出血、腹痛、腹胀、发热等不适。如患儿剧烈的胸背部疼痛，颈部皮下气肿，多为穿孔，应立即报告医生并积极处理。若患儿出现音哑、咽部疼痛，甚至发热，可能有咽喉部损伤或感染，需抗感染治疗。术后短时间内咽部可有异物感，嘱患儿不能用力咳嗽，以防黏膜撕裂出血。③术后饮食：术后应暂禁食，咽喉部喷雾患儿2小时后可先饮水，如无呛咳可进温凉流质，晚餐进软食，次日饮食照常。婴幼儿一般不作咽喉部麻醉，术后即可进食。对活检者，术后2~3小时内禁食、禁饮，且当日以清淡流质为宜，勿进过热食物。

2. 电子结肠镜检查

【目的】

通过电子结肠镜进行肠道的直视检查，不但可以清楚地发现肠道病变，还可对部分肠道病变进行治疗，是诊断和治疗大肠疾病安全有效的方法之一。

【适应证】

（1）原因不明的慢性腹泻、黏液便、黏液脓血便。

（2）急慢性消化道出血的诊断和治疗。

（3）结肠息肉切除。

（4）肠套叠复位治疗。

（5）X 线钡灌肠造影发现可疑病变。

（6）结肠异物取出。

（7）结肠或直肠术后，以及炎症性肠病治疗效果的观察。

【禁忌证】

（1）严重心肺疾患无法耐受内镜检查或处于休克危重状态者。

（2）疑有肠穿孔、腹膜炎或疑有腹腔广泛粘连者。

（3）大肠炎症疾病的急性活动期，急性憩室炎。

（4）严重的坏死性结肠炎、中毒性巨结肠、肛门病变有明显疼痛者。

【护理】

（1）检查前护理：①详细了解患儿病情，一般常规检测出凝血时间、血小板计数、心电图，估计病变部位与性质，准备好相应的器械及物品。

②肠道准备：肠道的清洁程度是影响结肠镜检查成败与效果的关键。

饮食准备：术前 2~3 日进食少渣饮食，术前 1 日进食半流或流质饮食，不吃蔬菜、水果等含植物纤维多的食物。大便带血的患儿，不能吃西瓜、红辣椒等红颜色食物。

清洁肠道：哺乳期婴儿检查前禁食 4 小时，检查当日清洁洗肠。有长期便秘史的患儿，术前 2 日口服缓泻药，如便乃通、番泻叶、乳果糖等，排除积便，检查前晚和当日早晨按年龄口服洗肠药，以彻底清洁肠道。无便秘者，检查前晚和当日早晨根据患儿年龄及一般情况口服导泻药，如番泻叶、乳果糖、聚液二醇等，检查当日清洁洗肠，并嘱患儿排尽粪水。

清洁灌肠法：在做肠镜前 2~4 小时服用 50%硫酸镁，儿童 25~50mL，用温开水口服后 30 分钟内饮水 500~1000mL 即可腹泻。或检查前晚服用蓖麻油 0.4~0.5mL/kg，同时饮水 15mL/kg，3~4 小时后可连续腹泻数次，次日上午用开塞露 1~2 次，并于检查前 2 小时再用温生理盐水灌肠 2~3 次，直到排出无粪便清水为止。③主动热情接待患儿及家长，说明检查程序和目的，交代注意事项及术中可能发生的意外，做好谈话记录，家长同意签字。④术前用药：a. 术前半小时肌内注射阿托品或间苯三酚，抑制肠蠕动解除肠痉挛，有利于插镜及寻找病变。b. 紧张不合作的患儿术前 30 分钟肌内注射镇静剂或口服 10%的水合氯醛（0.3~0.5mL/kg）。对高度紧张和 3 岁以下及不合作的患儿配合麻醉师行全身麻醉。

（2）检查中配合：①体位：检查前嘱患儿排尽粪水，取左侧卧位，双下肢向腹部弯曲，助手或家长固定患儿。②插镜：先直肠指诊，了解有无肿块及肠腔狭窄，并注意肛门有无痔疮、肛裂等。将肠镜前端涂少许润滑剂，左手拇指、中指分开肛周皮肤暴露肛门，右手握持弯曲部距镜头数厘米处，将镜头侧放在肛门口，用食指按压镜头滑入肛门，然后稍向腹侧方向插入。进镜时应注意：①遵循体腔进镜的基本原则，不可盲目滑进。若进镜困难，配合医生变换患儿体位，改变肠管的走向，加大弯曲部角度，便于进镜。②肠镜在通过乙状结肠、脾曲、肝曲困难时，用左手在病人腹部加压，顶住镜身不打弯，使之顺利通过。③观察：注意患儿面色、呼吸及精神的变化，如有特殊情况要及时通知医生，以便采取相应措施。④并发症：

活检出血：镜下找到出血部位，喷洒止血剂或电凝微波止血。如果出血量大需行外科手术。

穿孔：患儿若合并活动性结肠炎、结肠狭窄等易导致穿孔。操作者技术不熟练盲目进镜也可导致。穿孔者应立即行外科手术。

（3）检查后护理：①休息：镜检未发现病变也未行活检者，患儿稍作休息，无特殊不适可以回家。行活检和肠息肉切除的患儿，要注意休息，避免剧烈运动，防止出血。②观察：使用镇静剂和全麻的患儿要注意监测其生命体征，采取正确体位，有呕吐时，防窒息。注意观察患儿有无腹痛、腹胀、便血等情况。特别是做过活检的门诊病人，要向家长交代清楚，发现问题及时就诊。③术后饮食：未使用镇静剂和麻醉的患儿，术后即可进食，全麻患儿麻醉完全清醒6小时后方可进食。行黏膜活检者，应进食流质或半流质饮食1~2日。肠息肉切除者，进食流质或半流质饮食3~5日。④标本送检：对内镜下息肉摘除者，告知家长注意息肉的摘除情况，并及时留取息肉标本送检。

3. 尿素^{13}C呼气试验

^{13}C呼气试验是诊断人体内幽门螺旋杆菌感染的一种全新方法。该方法采用了稳定同位素以及质谱学等技术，具有准确、特异、快捷的特点，国内及国际上报道的有关该方法的灵敏度和特异性都在95%左右；受检者无痛苦，无创伤，无放射性损伤，临床应用十分广泛。

【目的】

病人口服尿素胶囊后，如果胃中有Hp，其产生的尿素酶能迅速将尿素分解为二氧化碳和氨气，二氧化碳经血液进入肺而呼出体外。收集病人呼出的CO_2测量呼气中$^{13}C/^{12}C$同位素比值的变化，即可诊断胃内有无感染Hp。

【操作方法】

（1）受试者应在早上空腹或禁食2小时以上受试。

（2）在收集袋上填好病人信息。

（3）受试者维持正常呼吸，按以下步骤操作：①取下集气袋盖帽，手持呼气袋上端较硬处，患儿平静呼吸或稍微闭气约15秒后，将气体徐徐吹入集气袋中（注意不要深吸气后猛吹），当气充满后，立即将集气袋盖帽盖好。此收集的为0分钟呼气。②受试者用80~100mL凉开水送服一粒尿素C13胶囊后，静坐。③30分钟后按上述方法吹服药后集气袋，盖紧集气袋盖帽，连接转换器上机检测。

【结果判断】

≥4. 0±0. 4时，可判定为Hp阳性。

4. Hp抗体分型检测

【目的】

本试验是先将Hp抗原用SDS聚丙烯酰胺凝胶电泳，按分子量大小不同分开，再将其转移至硝酸纤维膜上，如果被检血清有相应抗体，应用酶联免疫吸附反应，就会在抗原的相应位置出现显色区带，根据阳性区带的分子量不同即可判断 Hp 类型。适用于人体血清样品对 Hp 感染引起的各种胃部疾病（如胃炎、胃十二指肠溃疡、胃癌、胃淋巴瘤和非溃疡性消化不良等）进行临床辅助诊断及 Hp 感染的流行病学调查。

【标本要求】

静脉取血 2~5mL，置试管待凝固后离心分离血清，血清标本保存于 2~8℃，在 24 小时内不能测试的标本应放在-20℃保存，有絮状物或霉变的血清标本会影响测试。

【结果判断】

（1）质控带未出现：表示本次试验无效。

（2）阴性结果：显色区带仅出现质控带，未见任何一条阳性区带，表示被检者血清中无 Hp 抗体。

（3）Ⅱ型 Hp 抗体阳性：仅 UreA 和 UreB 区带中任意一种或同时出现，未见 CagA、VacA 区带。

（4）Ⅰ型 Hp 抗体阳性：CagA、VacA 区带中任意一种或两种同时出现。

【临床意义】

（1）检测血清 HpIgG 抗体，能反映 Hp 感染的菌型，出现细胞毒（CagA）和/或空泡毒（VacA）抗体为Ⅰ型 Hp 感染；仅出现尿素酶亚单位 A 和/或 B 抗体为Ⅱ型 Hp 感染。

（2）Hp 感染后需经一定时间（1~3 个月）才能产生抗体，而 Hp 根除后 3~6 个月抗体滴度明显下降。由于 Hp 感染一般都不能自行消失，如未经 Hp 根治的病人 Hp 抗体阳性即提示有 Hp 现症感染。

（3）不同类型 Hp 感染与胃病相关性：Ⅰ型 Hp 致病力强，感染后易引起胃部疾病，与疾病的关联及严重程度较高；Ⅱ型 Hp 致病力弱，一般感染后不易引起胃部疾病，与疾病的关联及严重程度较低。

5. *胃肠动力检测*

（1）消化道测压：是目前儿科应用最广泛的胃肠动力检测方法，可以测定食管、胃、十二指肠、小肠，甚至结肠的压力及动力变化。①食管测压：可测下食管括约肌（Loweresophagealsphincter，UES）及食管体部静息时和吞咽后动力变化，确定食管动力异常类型，动力性疾病及判断疗效。②肛门直肠测压：是通过气囊法或灌注法来了解肛门直肠动态的一种新的检测方法，可以检查直肠感觉功能、直肠顺应性和肛门内外括约肌压力、直肠肛管松弛反射、肛管高压区压力及长度等，提供反映直肠和肛门内外括约肌功能的客观指标，为判定便秘程度和类型提供可靠依据。据国内外报道，肛门直肠测压对诊断先天性巨结肠症的阳性已达到 90%以上，已经成为先天性巨结肠症的特异性诊断方法。

（2）胃电图：胃电图（EGG）的电极置于体表，因其无创性而受到欢迎。Koch 和 Liang 等的研究发现，从早产儿到足月儿乃至生后，EGG 的变化规律反映了胃神经肌肉发育成熟的过程。在儿童中，对影响胃肠动力的不同疾病（肌原性，神经病性，体液性）的 EGG 的研究，发现大多伴有胃电异常，如 Devane 等发现与原发性神经源性疾病有关的假性肠梗阻患儿有持续胃动过速，Ravelli 等在一组中枢神经系统障碍的患儿中发现 62%有胃电节律乱。而胃电节律恢复正常，则合并症状改善，显示了 EGG 在胃肠动力检查中的意义。结肠的肌电在健康者和病人中的调节功能还不清楚。

（3）实时超声显像：是一项非侵入性，安全可重复的检查。用超声技术测量试餐前后胃窦的宽度，以测定胃容量和胃排空。用于评估有胃食管反流的婴儿的胃排空。

（4）放射性核素检查：此方法是将放射性核素标记于饮料或食物中，经口服达靶器官，进行动态照像，用计算机处理获得资料，它无创、简便、可定量，可用于检查胃食管反流、胃排空、小肠结肠运转。但缺乏正常儿童的资料，国内陈燕萍等用此方法检查一组新生儿胃食管反流，无不良反应。鉴于核素的放射性，此法不常规应用于儿童。

（5）食管 pH24 小时动态监测：此方法为用一微型电极置入食管，通过监测 pH，计算机处理所获资料，是诊断小儿胃食管反流的金标准，尤其是能方便、安全地在早产儿中应用。

（6）不透 X 线标记物测定：用固态热卡试餐及标记物同时摄入，在一定时间拍摄腹部 X 线，观察标记物排出胃和体外的量及体内停留部位。被广泛应用于肠道转运检测。对于便秘儿童肠道动力测定，此法简便，易接受。

二、胃食管反流病

胃食管反流病（GERD）是指胃内容物包括从十二指肠流入胃的胆盐和胰酶等反流入食管，有生理性和病理性之分。生理情况下，由于小婴儿食管下端括约肌（LES）发育不成熟或神经肌肉协调功能差而出现的反流称为生理性反流，往往出现于日间餐时或餐后，又称“溢乳”。病理性反流是由于 LES 的功能障碍和/或与其功能有关的组织结构异常，以致 LES 压力低下而出现的反流，常常发生于睡眠、仰卧位及空腹时，引起一系列临床症状和并发症，即胃食管反流病（GERD）。随着直立体位时间和固体饮食的增多，到 2 岁时 60%患儿的症状可自行缓解，部分患儿症状可持续到 4 岁以后。脑性瘫痪、唐氏综合征以及其他原因引起的发育迟缓患儿，有较高的 GERD 发生率。

【护理评估】

（一）病因及病理生理

1. 抗反流屏障功能低下

（1）LES 压力降低：是引起 GERD 的主要原因。正常吞咽时 LES 反射性松弛，压力下降，通过食管蠕动推动食物进入胃内，然后压力又恢复到正常水平，并出现一个反应性的压力增高以防止食物反流。当胃内压和腹内压升高时，LES 会发生反应性主动收缩使其压力超过增高的胃内压，起到抗反流作用。如因某种因素使上述正常功能发生紊乱，LES 短暂性松弛即可导致胃内容物反流入食管。

（2）LES 周围组织薄弱或缺陷：如缺少腹腔段食管，致使腹内压增高时不能将其传导至 LES 使之收缩达到抗反流的作用；小婴儿食管角较大（由食管和胃贲门形成的夹角，即 HIS 角，正常为 30°~50°），膈肌食管裂孔钳夹作用减弱；膈食管韧带和食管下端黏膜瓣解剖结构存在器质性或功能性病变，以及胃内压、腹内压增高等，均可破坏正常的抗反流功能。

2. 食管廓清能力降低

正常情况下，食管廓清能力是依靠食管的推动性蠕动、唾液的冲洗、对酸的中和作用、食团的重力和食管黏膜细胞分泌的碳酸氢盐等多种因素完成其对反流物的清除，以缩短反流物和食管黏膜的接触时间。当食管蠕动减弱或消失或出现病理性蠕动时，食管清除反流物的能力下降，这样就延长了有害的反流物质在食管内停留时间，增加了对黏膜的损伤。

3. 食管黏膜的屏障功能破坏

屏障作用是由黏液层、细胞内的缓冲液、细胞代谢及血液供应共同构成。反流物中的某些物质，如胃酸、胃蛋白酶以及从十二指肠反流入胃的胆盐和胰酶使食管黏膜的屏障功能受损，引起食管黏膜炎症。

4. 胃、十二指肠功能失常

胃排空能力低下，使胃内容物及其压力增加，当胃内压增高超过 LES 压力时可使 LES 开放。胃容量增加又导致胃扩张，致使贲门食管段缩短，使其抗反流屏障功能降低。十二指肠病变时，幽门括约肌关闭不全则导致十二指肠胃反流。

（二）身体状况

1. 呕吐

新生儿和婴幼儿最常见的症状是反复呕吐。85%以上患儿生后第一周即出现呕吐，另有10%生后 6 周内出现。呕吐轻重程度不一，多数发生在进食后，有时在夜间或空腹时，也有表现为溢乳、反刍或吐泡沫，严重时呈喷射状。呕吐物为胃内容物，有时含少量胆汁。年长儿以反胃、反酸、嗳气等症状多见。

2. 反流性食管炎

常见症状为：

（1）胃灼热：见于有表达能力的年长儿，位于胸骨下端，饮用酸性饮料可加重症状，服用抗酸剂症状减轻。

（2）咽下疼痛：婴幼儿表现为喂奶困难、烦躁、拒食。年长儿诉咽下疼痛，如并发食管狭窄则出现严重呕吐和持续性咽下困难。

（3）呕血、黑便：食管炎严重者可发生溃疡和糜烂，出现呕血或黑便症状。

（4）贫血：严重的反流性食管炎可发生缺铁性贫血。

3. Barrette 食管

因慢性 GERD，食管下端的鳞状上皮被增生的柱状上皮所替代，抗酸能力增强，但更易发生食管溃疡、狭窄和腺癌。溃疡较深可发生食管气管瘘。

4. 其他全身症状

（1）呼吸系统表现：反流物可直接或间接引发反复性呼吸道感染、吸入性肺炎，难治性哮喘、早产儿窒息或呼吸暂停及婴儿猝死综合征等。

（2）营养不良：主要表现为体重不增和生长发育迟缓，贫血。

（3）其他表现：如声音嘶哑、慢性咽喉炎、中耳炎、鼻窦炎、口腔溃疡、龋齿等。部分患儿可出现神经、精神经症状。①Sandifer 综合征，是指病理性 GERD 患儿呈现类似斜颈样的一种特殊“公鸡头样”的姿势。此为一种保护性机制，以期保持气道通畅或减轻胃酸反流所致的疼痛，同时伴有杵状指、蛋白丢失性肠病及贫血。②婴儿哭吵综合征，表现为易激惹、夜惊、进食时哭闹等。

（三）辅助检查

（1）食管钡餐造影

可判断食管的形态、运动状况、钡剂的反流和食管与胃连接部的组织结构、食管裂孔疝等先天性疾患以及严重病例的食管黏膜炎症改变。

（2）食管 pH 动态监测

反应 GERD 的发生频率、时间、反流物在食管内停留的状况，以及反流与起居活动、临床症状之间的关系，根据评分标准，区分生理性和病理性反流，是目前最可靠的诊断方法。

（3）还可做食管动力功能检测、食管内镜检查和黏膜活检、胃镜检查、胃食管同位素闪烁扫描以及超声学检查。

【常见护理诊断/问题】

1. 有窒息的危险

与呕吐物吸入有关。

2. 营养失调——低于机体需要量

与反复呕吐及喂养困难有关。

3. 慢性疼痛

与胃食管反流致食道炎有关。

4. 知识缺乏

家长缺乏胃食管反流疾病的护理知识。

【治疗措施】

包括体位、饮食、药物和手术治疗。

1. 药物治疗

（1）促胃肠动力药：能提高 LES 张力，增加食管和胃蠕动，提高食管廓清能力，促进胃排空，从而减少反流和反流物在食管内的停留时间。①多巴胺受体拮抗剂：多潘立酮（吗丁啉）为选择性、周围性多巴胺 D2 受体拮抗剂。常用剂量为每次 0.2～0.3mg/kg，每日 3 次，饭前半小时及睡前口服。②通过乙酰胆碱起作用的药物：西沙必利（普瑞博思）主要作用于肠肌层神经丛运动神经原的 5 羟色胺受体，增加乙酰胆碱释放，从而促进胃排空和增加 LES 压力。常用剂量为每次 0.1～0.2mg/kg，每日 3 次口服。

（2）抗酸和抑酸药：主要作用为抑制酸分泌、中和胃酸以减少反流物对食管黏膜的损伤，提高 LES 张力。①抑酸药：H_2 受体拮抗剂如西咪替丁、雷尼替丁、法莫替丁、尼扎替丁；质子泵抑制剂如奥美拉唑（洛赛克）、兰索拉唑、埃索美拉唑等。②中和胃酸药：如氢氧化铝凝胶，多用于年长儿。

（3）黏膜保护剂：硫糖铝、蒙脱石散、硅酸铝盐、磷酸铝等。

2. 外科治疗

及时采用体位、药物等治疗方法后，大多数患儿症状能明显改善和痊愈。具有下列指征可考虑外科手术：①内科治疗 6~8 周无效，有严重消化道出血、营养不良、生长发育迟缓等严重并发症。②严重食管炎伴溃疡、狭窄或发现有解剖异常如食管裂孔疝等。③有严重的呼吸道并发症，如呼吸道梗阻、反复发作吸入性肺炎或窒息、伴支气管肺发育不良者。④合并严重神经系统疾病。

【护理措施】

（一）监测

1. 生命体征监测

观察心率、呼吸、血氧饱和度，必要时进行心电监护。

2. 观察呕吐物和大便

注意观察呕吐物的颜色、性质及量，若为咖啡色样液体，提示严重的食管糜烂或溃疡。出现黄绿色或草绿色呕吐物时，可能存在碱性反流，注意预防更为严重的组织损伤。观察大便颜色和量。

3. 密切观察患者状态

详细记录出入量，密切观察精神状态、反应及哭声、前囟张力、面色及肢端温度，有无脱水、酸中毒表现，发现异常变化及时报告医生。若发现患儿呛咳窒息，立即清理呼吸道，给氧。

（二）护理

1. 体位治疗与护理

新生儿和小婴儿的体位以前倾俯卧位为最佳，平时常给予上身抬高 30°倾斜卧位，年长儿在清醒状态下最佳体位为直立位和坐位，睡眠时保持左侧卧位，以促进胃排空，减少反流频率及反流物误吸。

2. 饮食疗法与护理

饮食宜稠厚，少量多餐，婴儿增加喂奶次数，人工喂养儿可在牛奶中加入淀粉类或进食谷类食品。严重反流及生长发育迟缓、吸吮能力差的患儿可采用管饲喂养，必要时禁食。年长儿以高蛋白、低脂肪饮食为主。睡前 2 小时不予进食，保持胃处于非充盈状态，避免食用降低 LES 张力和增加胃酸分泌的食物，如酸性饮料、碳酸及咖啡因饮料、高脂饮食、巧克力和辛辣食品。饮食后尽量减少更改体位，减少移动。注意保持呼吸道通畅，防止窒息。喂奶后 1 小时内加强巡视，发现呕吐与窒息，立即清理呼吸道，给予氧气吸入，及时报告医生。

3. 药物治疗护理

按医嘱给予促胃肠动力药、抗酸和抑酸药、黏膜保护剂、质子泵抑制剂等药物治疗。观察药物疗效和副作用，注意用法用量，如多潘　酮应饭前半小时及睡前服用；服用西沙比利时，不能同时饮用橘子汁，同时注意心率和心律变化，出现心跳加快或心律失常时应及时报告医生进行处理；西咪替丁在进餐时与睡前服用效果最好；制酸剂碳酸钙口服混悬液用药过程中，应多食富含磷的食物如豆类、鱼、肉、蛋，注意便秘、腹胀等副作用；质子泵抑制剂奥美拉唑不宜与其他制酸药同用。

4. 手术护理

GERD 患儿术前、术后护理与其他腹部手术类似。术前做好各项检查和支持疗法；术后根据手术方式做好术后护理，保持胃肠减压通畅，做好引流管护理，注意观察切口情况。

5. 健康教育

（1）告知家长体位与饮食治疗的方法、重要性和长期性，尤其是小婴儿护理注意事项。

（2）指导家长辨别患儿有无发绀，评估患儿反应状况和喂养是否耐受，示范窒息的应急处理，新生儿每日监测体重。指导家长正确观察大便和呕吐物的颜色和量，如患儿呕吐物有血性或咖啡色样物及时就诊。

（3）带药出院时，详细说明用药方法和注意事项，尤其是用药剂量和用药反应。坚持用药至少 3~6 个月，待症状完全消失后复查胃镜。鼓励患儿进行适当的户外活动，避免情绪过度紧张。

三、小儿腹泻

小儿腹泻或称腹泻病，是由多因素、多病原引起的以大便次数增多及性状改变为特点的一组消化道综合征。6 月龄~2 岁婴幼儿发病率高，1 岁以内约占半数，是儿科最常见疾病之一，一年四季均可发病，但夏秋季发病率最高。也是导致小儿营养不良、生长发育障碍的主要原因之一。

【护理评估】

（一）病因及病理生理

1. 易感因素

（1）消化系统特点：婴幼儿消化系统发育不够成熟，胃酸和消化酶分泌不足，消化酶活性低，对食物的质和量的较大变化耐受力差。由于婴幼儿生长发育快，对营养物质的需求相对较多，消化道负担较重。因此，在受到不良因素影响时，易引起消化道功能紊乱。

（2）机体防御能力较差：婴儿血清免疫球蛋白、胃肠道 SIGA 水平及胃内酸度均较低，新生儿出生后尚未建立正常肠道菌群或因使用抗生素等引起肠道菌群失调时，使正常肠道菌群对入侵致病微生物的拮抗作用丧失，均易患肠道感染。

（3）人工喂养：人工喂养儿肠道感染发生率明显高于母乳喂养儿。其原因是人工喂养儿不能从母乳中得到 SIGA、乳铁蛋白等体液因子、巨噬细胞和粒细胞等有很强抗肠道感染作用的成分，加之食物、食具易被污染等因素所致。

2. 感染因素

（1）肠道内感染：可由病毒、细菌、寄生虫引起。①病毒感染：寒冷季节 80% 的婴幼儿腹泻由病毒感染引起。主要病原为轮状病毒，其次有星状和杯状病毒、肠道病毒（包括柯萨奇病毒、埃可病毒、肠道腺病毒)、诺沃克病毒、冠状病毒等。②细菌感染：主要病原为致泻大肠杆菌，包括致病性大肠埃希菌（EPEC)、产毒性大肠埃希菌（ETEC)、侵袭性大肠埃希菌（EIEC)、出血性大肠埃希菌（EGEC）和黏附集聚性大肠埃希菌（EAEC）5 大组菌株。其他细菌感染有空肠弯曲菌、沙门菌、变形杆菌、金黄色葡萄球菌等。③真菌感染：小儿以白念珠菌多见。长期应用广谱抗生素或长期应用肾上腺皮质激素，亦易发生白念珠菌或其他条件致病菌肠炎而引起腹泻。④寄生虫感染：常见为蓝氏贾第鞭毛虫、阿米巴原虫和隐孢子虫等。

（2）肠道外感染：如上呼吸道感染、肺炎、泌尿系统感染或急性传染病时，除了由于发热、感染原释放的毒素、抗生素治疗、直肠局部激惹（膀胱感染）作用产生腹泻症状外，有时病原体（主要是病毒）亦可同时感染肠道。

3. 非感染因素

（1）饮食因素①食饵性腹泻：常因喂养时间不定时、饮食量不当、食物种类改变太快以及食物成分不适宜，过早给予淀粉或脂肪类食物引起。给予含高果糖或山梨醇的果汁，可产生高渗性腹泻。给予肠道刺激物如调料和富含纤维素的食物等也可引起腹泻。②过敏性腹泻：个别婴儿对牛奶、豆浆或某些食物成分敏感或不耐受而引起腹泻。③其他因素还包括原发性或继发性双糖酶缺乏，乳糖酶的活力降低，肠道对糖的消化吸收不良而引起腹泻。

（2）气候因素：天气突然变冷，腹部受凉导致肠蠕动增加；天气过热消化液分泌减少；口渴饮奶过多等可能诱发消化功能紊乱而引起腹泻。

（二）身体状况

根据病程分为急性、迁延性、慢性腹泻 3 种。病程在 2 周以内为急性腹泻；病程 2 周至 2 个月为迁延性腹泻；病程超过 2 个月为慢性腹泻。不同病因引起的腹泻常具有相似的临床表现，同时又各有其特点。

1. 腹泻共同的临床表现

（1）轻型腹泻：多由饮食因素或肠道外感染引起。起病可急可缓，以胃肠道症状为主，食欲不振，偶有恶心、呕吐或溢乳。大便次数增多及性状改变，一日大便可达 10 次左右，每次大便量少，呈黄色或黄绿色，有酸味，粪质不多，常见白色或黄白色奶瓣和泡沫。一般无脱水及全身中毒症状，多在数日内痊愈。

（2）重型腹泻：多为肠道内感染所致。起病常比较急，也可由轻型逐渐加重而致。除有较重的胃肠道症状外，还有明显的脱水、电解质紊乱及全身中毒症状，如发热、烦躁、精神萎靡、嗜睡，甚至昏迷、休克。

（3）胃肠道症状：食欲低下，常伴有呕吐，有时甚至进水即吐，严重者可吐咖啡样液体。大便次数明显增多，每日 10 次至数十次，多呈黄绿色水样便或蛋花汤样便，量多，可有少量黏液，少数患儿也可有少量血便。

（4）水、电解质和酸碱平衡紊乱：主要表现为等渗、低渗性脱水，代谢性酸中毒，低钾血症以及低钙、低镁、低磷血症。

2. 几种常见类型肠炎的临床表现

（1）轮状病毒肠炎：秋、冬季多见，又称秋季腹泻，呈散发或小流行，经粪-口途径传播，也可通过气溶胶经呼吸道感染而致病，多见于 6 个月至 2 岁的婴幼儿，4 岁以上者少见。潜伏期1~3日，起病急，常伴有发热和上呼吸道感染症状，病初即出现呕吐，大便次数多、量多，呈黄色或淡黄色，水样或蛋花汤样，无腥臭味，常并发脱水、酸中毒。本病为自限性疾病，数日后呕吐渐停，腹泻减轻，不喂乳类的患儿恢复较快，3~8日自行恢复。大便镜检偶有少量白细胞。感染后1~3日内大便进行病毒检测可见大量轮状病毒。

（2）产毒性细菌引起的肠炎：夏季多发。潜伏期1~2日，起病较急。轻症仅大便次数稍增，性状轻微改变。重症腹泻繁多，量多，呈水样或蛋花汤样，混有黏液，镜检无白细胞。常伴有呕吐，严重者可伴发热、脱水、电解质和酸碱平衡紊乱。为自限性疾病，自然病程3~7日或较长。

（3）侵袭性细菌性肠炎：全年均可发病，潜伏期长短不等。常引起志贺杆菌性痢疾样病变。起病急，高热甚至可发生热惊厥。腹泻频繁，大便呈黏液状，带脓血，有腥臭味。常伴恶心、呕吐、腹痛和里急后重，可出现严重的全身中毒症状甚至休克。大便镜检有大量白细胞及数量不等的红细胞。粪便细菌培养可找到相应的致病菌。其中空肠弯曲菌肠炎多发生在夏季，常侵犯空肠和回肠，有脓血便，腹痛剧烈；耶尔森菌小肠结肠炎多发生在冬春季节，可引起淋巴结肿大，亦可产生肠系膜淋巴结炎，严重病例可产生肠穿孔和腹膜炎。以上两者均需与阑尾炎鉴别。鼠伤寒沙门菌小肠结肠炎有胃肠炎性和败血症性，夏季发病率高，新生儿和1岁以内的婴儿尤易感染，新生儿多为败血症性，常引起暴发流行，可排深绿色黏液脓便或白色胶冻样便，有特殊臭味。

（4）出血性大肠埃希菌肠炎：开始为黄色水样便，后转为血水便，有特殊臭味，伴腹痛，大便镜检有大量红细胞，一般无白细胞。

（5）抗生素诱发的肠炎：多继发于使用大量抗生素后，营养不良、免疫功能低下、长期应用肾上腺皮质激素者更易发病。病程和症状常与耐药菌株的不同及菌群失调的程度有关。婴幼儿病情多较重。主要包括金黄色葡萄球菌肠炎、伪膜性小肠结肠炎和真菌性肠炎。①金黄色葡萄球菌肠炎典型大便为暗绿色，量多，带黏液，少数为血便。大便镜检有大量脓细胞和成簇的革兰氏阳性球菌，培养有葡萄球菌生长，凝固酶阳性。②伪膜性小肠结肠炎由难辨梭状芽孢杆菌引起。主要症状为腹泻，轻症大便每日数次，停用抗生素后很快痊愈；重症频泻，黄绿色水样便，可有毒素致肠黏膜坏死所形成的伪膜排出，大便厌氧菌培养、组织培养法检测细胞毒素可协助确诊。③真菌性肠炎多为白念珠菌所致，常并发于其他感染。大便次数增多，黄色稀便，泡沫较多带黏液，有时可见豆腐渣样细块（菌落）。大便镜检有真菌孢子体和菌丝。

（6）生理性腹泻：多见于出生6个月以内的婴儿，小儿虚胖，常伴湿疹，生出后不久即出现腹泻，但除大便次数增多外，无其他症状，食欲好，生长发育正常。可能与婴儿食奶较多，小肠乳糖酶相对不足有关，或由于母乳中前列腺素E2含量较高所致。添加辅食后，大便即逐渐转为正常。

（三）辅助检查

1. 血常规

白细胞总数及中性粒细胞增多提示细菌感染，寄生虫感染或过敏性病变者嗜酸性粒细胞增多。

2. 大便检查

大便内较多的白细胞常由各种侵袭性细菌感染引起，大便培养可检出病原菌，大便涂片发现念珠菌孢子及假菌丝有助于真菌性肠炎的诊断，疑为病毒感染者应做病毒学检查。

3. 血液生化检查

电解质（E4A）测定可了解体内酸碱平衡程度和性质，必要时测血钙和血镁。

【常见护理诊断/问题】

1. 体液不足

与腹泻、呕吐丢失过多水分和摄入量不足有关。

2. 营养失调

低于机体需要量，与腹泻、呕吐丢失过多和摄入量不足有关。

3. 体温过高

与肠道感染有关。

4. 有皮肤完整性受损的危险

与大便次数增多刺激臀部皮肤有关。

5. 知识缺乏

患儿家长缺乏合理喂养知识、卫生知识以及腹泻护理知识。

6. 潜在并发症

脱水、急性肾功能损伤、休克。

【治疗措施】

1. 调整饮食

强调继续进食，根据疾病的特殊病理生理状况、个体消化吸收功能和平时的饮食习惯进行合理调整，以满足生理需要，补充疾病消耗，缩短腹泻后的康复时间。

2. 纠正水、电解质紊乱和酸碱失衡

口服补液盐（ORS）可用于预防脱水及纠正轻、中度脱水。中、重度脱水伴周围循环衰弱者静脉补液。重度酸中毒或经补液后仍有酸中毒症状者，补充碱性溶液碳酸氢钠或乳酸钠。纠正低钾、低钙和低镁血症。

3. 药物治疗

约70%的患儿表现为病毒及非侵袭性细菌所致的水样便腹泻，一般不用抗生素，应合理使用液体治疗法，选用微生态制剂和黏膜保护剂。另外约30%的患儿为侵袭性细菌感染所致的黏液、脓血便病人，应根据临床特点，结合大便细菌培养和药敏试验结果选用针对病原菌的抗生素，并随时进行调整。避免用止泻剂。补锌治疗：WHO 建议腹泻儿童补锌 10~14 日，年龄<6 月龄补元素锌 10mg/d，年龄>6 月龄补元素锌 20mg/d。

4. 预防并发症

迁延性、慢性腹泻常伴有营养不良和其他并发症，病情复杂，必须采取综合治疗措施，应注意肠道菌群失调问题及饮食疗法问题。

【护理措施】

（一）监测

1. 观察排便情况

观察记录大便次数、颜色、气味、性状、量，及时送检，采集标本时注意应采集黏液脓血部分。

2. 监测生命体征

注意有无水、电解质、酸碱平衡紊乱的表现，注意观察尿量、皮肤弹性、末梢循环，警惕休克和肾功能不全，准确记录出入水量，为输液和治疗提供依据。

（二）护理

1. 饮食护理

限制饮食过严或禁食过久常造成营养不良，并发酸中毒，造成病情迁延不愈而影响生长发育，故腹泻患儿除严重呕吐者暂禁食4~6小时（不禁水）外，均应继续进食，以缓解病情，缩短病程，促进恢复。母乳喂养者继续哺乳，暂停辅食，人工喂养者，可喂以等量米汤或稀释的牛奶或其他代乳品，腹泻次数减少后，给予半流质如粥、面条等，少量多餐，随着病情稳定和好转，逐步过渡到正常饮食。病毒性肠炎多有双糖酶缺乏，不宜用蔗糖，对可疑病例暂停乳类喂养，改为豆制代用品或发酵奶，以减轻腹泻，缩短病程。腹泻停止后，继续给予营养丰富的饮食，并每日加餐1次，共2周。对少数严重病例口服营养物质不能耐受者，应加强支持疗法，必要时全静脉营养。

2. 补液护理

（1）口服补液：ORS用于腹泻时预防脱水及纠正轻、中度脱水。轻度脱水50~80mL/kg，中度脱水需80~100mL/kg，于8~12小时内将累积损失量补足。脱水纠正后，可将ORS用等量水稀释按病情需要随时口服。告知家长配制和服用方法。有明显腹胀、休克、心功能不全或其他严重并发症者及新生儿不宜口服补液。

（2）静脉补液：用于中、重度脱水或吐泻严重或腹胀的患儿。根据不同的脱水程度和性质，结合年龄、营养状况、自身调节功能，决定溶液的成分、容量和滴注持续时间。遵循先快后慢、先盐后糖、见尿补钾、抽搐补钙的原则，合理安排输液顺序和调节输液速度。

①第1日补液：

a. 输液总量，包括补充累积损失量、继续损失量和生理需要量，对少数营养不良、心、肺、肾衰竭的患儿应根据具体病情分别做较精确的计算。

b. 溶液种类根据脱水性质而定。若临床判断脱水性质有困难时，可先按等渗脱水处理。

c. 输液速度要取决于脱水程度和继续损失的量和速度，遵循先快后慢原则。若吐泻缓解，可酌情减少补液量或改为口服补液。

d. 纠正酸中毒、低钾、低钙和低镁血症。

②第 2 日及以后的补液：脱水和电解质紊乱已基本纠正，主要补充生理需要量和继续损失量，可改为口服补液，补液量需根据吐泻和进食情况估算。继续补钾，供给热量。

3. 防控感染

严格执行消毒隔离措施，包括患儿排泄物、用物及标本的处理。护理患儿前后认真洗手，防止交叉感染。指导家长及探视人员执行隔离制度，特别是洗手措施。

4. 皮肤护理

婴幼儿选用柔软布类尿布，勤更换；每次便后用温水清洗臀部并吸干；局部皮肤发红处涂以 5%鞣酸软膏或 40%氧化锌油；皮肤溃烂局部可增加暴露或用灯泡照射，以促进愈合，避免使用不透气塑料布或橡皮布，防止尿布皮炎发生。女婴应注意会阴部的清洁，预防上行性尿路感染。

5. 健康教育

（1）护理指导：向家长解释腹泻的病因、潜在并发症以及相关的治疗措施；指导家长正确洗手并做好污染尿布及衣物的处理、出入量的监测以及脱水的观察；说明调整饮食的重要性；指导家长配制和使用 ORS 溶液，强调应少量多次饮用，呕吐不是禁忌证。

（2）预防指导：注意饮水卫生、食物新鲜、清洁和食具消毒；教育小儿饭前便后洗手，勤剪指甲；加强患儿体格锻炼，适当户外运动；宣传母乳喂养的优点，指导合理喂养；气候变化时防止患儿受凉或过热；避免长期滥用广谱抗生素。

四、胃炎

胃炎指任何病因引起的胃黏膜炎症，常伴有上皮损伤和细胞再生，是最常见的消化系统疾病之一。根据临床发病缓急和病程长短，可分为急性和慢性胃炎。

【护理评估】

（一）病因及病理生理

1. 急性胃炎

多为继发性，可由各种严重的脏器功能衰竭、严重创伤、大面积烧伤、大手术、颅脑病变和休克等所致的应激反应引起，误服毒性物质或腐蚀剂、食入细菌及其毒素污染的食物，服用损伤胃黏膜的药物如阿司匹林等非甾体药物、食物过敏、胃内异物、精神紧张等均可引起胃黏膜的急性炎症。虽然急性应激性胃炎的发病机制尚未完全明确，但多数认为在上述情况下，应激的生理性代偿功能不足以维持胃黏膜微循环正常运行，使胃黏膜缺血、缺氧、黏液分泌减少和局部前列腺素合成不足等，导致胃黏膜屏障破坏和氢离子（H^+）反弥散进入黏膜，引起胃黏膜糜烂和出血。

2. 慢性胃炎

有害因子长期反复作用于胃黏膜引起损伤的结果。儿童胃炎以浅表性胃炎最常见，占 90%~95%，萎缩性胃炎极少。至今病因尚不明确，可能与下列因素有关。

（1）Hp 感染：Hp 感染是慢性胃炎最主要的病因。其机制是：①Hp 具有鞭毛结构，可在胃内黏液层中自由活动，并依靠其黏附素与胃黏膜上皮细胞紧密接触，直接侵袭胃黏膜。

②Hp 所分泌的尿素酶，能分解尿素产生 NH_3，中和胃酸，既形成了有利于 Hp 定居和繁殖的中性环境，又损伤了上皮细胞膜。③Hp 能产生细胞毒素使上皮细胞空泡变性，造成黏膜损害和炎症。④Hp 的菌体胞壁还可作为抗原诱导自身免疫反应，后者损伤胃上皮细胞。

（2）十二指肠液反流：各种原因引起胃内容物滞留或十二指肠胃反流，胆盐刺激降低了胃黏膜的屏障功能，胃液中的 H^+ 反弥散进入胃黏膜引起炎症。

（3）长期服用刺激性食物和药物：流行病学资料显示，饮食中高盐和缺乏新鲜蔬菜、水果与慢性胃炎的发生密切相关。长期饮浓茶、咖啡，经常暴饮暴食，食用过热、过冷、过硬、过于粗糙、辛辣的食物，可损伤胃黏膜。服用大量非甾体类抗炎药可破坏黏膜屏障。

（4）精神因素：长期精神紧张压抑可使消化道激素分泌异常。

（5）其他因素：如环境、遗传、免疫、营养等因素均与发病有关。

（二）身体状况

1. 急性胃炎

（1）疼痛：有症状者主要表现上腹不适或隐痛。

（2）上消化道出血：是该病突出的临床表现，突发的呕血和/或黑便为首发症状。据统计，所有上消化道出血的病例中，由急性糜烂出血性胃炎引起者占 10%～30%，仅次于消化性溃疡。大量出血可引起晕厥或休克，伴贫血，体检可有上腹不同程度的压痛。

（3）急性胃炎分类：①急性 Hp 胃炎：由 Hp 感染所致，临床表现、内镜所见及胃黏膜活检病理组织学均显示急性胃炎的特征，但由于一过性的上腹部症状多不为病人注意，临床很难诊断 Hp 感染引起的急性胃炎，如不予抗菌治疗，Hp 可长期存在并发展为慢性胃炎。②除 Hp 之外的急性感染性胃炎：由于胃酸的强力抑菌作用，除 Hp 外的细菌很难在胃内存活而感染胃黏膜，但在机体抵抗力下降时，可发生各种细菌、真菌、病毒感染所引起的急性胃炎。③急性糜烂出血性胃炎：由各种病因引起的、以胃黏膜多发性糜烂为特征的急性胃黏膜病变，常伴有胃黏膜出血，可伴有一过性浅表溃疡形成，临床最常见。

2. 慢性胃炎

症状无特异性，多数有不同程度的消化不良症状，主要表现为反复上腹痛，无明显规律性，症状常与进食或食物种类有关，疼痛部位不确切，多在脐周。幼儿腹痛可仅表现不安和正常进食行为改变，年长儿症状似成人，常诉上腹痛，其次有嗳气、早饱、恶心、呕吐、上腹部不适、反酸，进食硬、冷、辛辣等食物或受凉气温下降时，可引发或加重症状。部分患儿可有食欲不振、乏力、消瘦及头晕，伴有胃糜烂者可出现黑便，多不明显，压痛部位可在中上腹或脐周，范围较广泛。

（三）辅助检查

1. 胃镜检查

最有价值、安全、可靠的诊断胃炎的方法。

2. Hp 检测

胃黏膜组织切片与培养（最准确的诊断方法）、尿素酶试验（快速、简单、特异性敏感性高）、血清抗 Hp 抗体检测、核素标记尿素呼吸试验。

【常见护理诊断/问题】

1. 疼痛

腹痛与胃黏膜炎性病变有关。

2. 营养失调——低于机体需要量

与喂食、消化吸收不良等有关。

3. 焦虑

与病情反复、病程迁延有关。

4. 知识缺乏

缺乏对胃炎病因和预防知识的了解。

5. 潜在并发症

上消化道出血。

【治疗措施】

1. 急性胃炎

（1）去除诱发因素、积极治疗原发病，针对病因和原发疾病采取防治措施。避免服用刺激性食物和药物，及时纠正水电解质紊乱。发生上消化道大出血时按上消化道出血处理。

（2）抑制胃酸分泌或使用黏膜保护药物 常用 H_2 受体拮抗剂或质子泵抑制剂抑制胃酸分泌，或硫糖铝和米索前列醇等保护胃黏膜。

2. 慢性胃炎

（1）根除 Hp 感染：目前多采用的治疗方案为 1 种胶体铋剂或 1 种质子泵抑制剂［常用枸橼酸铋钾（CBS），每次 240mg，每日 2 次］，与阿莫西林（每次 500～1000mg，每日 2 次）及甲硝唑（每次 200mg，每日 4 次）3 药联用，2 周为 1 个疗程。抗生素还有克拉霉素（甲红霉素）、呋喃唑酮等。

（2）对症处理：根据病因给予对症处理。如因非甾体类抗炎药引起，应停药并给予抗酸药；如因胆汁反流，可用氢氧化铝凝胶来吸附，或予以硫糖铝及胃动力药以中和胆盐，防止反流；有胃动力学改变，可服用多潘立酮、西沙必利等。

（3）自身免疫性胃炎的治疗：目前尚无特异治疗，有贫血可肌内注射维生素 B12。

（4）胃黏膜异型增生的治疗：除给予上述积极治疗外，关键在于定期随访。对肯定的重度异型增生可选择预防性内镜下胃黏膜切除术。

【护理措施】

（一）监测

（1）观察有无上腹部疼痛、压痛，观察腹痛的部位、性质、发生时间及与进食的关系。

（2）注意有无呕吐、呕血及血便等症状，发现异常及时报告医生处理。

（3）定期测体重，观察有无贫血及营养不良。

（二）护理

1. 休息与活动

注意休息，减少活动，急性发作时卧床休息，取舒适体位。病情缓解时，进行适当的锻炼，以增强机体抗病力。同时应做好病人的心理疏导，解除其精神紧张，保证身、心两方面得以充分的休息。

2. 饮食护理

给予易消化、无刺激的半流质饮食或软食，避免摄入过冷、过热、过咸、过甜、过酸、辛辣刺激的食物和饮料，注意少量多餐进食，不可暴饮暴食。如有少量出血可给牛奶、米汤等流质以中和胃酸，有利于黏膜的修复。急性大出血或呕吐频繁时应禁食。

3. 疼痛护理

可用热水袋热敷胃部，以解除胃痉挛，减轻腹痛。使用听音乐、讲故事等方法分散病人注意力，指导病人做深呼吸来减轻或缓解疼痛。

4. 用药护理

指导正确使用阿司匹林、吲哚美辛等对胃黏膜有刺激的药物，必要时应用制酸剂、胃黏膜保护剂预防疾病的发生。

（1）胶体铋剂：CBS 为常用制剂，因其在酸性环境中方起作用，故宜在餐前半小时服用。服 CBS 过程中可使齿、舌变黑，可用吸管直接吸入。部分病人服药后出现大便变黑，停药后可自行消失。少数病人有恶心、一过性血清转氨酶升高等。

（2）抗菌药物：阿莫西林服用前应询问病人有无青霉素过敏史，应用过程中注意有无迟发性过敏反应的出现，如皮疹。甲硝唑会引起恶心、呕吐等胃肠道反应，应在餐后半小时服用，并可遵医嘱用甲氧氯普胺、维生素 B_6 等拮抗。

5. 健康教育

（1）强调良好的饮食习惯对胃炎的康复及预防的重要性，指导病人加强饮食卫生和饮食营养，养成规律的饮食习惯，睡前不进食，避免过冷、过热、辛辣等刺激性食物及浓茶、咖啡等饮料。

（2）向病人及家长介绍胃炎的有关知识、预防方法和自我护理措施，指导病人避免诱发因素，养成晨起、睡前、进食后刷牙漱口的习惯，保持口腔清洁。保持轻松愉快的心情。

（3）避免滥用对胃有刺激性的药物，指导正确的用药方法，介绍药物的不良反应，如有异常及时复诊，定期门诊复查。

五、消化性溃疡

消化性溃疡主要指发生在胃和十二指肠的慢性溃疡，即胃溃疡（GU）和十二指肠溃疡（DU）。小儿各年龄组均可发病，以学龄儿居多。小儿消化性溃疡主要分为原发性与继发性溃疡两大类。其中，婴幼儿发病以急性、继发性 GU 居多，常伴有明确的原发疾病。年长儿多为慢性、原发性溃疡，DU 较为多见，男孩发病率略高于女孩。

【护理评估】

（一）病因与病理生理

导致小儿消化性溃疡的因素有许多，诸如遗传、环境、饮食、精神等因素，但是其发病机制还是多倾向于攻击因素和防御因素的失衡。正常情况下胃黏膜分泌黏液，良好的血液运输、旺盛的细胞更新能力及胃液分泌的调节机制等防御因素处于优势，或与盐酸、胃蛋白酶、Hp 等攻击因素保持平衡，一旦攻击因素增强或防御因素削弱则可形成溃疡。

1. 攻击因素

（1）胃酸和胃蛋白酶的侵袭是导致小儿消化性溃疡多发的主要原因之一。胃酸和胃蛋白酶是对胃和十二指肠黏膜有侵袭作用，故酸度增高是形成溃疡的重要原因。新生儿生后 1~2 日胃酸分泌高，与成人相同，4~5 日时下降，以后又逐渐增高，故生后 2~3 日亦可发生原发性消化性溃疡。因胃酸分泌随年龄而增加，因此年长儿消化性溃疡的发病率较婴幼儿高。

（2）Hp 是消化性溃疡和慢性胃炎的主要原因。Hp 会使胃黏膜受到损害，而造成溃疡、出血等症状。由于 Hp 进入胃后，借助菌体一侧的鞭毛提供动力穿过黏液层，到达上皮表面后，牢牢地与上皮细胞连接在一起，避免随食物一起被胃排空。它主要是通过食物和水等进入人体，在胃黏膜上落户、定居、繁殖，形成若干细菌群落，然后开始腐蚀胃黏膜，形成炎症病灶，最终发展成 GU 等胃部疾病。

（3）有些药物具有致 GU 的作用，例如阿司匹林、吲哚美辛、保泰松、激素等，所以给孩子用药要严格遵从医嘱，不可麻痹大意。

2. 防御因素

胃和十二指肠黏膜具有防御功能，能够在一定程度上减少 GU 对胃部黏膜的损害。决定胃黏膜抵抗损伤能力的因素包括黏膜血流、上皮细胞的再生、黏液分泌和黏膜屏障的完整性。如果受各种攻击因子作用影响，黏膜血循环及上皮细胞的分泌与更新会受到影响，屏障功能受损，发生黏膜缺血、坏死，继而形成溃疡。胃黏膜屏障能阻挡氢离子及胃蛋白酶的损害。胃和十二指肠黏膜近端分泌少量碳酸氢盐进入黏膜层，中和黏膜层表面的酸，抵挡氢离子的逆向弥散。胃、十二指肠黏膜层血液供应充足，及时向黏膜细胞输送营养物质及清除代谢产物，使上皮细胞及时更新。当胃黏膜供血不足，黏膜缺血坏死，细胞再生更新延缓时，则有可能形成溃疡。

3. 遗传因素与精神因素

遗传因素溃疡病往往有家族史，家庭其他成员可通过家庭集体用餐的方式而传播给孩子。人的情绪变化会造成胃部黏膜的不同反应，当机体处于精神紧张或应急状态时，会导致人体产生一系列的生理、神经分泌系统的变化，影响胃部的蠕动以及肠道吸收等功能。如果儿童长期处于精神紧张、焦虑、忧郁的情况下，可诱发 GU 或促使复发或症状加重。

4. 其他因素

如环境、饮食等因素影响，尤其是饮食。乱吃冷饮、嗜好辛辣食品、不吃早餐、晚上贪吃、暴饮暴食等不良的饮食习惯都会对消化道黏膜造成直接损伤。油炸食物食用过多，会造成食物在体内存留时间过长，影响排空，促使胃酸过多分泌，增加对胃黏膜的损害。浓茶、咖啡、含碳酸盐的饮料也是促使消化道溃疡病多发的危险因子。

（二）身体状况

新生儿和小婴儿的溃疡为急性，起病多急骤，确诊较困难，多为穿孔、出血就诊，易被原发病掩盖，常无特异症状。早期出现哭闹、拒食，很快发生呕吐、呕血及便血。幼儿主要症状为反复脐周疼痛，时间不固定，不愿进食，食后常加重，很易误诊。或以反复呕吐为主要表现，往往食欲差、发育不良或消瘦。年长儿的临床表现与成人相似。

1. 腹痛

上腹部疼痛是本病的主要症状，可为钝痛、灼痛、胀痛甚至剧痛，或呈饥饿样不适感。疼痛部位多位于上腹中部、偏右或偏左。多数病人疼痛有典型的节律，DU 疼痛常在上腹偏左，表现为空腹痛即进食缓解疼痛，餐后 2~4 小时和/或午夜痛，进食或服用抗酸剂后可缓解。GU 疼痛部位多位于剑突下正中或偏左，表现为餐后痛即进食疼痛缓解，疼痛多在餐后 1 小时内出现，经 1~2 小时后逐渐缓解，至下餐进食后再次出现疼痛，午夜痛也可发生。发作时剑突下可有固定而局限的压痛点，缓解时无明显体征。部分病人无上述典型疼痛，而仅表现为无规律性的上腹隐痛不适。也可因并发症而发生疼痛性质及节律的改变。少数病人可以呕血和排黑便为首发症状。

2. 自主神经功能失调表现

常伴有嗳气、食欲减退、恶心、呕吐、反酸等消化不良症状，也可有失眠、多汗、脉缓等自主神经功能失调表现。

3. 并发症表现

（1）出血：出血是消化性溃疡常见的并发症，大约 50%的上消化道出血是由于消化性溃疡所致。出血引起的临床表现取决于出血的速度和量。轻者仅表现为黑粪、呕血，重者可出现周围循环衰竭，甚至低血容量性休克，应积极抢救。

（2）穿孔：溃疡穿孔在临床上可分为急性、亚急性和慢性三种类型，以急性最为常见。急性穿孔主要表现为突发的剧烈腹痛，腹肌强直，有明显压痛和反跳痛，肝浊音消失，肠鸣音减弱或消失，部分病人出现休克。亚急性穿孔为邻近后壁的穿孔或穿孔较小只引起局限性腹膜炎，症状较急性穿孔轻且体征较局限。慢性穿孔时胃肠内容物不慎流入腹腔，又称为穿透性溃疡，表现为腹痛规律发生改变，变得顽固而持久，疼痛常放射至背部。

（3）幽门梗阻：主要由 DU 或幽门管溃疡引起。急性梗阻多因炎症水肿和幽门部痉挛所致，梗阻为暂时性，随炎症好转而缓解；慢性梗阻主要由于溃疡愈合后瘢痕收缩而呈持久性。幽门梗阻使胃排空延迟，病人可感上腹饱胀不适，疼痛于餐后加重，且有反复大量呕吐，呕吐物为酸腐味的宿食，大量呕吐后疼痛可暂缓解。严重频繁呕吐可致失水和低氯低钾性碱中毒，常继发营养不良，体检时可见胃型和胃蠕动波，清晨空腹时检查胃内有振水音以及抽出胃液量>200mL 是幽门梗阻的特征性表现。

（三）辅助检查

1. 上消化道内镜检查

纤维胃镜或电子胃镜是诊断消化性溃疡准确率最高的方法。

2. X 线钡餐检查

发现胃、十二指肠壁龛影可确诊。儿童溃疡面浅，钡餐通过快，检出率比成人低，且假阳性率较高，气、钡双重对比造影效果较佳。

3. Hp 感染的检测

Hp 感染的检测方法大致分为 4 类：①直接从胃黏膜组织中检查 Hp，包括细菌培养、组织涂片或切片染色镜检细菌。②用尿素酶试验、呼吸试验、胃液尿素氮检测等方法测定胃内尿素酶的活性。③血清学检查抗 Hp 抗体。④应用聚合酶链反应（PCR）技术测定 Hp-DNA。细菌培养是诊断 Hp 感染最可靠的方法。

【常见护理诊断/问题】

1. 疼痛

与胃、十二指肠溃疡有关。

2. 潜在并发症

上消化道大出血。

3. 焦虑

与病情反复迁延有关。

4. 知识缺乏

与缺乏本病的预防和治疗知识有关。

【治疗措施】

（一）一般治疗

养成良好的饮食习惯，饮食规律，定时定量，避免过度疲劳和精神紧张，避免食用刺激性，对胃黏膜有损伤的食物和药物。

（二）药物治疗

1. 抗酸药和抑酸剂

（1）质子泵抑制剂：奥美拉唑，常用剂量为 0.7mg/（kg · d），清晨顿服，疗程 2~4 周。

（2）H_2 受体拮抗剂：常用西咪替丁 10~15mg/（kg · d），分 4 次饭前 30 分钟内服用，疗程 4~8 周。

（3）中和胃酸的抗酸药：常用碳酸钙、氢氧化铝、氢氧化镁。

2. 胃黏膜保护剂

（1）蒙脱石散：具有保护胃黏膜、促进溃疡愈合的作用。

（2）硫糖铝：疗效相当于 H_2 受体拮抗剂。常用剂量为 10~25mg/（kg · d），分 4 次口服，疗程为 4~8 周。

3. 抗 Hp 治疗

常用药物有枸橼酸铋钾 6～8mg/（kg·d）；阿莫西林素 50mg/（kg·d）；克拉霉素 15～30mg/（kg·d）；甲硝唑 25～30mg/（kg·d）。Hp 不易被根除，目前多主张二联或三联治疗。二联疗法为枸橼酸铋钾 6 周+阿莫西林 4 周或甲硝唑 2～4 周，或奥美拉唑+阿莫西林或克拉霉素 2 周。三联疗法为奥美拉唑+甲硝唑+克拉霉素 2 周。根除率可达到 95%以上。

4. 手术治疗

对于大量出血经内科治疗无效、急性穿孔、瘢痕性幽门梗阻及正规治疗无效的顽固性溃疡可选择手术治疗。

【常见护理诊断/问题】

1. 疼痛

腹痛与胃酸刺激溃疡面，引起化学性炎症反应有关。

2. 营养失调

低于机体需要量，与疼痛致摄入量减少及消化吸收障碍有关。

3. 知识缺乏

缺乏有关消化性溃疡病因及预防知识。

4. 潜在并发症

上消化道大量出血、穿孔、幽门梗阻、癌变。

【护理措施】

（一）监测

观察腹痛的部位、性质、发作时间及与饮食的关系，观察有无嗳气、食欲减退等症状，观察大便的颜色，注意有无出血表现，上消化道出血者注意观察血压、体温、脉搏、呼吸的变化。注意呕吐物的性质、气味和量，观察腹部体征，注意有无穿孔的表现。

（二）护理

1. 休息与活动

急性发作期、症状较重者，应卧床休息，病情较轻者可适当活动。

2. 饮食护理

在溃疡活动期，以少食多餐为宜，饮食不宜过饱，每日进餐 4～5 次，避免餐间零食和睡前进食，使胃酸分泌有规律。症状控制尽快恢复正常的饮食规律。进餐时注意细嚼慢咽，避免急食，咀嚼可增加唾液分泌，后者具有稀释和中和胃酸的作用。选择营养丰富，易消化的食物。除并发出血或症状较重外，一般无须规定特殊食谱。症状较重的病人以面食为主，因面食柔软易消化，且其含碱能有效中和胃酸，不习惯于面食则以软米饭或米粥替代。蛋白质类食物具有中和胃酸作用，可适量摄取脱脂牛奶，宜安排在两餐之间饮用。避免食用机械性和化学性刺激性强的食物。机械性刺激强的食物指生、冷、硬、粗纤维多的蔬菜、水果，如洋葱、韭菜、芹菜等。化学性刺食物有浓肉汤、咖啡、浓茶、辣椒、酸醋等。对于 Hp 感染者做好餐具、洁具的消毒，防止交叉感染。

3. 疼痛护理

注意观察病人疼痛的规律和特点，按其疼痛特点指导缓解疼痛的方法。如 DU 表现为空腹痛或午夜痛，指导病人在疼痛前或疼痛时进食碱性食物（如苏打饼干等），或服用制酸剂。也可采用局部热敷止痛，采用分散注意力的方法缓解疼痛。

4. 并发症护理

（1）上消化道出血时，应绝对卧床休息，注意保暖。出血量大需禁食，立即建立静脉通路，尽快补充血容量，必要时输血，烦躁者给予镇静剂，大量呕血注意防窒息。需手术治疗者，做好术前准备。

（2）穿孔者立即禁食、胃肠减压、备血、补液，做好术前准备。

（3）幽门梗阻者，给予禁食、胃肠减压、及时补液，准确记录胃潴留物的颜色、气味、量，纠正水电酸碱平衡紊乱，内科治疗无效者，做好外科手术治疗的准备。

5. 用药护理

根据医嘱给予药物治疗，注意观察药效及不良反应。

（1）抗酸药：如氢氧化铝凝胶等，应在饭后 1 小时或睡前服用。服用片剂时应嚼服，乳剂充分摇匀。抗酸药应避免与奶制品同时服用，因两者相互作用可形成络合物。酸性的食物及饮料不宜与抗酸药同服。氢氧化铝凝胶可引起磷缺乏症，表现为食欲不振、软弱无力等症状，长期大量服用可引起严重便秘、代谢性碱中毒与钠潴留。

（2）H_2 受体拮抗剂药物：应在餐中或餐后即刻服用。若需同时服用抗酸药，则两药应间隔 1 小时以上。若静脉给药应注意控制速度，速度过快可引起低血压和心律失常。

（3）质子泵抑制剂：奥美拉唑可引起头晕，兰索拉唑的主要不良反应表现为口苦、肝功能异常等，轻度不良反应不影响继续用药，较为严重时应及时停药。

（4）其他药物：硫糖铝片宜在进餐前 1 小时服用，可有便秘、口干、皮疹、眩晕、嗜睡等不良反应。不能与多酶片同服，以免降低两者的效价。

6. 健康教育

（1）向病人及家长讲解引起和加重消化性溃疡的相关因素。培养规律的生活方式和良好的饮食习惯，避免过度疲劳、睡眠不足和精神紧张，保持乐观情绪，适度体育锻炼，提高机体抵抗力。

（2）用药指导与病情监测 教育病人遵医嘱正确服药，学会观察药效及不良反应，不随便停药或减量，坚持治疗，防止溃疡复发。指导病人慎用或勿用致溃疡药物，如阿司匹林、泼尼松等。定期复诊，若上腹疼痛节律发生变化或加剧，或者出现呕血、黑便时，应立即就医。

六、克罗恩病

克罗恩病是一种病因未明的胃肠道慢性炎性肉芽肿性疾病。病变多见于末端回肠和邻近结肠，但从口腔至肛门各段消化道均可受累，呈阶段性和跳跃式分布。临床表现以腹疼、腹泻、瘘管形成和肠梗阻为特点，可伴有发热、营养障碍等全身表现以及关节、皮肤、眼、口腔黏膜、肝等肠外损害。我国发病率不高，但并非罕见，有终身复发倾向。

【护理评估】

（一）病因及病理生理

病变同时累及回肠末端与邻近右侧结肠者多见，其次涉及小肠，主要在回肠，少数见于空肠。病变呈节段性或跳跃式分布，早期黏膜呈鹅口疮样溃疡，随后溃疡增大，形成纵行溃疡和裂隙溃疡，呈鹅卵石样外观。当病变累及肠壁全层，肠壁增厚变硬，肠腔狭窄，可发生肠梗阻。溃疡穿孔可致局部脓肿，或穿透至其他肠段、器官、腹壁，形成内瘘或外瘘，慢性穿孔可引起粘连。

（二）身体状况

1. 腹痛

为最常见的症状，多位于右下腹或脐周间歇性发作，与肠内容物经过炎症狭窄的肠段而引起局部肠痉挛有关。多为痉挛性阵痛伴肠鸣音增强，常于进餐后加重，排便或排气后缓解。若腹痛持续，则提示腹膜炎症或腹腔内脓肿形成。

2. 腹泻

较常见，主要因病变肠段炎症渗出，蠕动增加及继发性吸收不良引起。早期腹泻为间歇性，后期可转为持续性。粪便多为糊状，一般无脓血和黏液。病变累及下段结肠或直肠者，可有黏液血便和里急后重。

3. 全身表现

主要表现为发热，与肠道炎症活动及继发感染有关，呈间歇性低热或中度热，少数呈弛张高热多提示有毒血症，少数病人以发热为首发和主要症状，可伴有营养障碍症状，表现为消瘦、贫血、低蛋白血症和维生素缺乏等。

4. 肠外表现

本病肠外表现和溃疡性结肠炎的肠外表现相似，但发生率较高。以口腔黏膜溃疡、皮肤结节性红斑、关节炎和眼病常见。

5. 并发症

肠梗阻最常见，其次是腹腔内脓肿，可有吸收不良综合征，偶尔并发急性穿孔或大量便血，累及直肠、结肠者可发生癌变。

（三）辅助检查

1. 血液检查

白细胞计数增高，红细胞及血红蛋白降低，与失血、骨髓抑制及铁、叶酸、维生素B12等吸收减少有关。血细胞比容下降，红细胞沉降率增快。黏蛋白增加、白蛋白降低。血清钾、钠、钙、镁等可下降。

2. 粪便检查

可见红、白细胞，隐血试验呈阳性。

3. 肠吸收功能试验

因小肠病变作广泛肠切除或伴有吸收不良者，可做肠吸收功能试验，以进一步了解小肠功能。

4. 结肠镜检查

是诊断克罗恩病最敏感的检查方法。主要风险为肠穿孔和出血。

5. 钡剂灌肠检查

钡影呈跳跃征象。用于不宜做结肠镜检查者。

6. X 线小肠造影

通过观察小肠的病变，确定肠腔狭窄部位。

7. CT 检查

可同时观察整个肠道及其周围组织的病变，对于腹腔脓肿等并发症有重要的诊断价值。

【常见护理诊断/问题】

1. 腹痛

与肠内容物通过炎症狭窄段而引起局部肠痉挛有关。

2. 腹泻

与病变肠段炎症渗出、蠕动增加及继发性吸收不良有关。

3. 营养失调

低于机体需要量，与长期腹泻、吸收障碍有关。

4. 有体液不足的危险

与肠道炎症长期频繁腹泻有关。

5. 潜在并发症

肠梗阻、腹腔内脓肿、吸收不良综合征。

【治疗措施】

1. 氨基水杨酸制剂

柳氮磺吡啶对控制轻、中型病人的活动性有一定疗效，但仅适用于病变局限在结肠者。美沙拉嗪对病变在回肠和结肠者均有效，且可作为缓解期的维持治疗用药。

2. 糖皮质激素

适用于活动期病人，是目前控制病情活动最有效的药物，初量要足、疗程充分。一般给予泼尼松口服 30~40mg/d，重者可达 60mg/d，病情好转后逐渐减量至停药，并以氨基水杨酸制剂作维持治疗。

3. 免疫抑制剂

可用于对糖皮质激素治疗效果不佳或对激素依赖的慢性活动性病例，常用药为硫唑嘌呤或巯嘌呤。

4. 抗菌药物

某些抗菌药物如甲硝唑、喹诺酮类药物对本病有一定疗效。

5. 手术治疗

手术主要针对并发症，如完全性肠梗阻、瘘管与脓肿形成、急性穿孔或不能控制的大出血等。

【护理措施】

（一）监测

观察腹痛性质、部位以及伴随症状，如出现腹绞痛，腹部压痛及肠鸣音亢进或消失，应考虑是否并发肠梗阻，及时通知医生进行处理。记录出入水量，监测腹泻的次数、性状，有无肉眼脓血和黏液，是否伴里急后重等，注意有无发热、呕吐及营养障碍的表现。

（二）护理

1. 症状护理

腹痛时采取舒适体位，并采用注意力转移、深呼吸训练等措施减轻疼痛，必要时使用解痉剂。发热患儿需多饮水，饮食清淡，及时更换衣服，以物理降温为主，温水擦浴或者冰敷，必要时候给退热药。

2. 饮食与营养

严重腹泻、便血、肠梗阻时，禁食、禁饮。活动期给予无渣流质，病情好转逐渐过渡到正常饮食。合理的饮食结构，避免进食含有蛋白质、脂肪、食物添加剂等抗原成分及富含粗纤维的食物，饮食宜多鱼少肉、清淡，忌食油腻、辛辣。有营养障碍者给予肠内外营养支持。

3. 口腔护理

保持口腔清洁，预防口腔感染，有口腔溃疡者，餐后漱口，勿进过冷、过热及刺激性饮食。

4. 皮肤护理

做好肛周护理，便后温水洗臀，涂擦鞣酸软膏，保持肛周及会阴部清洁干燥，避免臀红和肛周感染，如有臀红加强护理：①便后及时用温湿软毛巾轻轻拭净，每次清洗后给予吹氧促干保持皮肤干燥。②红外线理疗每日 3 次，充分暴露臀部皮肤，灯距 30~40cm，观察局部皮肤颜色及温度变化，防止烫伤发生。③皮肤潮红处涂擦氧化锌软膏，糜烂处外敷皮维碘纱块以达到消毒及促进收敛的作用。④会阴部红肿或有湿疹时，每次便后用 0.1%高锰酸钾溶液 2000mL 坐浴 15~30 分钟，外涂咪康唑霜。

5. 并发症护理

（1）最易出现的并发症是肠梗阻。忌食辛辣和粗纤维含量较高的食物，使肠道得到适当的休息，预防肠梗阻的发生。如发生肠梗阻，禁食、禁饮，胃肠减压，补液，做好手术治疗的准备。

（2）瘘管形成者做好瘘口护理，加强瘘口周围皮肤的护理，保持瘘口清洁和引流通畅，观察瘘口液的颜色、性质和量，渗液较多时，可在瘘口处接造瘘袋，减少对皮肤刺激。局部可予热敷，减轻疼痛、水肿。

6. 健康教育

（1）指导病人合理休息与活动，在急性发作期或病情严重时均应卧床休息，缓解期适当休息，注意劳逸结合。保持愉快的心情。

（2）用药指导与病情监测：本病病程长，应严格按医嘱用药，坚持治疗，告知擅自停药可能会导致疾病反复。教会病人识别药物的不良反应，出现异常情况如疲劳、头痛、发热、手脚发麻、排尿不畅等症状要及时就诊。定期门诊复查。

（3）饮食指导：缓解期以清淡易消化的普食为主，注意饮食卫生，减少肠道感染，活动期以流质和半流质饮食为主，伴有并发症时，先禁食、禁水，尽快治疗。

第三节　心血管系统疾病护理

一、小儿心血管系统解剖生理特点及常用检查方法

（一）小儿心血管系统解剖生理特点

1. 心脏的胚胎发育

原始心脏是一个纵直管道，由胚胎的中胚层细胞发育而来，外表收缩环将其分为心房、心室、心球三部分。由于心管扭曲生长，从上到下形成静脉窦（以后发育成上腔静脉、下腔静脉及冠状窦）、共同心房、共同心室、心球和动脉总干。

胚胎第2周开始，胚胎的两个血管源性管状结构在胚胎中轴两侧向中线融合形成原始心脏。约胚胎第4周开始，心脏有循环作用。胚胎第8周，房室间隔形成，此时成为具有四腔的心脏。心脏的出口原是一根动脉总干，被总干内侧长出的纵脊隔分开形成主动脉和肺动脉。心脏胚胎发育的关键时期是在胚胎第2~8周，在此期间母体如受到某些物理、化学和生物因素的影响，则易引起先天性心、血管发育畸形。

2. 胎儿血液循环及出生后改变

（1）正常胎儿的血液循环：胎儿时期的营养和气体交换是通过脐血管和胎盘与母体之间进行交换的，其血液循环与成人明显不同。由胎盘来的含氧量充足的动脉血经脐静脉进入胎儿体内，至肝下缘分成两支：一支入肝与门静脉汇合后流入下腔静脉；另一支经静脉导管入下腔静脉。含氧量较高的下腔静脉血进入右心房后，约三分之一通过卵圆孔到达左心房、左心室，供应心、头部及上肢。含氧量较低的上腔静脉回流的、来自上半身的静脉血进入右心房后绝大部分流入右心室，与部分来自下腔静脉的血液一起进入肺动脉。由于胎儿肺处于压缩状态，肺血管阻力高，故血液只有少量入肺，大部分血液经动脉导管与来自升主动脉的血汇合后，进入降主动脉（以静脉血为主），供应腹腔器官及下肢，同时经过脐动脉回至胎盘，重新进行营养和气体交换。故胎儿期供应脑、心、上肢的血液含氧量远较下半身高。

从上述可见，胎儿时期左、右心都向全身供血；只有体循环而无有效的肺循环；静脉导管、卵圆孔、动脉导管是胎儿血液循环的特殊通道；胎儿体内大多为动、静脉混合血，肝脏含氧最丰富，心、脑及上半身次之，腹腔器官及下肢血含氧最低。

（2）出生后血液循环的改变：①肺循环阻力下降：出生后随着新生儿自主呼吸的开始，肺泡扩张和氧分压增加，使肺动脉肌层变薄，管腔扩张，肺动脉压及阻力明显下降，肺血流量明显增加。②卵圆孔未闭：脐血管被剪断，脐胎盘循环终止。下腔静脉回右心房血量减少，右心房压力下降。且随着肺部气体交换的建立，从右心房经肺动脉流入肺的血量增多，肺静脉回流至左心房的血量亦增多，左心房压力增高。当左心房压力超过右心房时，卵圆孔瓣膜先在功能上关闭，到生后 5~7 个月，解剖上大多闭合。③动脉导管闭合：由于肺循环压力的降低和体循环压力的升高，流经动脉导管的血量逐渐减少，最后停止，形成功能性关闭。足月儿约 80%于生后 3~4 个月、95%于生后 1 年内在解剖上关闭，形成动脉韧带。若动脉导管持续未闭，可认为有畸形。

3. 正常儿童各年龄段心脏、心率、血压特点

（1）心脏解剖特点：小儿心脏体积相对较成人大，左心室较右心室增长快，小儿心脏的位置亦随年龄而改变。正常<2 岁的小儿，心尖冲动位于左锁骨中线外第 4 肋间，3~6 岁心尖冲动位于左侧锁骨中线第 5 肋间，7 岁以后心尖冲动逐渐移至左侧锁骨中线以内 0.5~1.0cm 处。

（2）心率、血压：年龄越小心率和血流速度越快。各年龄段安静状态下正常心率：新生儿 120~140 次/分，1 岁以内 110~130 次/分，2~3 岁 100~120 次/分，4~7 岁 80~100 次/分，8~14 岁 70~90 次/分。一般体温升高 1℃，心率增快 10~15 次/分。小儿的血压偏低，但随着年龄的增长逐渐增高。新生儿的收缩压平均为 60~70mmHg（8.0~9.3kPa）。2 岁以后可按公式计算：

收缩压（mmHg）= 年龄×2+80mmHg（年龄×0.26+10.7kPa），舒张压则为收缩压的 2/3。

（二）小儿心血管疾病的常用检查方法

1. 心电图检查

心电图对心脏病的诊断有一定的帮助，在心律失常、心室肥厚、心肌病变、右位心等疾病中可作为确诊的指标。虽然心电图能提供一些重要资料，但也有其局限性，应结合病史、体格检查及 X 线等资料做综合分析。

2. 超声心动图检查

超声心动图检查是一种无创性检查技术，为小儿心脏病的重要诊断方法之一。在胎儿 16 周后，可用超声心动图进行先天性心脏病的诊断。M 型超声心动图能显示心脏各层结构、瓣膜的活动，常用于测量心腔、血管内径。二维超声心动图能显示心脏活动情况，对心内结构异常、瓣膜疾病、心腔内肿瘤及心包积液等的诊断很有帮助。多普勒超声用于检测血流方向与速度，对瓣膜狭窄及关闭不全的诊断及严重程度的估计有意义，对先心病的诊断更为准确。三维超声心动图技术不仅可以实现先天性心脏病的三维空间的解剖显像和诊断，而且可以对反流束进行三维空间显像。

3. 心导管技术

分为右心导管与左心导管检查两种。右心导管检查是经股静脉穿刺，插入不透 X 线的导管，经下腔静脉、右心房、右心室至肺动脉。左心导管检查是导管经股动脉、降主动脉逆

行至左心室。心导管检查术有助于明确某些先天性心脏病的诊断，并能提供血流动力学资料。

4. 心血管造影检查术

心血管造影术是将造影剂由高压注射器推入导管进入血液，使心脏和大血管腔在 X 线照射下显影，观察心腔及血管结构、血流方向及心室收缩、舒张活动的检查方法。

5. 漂浮导管

又称“Swan-Ganz”导管，一般应用于心脏手术中。漂浮导管经外周静脉插入心脏右心系统和肺动脉，进行血流动力学监测，由漂浮导管可以获得的直接指标为右心房压力（RAP）、肺动脉压力（PAP）、肺动脉嵌入压力（PCWP）、心排血量（CO）。通过公式计算所获得的间接指标为肺循环阻力（PVR）、体循环阻力（SVR）、每搏功（SW）、左室每搏功（LVSW）、右室每搏功（RVSW）、心脏指数（CI）。可直观反映循环系统血流动力学状态，更准确地评价病人心功能、预后情况等，指导正性肌力药物与血管活性药物如何使用、药物使用时间、剂量及输液速度、输液剂量。提高危重病人医疗处理的有效性，对于改善病人预后效果有重要的临床意义。

二、病毒性心肌炎

病毒性心肌炎是病毒侵犯心肌导致心肌细胞变性、坏死和间质炎症。症状轻重不一，多数预后良好，重症病人可发生心力衰竭、心源性休克，甚至猝死。

【护理评估】

（一）病因及发病机制

引起病毒性心肌炎的常见病毒有柯萨奇病毒、埃可病毒、脊髓灰质炎病毒、腺病毒、单纯疱疹病毒及流行性腮腺炎病毒等。

发病机制不完全清楚。除病毒对受感染心肌细胞的直接损害外，病毒触发的人体自身免疫也是导致心肌炎症的重要因素。

（二）身体状况

1. 症状

（1）前驱症状：在发病前数日或 1~3 周多有感冒样症状或胃肠道症状，如发热、全身不适、咳嗽、腹痛、腹泻、呕吐、皮疹等。

（2）心肌炎表现：轻症患儿可无自觉症状。多数患儿表现为精神差、疲乏无力、气促、多汗、心悸、胸闷、心前区不适或胸痛、各种心律失常。少数重症患儿可发生心力衰竭，并发严重心律失常、心源性休克，甚至猝死。

2. 体征

心脏大小正常或轻度扩大，第一心音低钝及奔马律，心率增快、个别出现心率减慢、频发早搏，少数重症者可出现气促、发绀、肺部湿啰音、肝大等心力衰竭体征及脉细数，血压下降、皮肤花纹、四肢湿冷等心源性休克表现。

3. 新生儿患儿的临床特点

母亲患病毒感染，尤其是柯萨奇 B 组病毒感染易传播给胎儿。新生儿生后数小时即可发病。大多生后 2 周内出现症状，病情进展快，病死率高，常表现为高热、烦躁、面色灰白、反应迟钝、心肌炎、肝炎、脑炎。

（三）辅助检查

1. 实验室检查

急性期血白细胞总数多增高，以中性粒细胞为主。部分病例红细胞沉降轻度增快。病程早期血清磷酸激酶（CPK）及其同工酶（CKMB）、乳酸脱氢酶（LDH）均增高。病程中多有抗心肌抗体增高，疾病早期可从咽拭子、咽冲洗液、粪便、血液、心包液中分离出病毒。

2. X 线检查

轻症者心影正常，伴心力衰竭或反复迁延不愈者心脏均明显扩大，可伴有肺淤血或肺水肿。

3. 心电图检查

多数表现为 ST 段偏移和 T 波低平、双向或倒置，可有 QRS 波群低电压，QT 间期延长多发生在重症病例，窦房、房室或室内传导阻滞常见，各种期前收缩中以室性早搏最常见。

【常见护理诊断/问题】

1. 活动无耐力

与心肌收缩力下降、组织供氧不足有关。

2. 潜在并发症

心律失常、心力衰竭、心源性休克等。

3. 知识缺乏

患儿家长缺乏疾病的护理和预防知识。

【治疗措施】

本病目前尚无特效治疗，主要采取对症支持治疗。

1. 休息

十分重要，减轻心脏负荷。

2. 维生素 C 及能量合剂的应用

维生素 C 有清除自由基的作用，急性期注射大剂量维生素 C（每次 2~5g）。能量合剂有加强心肌营养、改善心肌功能的作用，常用三磷腺苷（10~20mg）及 1，6 二磷酸果糖（100~20mg/kg）静脉滴注，持续 2~3 周。

3. 肾上腺皮质激素的应用

一般用于较重的急性病例，轻症病例多不主张应用。

4. 控制心力衰竭

常用地高辛、毛花苷 C。

5. 心律失常的治疗

原则上不能用负性肌力的药物，如普罗帕酮。根据心律失常的类型选择相应的抗心律失常药。如为室性心动过速，可选用胺碘酮或利多卡因，如为窦性心动过缓，可选用阿托品或异丙肾上腺素。

【护理措施】

1. 减轻心脏负荷

（1）休息：减轻心脏负荷主要手段是休息。急性期卧床休息，至热退后 3~4 周，逐渐增加活动量。重症患儿、心脏扩大或有心力衰竭者，应绝对卧床休息并延长休息时间，休息时间不少于 6 个月，待心力衰竭控制、心脏情况好转后再逐渐开始活动，以不出现心悸为宜。

（2）饮食：注意补充营养，供给高热量、高蛋白、富含维生素 C、易消化、无刺激性食物。多吃蔬菜、水果，预防便秘。少食多餐，避免暴饮暴食，以减轻心脏负荷。心功能不全伴有水肿的患儿应适当限制钠盐和水的摄入量。

（3）改善心肌营养：大剂量维生素 C 增加冠状动脉血流量，改善心肌代谢，有助于心肌炎的恢复。能量合剂有加强心肌营养、改善心肌功能的作用。静脉注射或静脉滴注时，注意注入的速度不宜过快，以免加重心脏负担。

2. 严密观察病情，及时发现并处理并发症

（1）密切观察并记录患儿心率、脉搏的强弱和节律，注意体温、呼吸、血压及精神状态的变化。对严重心律失常者应持续进行心电监护。若发现患儿出现多源性期前收缩、室性期前收缩、完全性房室传导阻滞、心动过缓应立即报告医生并采取紧急措施。

（2）胸闷、气促、心悸时应休息，必要时可给予吸氧。有心力衰竭时，置患儿于半卧位，尽量保持其安静，静脉给药应注意滴注的速度不要过快，以免加重心脏负担。使用洋地黄前应测心率，用药时仔细核对剂量，用药后观察有无恶心、呕吐、心律失常、嗜睡、视觉异常等副作用现象，并及时报告医生。

（3）发生心源性休克时积极抢救，使用血管活性药物和扩张血管药时，要准确控制滴速，最好能使用输液泵，以避免血压波动过大。

3. 健康教育

该病起病隐匿，疗程比较长，家长对本病认识不足，因此家长会产生不良心理反应。护士应向家长介绍疾病的相关知识，使家长减少焦虑及恐惧心理，使其积极配合治疗和护理。强调患儿休息的重要性及预防呼吸道感染的常识，流行病期间尽量少到公共场所。养成良好的卫生习惯，注意饮食卫生，避免暴饮暴食。心律失常患儿，应使其了解常用抗心律失常药物的名称、剂量、用药时间及副作用，出院后定期到门诊复查。

三、感染性心内膜炎

感染性心内膜炎（Infective endocarditis，IE）是小儿常见的心血管疾病，指各种原因引起的心内膜炎症病变，常累及心脏瓣膜、心脏内膜及大动脉内膜。本病通常起病急，预后差。

【护理评估】

（一）病因及病理生理

1. 心脏的原发病变

92%的IE病人均有原发心脏病变，其中以室间隔缺损最易合并IE其他依次为法洛四联症、动脉导管未闭、肺动脉瓣狭窄、主动脉瓣狭窄、主动脉瓣二叶畸形、房间隔缺损等。后天性心脏病如风湿性瓣膜病、二尖瓣脱垂综合征等也可并发IE。

2. 诱发因素

部分患儿无原发性心脏病变，通常由毒力较强的细菌或真菌感染引起，见于2岁以下婴儿及长期应用免疫抑制剂者。部分患儿病史中可追查到致病因素，主要为矫治牙病及扁桃体摘除术。随着小儿心脏外科技术的发展，留置在心腔内的装置或材料是近年感染性心内膜炎常见的易患因素。

3. 病原体

几乎所有细菌均可导致感染性心内膜炎，草绿色链球菌仍为最常见的致病菌。

4. 基本病理改变

为心瓣膜、心内膜、大血管内膜附着由血小板、白细胞、红细胞、纤维蛋白、致病微生物等组成的疣状赘生物。心脏瓣膜的赘生物可导致瓣膜溃疡、穿孔，累及腱索和乳头肌，可致腱索缩短及断裂，累及瓣环和心肌，可出现心肌脓肿、室间隔穿孔和动脉瘤。赘生物受快速血流冲击可致血栓脱落，引起器官栓塞。

（二）身体状况

起病缓慢，症状多种多样。大多数患儿有器质性心脏病，且有诱发因素。

1. 感染症状

发热是最常见的症状，几乎所有的病例都有过不同程度的发热，热型不规则，热程较长。个别无发热症状。患儿有食欲减退、疲乏、盗汗、体重减轻、关节痛、皮肤苍白等表现，病情进展较慢。

2. 心脏方面的症状

原有的心脏杂音可因心脏瓣膜的赘生物而发生改变，原无心脏杂音者可出现音乐样杂音。约半数患儿由于心瓣膜病变、中毒性心肌炎等导致充血性心力衰竭，出现心音低钝、奔马律等。

3. 栓塞症状

栓塞部位的不同临床表现不一样，多发生在病程后期。皮肤栓塞可见散在的小瘀点，指趾屈面可有隆起的紫红色小结节，略有触痛，即 Osler 小结。内脏栓塞可致脾大、腹痛、血尿、便血。肺栓塞可有胸痛、咳嗽、咯血和肺部啰音。脑动脉栓塞则有头痛、呕吐、偏瘫、失语、抽搐甚至昏迷等。

同时具有以上三方面症状的典型患儿不多，2 岁以下婴儿往往以全身感染症状为主，仅少数患儿有栓塞症状和/或心脏杂音。

（三）辅助检查

1. 血液检查

血培养阳性是确诊感染性心内膜炎的重要依据。血常规可见白细胞计数轻至中度升高，血红蛋白减少，轻至中度贫血，贫血常为进行性。红细胞沉降增快，C- 反应蛋白、免疫球蛋白升高，循环免疫复合物、类风湿因子阳性。

2. 超声心动图

超声心动图是诊断心内膜炎的重要手段。二维超声心动图可发现直径≥2mm 的赘生物。

3. 其他

尿镜检可见红细胞，CT 检查了解病变部位及范围。

【常见护理诊断/问题】

1. 体温过高

与感染有关。

2. 营养失调——低于机体需要量

与感染所致的机体代谢率增高和食欲下降有关。

3. 潜在并发症

栓塞、心力衰竭。

4. 知识缺乏

缺乏疾病相关信息，与病情变化大，患儿及家长得不到及时指导及知识水平有限有关。

【治疗措施】

原则是积极抗感染、加强支持疗法。但在抗生素应用之前必须先做几次血培养和药物敏感试验，以期对选用抗生素及剂量提供指导。

1. 抗生素

应用原则是早期、联合应用、剂量足、选用敏感的杀菌药、疗程要长。草绿色链球菌首选青霉素；金黄色葡萄球菌选用青霉素，疗效不佳或青霉素过敏者选用头孢菌素类或万古霉素；真菌选用两性霉素 B。抗感染药物应连用 4~8 周，用至体温正常，栓塞现象消失，血常规、红细胞沉降率恢复正常，血培养阴性后逐渐停药。

2. 一般治疗

包括悉心护理，保证病人充足的热量供应。

3. 手术治疗

进行心脏赘生物和污染的人造代用品清创、修复或置换损害的瓣膜。

【护理措施】

1. 病情观察

观察患儿的生命体征、精神状态、面色、皮肤有无瘀点、指和趾甲有无出血。观察有无栓塞症状，如有意识改变、肢端疼痛、尿量减少等症状应及时报告医生并协助处理。记录出入水量。

2. 一般护理

采取高枕卧位或半卧位减轻心脏前负荷，在急性期限制患儿活动，降低氧耗。保持病房温度适宜，温度20~22℃，相对湿度为50%~60%。房内空气清新，利于呼吸，同时要注意保暖。鼓励病患儿进食，饮食上给予高蛋白、高热量、高维生素、低胆固醇、易消化的流质或软食，加强营养，注意变换烹调风味。严格控制摄钠量，以减少钠潴留。

3. 对症护理

（1）发热的护理：高热患儿应卧床休息，遵医嘱准确、按时给予抗生素。给予物理降温，如冰敷或温水擦浴，必要时使用退热剂，及时复测体温并记录。出汗多时可在衣服与皮肤之间衬以柔软毛巾，便于潮湿后及时更换，增加舒适感，并防止病人因频繁更衣而受凉。

（2）正确采集血培养标本：采血应在抗菌药物应用前，如已用药者应在停用抗菌药3日后采血，采血时间应选在寒战或体温正在升高时，每次采血10mL左右。

（3）预防栓塞：密切观察病情，每班评估有无栓塞症状，如有意识改变、肢端疼痛、尿量减少等症状时应及时报告医生进行处理。

4. 用药护理

遵医嘱给予扩血管、强心、利尿、抗凝药物及抗生素治疗，观察用药效果，需早期、充分、静脉应用抗生素治疗，严格遵医嘱按时用药，以确保维持有效的血药浓度。注意药物可能产生的不良反应，并及时报告医生。注意保护静脉，可使用静脉留置针，避免多次穿刺增加病人痛苦。

5. 心理护理

由于发热、感染不易控制、疗程长，甚至出现并发症，患儿及家长常出现情绪低落、恐惧心理，应加强沟通，耐心解释，安慰鼓励患儿，使其积极配合治疗。

6. 健康教育

为患儿及家长提供疾病相关资料并讲解，与家长解释长期用药的必要。约有半数患儿可出现各种并发症如充血性心力衰竭、脑栓塞、肺栓塞、心脏瓣膜破坏、腱索断裂、动脉瘤形成等，残留严重瓣膜损伤者，需进行瓣膜修复或置换术。因此，预防IE的发生显得极为重要。有先天性或风湿性心脏病患儿平时应注意口腔卫生，防止齿龈炎、龋齿。预防皮肤感染和其他急性感染。发生败血症应及早彻底治疗。

第四节　神经系统疾病护理

一、小儿神经系统解剖生理特点及常用检查方法

（一）小儿神经系统解剖及生理特点

1. 大脑

胎儿时期神经系统发育最早，尤其是脑发育最为迅速。小儿出生时大脑的重量约 370g，占体重的 1/9～1/8。小儿的脑耗氧量，在基础代谢状态下占总耗氧量的 50%，而成人则为 20%，缺氧的耐受性较成人差。长期营养不良可引起脑发育落后。生命早期神经系统可塑性大，大脑半球还未优势化或优势化不明显，脑损伤的功能恢复比晚期脑损伤的功能恢复要快。

2. 脊髓

脊髓的发育与运动发展的功能相平行，小儿脊髓在出生时已较为成熟，重 2～6g，是成人脊髓的 1/4～1/5，随着年龄的增长，脊髓加长增重，2 岁时构造已接近成人。胎儿时，脊髓的末端在第 2 腰椎下缘，新生儿时达第 3、第 4 腰椎水平。婴幼儿做腰椎穿刺时，位置要低于成人，以腰 4～5 间隙为宜。

3. 脑脊液

脑脊液（CSF）为无色透明的液体，充满在各脑室、蛛网膜下隙及脊髓中央管内，由脑室中的脉络丛产生。CSF 不断产生又不断被吸收回流至静脉，在中枢神经系统起着淋巴液的作用，它供应脑细胞一定的营养，运走脑组织的代谢产物，调节中枢神经系统的酸碱平衡。并缓冲脑和脊髓的压力，对脑和脊髓具有保护和支持作用。新生儿 CSF 量少（50mL），压力低（30～80mmH_2O），抽取脑脊液较困难。儿童 CSF100～150mL，压力 70～200mmH_2O，外观透明，细胞数为（0～10）$\times 10^6$/L（新生儿可达 20×10^6/L），糖含量 2.8～4.4 mmol/L（新生儿 3.9～5.0 mmol/L），氯化物 118～128mmol/L（新生儿 110～122 mmol/L），蛋白不超过 0.4g/L（新生儿 0.2～1.2g/L）。

4. 神经反射

小儿神经系统发育不成熟，神经反射具有相应的特点。

（1）出生时存在而以后逐渐消失的反射：有觅食反射、握持反射、拥抱反射、吸吮反射、颈肢反射等。握持反射生后 3～4 个月消失，拥抱反射生后 4 个月左右消失，颈肢反射生后 5～6 个月消失，觅食、吸吮反射生后 4～7 个月左右完全消失。病理改变时，这些反射的存在与消失时间将发生变化。

（2）出生时存在终身不消失的反射：如角膜反射、瞳孔反射、结膜反射、咽反射、吞咽反射等，如这些反射减弱或消失，表示神经系统出现异常。

（3）出生时并不存在以后渐出现且永不消失的反射：有腹壁反射、提睾反射（4～6 个月后明显）、膝腱反射。

5. 小儿神经系统体格检查

小儿神经系统发育未完善，各年龄段存在正常差异，检查方法及对结果的判断也具有其特点。故在检查与评价时需结合年龄生理特点进行，同时注意小儿的心理的特殊性，尽量取得小儿合作，减少恐惧和不安情绪。

（1）一般检查：观察小儿的神志、精神状态、面部表情、对外界刺激的反应、动作语言能力、头颅大小、囟门张力、脊柱等。

（2）运动检查：观察小儿粗大与精细运动是否达正常标准，了解肌张力、肌力，观察共济运动姿势和步态等。

（3）神经反射：检查神经反射是否正常存在、出现和消失，如新生儿期的吸吮反射、拥抱反射、握持反射是否存在；提睾反射和腹壁反射新生儿期不能引出，1 岁时才稳定。

（4）病理反射：检查与判断方法与成人相同如戈登（Gordon）征、奥本海姆（Oppenheim）征等。判定巴彬斯基（Babinski）征为病理情况需在 2 岁以后，2 岁以内阳性为生理现象。颅内高压时可出现脑膜刺激征，即颈强直、克尼格（Kering）征和布鲁津斯基（Brudzinski）征阳性。正常 3~4 月龄的小婴儿，由于屈肌占优势，Kering 征和 Brudzinski 征阳性结果一般无临床意义。即使病理状态下，由于颅缝和囟门对颅内压力的缓解作用，脑膜刺激征通常表现不明显或出现较晚。

（二）小儿神经系统常见检查方法

1. 脑电图检查

【目的】

（1）各种发作性症状的诊断：鉴别癫痫及非癫痫性的发作，确定发作类型，判断发作起源部位，是诊断癫痫及其发作类型的主要依据。

（2）脑电图对抗癫痫药物的选择、剂量调节、停药指针方面也有一定的参考意义。

（3）视频脑电监测更准确地判断发作性质和发作类型，为癫痫综合征诊断及合理选择抗癫痫药物提供依据。

【检查前准备】

（1）监测前医生或技师的准备：监测前应对每一位病人的情况进行初步评估，如发作的时间规律、主要发作表现、用药情况、临床欲解决的主要问题（监测目的）等。根据个体的情况设计监测方案，如是否需要加做眼动图、肌电图或其他特殊生理记录，是否需要特殊的诱发试验，是否需要提前建立静脉通路以备监测中的药物疗效观察等。

（2）病人准备：检查前一天，用肥皂或洗发水将头发洗干净，3 岁以下尽量剃光头。检查时着棉质衣服，冷暖适度，避免毛织品和人造纤维类的衣服。检查时不需要停用抗癫痫药，但检查时家长应向医务人员说明目前正服用的药物，以便读图时参考。检查当日早上不宜空腹，排空尿液，小婴儿可抱在家长怀里做检查，但家长不要有节律地拍哄小儿或摇晃小儿。同时监测体温，如有其他疾病引起体温升高时最好不要脑电图检查，待体温正常后再进行。检查前的状态、用药情况及合作程度对脑电图描记质量及波形均有影响。因此，病人应尽量避免眨眼、吞咽、咬牙及肢体活动等动作。

（3）环境准备：脑电图检查室环境应安静，室内布置优雅，温度适宜，光线不宜太亮，脑电图描记时，室内人员尽量减少来回走动，避免干扰。

【常用诱发试验】

癫痫发作间歇期脑电图癫痫波的检出率为40%~60%，尚有近50%的病人用常规脑电图不能查获癫痫波，因此必须采取一些诱发的手段，以提高癫痫脑电图的阳性率。常用的诱发试验有过度换气、闪光刺激、睁闭眼试验、睡眠诱发法、剥夺睡眠诱发法，下面分别介绍如下：

（1）过度换气：是一种常用的诱发试验之一，对各种类型的癫痫均有一定的诊断价值，在脑电图描记中嘱患儿做深呼吸 20~25 次/min，持续 3 分钟，使大量的二氧化碳呼出，使体液趋于碱性，容易激发神经元放电。

（2）闪光刺激：主要用于光敏感性癫痫和肌阵挛性癫痫的诱发。常用具有强光源、可随意调节频率的间歇性光刺激的闪光器，闪光频率可变动于3~50Hz 的范围内。

（3）睁闭眼试验：又称对光反应，是一种简单易行的常规诱发方法。主要用于癫痫病人的诱发及了解 A 波对光反应的情况。

（4）睡眠诱发法：方法安全、可靠、无副作用，是癫痫诱发试验中较理想的合乎生物的方法。目前已成为癫痫脑电图不可缺少的重要诱发方法。

（5）剥夺睡眠诱发法：即病人禁止睡眠。对成人一般禁睡 24~48 小时，通常为 36 小时，儿童禁睡时间较短，一般为5~8 小时。

2. 脑干诱发电位

诱发电位是神经系统感受外部或内在刺激时，在中枢神经系统和周围神经系统相应部位检出的与刺激有锁时关系的电位变化，代表神经系统特定状态下的生物电活动。

【检查分类与临床应用】

（1）脑干听觉诱发电位（BAEP）：是用耳机给出一定频率和强度的声刺激，在颅顶记录到的听觉通路上的一系列诱发电位波形。

BAEP 是脑干受损较为敏感的客观指标，反映耳蜗至脑干相关结构的功能状况，凡是累及听通道的任何病变或损伤都会影响 BAEP。往往脑干轻微受损而临床无症状和体征时，BAEP 已有改变。

听力正常人在接受短声刺激后，10 毫秒可从颅骨皮肤表面描记出 7 个正相波，称之为ABR，依次用罗马数字表示波Ⅰ、Ⅱ、Ⅲ、Ⅳ、Ⅴ、Ⅵ及Ⅶ。这 7 个波并不是每人每次实验都能出现，主要为Ⅰ~Ⅴ波。

BAEP 的临床应用：①筛查听力损伤。②后颅凹肿瘤。③脱髓鞘病。④可引起听通路损害的脑干病变。⑤各种中枢神经系统遗传变性病及某些全身性疾病。⑥新生儿缺氧缺血性脑损伤及新生儿高胆红素血症。⑦昏迷与脑死亡。

（2）视觉诱发电位（VEP）：是在视觉刺激时从枕区头皮记录到的起源于枕叶皮质的电位变化。

VEP 是一种检测视神经亚临床损害的敏感手段，在神经科和眼科临床部分疾病的诊断及鉴别中，VEP 具有得天独厚的优势。VEP 是了解从视网膜到视觉皮质，即整个视觉通路功能完整性检测。分析通路损害在视网膜、视交叉前或视交叉后的水平，对损害程度、治疗效果及预后做出客观评估。

VEP 的临床应用：①视神经炎和球后视神经炎。②多发性硬化和视神经脊髓炎。③前视路压迫性病变。④后视路病变。⑤皮质盲。⑥在小儿眼科的应用。

（3）体感诱发电位（SEP）：一般是在外周神经干附近皮肤给予脉冲方波电刺激，可根据运动阈值或 1～3 倍感觉阈值确定刺激强度。常用刺激点为腕部正中神经或踝部胫后神经，可在相应神经的传入通路（神经干、脊髓或皮质）记录到特定的诱发电位波形。

SEP 是常见的感觉诱发电位，是当感觉器官、感觉神经或感觉传导途径上任何一点受刺激时，在中枢神经系统引导出的电位。它在一定程度上反映了特异性躯体感觉传入通路、脑干网状结构及脑皮质的功能状态。

SEP 的临床应用：①周围神经损伤。②脊髓病变。③脑干和丘脑病变。④大脑半球病变。⑤神经系统遗传代谢病。⑥癫痫。⑦多发性硬化。⑧新生儿缺氧缺血性脑病。⑨判断昏迷预后及脑死亡。

【注意事项】

做脑干诱发电位需在睡眠状态下进行检查，高分贝声音刺激下不能动，不能哭，小儿自己睡觉做检查成功率较低，不合作的小儿需服用 10%的水合氯醛镇静，并注意以下事项：

（1）服药前需进行镇静前评估，告知镇静风险，家长签署镇静知情同意书。

（2）服药前需禁食 2～3 小时，以防呕吐误吸。

（3）小于 6 月龄婴儿服药前 1～2 小时不睡，6 月龄～1 岁婴儿服药前 2～3 小时不睡，1～2 岁幼儿服药前 3～4 小时不睡，超过 2 岁的儿童服药前 6～8 小时不睡，在服药时小儿处于欲睡状态最佳。

（4）服药后每 10～15 分钟监测一次镇静效果、小儿的脉搏、呼吸、血氧饱和度，注意有无呕吐、发绀等症状，发现异常立即通知医生处理。

（5）小儿熟睡后进行检查，检查完毕入镇静复苏室观察，完全苏醒后方可离开，并告知继续观察小儿呼吸和意识精神状态，有异常及时就诊。

3. 腰椎穿刺 CSF 检查

【目的】

（1）诊断性穿刺①检查 CSF 的成分，了解 CSF 常规、生化（糖、氯化物和蛋白质）、细胞学、免疫变化以及病原学证据。②测定 CSF 的压力。③了解椎管有无梗阻。

（2）治疗性穿刺：主要为注入药物或放出炎性、血性 CSF。

【适应证】

（1）诊断性穿刺①脑血管病：观察颅内压力、CSF 颜色，鉴别病变为出血性或缺血性，帮助选择治疗方案。②中枢神经系统炎症：各种脑膜炎、脑炎，如乙型脑炎、流行性脑膜炎、结核性脑膜炎、病毒性脑炎、真菌性脑膜炎等，可通过 CSF 检查确诊，并追踪治疗结果。③脑肿瘤：CSF 压力增高、细胞数增加、蛋白含量增多有助诊断，且脑和脊髓的转移性癌可能从中找到癌细胞。④脊髓病变：通过 CSF 动力学改变及常规、生化等检查，可了解脊髓病变的性质，鉴别出血、肿瘤或炎症。⑤CSF 循环障碍：如吸收障碍、CSF 鼻漏等，可通过穿刺注入示踪剂，再行核医学检查，以确定循环障碍的部位。

（2）治疗性穿刺①缓解症状和促进恢复：对颅内出血性疾病、炎症性病变和颅脑手术后的病人，通过腰穿引流出炎性和血性 CSF。②鞘内注射药物：如注入抗菌药物，可以控制颅内感染，注入地塞米松和 α 糜蛋白酶可以减轻蛛网膜粘连等。

【禁忌证】

（1）穿刺部位皮肤和软组织有局灶性感染或有脊柱结核者，穿刺有可能将细菌带入蛛网膜下隙或脑内。

（2）颅内病变伴有明显颅内高压或已有脑疝先兆，特别是疑有后颅凹占位性病变者，腰椎穿刺能促使或加重脑疝形成，引起呼吸骤停或死亡。

（3）开放性颅脑损伤或有 CSF 漏者。

（4）脊髓压迫症的脊髓功能处于即将丧失的临界状态。

（5）血液系统疾病、应用肝素等药物导致出血倾向及血小板计数 $<50\times10^9$/L 者。

【护理】

1. 检查前准备

（1）评估病人合作程度以及是否做过腰椎穿刺检查等，指导病人了解腰椎穿刺的目的、特殊体位、过程与注意事项，消除病人的紧张、恐惧心理，征得病人和家长的签字同意。

（2）备好穿刺包、压力表包、无菌手套、所需药物、氧气等，用普鲁卡因局麻时先做好皮试。

（3）指导病人排空大小便，在床上静卧 15～30 分钟。

2. 检查中配合

（1）体位：病人去枕侧卧，背齐床沿，屈颈抱膝，使脊柱尽量前屈，以增加椎间隙宽度。

（2）选定穿刺点：腰椎穿刺一般选择第 3～4 腰椎棘突间隙或第 4～5 腰椎棘突间隙。两侧髂嵴最高点连线与脊柱中线相交处为第四腰椎棘突，其上为第 3～4 腰椎间隙，其下为第 4～5 腰椎间隙。

（3）穿刺部位严格消毒（以穿刺点为中心，呈螺旋式消毒，范围 10cm×10cm），术者戴无菌手套，铺巾，以 1%普鲁卡因或 0.5%～2%利多卡因 1～2mL，在穿刺点作皮内、皮下至韧带的浸润麻醉。

（4）将腰椎穿刺针（套上针芯）沿腰椎间隙垂直进针（针头斜面向上），推进 2～3cm 深度或感到阻力突然下降时，提示针尖已进入蛛网膜下隙，可拔出针芯，让 CSF 自动滴出，并接上测压管先行测压。接紧测压管后让病人放松身体，缓慢伸直头及下肢，CSF 在玻璃管内随呼吸轻微波动，此时的读值即为病人 CSF 压力的数值，正常为 80～180mmH_2O（0.78～1.77kPa），超过 200mmH_2O（1.96kPa）为颅内压升高，低于 80mmH_2O（0.7kPa）为低颅压。如 CSF 压力显著高于正常，则一般不放 CSF，防止发生脑疝。

（5）若需了解椎管内有无梗阻，可做压颈实验（Queckenstedt 实验），但颅内压增高或疑有后颅窝肿瘤者，禁忌做此试验，以免发生脑疝。①压颈试验前应做压腹试验。用手掌升压腹部，CSF 压力立即上升，解除压迫后压力迅速下降，说明穿刺针头确实在椎管内。②压颈试验有指压法和压力计法。指压法是用手指压迫颈静脉，然后迅速放松，观察其压力变化；压力计法是将血压计袖带轻缚于病人的颈部，测定初压后，可迅速充气 20mmHg、40mmHg、60mmHg，记录 CSF 压力变化直至压力不再上升，然后迅速放气，记录 CSF 压力至不再下降为止。正常情况下颈后 CSF 压力迅速上升 100~200mmH_2O 以上，解除压颈后压力迅速降至初压水平。若在穿刺部位以上椎管梗阻，压颈压力不上升或上升下降缓慢（部分梗阻），称压颈试验阳性。如压迫一侧颈静脉 CSF 压力不上升，但压迫对侧上升正常，常提示该梗阻侧的横窦闭塞。

（6）取所需数量 CSF 于无菌试管中送检，若需做细菌培养，试管口及棉塞应用酒精灯火焰灭菌。

（7）术毕拔出穿刺针，针孔用聚维酮碘消毒后覆盖无菌纱布，并稍加压迫防止出血，再用胶布固定。

3. 检查后护理

（1）指导病人去枕平卧 4~6 小时，告知卧床期间不可抬高头部，可适当转动身体。

（2）观察病人有无头痛、腰背痛、脑疝及感染等穿刺后并发症。穿刺后头痛最常见，多发生在穿刺后 1~7 日，可能为 CSF 量放出较多或持续 CSF 外漏所致颅内压降低。应指导多进饮料、多饮水，延长卧床休息时间至 24 小时，遵医嘱静脉滴注生理盐水等。

（3）保持穿刺部位的纱布干燥，观察有无渗液、渗血，24 小时内不宜沐浴。

二、癫痫

癫痫是一组以脑部神经元反复突然过度放电所致的间歇性中枢神经系统功能失常为特征的一组疾病和综合征，是一种起源于大脑，并反复发作的运动、感觉、自主神经、意识和精神状态不同程度的障碍。其基本特征是反复性和发作性。每次发作或每种发作均称为痫性发作，癫痫是一种以反复痫性发作为特征的慢性临床过程，同一病人可有一种或多种痫性发作形式。长期、频繁发作可损害脑功能。

【护理评估】

（一）病因及病理生理

癫痫的发生机制至今尚未完全清楚，它涉及遗传、解剖、生理生化、病理生理、免疫的范围，目前比较统一的看法是：①癫痫的发生是由遗传因素、脑内癫痫性病理改变和促发因素三者相互结合所产生的，任何一个单独的因素都不可能导致癫痫发生。②脑神经元的膜电位不稳定，惊厥阈值下降，并出现异常放电是癫痫发作的实质。③每次的癫痫发作都包含起动、发作性放电的维持与扩展，以及发作性放电的抑制 3 个不同而连续的病理生理过程。在这个过程中，脑内钠、钾、钙、氯等离子的传导，兴奋性神经递质（如谷氨酸、天门冬氨酸）及抑制性神经递质（如 γ 氨基丁酸）均起重要作用。

1. 常见病因

（1）原发性（特发性）癫痫：与遗传因素有关，许多单基因遗传病、染色体病都伴有癫痫发作。

（2）症状性（继发性）癫痫：与脑内器质性、结构性病变有关。①脑部病变：脑发育畸形、脑变性病和脱髓鞘病、中枢神经系统感染等。②缺氧性脑损伤：肺疾患、休克等缺氧性疾病所致的脑损伤。③代谢紊乱：先天性代谢异常、水电解质紊乱、维生素缺乏、高血压脑病等。④颅脑外伤：颅内出血、挫裂伤、硬膜下血肿等。产伤是婴儿期症状性癫痫的常见原因。⑤中毒：铅、汞、一氧化碳中毒等。

2. 常见诱发因素

（1）发热、感染、过量饮水、过度换气、饮酒、缺眠、过劳和饥饿等均可诱发癫痫发作。

（2）药物：如贝美格、丙咪嗪、戊四氮或突然撤除抗痫药物，亦可导致癫痫发作。

（3）感觉因素：某些病人对某些特定的感觉，如视、听、嗅、味、前庭、躯体觉等较为敏感，当受刺激时，可引起不同类型的癫痫发作，称反射性癫痫。

（4）精神因素：某次强烈的精神刺激之后发作的，突然强烈的刺激造成脑内神经递质的暂时失调，以后又形成固定的兴奋灶，引起癫痫反复发作。如突然被狗咬、从高处摔下（未伤及头部）、猝不及防的响声刺激、被毒打（非头部）、交通事故（未伤及头部）等。

（二）身体状况

1. 癫痫发作的共性

①发作性，突然发生，突然终止，发作间歇期正常。②短暂性，每次发作时间很短，一般数秒到数分钟，除外癫痫持续状态，很少>30 分钟。③反复性，反复发作。④刻板性，对每个病人而言，每次发作的表现几乎一致。

2. 痫性发作类型与特点

（1）局灶性发作：①单纯局灶发作。以局灶性运动性发作多见。表现为面部或四肢某部分的抽动，头、眼持续向同方向偏斜，无意识丧失，发作持续 10～20 秒钟，发作后无不适。②复杂局灶性发作。多数病人表现为意识部分丧失的情况下，精神行为异常，如吞咽、咀嚼、摸索、自语等。多见于颞叶、部分额叶的癫痫发作。

（2）全身性发作：①强直阵挛性发作：临床最常见，又称大发作。发作时突然意识丧失，全身肌肉持续强烈收缩，以躯干的轴性强直开始，迅速扩散到四肢，病人跌倒在地，头向后仰，双眼上翻，牙关紧闭，四肢强直性伸展，或上肢屈曲而下肢伸展。呼吸肌强烈收缩发出特殊尖叫声，呼吸暂停，发绀。常有舌咬伤、尿失禁。强直期持续数秒或数十秒后出现较长时间的反复阵挛，即全身肌肉节律性抽搐，口吐白沫，持续 1～3 分钟逐渐停止。发作后常有深睡，醒后感到头痛、嗜睡、乏力等现象，对发作过程不能回忆。②失神发作：突然意识丧失，正在进行的自主性活动及语言突然停止，双眼凝视，表情呆滞，一般不跌倒。持续数秒突然恢复，继续发作前正在进行的动作，无发作后意识障碍，对所发生的情况无记忆。③肌阵挛发作：广泛性脑损害者多见。是由于全身或局部骨骼肌突然而短暂地收缩引起的不自主的快速运动，主要累及颈部、躯干、肩部及上肢近端肌肉时称为轴性或粗大性肌阵挛，表现为突然点头、身体前倾、两臂抬起等，如下肢受累可出现猝倒。④失张力发作：发作时肌张力突然短暂性丧失。若累及全身肌肉则导致突然跌倒、受伤。短暂的失张力发作持续仅 1 秒左右，意识丧失常不明显，病人跌倒后立即站起。长时间的失张力发作可持续 1 至数分钟，病人全身松软躺倒，凝视或闭目，无发声也无运动性症状。⑤痉挛：主要见于婴儿，表现为点头、伸臂、屈腿等。

3. 癫痫综合征

部分患儿有一组相同症状与体征，属同一种特殊癫痫综合征。

（1）良性癫痫：2~14 岁小儿多见，其中 9~10 岁为发病高峰。多数病人入睡后或觉醒前呈局灶性发作，从口面部开始，如喉头发声、唾液增多、面部抽搐等，很快发展至全身强直阵挛发作，意识丧失，小儿智力发育正常，体格检查无异常发现。常有家族史。药物控制效果良好，一般在 15~19 岁前停止发作，2%以下可能继续癫痫发作。

（2）失神癫痫：3~13 岁小儿多见，6~7 岁为发病高峰。女孩多于男孩。表现为每日数次甚至数十次频繁失神发作，每次发作数秒钟，意识障碍突然发生、突然恢复，体位改变不明显。发作后对此无记忆、无头痛等症状。体格检查无异常。预后多良好，用药容易控制。常因过度换气、情绪和注意力改变而诱发。

（3）婴儿痉挛：1 岁前的婴儿多见，生后 4~8 月龄为高峰。表现为屈曲性、伸展性及混合性三种。以屈曲性和混合性发作为多。屈曲性发作婴儿呈点头、屈腿状。伸展性呈角弓反张样，肢体频繁颤动，在入睡不久或刚醒时加重。若患儿病前已有明确脑损伤、精神运动发育异常，则治疗效果差，多数病人可能遗留智力障碍。若患儿病前无明确脑损伤，早期接受治疗后，约有 90%患儿的智力与运动发育可基本正常。

4. 癫痫持续状态

癫痫一次发作持续 30 分钟以上，或两次发作间歇期意识不能完全恢复者。临床多见强直、阵挛持续状态，颅内、颅外急性疾病均可引起，为儿科急症。

（三）辅助检查

1. 脑电图

典型脑电图可显示棘波、尖波、棘慢复合波等癫痫样波，是确诊痫性发作与癫痫最重要的检查手段。

2. 影像学检查

CT、MRI 等颅脑影像学检查。

【常见护理诊断/问题】

1. 有受伤的危险

与发病时意识丧失及抽搐有关。

2. 有窒息的危险

与发作时喉痉挛、呼吸道分泌物多有关。

3. 知识缺乏

与对疾病的了解及用药的长期规范性的认识缺乏有关。

4. 焦虑

与疾病病程长及其反复性有关。

5. 潜在并发症

脑水肿、酸中毒、呼吸衰竭等。

【治疗措施】

(一) 药物治疗

早期合理的药物治疗，能完全或大部分控制多数患儿的癫痫发作。因此，要根据发作类型选择一种或联合用药及早治疗，一般先用一种药物，从小剂量开始直至完全控制发作，需加新药物时也先从小剂量开始。用药期间定期复查，以观察用药效果及不良反应。一般服药后 2~4 年完全不发作，再经 3~6 个月逐渐减量停药。常见的抗癫痫药物有左乙拉西坦、丙戊酸钠口服液、丙戊酸缓释片、奥卡西平、托吡酯、卡马西平、苯巴比妥、氯硝西泮等。应根据病人的年龄、全身情况、耐受性及经济情况，给予个体化治疗和长期监控。

(二) 癫痫持续状态的治疗

1. 尽快控制发作

首选地西泮每次 0.3~0.5mg/kg，不超过 10mg，静脉注射。必要时 0.5~1 小时重复使用。

2. 保持呼吸道通畅

平卧头侧位，吸痰，必要时气管插管或人工呼吸机。

3. 维持生命功能

纠正脑缺氧，防治脑水肿，保护脑组织。

4. 防治并发症

做好安全防护，预防受伤。高热时给予物理降温，及时纠正酸碱和电解质变化。发生脑水肿时予以呋塞米和甘露醇。

(三) 外科手术治疗

经抗癫痫药治疗无效的难治性癫痫，可在充分术前评估的前提下实施手术治疗，包括胼胝体切除、联合离断、皮层切除、半球切除等。但伴有进行性大脑疾病、严重精神神志障碍等病人禁忌手术。

【护理措施】

(一) 监测

1. 病情监测

(1) 观察痫性发作的类型、记录发作持续时间及频率。

(2) 观察生命体征及神志、瞳孔，注意发作过程中有无心率增快、血压升高、呼吸暂停、瞳孔散大、牙关紧闭、大小便失禁等症状。观察发作停止后患儿意识是否完全恢复，有无头痛、疲乏等。

(3) 观察有无颅高压、呼吸循环衰竭的征象。

2. 药物监测

监测药物疗效和不良反应，使用抗癫痫药物后有无皮疹、呕吐、腹泻、异常烦躁不安等不良反应发生。观察发作次数或持续时间是否减少、发作得到控制或稳定等。定期监测血药浓度和肝肾功能，一般 7~10 日复查 1 次。

（二）护理

1. 发作时的护理

癫痫发作时立即平卧，松开衣扣和裤带，抬高肩颈部，使颈部处于伸展位，头偏向一侧，及时清除口鼻腔分泌物，保持呼吸道通畅。立即给氧，遵医嘱应用止痉药。使用牙垫、开口器或舌钳，防止舌咬伤和舌后坠。发作频繁的患儿尽量安置在抢救室，备氧气、吸痰器及止痉药于床旁。必要时备气管切开包。

2. 安全护理

注意发作时安全，清除患儿周围有可能导致受伤的物品。抽搐时保护肢体，防止皮肤损伤、骨折或脱臼。扣紧床栏，专人守护。意识恢复后仍需加强保护措施，以防意外。对有癫痫发作史并外伤史的病人，在床头醒目位置安放“跌倒高危”警示牌，随时提醒病人、家长及医护人员做好防止发生意外的准备。频繁发作期，室外活动或外出就诊时要有人陪同，最好佩戴安全帽。

3. 活动与休息

癫痫发作时和发作后均应卧床休息，保持病室安静，室内光线柔和，避免噪声，保持睡眠充足。给予高热量、高维生素、易消化的饮食，忌饮浓茶、可乐等兴奋性饮料，多吃蔬菜水果，保持大便通畅。建立良好的生活习惯，劳逸结合，如长时间看电视、洗浴、玩游戏等。避免感冒受凉、饥饿、过饱、过度兴奋、疲劳、精神刺激等诱发因素。

4. 心理护理

结合同龄儿的心理状态有针对性地进行心理疏导，关心、爱护他们，鼓励其与同伴交流，帮助树立治疗信心，克服自卑、孤独、退缩等心理行为障碍，配合长期药物治疗。

5. 用药护理

抗癫痫药要准时、准量服用，切忌漏服或停服。密切观察药物疗效和不良反应，定期复查血常规、血小板、肝肾功能，定期监测血药浓度。

6. 健康教育

（1）用药指导：告诉病人抗癫痫药物治疗的原则，指导病人掌握药物疗效及不良反应的观察，遵医嘱坚持长期正确服药。①服药原则与注意事项：根据发作类型选药，一般先单药治疗，从小剂量开始，逐渐加量，以尽可能控制发作又不致引起毒性反应的最小有效剂量为宜，需加新药物时也先从小剂量开始。严格遵照医嘱，坚持正确用药，不能随意间断或增减剂量，否则癫痫不易控制，且易导致癫痫持续状态发生。抗癫痫药物一般为碱性，宜在饭后服用，可减轻胃肠道反应。②药物不良反应的观察与处理：每种抗癫痫药物均有多项不良反应。通常发生于开始用药或加量时，与血药浓度有关。多数常见不良反应为短暂性反应，缓慢减量即可明显减少，进食时服药可减少恶心反应。严重特异性反应如卡马西平所致皮疹、肝损伤，苯妥英钠所致神经系统损害，苯巴比妥引起的智能、行为改变等，须考虑减药或停药。与剂量有关的一般性不良反应如头痛、消化道症状等通过暂缓加量、调节剂量等方法可以避免或减轻。服药前应做血、尿常规和肝肾功能检查，服药期间定期做血药浓度监测，复查血常规和肝肾功能。③停药时机与方法：通过正规系统的治疗，约40%的癫痫病人可以完全停药。能否停药、何时停药主要是根据癫痫的类型及病因、发作及控制的时间、难易及试停药反应等。病人应在医生指导下服药和停药。一般服药后2~4年完全不发作，再经3~6个月逐渐减量过程停药。

（2）安全指导：告知家长癫痫发作时的应急处理和防护措施，发作时平卧头偏向一侧，解开衣领裤带，掐人中穴、合谷穴，保持呼吸道通畅，放置牙垫，适当约束肢体，预防窒息、跌倒、舌咬伤、碰伤、骨折、脱臼等。

（3）生活指导：合理安排小儿的生活和学习，保证充足的休息和睡眠，保持心情舒畅，避免情绪紧张、感染、过饥过饱、疲劳等诱发癫痫发作的因素。避免在炉火旁、水池边玩耍，禁止游泳、登高等运动。平时尽量不要单独外出，如外出随身携带安全卡（注明病人姓名、年龄、诊断、用药、家长姓名、住址、联系电话等）。

（4）围生期保健指导：去除导致痫性发作和癫痫发生的各种因素，如胎儿宫内窘迫等，预防颅内感染等与痫性发作和癫痫发生有关的原发疾病。

三、病毒性脑炎和脑膜炎

病毒性脑炎和脑膜炎均为中枢神经系统急性炎症，由多种病毒感染引起。根据累及部位不同，临床表现为脑炎或脑膜炎。

【护理评估】

（一）病因及病理生理

多种病毒均可引起病毒性脑炎、脑膜炎，主要为柯萨奇病毒、埃可病毒等肠道病毒，其次为疱疹病毒、腮腺炎病毒及虫媒病毒（如乙脑病毒）等。

病毒通过两种途径侵犯中枢神经系统，一种是血行播散，病毒自呼吸道、肠道等途径侵入人体，在淋巴细胞内繁殖后入血流侵犯各脏器，形成病毒血症，导致发热等全身症状。病毒进一步繁殖通过血脑屏障侵犯脑膜及脑实质，造成脑或脑膜感染的相应症状。另一种途径为病毒直接侵犯中枢神经系统。如单纯疱疹病毒经嗅神经直接入侵脑部，导致神经系统炎症。

主要的病理生理变化为直接入侵的病毒对脑组织的破坏。脑组织、脑膜弥漫性充血、水肿，血管周围淋巴结浸润，胶质细胞增生及局部出血性坏死灶。

（二）身体状况

多呈急性起病，病情轻重与病变部位有关，病变在脑实质的病毒性脑炎临床表现较脑膜炎重。

1. 病毒性脑膜炎

病前多有上呼吸道感染病史，而后出现发热、恶心、呕吐。婴儿常有烦躁不安，易激惹。年长儿主诉头痛、颈背疼痛，检查脑膜刺激征阳性。较少发生严重的意识障碍、惊厥及局限性神经系统体征。

2. 病毒性脑炎

主要表现为发热、惊厥、意识障碍及颅内压增高症状。

（1）前驱症状：为一般全身感染急性症状，如发热、头痛、呕吐、腹泻等。

（2）中枢神经系统症状：①惊厥：多为全身性发作，严重者呈惊厥持续状态。②意识障碍：轻者反应淡漠、迟钝、嗜睡或烦躁，重者谵妄、昏迷，甚至呈深度昏迷。③颅内压增高：表现为头痛、呕吐、婴儿前囟饱满，严重者发生脑疝。④运动功能障碍：根据受损部位不同可出现偏瘫、不自主运动、面瘫、吞咽障碍等。⑤精神障碍：病变累及额叶底部、颞叶边缘系统，可发生幻觉、失语、定向障碍等精神情绪异常。

（3）病程：一般2~3周，多数病例可完全恢复，少数病例可遗留后遗症如癫痫、听力障碍、肢体瘫痪及不同程度的智力低下等。

（三）辅助检查

1. 脑脊液检查

压力正常或增高，外观清亮，白细胞总数轻度增多，病程早期分类以及多核细胞为主，后期以淋巴细胞为主。蛋白轻度升高，糖及氯化物在正常范围。

2. 病毒学检查

部分患儿取脑脊液进行病毒分离及特异性抗体测试均为阳性，恢复期患儿血清特异性抗体滴度较急性期高4倍以上时具有诊断意义。

3. 脑电图

病程早期脑电图即出现弥漫性或局限性异常慢波背景活动，提示脑功能异常。

【常见护理诊断/问题】

1. 体温过高

与病毒血症有关。

2. 意识障碍

与脑膜脑组织受损有关。

3. 疼痛

与颅内压力增高有关。

4. 躯体移动障碍

与昏迷、瘫痪有关。

5. 营养失调——低于机体需要量

与摄入不足有关。

6. 清理呼吸道无效

与昏迷、分泌物黏稠有关。

7. 有皮肤完整性受损的危险

与长期卧床，大小便失禁有关。

8. 潜在并发症

脑疝。

【治疗措施】

1. 一般治疗

卧床休息，供给足够的营养，退热，保证水电解质平衡。

2. 降低颅高压

控制惊厥、脑水肿，降低颅高压。

3. 抗病毒治疗

采用静脉给药，如阿昔洛韦，为高效广谱抗病毒药，可阻止病毒 DNA 合成。对单纯疱疹病毒引起的脑炎与脑膜炎作用更强。

4. 恢复期

采取综合康复治疗。

【护理措施】

（一）监测

1. 体温监测

体温>39℃以上每小时监测体温 1 次，40℃以上每 30 分钟测体温 1 次。

2. 意识及精神状态观察

可通过交谈、观察呼吸、疼痛刺激来判断病人的意识程度、精神状态。

3. 监测血压、脉搏、呼吸、神志、瞳孔

观察意识变化，瞳孔大小、双侧是否对称、对光反射。如双侧瞳孔不等大或缩小或忽大忽小，且伴有“二慢一高”（呼吸慢、脉搏慢、血压高），则提示可能发生脑疝。注意呼吸的频率、节律、深度，警惕呼吸衰竭。

4. 仔细观察抽搐的性质、发作的频率、持续的时间

观察有无囟门饱满、呕吐、头痛等颅内压增高表现，监测 24 小时尿量，必要时记录 24 小时出入水量，保证水电解质的平衡。

（二）护理

1. 一般护理

根据病情将病人置抢救室或离护士站较近的病房，急性期绝对卧床休息，保持病室安静、空气清新，每日空气消毒，避免强光、噪声等不良刺激，护理治疗操作尽量集中，避免激惹病人。关心、安慰病人，加强沟通交流，减轻和消除心理恐惧，树立战胜疾病的信心。给予高热量、高蛋白、富含维生素、易消化的饮食，不能进食者，给予鼻饲或静脉营养，保

证热量的摄入和维持水电解质平衡。

2. 高热护理

高热时遵医嘱予以物理降温和药物降温，半小时至1小时后复测体温，脑水肿严重者枕下、腹股沟等处可持续冰袋或冰枕，3~4小时更换1次，以提高脑细胞对缺氧的耐受性，降低脑组织的耗氧量，但注意防止冻伤。高热循环不良者用20~30℃温水轻擦10分钟或温湿敷，可使皮肤毛孔开放利于散热。高热持续不退或伴抽搐，必要时采用亚冬眠疗法，应用亚冬眠2小时内，不宜搬动病人头部或使其直立，以防直立性低血压。用药1~5日注意观察有无舌、颈、面及背部肌肉痉挛，是否出现强直性张口、伸舌、斜颈、呼吸运动障碍及吞咽困难现象，警惕急性肌张力障碍。降温过程中防止出汗过多，或下降过快而导致虚脱。

3. 加强呼吸道管理

备好吸痰用物，定时拍背吸痰，保持呼吸道通畅，吸痰时动作轻柔、稳妥、快速，严格执行无菌操作，记录痰液的量、颜色、性状，痰液黏稠者雾化吸入。

4. 抽搐护理

抽搐发作时，将病人平卧，头偏向一侧，松解领口、裤带，婴幼儿颈部或肩下垫小毛巾使颈部处于伸展位，保持气道通畅，及时清除口、鼻、咽喉内的分泌物或呕吐物，以防窒息。一旦发生窒息，立即吸痰，必要时气管插管。给予氧气吸入，掐人中或合谷穴位，遵医嘱使用止惊药物。解除抽搐的原因和诱因，高热时及时散热降温，颅内压力增高时及时脱水降颅压。

5. 昏迷护理

评估昏迷的程度，有躁动不安者应做好安全护理，及时扣好床栏，取侧卧或平卧，头偏向一侧，定时翻身，疑有脑疝时，头部沙袋制动。保持呼吸道通畅，及时清除呼吸道分泌物，遵医嘱给氧。供给足够的营养和水分，保持大便通畅，加强口腔、眼部、皮肤、会阴部等基础护理，定时翻身，预防压疮等并发症。保持肢体功能位，预防垂腕、垂足、关节变形等并发症。留置各种导管者，加强导管护理，保持导管通畅，定期更换。备齐抢救药品、器械和物品。做好安全护理，防坠床、窒息等安全意外。

6. 头痛护理

颅内压力增高时，床头抬高15°~30°以降低颅高压，以减少大脑耗氧量，疼痛时分散病人注意力，可用听音乐等方法来缓解疼痛，年长儿做好心理护理，必要时遵医嘱予止痛药物。

7. 肢体功能训练

保持肢体功能位，早期给予肢体被动运动，防止肌肉萎缩和关节僵硬。病情稳定后及早帮助患儿进行被动和主动功能锻炼，给予高压氧、针灸、物理疗法、运动疗法等综合康复训练，训练注意循序渐进，做好保护措施，防止损伤。

8. 健康教育

（1）为病人及家长讲解有关疾病的知识，介绍病情、用药原则、预后及护理方法，让其了解和接受疾病的现实，积极配合治疗。告知自我观察方法，发现任何异常，立即通知医务人员。

（2）教会家长翻身的手法和技巧，并训练和鼓励病人自主活动，增强自理能力。讲解肢体活动的重要性，指导肢体被动运动、主动运动等康复训练方法。

（3）定期随访，及时复查。

四、化脓性脑膜炎

化脓性脑膜炎是由各种化脓性细菌感染引起的脑膜炎症，是小儿时期常见的中枢性神经系统感染性疾病之一，尤以婴幼儿常见。本病的病死率为5%～15%，存活者可遗留神经系统后遗症。

【护理评估】

（一）病因及病理生理

化脓性脑膜炎常见致病菌与患儿年龄关系密切，新生儿及2月龄以下的小婴儿多见。致病菌多为革兰氏阴性杆菌和金黄色葡萄球菌，由革兰氏阴性杆菌所致脑膜炎中最常见的是大肠埃希菌，其次为变形杆菌、铜绿假单胞菌等。3月龄～3岁小儿所患化脓性脑膜炎多由流感嗜血杆菌引起。年长儿由脑膜炎双球菌、肺炎链球菌引起的化脓性脑膜炎最为多见。

致病菌大多从呼吸道侵入，也可由皮肤、黏膜或新生儿脐部侵入，经血流到脑膜微血管，再穿过血脑屏障抵达脑膜。少数由邻近组织器官感染，如中耳炎、乳突炎、鼻窦炎等炎症的扩散所致。此外，颅脑外伤、脑脊髓膜膨出等情况时，细菌可通过与颅腔存在的直接通道进入蛛网膜下隙造成脑膜炎症。炎症反应以软脑膜、蛛网膜和表层脑组织为主，造成广泛的炎性粘连及脓液聚集，可逐渐波及脑室内膜，导致脑室管膜炎。软脑膜下及脑室周围的脑实质可因细胞浸润、出血、坏死、变性而发生脑膜脑炎。脓液黏稠、广泛粘连，使脑脊液循环受阻及再吸收障碍，可导致脑积水。炎症累及周围颅神经，可引起失明、面瘫、耳聋等相应的功能改变。

（二）身体状况

多为急性起病，部分患儿于病前有上呼吸道和消化道感染症状。

1. 典型表现

（1）全身中毒症状：体温升高，意识逐渐改变，烦躁或精神萎靡、嗜睡，直至惊厥、昏迷。

（2）颅内压增高征：剧烈头痛、喷射性呕吐。严重者发生脑疝，出现双侧瞳孔不等大，对光反应迟钝等。

（3）脑膜刺激征：颈强直、Kering征和Brudzninski征阳性。

2. 非典型表现

3月以下患儿起病隐匿，常因缺乏典型的症状和体征而被忽略。表现为体温可升高或降低，甚至出现体温不升，面色青灰、吸吮力差、拒乳、呕吐、哭声高尖、两眼凝视，前囟饱满和张力增高、头围增大或颅骨缝裂开等不典型性惊厥发作症状。由于颅缝及囟门的缓冲作用，使颅内压增高与脑膜刺激征不明显。

3. 并发症

（1）硬脑膜下积液：发生率较高。1岁以下婴儿多见。一般出现在化脓性脑膜炎开始正规治疗48~72小时以后。临床特点为经治疗，发热、意识改变、颅内高压等临床表现不见好转，甚至逐渐加重，或在症状、体征逐渐好转时病情又出现反复，并伴随进行性前囟饱满、颅缝分离。硬膜下试验穿刺是直接的确诊手段（正常液量在2mL以下）。其发生的机制可能与炎症时血管通透性增加、血浆成分渗出以及发生炎性栓塞时局部渗透压增高、水分进入硬膜下腔有关。

（2）脑室管膜炎：多见于革兰氏阴性杆菌感染且延误治疗的婴儿。临床特点为经抗生素治疗发热、惊厥等症状持续存在，颈强直逐渐加重，脑脊液检查结果始终异常。易造成较高的死亡率和致残率。

（3）脑积水：由脑膜炎症造成的脑脊液循环障碍所致。除一般神经系统症状外，患儿头颅呈进行性增大，颅缝裂开，头皮静脉扩张，患儿额大面小，眼呈"落日状"，头颅有"破壶"音。长期持续的颅内压增高可造成大脑皮质退行性萎缩，患儿神经系统功能逐渐倒退。

（4）其他：炎症可导致各种神经功能障碍，如颅神经受累造成的耳聋、失明，以及脑实质病变产生的瘫痪、智力低下或癫痫等。

（三）辅助检查

1. 脑脊液

脑脊液检查为本病确诊的重要依据。化脓性脑膜炎典型的脑脊液改变为：压力增高，外观浑浊，白细胞数明显增多达1000×10^9/L以上，分类以中性粒细胞为主，蛋白明显升高，糖和氯化物含量显著下降。涂片革兰氏染色检查可确定病原菌，其方法简便、快速、阳性率高，即使经抗生素治疗，有时仍能通过涂片找到细菌，有利于进一步明确病因，指导治疗。

2. 血液

（1）血常规：白细胞数明显增高，分类以中性粒细胞增高为主，占80%以上。

（2）血培养：病程早期做血培养可帮助确定病原菌。

3. 头颅CT

可显示不同层面脑组织、脑室、颅骨等的结构、形态，确定脑水肿、脑膜炎、脑室扩大、硬脑膜下积液等病理改变。

【常见护理诊断/问题】

1. 体温过高

与细菌感染有关。

2. 潜在并发症

颅内压增高。

3. 有受伤的危险

与惊厥发作有关。

4. 营养失调——低于机体需要量

与摄入不足、机体消耗增多有关。

【治疗措施】

1. 抗生素治疗

采用敏感、可通过血脑屏障、毒性低的抗生素，联合用药，注意配伍禁忌，力争及早、足量、足疗程静脉给药，在用药 24 小时内将脑脊液中的致病菌杀灭。

对确定诊断而致病菌尚不详者，目前主张选用第三代头孢菌素，头孢曲松 100mg/（kg · d）或头孢噻肟 200mg/（kg · d），以在患儿脑脊液中达到有效灭菌浓度。病原菌明确后可参照细菌药物敏感试验的结果，选用病原菌敏感的抗生素。

应用抗生素治疗的疗程依病原菌种类而不同。肺炎链球菌、流感嗜血杆菌脑膜炎应由静脉滴注给药 10~14 日；脑膜炎球菌用药 7 日；金黄色葡萄球菌和革兰阴性菌引起的脑膜炎，其疗程应在 21 日以上。有并发症者应适当延长给药时间。

2. 肾上腺皮质激素治疗

应用肾上腺皮质激素对多种炎症因子的产生有抑制作用，可使血管通透性降低，脑水肿及颅内压症状得以减轻。一般应用地塞米松 0. 6mg/（kg · d），分 4 次静脉给药，连续 2~3 日。

3. 并发症治疗

（1）硬脑膜下积液：积液量多且出现颅内压增高表现时，采取硬膜下反复穿刺将积液放出的方法（放液量每次每侧 15mL 以内），多数患儿的积液可逐渐减少而治愈。

（2）脑室管膜炎：采取侧脑室穿刺引流的方法缓解症状，同时应用适宜抗生素行脑室内注入。

（3）脑积水：可行正中孔粘连松解、导水管扩张及脑脊液分流手术进行治疗。

4. 对症及支持治疗

密切观察生命体征、意识、瞳孔等变化，及时处理颅内压增高以及高热、惊厥等情况，保证能量摄入，维持水、电解质及酸碱平衡。

【护理措施】

1. 维持正常体温

高热患儿要卧床休息，每 4 小时测量体温 1 次。体温超过 38. 5℃时，应及时给予物理降温或药物降温处理，以减少大脑的氧消耗，防止发生惊厥。

2. 密切观察病情变化

观察患儿的生命体征及面色、神志、瞳孔、囟门等变化，及早采取应对措施。如患儿出现意识障碍、囟门及瞳孔变化、躁动不安、频繁呕吐、四肢肌张力增高为惊厥发作先兆；呼吸节律深而慢或不规则，瞳孔忽大忽小或两侧不等大，对光反应迟钝，血压升高，警惕脑疝及呼吸衰竭的发生；若在治疗中高热不退，反复惊厥发作，前囟门饱满，颅缝裂开，呕吐不止，提示出现硬膜下积液等，须随时做好各种急救的准备工作。

3. 防止外伤、意外

惊厥发作时将患儿头偏向一侧，给予口腔保护以免舌咬伤，扣紧床档，避免躁动及惊厥时受伤或坠床。及时清理患儿呕吐物，保持呼吸道通畅，防止造成误吸。

4. 保证足够营养供应

满足患儿机体对能量的需求，维持水、电解质平衡。神志清者给予易消化、富营养的流质或半流质饮食。意识障碍者给予静脉高营养或鼻饲。对呕吐频繁者，可根据个体情况，采取静脉补液的方式维持液体量与能量的摄入。

5. 健康教育

主动向患儿家长介绍病情、用药原则及护理方法，使其主动配合。为恢复期患儿制订相应的功能训练计划，指导家长具体的护理措施，减少后遗症发生。

第五节　免疫系统疾病护理

免疫是机体的一种生理性保护反应，它具有免疫防御、免疫稳定和免疫监视功能。免疫功能失调可导致异常免疫反应，如变态反应、自身免疫性疾病、免疫缺陷和发生恶性肿瘤等。免疫反应可以分为两类：非特异性免疫反应和特异性免疫反应，后者又可以分为特异性细胞免疫和特异性体液免疫。

一、小儿免疫特点

（一）小儿非特异性免疫特点

非特异性免疫反应是机体在长期种族进化中不断与病原体相互斗争而建立起来的一种系统防御功能，是一种天然免疫力，是生下来就具有的。因为它对多种病原微生物都具备一定的防御作用，所以被称为非特异性免疫，主要包括屏障防御机制、细胞吞噬系统、补体系统和其他免疫分子作用。

1. 屏障防御机制作用

屏障防御机制主要包括皮肤黏膜屏障、血脑脊液屏障、血胎盘屏障、淋巴结过滤作用等构成的解剖（物理）屏障和生化屏障。小儿皮肤角质层薄嫩，容易破损，故屏障作用差，对外界刺激的抵抗力弱，易受机械或物理损伤而继发感染。新生儿皮肤较成人偏碱性，易于细菌或真菌的增殖。肠道通透性高、血脑屏障未发育完善、呼吸道纤毛细胞发育不完善等，导致新生儿和婴幼儿的非特异性免疫功能较差，随年龄增长而逐步发育完善。

2. 细胞吞噬系统

血液中具有吞噬功能的细胞主要是单核巨噬细胞和中性粒细胞。在胎龄第 9 周前后，末梢血中开始出现中性粒细胞。在胎龄 34 周，中性粒细胞的趋化、吞噬和细胞内杀菌功能趋向成熟。新生儿的各种吞噬细胞功能呈暂时性低下，这与新生儿时期缺乏血清补体、调理素、趋化因子等有关。

3. 补体系统

由于母体的补体不能传输给胎儿，故新生儿血清补体含量低，其中 C1、C2、C3、C4、

C7 和备解素的浓度约为母亲的 60%。约半数新生儿补体经典途径活性低于成人水平，旁路途径的各种成分发育更为落后。在出生后 6~12 个月补体浓度或活性才接近成人水平。

（二）小儿特异性细胞免疫特点

胎儿的细胞免疫功能尚不成熟，对于胎内发生的病毒感染（如巨细胞病毒）还不能产生足够的免疫力，故易造成胎儿宫内长期携带病毒现象。足月出生的新生儿 T 细胞免疫功能已近完善，但因从未接触过抗原，需要在较强抗原刺激下才会产生反应。随着与多种抗原的接触，T 细胞的功能更趋完善。足月新生儿外周血中 T 细胞绝对计数已达成人水平，但 T 细胞分类比例和功能与成人不同。其中具有辅助/诱导作用的 CD4 阳性的 T 细胞数比具有抑制细胞毒性作用的 CD8 阳性的 T 细胞数多，CD4/CD8 的比值高达（3~4）：1。约 2 岁后 CD4/CD8 比值达成人水平。新生儿时期 T 细胞产生的 γ 干扰素（IFNγ）和白细胞介素 4（IL-4）为成人的 10%~20%，约 3 岁时达成人水平。

（三）小儿特异性体液免疫特点

特异性体液免疫是指 B 细胞在抗原刺激下转化成浆细胞并产生抗体（即免疫球蛋白），特异性地与相应抗原在体内结合而引起免疫反应。

1. B 细胞

骨髓是 B 细胞成熟的场所，淋巴结是成熟 B 细胞定居的场所。与 T 细胞免疫相比，B 细胞免疫的发育较迟缓。胎儿和新生儿 B 细胞对抗原刺激可产生相应的 IgM 类抗体，而有效的 IgG 类抗体应答需在出生后 3 个月才出现。B 细胞不足时，特异性抗体生成减少，易发生暂时性低丙种球蛋白血症。

2. 免疫球蛋白（Immunoglobulin，IG）

具有抗体活性的球蛋白称为免疫球蛋白，存在于血液、淋巴液、组织液和分泌液中。有抗体活性的免疫球蛋白是 B 细胞最终分化为浆细胞的产物，分为 IgG、IGA、IgM、IGD 和 IGE 五类。

（1）IgG：是血清中主要的、唯一能通过胎盘的免疫球蛋白。通过胎盘从母体传递的 IgG 在新生儿抗感染中起重要作用。来自母体的 IgG 在小儿出生后 6 个月时全部消失，故 6 个月后的小儿易患感染性疾病。而婴儿自身 IgG 从出生 3 个月后才逐渐增加，故出生后 3~4 个月时降至最低点。6~7 岁时其在血清中的含量接近成人水平。

（2）IgM：是个体发育过程中最早合成和分泌的抗体。正常情况下，因无抗原刺激，胎儿自身产生的 IgM 甚微，又因 IgM 不能通过胎盘，故脐带血中 IgM 含量极低。脐血 IgM 增高，提示宫内感染。生后 3~4 个月 IgM 的含量为成人的 50%，1~3 岁时达 75%。IgM 是抗革兰氏阴性杆菌的主要抗体，其在新生儿血液中含量较低，故新生儿期易患革兰氏阴性杆菌感染，尤其易患大肠埃希菌败血症。

（3）IGA：是血清中增加较慢的一类免疫球蛋白。胎儿期不产生 IGA，IGA 又不能通过胎盘。故新生儿血清 IGA 含量很低，如果脐血 IGA 含量升高，也提示宫内感染。1 岁时血 IGA 浓度仅为成人的 20%，至 12 岁时才达成人水平。IGA 分为血清型和分泌型 2 种。分泌型 IGA 存在于唾液、泪水、乳汁等外分泌液中，是黏膜局部抗感染的重要物质。新生儿和婴幼儿分泌型 1GA 水平低下，是其易患呼吸道和胃肠道感染的重要原因。初乳中含有大量的 IGA，因此人工喂养的小儿比母乳喂养的小儿易患呼吸道和消化道感染。

（4）IGD 和 IGE：IGD 和 IGE 两者均不能通过胎盘，在新生儿血中含量极微。IGD 在 5 岁时才达成人水平的 20%，其功能目前尚不清楚。出生时 IGE 水平约为成人的 10%，7 岁左右达成人水平。IGE 参与 I 型变态反应，婴幼儿患过敏性疾病时，血清 IGE 水平明显升高。

二、过敏性紫癜

过敏性紫癜又称亨-舒综合征（Henoch-Schonlein purpura，HSP），是一种以全身小血管炎症为主要病变的系统性血管炎。主要临床特点为非血小板减少性皮肤紫癜，伴有关节肿痛、腹痛、便血、血尿和蛋白尿。多见于学龄前及学龄期儿童，男孩多于女孩，一年四季均可发病，以春、秋季多见。

【护理评估】

（一）病因及病理生理

本病病因尚不清，可能与感染、遗传、免疫反应有关。大多数患儿发病前有上呼吸道感染史。致敏原可为病原体（细菌、病毒或寄生虫）、药物（抗生素、磺胺药、异烟肼、水杨酸、苯巴比妥等）、食物（鱼、虾、蛋、奶等）或花粉、昆虫叮咬等。机体对这些因素产生不恰当的免疫应答，形成免疫复合物沉积于小血管，引起皮肤、胃、肠、关节等广泛性毛细血管炎，导致水肿和出血。

过敏性紫癜的基础病理变化为全身性白细胞碎裂性小血管炎，以毛细血管为主，可波及小静脉和小动脉。

（二）身体状况

多为急性起病，始发症状以皮肤紫癜为主。部分以腹痛、关节肿痛或肾脏症状首先出现。病前 1~3 周常有上呼吸道感染史。

1. 皮肤紫癜

反复出现皮肤紫癜为本病特征。紫癜多见于四肢伸侧，尤其是下肢及臀部，对称分布，分批出现，容易复发。初期呈紫红色斑丘疹，皮疹大小不等、形态不一、高出皮面、压之不褪色，数日后转为暗紫色，最终呈棕褐色而消退。重症可融合成片或形成大疱伴出血性坏死。常合并荨麻疹及伴有血管神经性水肿，水肿易见于头皮、眼睑、口唇、耳、手足背等处。

2. 胃肠道症状

2/3HSP 患儿有胃肠道症状。一般以阵发性腹痛为主，位于脐周或下腹部，伴恶心、呕吐。少数病人发生肠套叠、肠梗阻甚至肠穿孔。由血管炎引起的肠壁水肿、出血、坏死或穿孔是产生胃肠道症状及严重并发症的主要原因。半数患儿有大便隐血试验阳性或肉眼血便，患儿常因急性腹痛、便血起病而误诊为急腹症。

3. 关节肿痛

约 1/3 患儿出现关节肿痛，呈游走性，活动受限，以膝、踝关节最多见，肘及腕关节亦易受累。关节积液为浆液性，而非出血性。多数关节症状在几日后就消失，不留畸形，但可以在疾病活动时复发。

4. 肾脏症状

30%～60%患儿有肾脏症状，出现血尿和蛋白尿，伴血压增高和水肿，称为紫癜性肾炎。肾损害症状表现与肾外症状的严重程度无一致性，多数人肾损害较轻，能完全恢复。个别重症患儿呈肾病综合征表现。约6%患儿进展为慢性肾炎，死于慢性肾功能衰竭。

5. 其他表现

患儿偶有中枢神经系统表现：惊厥、昏迷以及肢体麻痹，累及循环系统发生心肌炎和心包炎，累及呼吸系统发生喉头水肿、哮喘、肺出血等。个别患儿有肌肉内出血、鼻出血、牙龈出血等。

（三）辅助检查

1. 血液检查

外周血白细胞数正常或轻度增高，可伴中性和嗜酸性粒细胞增高；除非严重出血，一般无贫血；血小板计数、出血和凝血时间均正常。部分患儿毛细血管脆性试验阳性。

2. 尿常规

有肾脏损害者，尿液常规可见红细胞、蛋白和管型，重症者可有肉眼血尿。

3. 大便常规

有消化道症状者大便潜血实验呈阳性。

4. 其他

腹部B超有利于肠套叠的诊断，头颅MRI对有中枢神经症状的患儿可确诊，肾脏症状重者可行肾穿刺检查。

【常见护理诊断/问题】

1. 皮肤完整性受损

与变态反应性血管炎有关。

2. 疼痛

与关节和肠道变态反应性炎症有关。

3. 潜在并发症

消化道出血、肠穿孔、紫癜性肾炎。

【治疗措施】

目前尚无特效疗法，一般以对症及支持疗法为主。注意寻找病因，尽可能予以清除。

1. 去除诱因

尽可能查明诱因以去除或避免过敏原。注意发现引起过敏的食物和药物。

2. 一般治疗

急性期卧床休息。大剂量维生素C、抗组胺药及钙剂等可减轻过敏反应强度，恢复毛细血管壁完整性，缓解患儿腹痛症状。

3. 肾上腺皮质激素与免疫抑制剂

肾上腺皮质激素能有效缓解腹痛和关节痛，但不能阻止病变发生或缩短病程，也不能防止复发，症状缓解即可停药。肾病或急进性肾炎者可用甲泼尼龙冲击治疗，或联合用免疫抑制剂如环磷酰胺，以抑制严重免疫损伤。

4. 抗凝治疗

阿司匹林每日3~5mg/kg、双嘧达莫每日3~5mg/kg抗凝治疗。

【护理措施】

1. 皮肤护理

（1）观察皮疹的形态、颜色、数量、分布，是否反复出现，每日详细记录皮疹变化情况。

（2）保持皮肤清洁，防擦伤和小儿抓伤。皮疹有痒感时，用温水清洗，如有破溃及时处理，防出血和感染。

（3）衣着宽松、柔软，保持清洁、干燥。

（4）避免接触可能的各种致敏原，同时遵照医嘱使用抗凝药、脱敏药等。

2. 用药护理

（1）严格执行医嘱，给予抗生素输注时应注意药物的半衰期，注意有无配伍禁忌。

（2）使用肾上腺皮质激素时应观察患儿有无兴奋及胃肠道出血等不良反应。

（3）服用泼尼松过程中应指导患儿按时、按量服药。应用甲泼尼龙冲击治疗时注意监测血压、心率、呼吸变化，防止血压突变。

（4）应用免疫抑制剂如环磷酰胺时应观察尿液的颜色及尿量变化，防止出血性膀胱炎并鼓励患儿多饮水。

（5）免疫球蛋白可引起过敏反应，输注速度宜慢。静脉应用钙剂时应加强巡视，保持输液通畅，防止药物外渗。

3. 关节肿痛的护理

对关节型病例应观察疼痛及肿胀情况，保持患肢功能位置，协助患儿选用舒适体位以减轻疼痛。根据病情使用热敷，教会患儿利用放松、娱乐等方法减轻疼痛。做好日常生活护理。遵医嘱使用肾上腺皮质激素，缓解关节痛。

4. 腹痛的护理

腹痛时应卧床休息，尽量守护在患儿床边，禁止腹部热敷，以防加重肠出血。观察有无腹绞痛、呕吐、便血的发生，并及时报告医生。有血便时，应详细记录大便次数、颜色、形状，并留取标本及时送检。腹型紫癜患儿应给予无动物蛋白、无渣的流质饮食，逐步过渡至无动物蛋白的软食，最后恢复正常饮食。肠道大量出血者，予禁食，经静脉供给营养。

5. 密切观察病情

（1）观察有无腹痛、便血等情况，同时注意腹部体征。

（2）观察小便颜色、尿量、尿液性状及尿比重的改变。因肾损害可发生于病程不同时期，故应遵医嘱反复收集尿液进行检查。若有血尿和蛋白尿，伴血压增高时，提示紫癜性肾炎，按肾炎护理。

（3）注意有无中枢神经系统、呼吸系统、循环系统的异常表现。

6. 健康教育

过敏性紫癜可反复发作和并发肾损害，给患儿和家长带来不安和痛苦，针对病人具体情况予以解释，帮助其树立战胜疾病的信心。做好出院指导，教会患儿和家长继续观察病情，合理调配饮食，定期复查，及早发现肾脏并发症。尽量避免食入易致敏的食物与水果，如牛奶及奶制品、海鲜、芒果、菠萝等。

三、川崎病

川崎病（Kawasaki disease，KD）又称皮肤黏膜淋巴结综合征（Mucocutaneous lymphnode syndrome，MCLS），是一种以全身中、小动脉炎性病变为病理改变的急性热性出疹性疾病。日本医生川崎富作于 1967 年首次报道。其临床表现为急性发热、皮肤黏膜病损和颈部淋巴结肿大。其最严重危害是冠状动脉损害，已成为小儿后天性心脏病主要病因之一。四季均可发病，呈散发或小流行。发病年龄以婴幼儿多见，男孩多于女孩。

【护理评估】

（一）病因及病理生理

病因不清，可能与感染有关。发病机制可能是易感者对感染源的某种成分产生的一种免疫反应。

KD 基本病理改变为全身性血管炎，累及主动脉及其分支，好发于冠状动脉。

（二）身体状况

1. 主要表现

（1）发热：为最早出现的症状。起病急，体温可高达 40℃以上，呈不规则热或弛张热，持续 1~3 周。抗生素治疗无效。

（2）眼球结膜充血：于起病 3~4 日出现双眼球结膜充血，无脓性分泌物和流泪，热退时消退。

（3）唇及口腔：口唇干燥、潮红、皲裂或出血，舌乳头突起充血似“杨梅舌”。口腔及咽部黏膜弥漫性充血，呈鲜牛肉色。

（4）手足症状：急性期手足硬性水肿，手掌和脚底潮红。恢复期指（趾）端沿指（趾）甲和皮肤交界处出现膜状脱皮，此为本病较特征性的表现。

（5）皮肤表现：多形红斑样或猩红热样皮疹，常在第 1 周出现，多见于躯干，无疱疹或结痂。肛周皮肤发红、脱皮。部分患儿在卡介菌接种处可出现红斑、疱疹或溃疡。

（6）颈淋巴结肿大：单侧或双侧颈淋巴结非化脓性肿大，坚硬有触痛，局部皮肤不发红，热退后消退。

2. 心脏表现

起病 1~6 周可出现心包炎、心肌炎、心内膜炎等。冠状动脉损害多发生于病程 2~4 周，但也可发生于疾病恢复期。少数有心肌梗死的症状。心肌梗死和冠状动脉瘤破裂可致心源性休克甚至猝死。

3. 其他

可有间质性肺炎、无菌性脑膜炎、消化系统症状（腹痛、呕吐、腹泻、肝大、黄疸等）、关节痛。

（三）辅助检查

1. 血液检查

血常规可见白细胞及中性粒细胞增高，血红细胞沉降率加快、C 反应蛋白增高。部分病例转氨酶、血清胆红素增高。

2. 免疫学检查

免疫球蛋白（IgG、IgM、IGA、IGE）增高，总补体和 C3 正常或增高。

3. 心血管系统检查

心脏受损者可见心电图和超声心动图的改变，必要时行冠状动脉造影。心电图主要表现为心肌缺血，也可显示 PR、QT 间期延长、低电压、心律失常等。超声心动图可见心包积液，左室内径增大，可有冠状动脉异常。冠状动脉造影应用于冠状动脉瘤或心电图有心肌缺血表现者。

4. 胸部平片

可见肺部纹理增多、模糊或有片状阴影等肺部感染表现。心影可扩大。

（四）诊断标准

不明原因发热 5 日以上，伴下列 5 项临床表现中 4 项，排除其他疾病后，即可诊断川崎病。

（1）眼球结膜充血，非化脓性。

（2）口唇充血皲裂，口腔黏膜弥漫性充血，杨梅舌。

（3）手足症状：急性期手足硬性水肿、掌跖红斑，恢复期指（趾）端膜状脱皮。

（4）皮肤表现：多形性红斑，无疱疹。

（5）颈淋巴结非化脓性肿大。

如上述 5 项临床表现不足 4 项，经超声心动图证实有冠状动脉损害，亦可确诊。

【常见护理诊断/问题】

1. 体温过高

与感染、免疫反应等因素有关。

2. 皮肤完整性受损

与全身血管炎有关。

3. 口腔黏膜改变

与小血管炎有关。

4. 潜在并发症

心脏受损（心包炎、心肌炎、心内膜炎、心肌梗死、动脉瘤等）。

【治疗措施】

主要是减轻血管炎症、抗凝、预防冠状动脉瘤、冠状动脉栓塞等对症、支持治疗。

1. 阿司匹林

每日 30~50mg/kg，分 3 次服用。退热 3 日后逐渐减量。如有冠状动脉病变，应延长用药时间，直至冠状动脉恢复正常。

2. 静脉注射丙种球蛋白（IVIG）

早期（病程 10 日以内）应用丙种球蛋白，可明显减少冠状动脉病变发生，迅速退热。剂量为 1~2G/kg 于 8~12 小时左右缓慢静脉输入，同时口服阿司匹林。部分 IVIG 治疗后仍发热者，可再重复使用 1~2 次。

3. 糖皮质激素

一般不单独应用。IVIG 治疗无效的患儿可考虑使用糖皮质激素，与阿司匹林和双嘧达莫合并应用。

4. 其他治疗

（1）抗血小板凝聚：加用双嘧达莫。

（2）对症治疗：补充液体、护肝、控制心力衰竭、纠正心律失常等治疗。发生急性心肌梗死时应及时进行溶栓治疗。

（3）心脏手术：合并严重冠状动脉病变者可行手术治疗。

【护理措施】

1. 高热的护理

患儿急性期多为高热，体温可高达 40℃ 以上。急性期患儿应绝对卧床休息，以降低代谢、减少能量消耗。严密监测体温变化，腋温高于 38. 5℃ 予物理降温如冰敷、温水浴，高热时及时通知医生予以药物降温，防止高热惊厥的发生。退热时出汗较多，用温水擦身，更换内衣，保持皮肤清洁干燥，防止受凉。水分大量丢失，鼓励患儿多饮水或静脉补液，给予高热量、易消化、清淡的流质饮食或半流质饮食。

2. 皮肤护理

应观察皮疹进展和消退情况，剪短患儿指甲，避免搔抓皮肤。出现膜样脱皮时，用清洁剪刀剪除已脱开的部分皮痂。反复叮嘱患儿及其家长，切忌强行撕脱指（趾）端膜样脱屑，防止出血和继发感染。加强清洁卫生，每次便后及时清洗臀部，擦干后外涂鞣酸软膏。保持床单位清洁干燥平整，内衣要柔软干净，每天更换。同时做好眼部护理，可用生理盐水清洁眼部，每日 1~2 次。

3. 口腔护理

观察口腔黏膜病损情况，有充血、口唇皲裂、伴有口腔黏膜糜烂、舌面小溃疡的，使用

3%硼酸溶液每日清洗口腔2次，口唇干裂者可予护唇膏。保持口腔清洁，每日晨起、餐后、睡前漱口。鼓励患儿多饮水，禁食生、硬、冷、辣的食物。

4. 心血管系统症状的护理

川崎病病变主要累及心血管系统，应密切观察患儿面色、精神状态、心率、心电图及有无胸痛等表现，一旦发现异常及时告知医生，给予心电监护，采取相应治疗与护理措施。输液过程中护理人员加强巡视，严格控制输液速度，以免加重心脏负担。

5. 药物治疗的护理

（1）肠溶阿司匹林：观察有无恶心、呕吐、头晕、耳鸣、皮肤出血点、牙龈出血、黑便及皮疹等不良反应的发生。予餐后服用药物，减少对胃肠道刺激。如患儿有呕吐，应准确估算药量，重新补吃，保证药物足量。观察患儿用药后有无出血倾向，一旦发生及时处理。

（2）丙种球蛋白：宜早期（病程10日以内）足量应用。丙种球蛋白为血液制品，应严格单独输注，禁止与其他药物混合输入。输入前与输入过程中监测体温变化，如有高热，暂停输入。输液中应经常巡视，注意观察有无变态反应（如发热、皮疹等）的发生，如有应立即停止输注，遵医嘱给予抗过敏治疗。因输入丙种球蛋白时间较长，需经常查看患儿是否有输液渗漏，如发生渗漏应及时处理并更换输注部位。

6. 饮食护理

了解患儿平时的饮食习惯，给予含高维生素、易消化的半流质饮食。不能自己进食的患儿给予耐心喂食，必要时静脉营养。尚未断奶的患儿则要求其母亲多进营养丰富的食品。患儿体温恢复正常后，则给予高蛋白、高热量、高维生素饮食，有利于机体迅速康复。

7. 健康教育

（1）向家长交代病情，给予心理疏导，使家长消除焦虑情绪。

（2）指导患儿合理运动及休息，住院期间需安静休息，避免剧烈活动和情绪激动，出院后限制活动量，1年内不参加剧烈体育运动。

（3）用药指导，指导患儿及家长坚持服用阿司匹林，避免漏服，并注意观察患儿是否有出血倾向等不良反应的发生。接受丙种球蛋白治疗的患儿，在9个月内不做麻疹、风疹、腮腺炎等疫苗的预防接种。

（4）指导合理饮食，多饮水，多食新鲜水果、蔬菜，保持大便通畅。

（5）定期随访。对于无冠状动脉损害患儿，于出院后1个月、3个月、6个月及1年进行全面检查，有冠状动脉损害者密切随访。

第六节　内分泌系统疾病护理

一、小儿内分泌系统疾病特点及常用检查方法

（一）小儿内分泌系统疾病特点

内分泌系统主要功能是促进和协调人体生长发育、性成熟和生殖等生命过程。激素是内分泌系统调节机体生理代谢活动的化学信使，是由内分泌腺或散在的内分泌细胞所分泌，经

组织液或血液传递，而发挥其调节作用的高效能的生物活性物质。随着对内分泌疾病的深入认识，激素概念的范围显著扩大，细胞因子、生长因子、神经递质、神经肽等都可归于激素范畴。内分泌功能与生长发育、性成熟等密切相关，其功能障碍常导致生长发育迟缓、性分化异常、性早熟、甲状腺疾病、糖尿病等。儿童内分泌疾病的种类与成人不同，部分疾病的发病机制、临床表现、治疗方法也与成人有区别。若患儿出生后即存在生化代谢紊乱和激素功能障碍，可严重影响其日后智能和体格发育。若未早诊治，可造成残疾甚至夭折。儿童内分泌疾病一旦确诊，大多需终生药物治疗，治疗量需个体化，根据病情及生长发育情况及时调整。

（二）小儿内分泌疾病常用检查方法

随着激素测定技术发展，酶联免疫吸附法、放射免疫分析（RIA）等精确测定方法已在临床广泛应用，一系列有诊断价值的动态实验、内分泌影像学检查，极大提高了内分泌疾病的临床诊断水平。

生长激素（Growth hormone，GH）刺激试验：GH 缺乏症的诊断依靠 GH 水平的测定。GH 刺激实验包括生理刺激实验和药物刺激实验。儿童期以药物刺激试验为主。

药物刺激实验是通过胰岛素、精氨酸、可乐定、左旋多巴等药物的作用，促使患儿 GH 呈现分泌峰值的大小和时间的不同。为排除外在因素的影响，刺激试验前应禁食 8 小时以上、卧床休息，试验前 30 分钟放置静脉留置针，通常在上午 8～10 时进行试验。

试验中 GH 峰值<10μg/L 为内分泌功能不正常，GH 峰值<5μg/L 为 GH 完全缺乏，GH 峰值 5～10μg/L 为 GH 部分缺乏。必须两种以上药物刺激试验结果都不正常时才能确诊生长激素缺乏症。

二、生长激素缺乏症

生长激素缺乏症（Growth hormone deficiency，GHD）又称垂体性侏儒症，是垂体前叶合成和分泌 GH 部分或完全缺乏，或由于 GH 结构异常、受体缺陷等所致的生长发育障碍性疾病。患儿低于同年龄、同性别正常健康儿童平均身高 2 个标准差（-2SD）或处在正常儿童生长曲线第 3 百分位以下。

【护理评估】

（一）病因及病理生理

导致生长激素缺乏的原因有特发性、获得性和暂时性三种。

1. 特发性

（1）下丘脑垂体功能障碍：此类患儿下丘脑与垂体无明显病灶，但 GH 分泌不足，其原因尚不清楚。

（2）遗传性因素：约 5%左右的 GHD 由遗传因素造成，称为遗传性生长激素缺乏（HGHD），大多有家族史。包括激素异常、受体异常、与垂体发育有关的基因缺陷。

2. 获得性

继发于下丘脑、垂体或颅内肿瘤、感染、外伤、放射损伤和头部创伤等。其中产伤是国内 GHD 的最主要病因。

3. 暂时性

部分患儿因体质性青春期生长延迟、社会心理性生长抑制或原发性甲状腺功能减退等因素造成暂时性 GH 分泌功能低下。在外界不良因素消除或原发疾病治疗后，患儿生长发育可恢复正常。

生长激素是由腺垂体的嗜酸性粒细胞分泌，其释放主要受下丘脑分泌的生长激素释放激素（GHRh）和生长激素释放抑制素（GHIH）调控。GH 的主要生理作用是：促进生长，促进人体各种组织细胞增大和增殖，使骨骼、肌肉和各系统器官生长发育；促进代谢，促进蛋白质合成、加速脂肪分解、减少外周组织对糖的利用，促进肝糖原分解，使血糖升高。

（二）身体状况

1. 生长障碍

特发性 GHD 多见于男孩。出生时患儿身高、体重正常，1 岁后呈现生长缓慢，每年身高增长低于 5cm。骨骼发育落后，骨龄常落后于实际年龄 2 岁以上。其身高处在同年龄、同性别正常小儿生长曲线第 3 百分位数以下或偏离正常均数-2SD。

2. 外观与智力

外观小于实际年龄，但身体各部比例匀称。智力正常、牙齿萌出延迟、换牙及骨龄落后。

3. 相关激素缺乏症状

部分患儿伴有垂体其他激素缺乏，可出现尿崩症、低血糖、食欲低下、男孩外生殖器发育不良，有小阴茎、性发育延迟等表现。

4. 其他

继发性 GHD 可发生于任何年龄，并伴有原发疾病的表现。

（三）辅助检查

（1）GH 刺激实验，儿童期以药物刺激实验为主，包括胰岛素、精氨酸、可乐定、左旋多巴等实验，有两项不正常者可确诊 GHD。

（2）血 GH 二十四小时分泌谱测定、胰岛素生长因子 1（2GF1）、胰岛素生长因子结合蛋白 4（2GFBP-4）测定。

（3）其他 X 线检查评定骨龄、CT 或 MRI 了解下丘脑垂体有无发育异常或器质性病变。

【常见护理诊断/问题】

1. 生长发育迟缓

与 GH 缺乏有关。

2. 自我形象紊乱

与生长发育迟缓有关。

【治疗措施】

治疗原则：早期诊断，及时补充相应缺乏激素。

1. 一般治疗

加强锻炼、合理营养搭配及充足良好的睡眠。

2. GH 替代治疗

尽可能让患儿到成人期身高达到正常范围，治疗时年龄越小，效果越好，以第 1 年效果最好。目前多使用基因重组人生长激素（RhGH），0. 1U/kg，睡前皮下注射 1 次。

3. 生长激素释放激素（GHRh）

下丘脑功能缺陷、GHRh 释放不足所致 GHD 患儿可采用。

4. 性激素治疗

对同时伴有性腺轴功能障碍的 GHD 患儿，在骨龄达 12 岁时即可开始用性激素治疗，以促使第二性征发育。

【护理措施】

1. 一般护理

护理人员必须了解各项检查方法，以便协助工作。在检查前应根据患儿和家长的理解程度给予必要的解释，尽量减少其精神痛苦。进行 GH 药物试验时，向患儿及家长交代注意事项，试验前禁食 8 小时以上、卧床休息，给患儿放置留置针，于上午 8~10 时进行试验。

2. 病情观察

（1）监测生长发育指标：测量身高、体重，观察骨骼系统发育情况等。

（2）观察有无使用 RhGH 的副作用发生。如注射局部红肿，少数可出现抗体的产生、视盘水肿、颅高压的症状。当患儿出现用药不良反应时，及时报告医生，并给予相应处理。

3. 指导用药

促进生长发育，GH 替代疗法在骨骺闭合以前有效。每次注射应该更换注射点，避免短期内局部反复注射引起皮下组织变性，可选择上臂、大腿前侧和腹壁、脐周进行注射。若使用促合成代谢激素，应注意其不良反应。严密随访骨龄发育情况。

4. 心理护理

与患儿及其家长建立良好的护患关系，取得其信任。鼓励年长患儿真实表达自己的情感和想法，克服自卑心理。帮助其正确看待自我形象的改变，树立正向的自我概念。

5. 健康指导

（1）疾病知识指导：向家长讲解疾病的相关知识和护理方法。

（2）用药指导：指导家长掌握药物的剂量、使用方法和学会观察药物副作用。为患儿及家长提供有关激素替代治疗的信息。向家长强调替代疗法的重要性，一旦中止，生长发育会再次减缓。

（刘　娅）

第三章　新生儿护理常规

第一节　新生儿特点与护理常规

一、新生儿特点

新生儿是指从胎儿娩出结扎脐带开始至生后 28 天的婴儿。新生儿不是成人的缩影，各系统均有其解剖、生理特点。疾病的发生、发展及转归也与成人大不相同。

新生儿按胎龄分为三种：

早产儿：指胎龄小于 37 周的活产新生儿。

足月儿：指胎龄满 37 周小于 42 周的新生儿。

过期产儿：指胎龄大于 42 周的新生儿。

1. 正常足月新生儿的特点

（1）外貌特点。足月新生儿出生时哭声响亮，四肢屈曲；皮肤红润，皮下脂肪丰满，毳毛少，全身皮肤覆盖胎脂；头发分条清晰；耳郭软骨发育良好、轮廓清楚；指/趾甲长至或超过指/趾端，整个足底有较深的足纹交错分开，乳房可摸到结节；男婴睾丸下降，阴囊有较多皱褶；女婴大阴唇完全遮盖小阴唇。

（2）生理特点。①呼吸系统：胎儿在宫内不需要肺的呼吸，但有微弱的呼吸运动。分娩后新牛儿在第一次吸气后紧接着啼哭，肺泡张开。由于呼吸中枢发育不成熟，呼吸节律常不规则，频率较快，40 次/分左右。由于胸腔较小，肋间肌肉较弱，胸廓运动较浅，主要靠膈肌运动，以腹式呼吸为主。②循环系统：胎儿出生后血液循环发生巨大变化。

a. 脐带结扎，胎盘—脐带血循环终止。

b. 随着呼吸建立和肺膨胀，肺血管阻力降低，肺血流增加。

c. 从肺静脉回流到左心房的血量显著增加，压力增高，使卵圆孔功能性关闭。

d. 由于 PaO_2 增高，动脉导管收缩，出现功能性关闭，完成胎儿循环向成人循环的改变。新生儿心率波动较大，100~150 次/分，平均 120~140 次/分，血压平均为 70/50 mmHg（9.3/6.7 kPa）。③消化系统：足月儿吞咽功能已经完善，但食管下端括约肌松弛，胃呈水平位，幽门括约肌较发达，易发生溢乳和呕吐。新生儿消化面积相对较大，有利于吸收。消化道已能分泌大部分消化酶，只是淀粉酶在出生后 4 个月才能达到成人水平。生后 10~12h 开始排胎粪，2~3 天内排完。胎粪由胎儿肠道分泌物、胆汁及咽下的羊水等组成，呈墨绿色，若超过 24h 还未见胎粪排出，应检查是否为肛门闭锁及其他消化道畸形。

新生儿肝葡萄糖醛酸转移酶活力较低，多数新生儿出现生理性黄疸，同时对某些药物解毒能力低下，易出现药物中毒。④血液系统：新生儿出生时，血液中细胞数较高，血红蛋白中胎儿血红蛋白（HBF）约占 70%，后渐被成人血红蛋白（HBA）替代。由于胎儿血红蛋白对氧有较强的亲和力，氧离曲线左移，不易将氧释放到组织，所以新生儿缺氧时发绀不明显。足月儿刚出生时白细胞较高，第 3 天开始下降。由于胎儿肝脏维生素 K 储存量少，凝血因子活性低，故生后常规注射维生素 K_1。⑤泌尿系统：新生儿一般生后 24h 排尿。如生后 48 H 无尿则需检查原因。新生儿肾小球滤过率低，浓缩功能较差，因此排出同样量的溶质需比成人多 2~3 倍的水分；肾脏的稀释功能尚可，而排磷功能较差，所以易导致低钙血症。⑥神经系统：新生儿脑相对较大，300~400g，占体重 10%~20%（成人 2%）。脊髓相对较长，大脑皮质兴奋性低，睡眠时间长。新生儿期间视觉、听觉、味觉、触觉、温度觉发育良好，痛觉、嗅觉（除对母乳外）相对较差。足月儿出生时已具有原始的神经反射，如觅食反射、吸吮反射、握持反射、拥抱反射和交叉伸腿反射。新生儿巴宾斯基征、克氏征、佛斯特征阳性属于正常现象。

⑦免疫系统：胎儿可从母体通过胎盘得到免疫球蛋白 IgG，因此新生儿对一些传染病如麻疹有免疫力而不易感染；而免疫球蛋白 IGA 和 IgM 不能通过胎盘传给新生儿，因此新生儿易患呼吸道、消化道感染和大肠埃希菌、金黄色葡萄球菌败血症。新生儿单核—吞噬细胞系统和白细胞的吞噬作用较弱，血清补体比成人低，白细胞对真菌的杀灭能力也较低，这是新生儿易患感染的另一个原因。人乳的初乳中含有较多的 IGA，应提倡母乳喂养，提高新生儿的抵抗力。

⑧体温调节：新生儿体温调节功能差，皮下脂肪较薄，体表面积相对较大，容易散热；产热主要依靠棕色脂肪的代谢。室温过高时，足月儿能通过皮肤蒸发和出汗散热，但如体内水分不足，血液浓缩而发热，称“脱水热”；室温过低时可引起硬肿症。

由于生后环境温度较宫内低，新生儿出生后 1h 内体温可降低 2.5℃，如环境温度适中，体温可逐渐回升，并在 36~37℃之间波动。“适中温度（Neutral environment temperature）”系指能维持正常体温及皮肤温度的最适宜的环境温度，在此温度下身体耗氧量最少，蒸发散热量最少，新陈代谢最低。新生儿的适中温度与胎龄、月龄和出生体重有关。

⑨能量、水和电解质需要量：新生儿总能量的需要为出生后第一周每天 50~75 kcal/kg，以后逐渐增至每日 100~120 kcal/kg。新生儿的体液总量占体重的 70%~80%，每日液体维持量为第一天 60~80mL/kg，第二天 80~100mL/kg，第三天以后 100~140mL/kg。足月儿每日钠需要量为 1~2 mmol/kg，10 天后钾的日需要量为 1~2 mmol/kg。新生儿患病时易发生酸碱失衡，特别是易发生代谢性酸中毒，需及时纠正。

2. 早产儿的特点

（1）外表特点：①头部：头大，头长为身高的 1/3，囟门宽大，颅缝可分开，头发呈短绒样，耳壳软，缺乏软骨。②皮肤：呈鲜红薄嫩，水肿发亮，胎毛多（胎龄愈小愈多），胎脂丰富，皮下脂肪少，趾（指）甲软，不超过趾（指）端。③乳腺结节：不能触到，36 周后触到直径小于 3 mm 的乳腺结节。④胸腹部：胸廓呈圆筒形，肋骨软，肋间肌无力，吸气时胸壁易凹陷，腹壁薄弱，易有脐疝。⑤跖纹：仅在足前部见 1~2 条足纹，足跟光滑。⑥生殖系统：男性睾丸未降或未全降。女性大阴唇不能盖住小阴唇。

（2）生理特点：

体温：①体温调节中枢不成熟，稳定性不好。②体表面积相对较大，散热多。③皮下脂肪少，贮热能力低，供应热能的棕色脂肪组织发育未成熟。④过冷时肌肉颤动的反应少，控制血液流至皮肤微血管的血管扩张能力差。⑤胃肠发育不全，无法摄取足够热量来维持体温。⑥汗腺功能不足，妊娠 32 周以下出生的婴儿不会出汗。⑦活动力差。

呼吸系统：①呼吸中枢、呕吐反射、咳嗽反射均比较微弱，容易发生吸入性肺炎。②肺泡发育不全，缺乏表面活性物质，导致肺泡塌陷，引起肺透明膜病。③容易发生呼吸困难、不规则的呼吸暂停及发绀。④胸廓及呼吸肌无力，需较强的刺激才能起反应。

循环系统：①由于肺部小动脉的肌肉层发育未完全，使左至右的分流增加，易有开放性动脉导管，愈早产的婴儿，其开放性动脉导管发生的比例愈高。②缺氧、酸中毒易引起持续性肺动脉高压，因由右至左的分流而引起发绀。③凝血酶原不足、维生素 C 不足，使血管脆弱易致出血，如颅内出血、上消化道出血。④白蛋白不足及血管渗透性较大，易致水肿。

血液系统：早产儿体重越小，出生后血红蛋白、红细胞的降低开始越早，有核红细胞持续出现在周围血象中的时间也越长。6 周后血红蛋白可降至 70~100 g/L（足月儿于 8~12 周后低至 110 g/L）。

泌尿系统：①愈不成熟的早产儿，其肾小球滤过率愈低。早产儿若有严重窒息合并低血压的发生，因肾血流减少，肾小球滤过率更低，早产儿会出现无尿或少尿。②浓缩尿液或排除过多液体方面的能力有限，易有水中毒或脱水的危险。

中枢神经系统：①脑室周围的微血管比较不成熟而易破裂，故在妊娠 32 周以前易发生缺氧而导致血管壁破裂，造成脑室出血。②黄疸严重时，易因缺氧使脑血管屏障受损而造成核黄疸，导致脑部中枢神经系统的损伤。③对刺激的反应较慢。④吸吮、吞咽及张力反射不好，易致喂食困难。⑤咳嗽反射微弱或无。⑥呼吸、体温中枢发育不好。

消化系统：①呕吐反射不良，食管贲门括约肌功能不佳和吸吮、吞咽反射不良，易患吸入性肺炎。②出生时长时间的缺氧，使肠道血流减少，易有喂食耐受性不良或造成坏死性肠炎。③胃容量小，所以进食量少，影响到营养、热量及水分的需求。不同体重早产儿的胃容量有明显差异，到出生 2 周以后胃容量才明显增加。④对脂肪的消化吸收差，对蛋白质、碳水化合物的消化吸收较好。⑤肝功能差。

免疫系统：①由母体处所获得的 IgG 免疫球蛋白抗体少（大部分的 IgG 免疫球蛋白是在怀孕末期经胎盘获得），使早产儿易受感染。②皮肤易受损和感染。

眼睛：视网膜血管成熟度不佳，过度给氧或长期给氧易造成视网膜血管收缩，刺激血管增生，引起视网膜、玻璃体的出血及纤维化，进而导致视网膜剥离和失明，称早产儿视网膜病变。

生长发育：早产儿生长发育快，体重增长的倍数较足月儿大，1 岁时足月儿的体重大致等于出生时的 3 倍，1 501~2 000g 早产儿 1 岁时的体重可达出生时的 5. 5 倍，1 001~1 500g 者可达 7 倍。由于生长特快，早产儿极易发生低血钙和佝偻病。

造血系统：早产儿周围血红细胞及血红蛋白在出生后不久即迅速下降，胎龄越小，降低越早，逐渐出现贫血。部分早产儿维生素 E 缺乏，红细胞膜上不饱和脂肪酸易被氧化为过氧化脂质而损伤红细胞膜，引起溶血。早产儿的白细胞吞噬能力比足月儿弱，血内各种球蛋白值均低。免疫球蛋白量少，胎龄越小，IgG 含量越低，IgM 及 IGA 出生时几乎测不出。因此，早产儿易患消化道、呼吸道等感染性疾病，且易发展成败血症。

神经系统：神经系统的发育与胎龄关系密切，与体重关系相对较小。胎龄越小，各种神经反射，如吞咽、吸吮、觅食、对光、眨眼等反射越弱，肌张力低，四肢呈伸直位。出生后即行神经系统检查，可作为估计胎龄的依据。

3. 常见几种特殊生理状态

（1）生理性体重下降：新生儿出生后数日内，因丢失水分较多及胎粪排出，出现体重下降，但一般不超过10%，生后10天左右恢复到出生时体重。

（2）生理性黄疸：新生儿肝脏功能不成熟，对多种药物的代谢率较慢，药物半衰期（血液中药物浓度下降一半所需的时间）延长，易引起药物的蓄积中毒。因此，一定要在医师的指导下给新生儿用药。此外，肝脏对胆红素的代谢亦不完全，可发生生理性黄疸。生理性黄疸多在生后2~3天出现，一般持续1周后消失。足月儿最迟应于生后2周内消退，早产儿可延迟至生后1个月内消退。

（3）乳腺肿大：生后3~5天，男、女新生儿均可出现乳腺肿大，切勿挤压，以免感染。一般生后2~3周内消退。

（4）“马牙”和“螳螂嘴”：新生儿上颚中线和齿龈切缘上常有黄白色小斑点，俗称“马牙”，系上皮细胞堆积或黏液腺分泌物积留所致，于生后数周至数月自行消失。新生儿面颊部有脂肪垫，俗称“螳螂嘴”，对吸乳有利，不应挑割，以免发生感染。

（5）假月经：有些女婴生后5~7天阴道可见血性分泌物，可持续1周，称假月经。系因妊娠后期母亲雌激素进入胎儿体内，生后突然中断，形成类似月经的出血，一般不必处理。

（6）粟粒疹：新生儿生后3周内，可在鼻尖、鼻翼、面颊部长出细小的、白色或黑色的、突出在皮肤表面的皮疹，系新生儿皮脂腺功能未完全发育成熟所致，多自行消退，一般不必处理。

4. 其他几种特殊生理状态

（1）新生儿红斑：常在生后1~2天内出现。皮疹呈大小不等、边缘不清的斑丘疹，散布于头面部、躯干及四肢。婴儿无不适感。皮疹多在1~2天内迅速消退。

（2）红色尿：生后2~5天的新生儿可以于排尿时啼哭并见尿液染红尿布，这与白细胞分解较多使尿酸盐排泄增加及小便较少有关，持续数天后消失。

（3）汗疱疹：炎热季节，常在前胸、前额等处见针头大小的汗疱疹，又称白痱。因新生儿汗腺功能欠佳所致。肘曲分布较多，数日内消退。

（4）生理性脱发：一些新生儿在生后数周可出现脱发，呈突发或隐匿性。新生儿的头发绵细色淡，多数婴儿数月后复原，有时可持续数年，但最终均能复原。生理性脱发的原因未明。

（5）脐疝：常见于正常新生儿中，一般在脐带残端脱落后脐部渐增大，内容物可以是肠段中大网膜。哭闹时可增大，多数婴儿在1~2岁内能自愈。特大脐疝可由手术处理。这类婴儿应避免剧烈哭闹。

（6）额外牙：在正常新生儿中可出现，常见在乳牙的下门牙的位置上萌出1个或1个以上的易位切牙，该牙松动易落，无釉质。

（7）水肿：生后3~5日，在手、足、小腿、耻骨区及眼窝等处易出现水肿，2~3天后消失，与新生儿水代谢不稳定有关。

（8）鞘膜积液：往往在新生儿终末期发生，以后渐增大，多为单侧性，不伴有腹股沟疝，一般数月后都能自愈。

(9) 隐睾：绝大多数男性足月新生儿在出生时已下降，但少数下降延迟或是有部分会停滞在腹股沟内。未下降时应动态观察，如在2岁内不下降需手术治疗。

(10) 青记：一些新生儿在背部、臀部常有蓝绿色色斑，此为特殊色素细胞沉着所致，俗称青记或胎生青痣。多数在2~3岁消退，个别7~8岁自然消退。

(11) 毛细血管瘤：正常新生儿可发生，或生后1~2月出现。大小如米粒或草莓状，突出皮肤，色鲜红，常分布于头、面、颈、肩、躯干及四肢，呈单发或多发性。在1岁内有增大趋势，1岁后多稳定，如无外来损伤，一般6~7岁可自愈。

(12) 橙红斑（斑状血管瘤）：为分布于新生儿前额和眼睑上的微血管痣，数月内可消失。

(13) 田痣：类似青记，呈暗蓝色成片色斑，多分布于下眼睑、颧部、颞部，有时可波及睑、球结膜、口及鼻黏膜。出生时即存在，也有至青春期才发生，终生不退，极少数可恶变。

(14) Harleguin 色变：正常新生儿有时可出现，即当变动体位时，体位上下的肤色变化可交界分明。如婴儿左侧卧位时，上方即右侧肤色呈少血的苍白色，下方即左侧肤色呈多血的鲜红色。当向相反方向侧卧时，肤色又交换过来。这种变色情况是由于新生儿暂时性血管舒缩失调，受重力吸引所致。3周之内，这种变色情况可逐渐消失。

5. 先天反射

(1) 觅食、吮吸和吞咽反射：当你用乳头或奶嘴轻触新生儿的脸颊时，他就会自动把头转向被触的一侧，并张嘴寻找。这种动作就是觅食反射。

每个新生儿出生时都具有吮吸反射，这是最基本的反射行为。

吸吮的同时，新生儿天生会吞咽，这也是一种反射。吞咽行为可以帮助宝宝清理呼吸道。

(2) 握持反射：把手指放在宝宝的手心，看看他的手指会不会自动握住医师的手指。很多新生儿会紧紧攥住别人的手指，甚至你可以这样把他们提起来。这种反射一般在3~5个月消失。当你轻触他的脚底时，你会发现他的脚趾也蜷起来，好像要抓住什么东西似的，这样的反射将持续1年左右。

(3) 拥抱反射：也被称为“惊吓反射”或“莫罗反射”。将新生儿的衣服脱去，用一只手托起新生儿，另一只手托起其头的枕部，然后突然使宝宝的头及颈部稍向后倾，正常的孩子会四肢外展、伸直，手指张开，好像在试图寻找可以附着的东西。然后，宝宝会缓缓地收回双臂，握紧拳头，膝盖蜷曲缩向小腹（四肢屈曲回缩）。宝宝身体的两侧应当同时做出同样的反应。早产儿出现不完全的反应。宝宝2个月左右的时候消失。

(4) 行走反射（踏步反射）：用双手托在新生儿腋下竖直抱起，使他的脚触及结实的表面，他会移动双腿做出走路或跨步动作。如果双腿轻触到硬物，他就会自动抬起一只脚做出向前跨步运动。这种反射会在1个月左右消失，与宝宝学走路没有关系。

(5) 爬行反射：当宝宝趴着的时候，会很自然地做出爬行姿势，撅起屁股，膝盖蜷在小腹下。这种反射通常在2个月左右消失。

(6) 巴彬斯基反射：用火柴棍或大头针等物的钝端，由脚跟向前轻划新生儿足底外侧缘时，他的拇趾会缓缓地上翘，其余各趾呈扇形张开，然后再蜷曲起来。该反射在6~18个月逐渐消失，但在睡眠或昏迷中仍可出现。此反射是因中枢神经通路（锥体束及大脑皮层）还不成熟而引起的。

二、护理常规

1. 新生儿护理常规

（1）保持呼吸道通畅：新生儿娩出后一切操作均应在保暖条件下进行。在新生儿开始呼吸前应迅速清除口、鼻部的黏液及羊水，以免引起吸入性肺炎。保持新生儿舒适体位，如仰卧时避免颈部前屈或过度后仰，俯卧位时头偏向一侧。专人看护，经常检查鼻孔是否通畅，清除鼻孔内分泌物，避免物品阻挡新生儿口鼻腔或按压其胸部。

（2）维持体温稳定：①保暖：新生儿出生后应立即擦干身体，用温暖的毛巾包裹，以减少辐射、对流及蒸发散热，并应因地制宜地采取不同的保暖措施使新生儿处于“适中温度”。保暖方法有戴帽、母体胸前怀抱、母亲“袋鼠式”怀抱，应用热水袋、婴儿暖箱和远红外辐射床等。此外，接触新生儿的手、仪器、物品等均应保持温暖。②新生儿室条件：新生儿室应安置在阳光充足、空气流通的朝南区域。室内最好备有空调和净化设备，保持室温在 22～24℃、相对湿度在 55%～65%。每张床最好拥有 3 m^2 的空间，床间距 1 M 以上。

（3）预防感染：①严格执行消毒隔离制度：接触新生儿前后要洗手，避免交叉感染。各类医疗器械定期消毒，每季度对工作人员做一次咽拭子培养，对患病或带菌者暂调离新生儿室。②保持脐部清洁干燥：一般在新生儿分娩后应立即结扎脐带，消毒处理好残端。脐带脱落前应注意脐部有无渗血，保持脐部不被污染。脐带脱落后应注意脐窝有无分泌物及肉芽，有分泌物者先用 3%的过氧化氢（双氧水）棉签擦拭，再用 0.2%～0.5%的碘伏棉签擦拭，并保持干燥。有肉芽组织可用硝酸银烧灼局部。③做好皮肤护理：保持皮肤清洁。检查脐带及全身皮肤完整性。每次大小便后用温水清洗会阴及臀部，以防尿布性皮炎。衣服宽大质软，不用纽扣。

（4）合理喂养：①喂养：正常足月儿提倡早哺乳，一般生后半小时内即可让母亲怀抱新生儿使其吸吮，以促进乳汁分泌，并可防止低血糖。鼓励按需哺乳，如无消化道畸形，吸吮吞咽功能良好者可给予配方乳。人工喂养者奶具专用并严格消毒，乳汁流速以连续滴入为宜。乳量以喂乳后安静、不吐、无腹胀和理想的体重增长（15～30 g/d，生理性体重下降期除外）为标准。②监测体重：定时、定称测量。每次测量前均需要调节磅秤零点，确保测得体重的精确度，为了解营养状况提供可靠依据。

（5）确保安全避免让新生儿处于危险的环境，如高台空面，可能触及的热源、电源及尖锐物品等。照顾者指甲要短而钝。

（6）健康教育：①促进母婴感情建立：提倡母婴同室和母乳喂养。在母婴情况允许下，应尽早将新生儿安放在母亲身旁，进行皮肤接触，鼓励提早吸吮，促进感情交流，利于新生儿身心发育。②宣传有关育儿保健知识：与家长沟通时，介绍喂养、保暖、皮肤护理、预防接种、添加辅食的原则等知识。

2. 早产儿护理常规

（1）按新生儿护理要点护理，护理操作要集中进行，动作轻柔。

（2）严格执行保护性隔离，早产儿室非工作人员不得进入，进早产儿室穿隔离衣，戴口罩，护理每个患儿前后要洗手。

（3）保持室温在22～24℃为宜，相对湿度55%～65%，晨间护理时室温提高到27～28℃，如患儿体重<2 000g或体温低于36℃，应放入暖箱或远红外辐射热保暖床。暖箱温度按照日龄及不同体重的中性环境温度调节，暖箱湿度55%～65%。检查操作集中进行，减少受寒机会。

（4）早产儿生后无呕吐者，应尽早哺喂。无母乳喂养条件时，可选择质地柔软的小孔奶头喂养母乳化奶粉，3小时喂1次。并详细记录出入量。

（5）喂乳方法：按早产儿具体情况而定。①直接哺喂母乳：出生体重较大、已有吮吸能力的可试用此法。②奶瓶喂养：也只能用于体重较大的并已有吮吸力的早产儿。用小号奶瓶，乳汁不易转冷。橡皮乳头要软，开孔1～2个，大小以倒置时乳汁适能滴出为度。流乳过快，来不及吞咽，易致窒息；流奶过慢，吮吸费力，易使疲倦而拒食。③胃管喂养：适用于吮吸吞咽能力不全、体重较轻的早产儿。插管时不宜过急，先用镊子将胃管插入1～2cm后，再插入1～2cm。一般通过上鼻甲后即无多大阻力，插好后检查咽喉是否见该管直线往下；再将体外端管口置入温开水中查看有无气泡，该气泡是否与呼吸有关；若无关，再试注2mL温开水入管内。用上述三步即可检查鼻胃管是否插入胃中。胃管体外段末端引至暖箱外面套接于20或30mL注射器外管，挂于奶架上，即可灌乳。胃管内空气向上排除后，乳液便可自动渐渐流入。每次流奶完毕，再倒2～3mL温开水，冲洗管腔。

（6）加强皮肤护理，体重1000～1500g的患儿，每日擦油浴1次，体重2000g以上者可水浴。每日测量体重并记录。

（7）早产儿缺氧时，应及时给予氧气吸入，氧流量以0.5～1 L/min为宜。如喂乳时发绀，可于喂乳前后给予氧气吸入15L/min。

（8）保持呼吸道通畅，早产儿断脐带后，应保持安静4h，头偏向一侧，及时清除口腔、呼吸道分泌物，每2～3h更换体位1次，随时注意有无呕吐，以防窒息。

（9）经常巡视，注意患儿面色、反应能力、体温、呼吸、心率、哭声，皮肤有无发绀、黄疸、出血等变化，及时报告医师。

（10）出院时向家长介绍喂养患儿方法及预防感染等知识。①筛查（Neonatal screening）：一般是在婴儿出生后3天采取足跟血的纸片方法进行。用快速、敏感的实验室方法对新生儿的遗传代谢病、先天性内分泌异常及某些危害严重的遗传性疾病进行筛查，其目的是对患病的新生儿在临床症状尚未表现之前或表现轻微时给予筛查，得以早期诊断、早期治疗，防止机体组织器官发生不可逆的损伤。避免患儿发生智力低下、严重的疾病或死亡。护士应了解疾病筛查的相关项目，如先天性甲状腺功能减退症、苯丙酮尿症和半乳糖血症等，并给予相应的指导。②袋鼠疗法——照料早产儿的方法：所谓“袋鼠疗法”，也称“母婴肌肤相亲法”，妈妈用兜布包裹住只穿尿裤、戴帽子的宝宝并兜抱在胸前，让其与妈妈的胸膛紧密依靠，这种皮肤之间的接触能够保证宝宝身体温暖，还能让宝宝始终看到妈妈的表情，便于亲子交流。这种方法能像早产儿保育箱一样，提高母乳喂养效率，降低感染程度。

袋鼠疗法最大的好处就是可以让宝宝继续听到妈妈的心跳声。专家表示，这就跟在母体内一样，母亲的身体可以给婴儿温暖，可以为婴儿喂奶，提供他（她）所需的温暖及安全感，并对婴儿不断进行生命刺激，增加了母子间的交流。此外，早产儿的心跳和体温能够保持平衡，因母体温度比暖箱温度变化小；母婴皮肤的接近有助于哺乳期的延长；由于同母亲的接近，减少哭闹次数，有助于婴儿体重的增加；而且经济实惠，减少开支。此外，临床研究表明，对早产儿实施袋鼠式护理后，降低早产儿的夭折率，可以增加早产儿提早出院的可能性。

3. 亚低温护理常规

亚低温治疗在临床上又称冬眠疗法或人工冬眠。它是利用对中枢神经系统具有抑制作用的镇静，使患者进入睡眠状态，再配合物理降温，使患者体温处于一种可控性的低温状态，从而使中枢神经系统呈抑制状态，对外界及各种病理刺激的反应减弱，对机体具有保护作用，降低机体新陈代谢及组织器官的耗氧量；改善血管的通透性，减轻脑水肿及肺水肿；提高血中氧含量，促进有氧代谢，改善心肺功能及微循环功能。亚低温治疗常用于心肺复苏后患者、颅脑损伤及重型颅脑手术后患者、低温麻醉患者、高热惊厥患者或超高热患者、感染中毒性休克早期患者及颅内感染患者等。

（1）亚低温治疗的方法：用氯丙嗪 100mg、异丙嗪 100mg 及哌替啶 100mg 加 5%葡萄糖注射液稀释到 500mL，用微量泵先以 5mL/h 的速度从静脉泵入，待患者逐渐进入冬眠状态，对外界刺激反应明显减弱，瞳孔缩小，光反射迟钝，呼吸平稳，频率相对较慢，深反射减弱或消失后，用冰袋联合使用控温帽、控温毯对患者进行物理降温，把患者的肛温控制在 34~35℃，鼻腔温度控制在 33~34℃，同时将冬眠合剂的泵入速度改为 0.5~2mL/h，再持续静脉维持。

（2）环境要求：亚低温治疗的患者最好置于单间病房，保持室内清洁、安静、空气新鲜，室温控制在 20~25℃，以免因室温过高而影响患者体温的下降和稳定。同时室内应定时进行空气消毒，用紫外线照射每日 2 次，每次 30~60min，使空气净化，以降低感染的发生率。

（3）亚低温治疗的原则：临床证明亚低温治疗对心肺复苏后的脑复苏、中毒性脑病、颅脑损伤及颅脑手术后功能的恢复具有重要的作用。一般来说，对有亚低温治疗指征的患者，应尽早、尽快实施亚低温治疗，使患者进入冬眠状态，只有这样才能有效降低机体各重要器官（尤其是脑）结构和功能上的损害程度。冬眠的深浅度以患者进入睡眠状态为宜，如果冬眠过深容易出现呼吸和循环方面的意外。亚低温治疗持续时间不宜过长，一般为 3~5 天，最长为 5~7 天，患者度过危险期后即可停止，因为时间越长，并发症的发生率就越高。

（4）护理：①神经系统观察：亚低温对脑组织无损害，但低温可能会掩盖颅内血肿的症状，应特别提高警惕。复温过快、发生肌颤易引起颅内压增高。因此，应注意颅内压的监测，严密观察意识、瞳孔及生命体征的变化，必要时给予脱水和激素治疗。②呼吸监测及护理：

a. 呼吸频率及节律。亚低温治疗的患者由于冬眠合剂的影响，中枢神经系统处于抑制状态，因此呼吸频率相对较慢，但节律整齐。若患者呼吸频率太慢或快慢不等，胸廓呼吸运动明显变小，出现点头样呼吸，应考虑呼吸中枢抑制过深，应立即停用冬眠合剂，必要时给予呼吸中枢兴奋剂静脉滴注或气管加压给氧。

b. 保持呼吸道或人工气道的通畅。冬眠合剂中的异丙嗪具有明显的抗组胺作用，可使呼吸道分泌物黏稠。若亚低温治疗过程中患者出现呼吸困难、发绀、吸气“三凹征”，呼吸机频繁高压报警，听诊气道内有干鸣音，提示呼吸道有梗阻现象，应及时吸出痰液及分泌物，保持其通畅，同时应重视人工气道的湿化及温化，维持患者水平衡，以维持呼吸道黏液

—纤毛的正常排出功能，防止呼吸道分泌物潴留，避免痰栓形成引起缺氧，合并肺部感染。

c. 循环监测：进行亚低温治疗的患者，应严密观察循环系统功能，其中主要有 ECG、血压、脉搏、肢端末梢血运及面色等。正常情况下，若亚低温治疗有效，由于冬眠合剂的抗肾上腺素能作用，患者应表现为微循环改善，肢端温暖，面色红润，血压正常，脉搏整齐有力，心率偏慢。若患者出现面色苍白、肢端发绀、血压下降、心律不齐，提示有循环障碍，说明冬眠过深及体温太低，应立即停用冬眠药物并给予保温，纠正水、电解质及酸碱平衡失调，必要时使用血管活性药物改善微循环。

d. 体温监测及护理：体温监测是亚低温治疗中的一个重要环节。亚低温治疗是否有效，有无并发症的发生，在一定程度上与体温的控制情况密切相关。一般情况下，应保持患者的肛温在 34~35℃，头部重点降温的患者可维持鼻腔温度在 33~34℃。若患者的温度超过 36℃，说明亚低温治疗的效果较差；若低于 33℃，易出现呼吸、循环功能异常；若低于 28℃，易出现室颤。对于体温过低的患者，应适当降低冬眠合剂的量，必要时停用并对患者采取加盖被子、温水袋等保暖措施。

e. 物理降温的实施：在亚低温治疗中，使用冬眠合剂的时候，必须配合物理降温。物理降温一般采用冰袋、冰毯，应在患者进入冬眠状态，各种反射减弱或消失后开始进行，否则在降温过程中，患者易出现寒战反应而引起机体代谢增加，降温速度应以（1~1.5）℃/h 为宜，3~4h 即可达到治疗温度。在进行物理降温的时候，一定要避免患者被冻伤。⑥体位护理：冬眠合剂中的异丙嗪和哌替啶具有扩张血管、降低血压的作用，因此亚低温治疗中的患者最好取平卧位，不能使患者突然坐起或剧烈搬动患者，否则易出现循环不稳而导致直立性低血压。

f. 复温时的护理：亚低温治疗结束后，复温时应先撤去物理降温，让体温自然恢复，同时逐渐降低冬眠合剂的量，最后停用冬眠合剂。切忌突然停用冬眠合剂，以免病情反复。对于体温不能自行恢复者，可采用加盖被子、温水袋等方法，协助复温。

g. 基础护理：亚低温治疗的患者，对外界的刺激反应差，容易出现各种并发症，因此，应做好患者的皮肤、口腔、泌尿道等的护理，勤翻身、拍背，行局部按摩，必要时使用气圈，以防肺部感染、泌尿系感染及褥疮的发生。氯丙嗪易引起便秘，因此，应注意观察患者有无腹胀、便秘出现，必要时进行灌肠或使用缓泻剂。

第二节　新生儿一般护理

从脐带结扎至生后满 28d 称为新生儿期，期间的小儿称为新生儿。

一、护理评估

评估患儿出生周数、评分、面色、呼吸、吸吮情况等。

二、护理措施

（1）应用护理程序对患者实施整体护理。根据患儿的临床症状和体征对患儿进行护理评估，提出护理问题，采取有效的护理措施并及时评价护理效果。

（2）环境适宜。病室必须光线充足，空气流通，避免对流；室内最好备有空调和空气净化设备，保持室温在22℃～24℃，相对湿度在55%～65%之间。

（3）严格执行消毒隔离制度及探视制度，工作人员入室前更衣、换鞋，接触新生儿前后洗手；注意个人卫生，患腹泻、皮肤病和传染病者均不得进入新生儿室，避免交叉感染发生。室内采用湿式清扫，每日空气消毒，每月进行空气细菌培养1次。

（4）根据病情，按医嘱给予分级护理。

（5）按医嘱给予母乳喂养或人工喂养。哺乳后应将小儿竖抱，轻拍背部，助胃内误咽的空气排出；哺乳后宜取右侧卧位，以防溢奶引起窒息及吸入性肺炎。不能吸吮者，用滴管喂养或鼻饲，必要时按医嘱给予静脉营养。奶具每次用后经消毒液浸泡、刷洗，再灭菌后备用。

（6）准确执行医嘱，及时留取标本送检，观察药物治疗效果及副作用。

（7）新生儿入室后尽快进行全面的体格检查，发现异常及时报告医生及家长，以便及时进行处理，亦可避免发生纠纷。及时给患儿戴上写有姓名、性别等身份识别标志的双腕带，以防弄错婴儿。

（8）NICU患儿每日测量体温6次，每4h测体温1次，维持体温在正常范围。

（9）使用婴儿暖箱时，注意消毒隔离。暖箱内用清水擦拭，暖箱外表用含氯消毒液擦拭后，再用清水擦拭。暖箱湿化液用灭菌注射用水每日清晨更换1次。

（10）患儿皮肤保持清洁干燥，纸尿裤2 h更换一次，必要时做臀部护理，防止臀红发生。

（11）根据病情轻重每日给予沐浴或床上擦浴，沐浴时观察皮肤有无皮疹、疖肿、糜烂等，发现异常及时报告医生处理，暂时停止沐浴。

（12）新生儿脐部未愈合前注意保持局部干燥，每日用0.5%安尔碘消毒2～3次，以防发生感染。

（13）密切观察患儿生命体征、面色、皮肤颜色、哭声、精神反应等，观察大小便及饮食情况，如有异常及时报告医生。及时准确地填写各项护理记录单。

（14）严格控制输液速度，使用微量泵输液，防止输液过快引起心衰。

（15）患儿每日测体重1次，特殊患儿遵医嘱，并做好记录。

（16）患儿出院时，仔细核对床号、姓名、性别，并向家长做好出院指导，如预防接种、保健检查、哺育及护理新生儿的有关知识。

三、健康教育

（1）指导科学育儿知识，鼓励母乳喂养，按需哺乳。

（2）指导家长监测体温的方法并注意保暖。

（杜　萍）

第四章　新生儿常见疾病护理

第一节　新生儿肺透明膜病

新生儿肺透明膜病又称新生儿呼吸窘迫综合征。多见于早产儿，由于缺乏肺表面活性物质所致，是新生儿期重要的呼吸系统疾病。临床表现为出生后不久出现进行性加重的呼吸窘迫和呼吸衰竭。肺病理特征为外观暗红，肺泡壁至终末细支气管壁上附有嗜伊红透明膜和肺不张。

一、护理评估

（1）评估患儿的孕周，是否为早产儿。

（2）评估患儿的临床表现如神志、精神状态、呼吸情况，观察有无鼻翼扇动、三凹征及呼吸暂停，注意呼吸困难是否呈进行性加重；观察发绀程度，听诊双肺呼吸音有无改变。

（3）了解实验室检查结果。

（4）评估患儿家长的心理状态、经济状况及对病情的认知程度。

二、护理措施

（1）将患儿置远红外线辐射床或温箱中，以便保暖、观察及抢救。

（2）及时清除口、鼻分泌物，保持呼吸道通畅；根据病情及血气分析结果采用不同的供氧方法，调节氧流量使 PaO_2 维持在 6.7~9.3 kPa（50~70 mmHg），避免长期高浓度吸氧，预防氧中毒的发生。

（3）严密观察病情变化，监测呼吸、心率、体温、神志、精神状态等情况，观察呼吸困难及发绀的程度，出现异常及时报告医生处理。

（4）对气管插管行机械通气的患儿，要特别注意做好呼吸管理，严格无菌操作，预防并发肺部感染。

（5）遵医嘱气管内滴入肺泡表面活性物质。①头稍后仰，使气道伸直，在喉镜指引下，插入气管导管。②滴入前彻底吸尽气道内分泌物。③抽取药液，从气管内缓慢滴入（根据需要患儿可选择平卧、左侧、右侧位），然后用复苏囊加压给氧，以利药液更好地弥散。用药后 4~6h 禁止气道内吸引。

（6）注意喂养，保证营养供给。不能吸乳、吞咽者可用鼻饲或静脉补充营养液；准确记录 24h 出入水量。

三、健康教育

（1）做好家属接待与解释工作，让家属了解病情及治疗过程，取得家属配合。

（2）注意做好孕期保健，避免早产。

第二节 新生儿肺炎

新生儿肺炎是指不同病原体及其他因素（如吸入羊水、过敏等）所引起的肺部炎症。临床上以发热、咳嗽、气促、呼吸困难和肺部固定湿啰音为主要表现。严重者可出现循环、神经、消化系统的相应症状。

一、护理评估

（1）评估生命体征。

（2）评估呼吸形态及缺氧程度。

（3）了解实验室检查如血常规、X 线检查、细菌学检查等结果。

（4）评估家属的心理状况。

二、护理措施

1. 保持呼吸道通畅

及时有效清除呼吸道分泌物，分泌物黏稠者应采用雾化吸入，以湿化气道，促进分泌物排出。加强呼吸道管理，定时翻身、拍背，体位引流。

2. 合理用氧，改善呼吸功能

根据病情和血样检测情况采用鼻导管、面罩、头罩等方法给氧，使 PaO_2 维持在 60~80 mmHg（8.0~10.7 kPa）；重症并发呼吸衰竭者，给予正压通气。保持室内空气新鲜，温湿度适宜。

3. 维持正常体温

体温过高时予降温，体温过低时予保暖。遵医嘱应用抗生素、抗病毒药物，并密切观察药物的作用。

4. 供给足够的能量及水分

少量多餐，细心喂养，喂奶时防止窒息。重者予以鼻饲或由静脉补充营养物质及液体。

5. 密切观察病情

注意患儿的反应、呼吸、心率等的变化，做好急救准备。

三、健康教育

（1）保持房间空气流通与温湿度适宜。避免吸烟。

（2）新生儿衣着适中，穿着盖被是否适中以成人感觉到小儿手足温暖为宜。

（3）形成良好的生活习惯，避免受凉等诱发因素。母亲感冒后宜戴口罩，其他感冒人员不宜接触小儿，避免抱小儿到人多的公共场所；定期预防接种。

第三节　新生儿窒息

新生儿窒息是指胎儿因缺氧发生宫内窘迫或分娩过程中发生呼吸、循环障碍，以致出生后 1 分钟内无呼吸或未建立规律性呼吸的缺氧状态，为新生儿伤残和死亡的主要原因之一，必须争分夺秒地进行抢救。

一、病因

凡能使胎儿或新生儿血氧浓度降低的任何因素都可引起窒息。

1. 孕母因素

孕母患严重贫血、心脏病、糖尿病、妊高征，或吸毒，或母亲年龄>35 岁或<16 岁，多胎妊娠等。

2. 胎盘因素

前置胎盘、胎盘老化、胎盘早剥。

3. 分娩因素

脐带过短或牵拉、受压、打结、绕颈，头盆不称，宫缩无力，产程中使用麻醉剂或镇痛剂等。

4. 胎儿因素

早产儿、巨大儿、先天畸形、宫内感染、大量羊水或胎粪吸入等。

二、病理生理

窒息的本质是缺氧，缺氧可使新生儿血液生化和血液分布发生较大变化。早期血 pH 下降，PaO_2 降低，$PaCO_2$ 上升；血液重新分配，皮肤、胃肠道、肺、肌肉等器官血流量减少，以保证心、脑、肾等重要脏器血液供应。如缺氧持续存在、酸中毒加重，出现失代偿，心、脑、肾等脏器供血减少，心率减慢，血压下降，发生脑损伤、呼吸衰竭、循环衰竭、肛门括约肌松弛、胎粪排出及全身多种酶活力受影响等。

三、临床表现

胎儿缺氧早期表现为胎动增加，胎心率加快（≥160 次/分）；晚期表现为胎动减少或消失，胎心率减慢（<100 次/分），心律不规则，胎粪排出，羊水污染。

临床上采用 Apgar 评分确定新生儿窒息程度。分别于出生后 1 分钟、5 分钟进行评分，8~10 分为正常，4~7 分为轻度（青紫）窒息，0~3 分为重度（苍白）窒息。1 分钟评分是窒息诊断和分度的依据，5 分钟评分可判断复苏效果和预后。

窒息患儿经复苏，多数能及时恢复呼吸，哭声响亮，肤色转红。少数病情继续发展出现全身各系统不同的衰竭表现。如胎粪吸入性肺炎、呼吸暂停、颅内出血、缺血缺氧性脑病、心肌炎和心力衰竭、尿少、血尿、肺出血、低血糖、低血钙、坏死性小肠结肠炎等。

四、实验室及其他检查

1. 血气分析

可有 $PaCO_2$ 升高，PaO_2 降低，pH 下降。

2. 血生化检查

血糖及血清钠、钙等降低。

3. B 超或 CT

头颅 B 超或 CT 显示脑水肿或颅内出血。

五、治疗要点

做到早预测、及早诊治孕母疾病；估计胎儿娩出后有窒息危险时，应做好抢救准备。一旦发生窒息要争分夺秒，严格按清理呼吸道（A）→建立呼吸，增加通气（B）→维持正常循环（C）→药物治疗（D）、评价（E）的顺序进行复苏，步骤不能颠倒。其中 A、B、C 最重要，A 是根本，B 是关键，评估贯穿于整个复苏过程中。同时注意纠正酸中毒、低血糖和低血压，给予脑代谢激活剂，以减少并发症和后遗症。

六、护理

1. 护理评估

（1）评估患儿意识及精神状况，为患儿进行生命体征、体重的测量，了解患儿家属对疾病的认知情况。

（2）询问患儿的既往史，了解其母孕期健康状况、分娩方式，患儿出生后窒息程度，以及患儿胎龄及出生体重、是否肌内注射过维生素 K_1 等。

（3）评估患儿大小便情况及皮肤完整性等。

（4）评估患儿的病情。①根据 Apgar 评分评估患儿的窒息程度，询问患儿复苏前的评估，包括患儿的胎龄，肌张力、羊水、呼吸情况，面色，精神状态等。②观察患儿有无口周发绀、面色青紫、吐沫、呻吟等。

（5）了解患儿的相关检查及结果，主要是用于诊断的实验室检查，包括：血常规、血生化、血气分析、X 线等。

（6）心理-社会状况：了解患儿家属对患儿疾病拟采取的治疗方法，对治疗及可能导致并发症的认知程度，家庭经济承受能力，以提供相应的心理支持。

2. 护理措施

（1）一般护理。①休息：保持病房安静，减少噪声，一切必要的治疗、护理操作集中进行，动作要轻、稳、准，尽量减少对患儿移动和刺激，静脉穿刺最好用留置针保留，减少反复穿刺。室内温度应控制在 25～26℃，相对湿度保持在 55%～65%。②吸氧：要根据患儿的不同情况，采取不同的给氧方法，在吸氧期间，注意观察患儿的呼吸、面色和血氧饱和度的变化。③合理喂养：一般重度窒息的患儿常规禁食 8～12 小时后开奶。因为窒息可累及心、脑、肾等器官，并造成消化、代谢等多系统损害。过早喂养可加重胃肠道损害，诱发消化道溃疡和出血。喂养时患儿头高足低，喂完后轻拍背部以减轻溢奶和呛咳。病情稳定者可以母乳喂养，由于疾病本身和患儿自身情况不能直接喂养者，可以选择鼻饲法。④预防感染：严格遵守无菌操作原则，每次接触患儿前后要洗手，保持病房内环境干净整洁。

（2）观察病情。①出生后体温不升者（体温<35℃）每小时监测体温，同时密切观察呼吸、心率、面色、肤色、精神反应、哭声和肌张力的变化。②监测血糖避免血糖异常，低血糖者可先静推10%葡萄糖（无惊厥者2mL/kg，有惊厥者4mL/kg，早产儿2mL/kg），速度为1mL/min静推，血糖正常24小时后可逐渐减慢输液速度，直至停用。

（3）用药护理：根据患儿的检查结果用药。①如发现酸中毒给予患儿5%碳酸氢钠，每次2~3mL/kg以纠正酸中毒。②有脑水肿时注意限制液量，给予呋塞米或20%甘露醇等脱水剂，应用脱水剂会导致患儿水、电解质紊乱，尤其是大剂量或长期应用时，如直立性低血压、休克、低钾血症、低氯血症、低氯性碱中毒、低钠血症、低钙血症及心律失常等。应定时监测血生化值，注意患儿尿量，记录24小时出入量，监测体重，与医师做好沟通。

（4）心理护理：做好对家属的解释和知情同意工作，取得患儿家属的理解与信任。耐心解答患儿家属关于患儿病情的疑问，减轻家属的恐惧和焦虑。告知患儿家属，尤其是母亲，在患儿住院期间保证乳汁分泌的方法。

（5）健康教育。①维持患儿正常的体温在36~37.2℃，室温在22~24℃；夏季可将空调温度设定在28℃，冬季尽量使室内湿度达到50%~60%。②每日测量体温1~2次，勿在患儿吃奶后及哭闹后测量体温，以减少误差。冬季注意保暖。③皮肤护理，每日可给患儿沐浴，室温为26~28℃，水温为39~41℃，沐浴前将患儿的双耳反折以防水进入双耳引起中耳炎。④新生儿由于身体功能尚未发育完善，因此出院后应随时观察患儿的精神反应、面色、呼吸，如有异常及时就诊。⑤注意患儿大小便和睡眠情况，减少人员探望，避免交叉感染。⑥指导家属正确喂养患儿，避免出现呛咳。坚持定期随访。

第四节　新生儿缺氧缺血性脑病

新生儿缺氧缺血性脑病（HIE）是指由于在围生期缺氧窒息导致的脑缺氧缺血性损害，包括特征性的神经病理及病理生理过程，并在临床上出现一系列脑病的表现，部分儿童可留有不同程度神经系统后遗症。

一、病因与病理生理

（一）病因

1. 缺氧

围生期窒息、反复呼吸暂停、呼吸系统疾病、右向左分流型先天性心脏病等。

2. 缺血

失血或严重贫血、心跳停止或严重的心动过缓、心力衰竭或周围循环衰竭等引起机体氧合状态不良的疾病。

（二）病理生理

1. 血流动力学改变

当缺氧发生时，体内各器官血流重新分布，以保证脑组织血液供应；如果缺氧未改善或继续加重，出现代偿机制丧失，脑血流灌注减少，供应大脑半球的血流减少，以保证丘脑、脑干和小脑的灌注，此时，大脑皮质矢状旁区及白质将受到损伤。同时缺氧及酸中毒可导致脑血管自主调节功能下降，脑血管的缩舒功能减弱或消失，形成压力性的血流改变。当脑血流压力过大时引起脑毛细血管破裂，而当缺血时可引起缺血性损伤。

2. 脑组织生化代谢改变

缺氧时无氧糖酵解增加、乳酸堆积，容易导致低血糖和代谢性酸中毒。ATP 的产生减少，细胞膜上的钠泵及钙泵功能不足，导致钠钙离子的转运失调，使脑细胞膜的完整性受损。

3. 神经病理学改变

神经病理学改变以皮质梗死及深部灰质核坏死，尤其是早产儿则以脑室周围出血及白质病变为主。

二、治疗要点

1. 支持疗法

（1）保证通气功能：保持使 PaO_2>60~80mmHg，$PaCO_2$ 及 pH 在正常范围。可根据情况给予不同的吸氧方式、机械通气、NO 吸入等。但应避免 PaO_2 过高或 $PaCO_2$ 过低。

（2）维持脑及全身的血流灌注：可使用多巴胺或多巴酚丁胺。

（3）维持正常的血糖值：提供神经细胞代谢所需的能量，但应避免高血糖。

2. 控制惊厥

首选苯巴比妥，首剂量为 20mg/kg，在 15~30 分钟内静脉滴入，如果效果不好，可在 1 小时后增加 10mg/kg，每日维持剂量为 3~5mg/kg。地西泮（安定）的作用时间短，起效快，在使用苯巴比妥疗效不理想时可以加用，但应观察其抑制呼吸的现象。

3. 治疗脑水肿

控制液体的入量，每日液体的总量不能超过 60~80mL/kg。在颅内压增高时，使用呋塞米利尿，每次 0.5~1mg/kg 静脉推注。严重者选用 20%甘露醇滴注，每次 0.25~0.5g/kg。

4. 亚低温治疗

采用人工诱导的方法将体温下降 2~4℃，减少脑组织的基础代谢。可采用冰敷头部的方法降温，保护脑细胞。亦可采用全身亚低温治疗，始于发病的 6 小时内进行，持续 48~72 小时。

5. 其他

加强新生儿期后的治疗、追踪及早期干预，包括保护脑细胞治疗、早期的康复治疗，降低致残率。

三、常见护理诊断

1. 颅内压增高

与缺氧引起的脑水肿有关。

2. 营养失调，低于机体需要量

与患儿吸吮能力降低有关。

3. 有废用综合征的危险

与缺血缺氧导致的后遗症有关。

四、护理措施

（一）改善缺氧状态

（1）根据缺氧和呼吸困难的程度，选择不同的给氧方式，维持 PaO_2>6. 65～9. 31kPa（50～70mmHg），$PaCO_2$<5. 32kPa（40mmHg）。

（2）保持呼吸道通畅，密切观察呼吸的频率、深度，注意有无呼吸暂停，一旦发生呼吸暂停，可给予适当刺激以恢复正常呼吸。

（3）遵医嘱给予氨茶碱及呼吸兴奋剂。

（二）降低颅内压

（1）保持患儿安静，尽量减少刺激。抽搐时遵医嘱给予镇静剂。

（2）遵医嘱给予脱水剂，如20%甘露醇静脉滴注，应用时避免液体外渗，以免引起皮下组织坏死。

（3）监测患儿的生命体征，并注意观察其神志、反应、前囟、抽搐、双瞳孔大小、肢体活动情况及用药后的反应。

（三）保证营养的供给

（1）患儿无吸吮能力，吞咽能力较差，给予鼻饲母乳。选择质软、细小的鼻饲管，防止损伤食道和胃黏膜。每次鼻饲后取右侧卧位，防止溢奶。

（2）遵医嘱给予静脉补充营养，必要时给予血浆或白蛋白及补充静脉高营养。

（四）早期康复干预

对疑有功能障碍者，将其肢体固定于功能位。早期给予患儿动作训练和感知刺激的干预，促进脑功能的恢复。耐心向患儿家长解答病情，以取得家长配合。帮助患儿家长掌握康复干预的措施，并坚持定期随访。

第五节 新生儿颅内出血

新生儿颅内出血是由缺氧或产伤引起的新生儿严重脑损伤，临床以神经系统兴奋与抑制症状相继出现为特征。早产儿多见，病死率高，幸存者常留有神经系统后遗症。

一、病因与发病机制

1. 缺氧

任何引起缺氧的因素均可导致颅内出血发生，如宫内窘迫，产时、产后缺氧，缺血，导致脑血管壁通透性增加，血液外渗，出现脑室管膜下、蛛网膜下隙、脑实质出血，以早产儿多见。

2. 产伤

以足月儿多见。可因胎头过大、头盆不称、急产、产程过长、臀位产、高位产钳或吸引器助产等，使胎儿头部过度挤压、牵拉而引起颅内血管撕裂。出血部位以硬脑膜下多见。

3. 其他

快速输入高渗液体、机械通气不当、血压波动过大、操作时对头部按压过重、颅内先天性血管畸形或全身出血性疾病等也可引起颅内出血。

二、临床表现

主要与出血部位和出血量有关。多于生后 1~2 天内出现，其特征性表现为窒息、惊厥和抑制相继出现。常见的症状、体征如下。

1. 神经系统兴奋症状

易激惹、烦躁不安、过度兴奋、肢体过多抖动或反应低下、表情淡漠、嗜睡、昏迷等。

2. 颅内压增高表现

脑性尖叫、惊厥、前囟隆起、颅缝增宽等。

3. 眼部症状

凝视、斜视、眼球固定、眼震颤，并发脑疝时可出现两侧瞳孔大小不等、对光反射迟钝或消失。

4. 呼吸改变

增快或减慢、不规则或暂停等。

5. 肌张力及原始反射改变

肌张力早期增高以后降低，原始反射减弱或消失。

6. 其他

体温不稳、黄疸或贫血。

7. 预后

较差，尤其早产儿易发生脑积水、智力低下、癫痫、脑瘫等后遗症。

三、实验室及其他检查

头颅 B 超和 CT 检查有助于出血部位、范围的诊断及判断预后；腰穿可见均匀血性的脑脊液和皱缩红细胞，蛋白质含量明显增高，但病情重者不宜采用腰穿。

四、治疗要点

1. 支持疗法

保暖、保持安静、减少搬动和刺激性操作，维持水、电解质和酸碱平衡，维持体温和代谢正常。

2. 控制惊厥

首选苯巴比妥，或地西泮、水合氯醛等。

3. 降低颅内压

选用呋塞米静脉推注，中枢性呼吸衰竭者可选用小剂量20%甘露醇。

4. 恢复脑功能

使用恢复脑细胞功能药物。

5. 止血及对症处理

补充凝血因子，纠正贫血，呼吸困难、发绀者给氧。

五、护理诊断/问题

1. 潜在并发症

颅内压增高。

2. 有窒息的危险

与惊厥、昏迷有关。

3. 低效性呼吸形态

与呼吸中枢抑制有关。

4. 体温调节无效

与体温调节中枢受损有关。

5. 营养失调（低于机体需要量）

与吸吮反射减弱及呕吐有关。

6. 恐惧（家长）

与担心本病预后差有关。

六、护理措施

1. 降低颅内压

（1）保持安静：患儿应绝对静卧休息，抬高头肩部15°~30°，取侧卧位，减少移动和刺激；各项护理操作集中进行，动作要轻、准、稳、快。静脉穿刺选用留置针，避免反复穿刺；避免头皮穿刺输液，以免加重颅内出血。

（2）病情观察：严密监测患儿生命体征，15~30分钟巡视病房1次，每4小时测T、P、R、BP一次，并观察神志、瞳孔、囟门、神经反射、肌张力等的变化。当出现两侧瞳孔大小不等、对光反射迟钝或消失、呼吸节律改变等脑疝症状时，应立即报告医生，做好记录及抢救准备。

(3) 用药护理：遵医嘱及时、正确应用呋塞米或20%甘露醇脱水降低颅内压，以减少脑血管和脑组织的损伤，并按医嘱给予维生素 K_1、酚磺乙胺（止血敏）、卡巴克络（安络血）等药物止血。

2. 保持呼吸道通畅

备好吸痰用物，及时清除呼吸道分泌物，保持呼吸道通畅；监测动脉血气指标，合理用氧，改善呼吸功能。呼吸暂停过于频繁者应采用人工呼吸机维持呼吸。

3. 维持体温稳定

体温过高时应给予物理降温，体温过低时可采用远红外辐射床、暖箱或热水袋等保暖器具，保持体温稳定。

4. 饮食护理

病重者应适当推迟喂乳时间，禁食期间遵医嘱静脉补液，补液量为60~80mL/kg，速度宜慢，于24小时内均匀输入，有条件时可用输液泵。病情稳定后，让患儿自行吸吮或使用滴管，经鼻饲给予营养，少量多餐，每日4~6次，不能抱起患儿喂奶。记录24小时出入量。

5. 健康教育

加强孕期保健，减少分娩时损伤和窒息的发生；告知家长患儿病情，解释本病的严重性及可能出现的后遗症，给予安慰和支持，减轻家长的焦虑和恐惧。如为后遗症患儿，指导家长做好患儿智力开发和肢体功能训练，以减轻脑损伤的影响。

第六节　新生儿黄疸

新生儿黄疸是因胆红素在体内积聚引起的皮肤或其他器官黄染。可分为生理性及病理性，严重者可导致中枢神经损害，产生胆红素脑病。

一、新生儿黄疸的分类

(一) 生理性黄疸

由于新生儿胆红素代谢特点，50%~60%的足月儿和80%的早产儿出现生理性黄疸。足月儿生后2~3天出现黄疸，4~5天达高峰，5~7天消退，最迟不超过2周。黄疸的程度较轻，先见于面部、颈、巩膜，然后遍及躯干及四肢，胎粪都呈黄色。一般无症状，脐血血清总胆红素（TSB）<42.7μmol/L（2.5mg/dL），24小时内TSB<102.6μmol/L（6mg/dL），48小时内TSB<153.9μmol/L（9mg/dL），72小时以内及以后TSB<220.6μmol/L（12.9mg/dL）。早产儿生后3~5天出现黄疸，黄疸程度较足月儿重，消退也较慢，可延长至2~4周。24小时TSB<136.8μmol/L（8mg/dL），48小时内TSB<205.2μmol/L（12mg/dL），72小时内TSB<256.5μmol/L（15mg/dL）。

（二）病理性黄疸

新生儿黄疸出现下列情况之一时要考虑为病理性黄疸：①生后 24 小时内出现黄疸，TSB>102.6μmol/L（6mg/dL）。②足月儿 TSB>220.6μmol/L（12.9mg/dL），早产儿或低体重儿 TSB>255μmol/L（15mg/dL）。③血清结合胆红素>26μmol/L（1.5mg/dL）。④TSB 每天上升>85μmol/L（5mg/dL）。⑤黄疸持续时间较长，足月儿超过 2 周，早产儿超过 4 周，或进行性加重。对病理性黄疸应积极查找病因。

二、病因与病理生理

（一）病因

1. 感染性

（1）新生儿肝炎：由于母亲在怀孕期间感染了巨细胞病毒、乙型肝炎、风疹、单纯疱疹等，通过胎盘屏障传染给胎儿或分娩时产道感染。

（2）新生儿败血症及其他感染：由于细菌感染，其毒素加快了红细胞的破坏所致。

2. 非感染性

（1）新生儿溶血病：可分为 ABO 血型不合及 Rh 血型不合导致的溶血病，ABO 血型不合多为母亲 O 型，新生儿 A 型或 B 型。Rh 血型不合主要发生在 Rh 阴性母亲和 Rh 阳性胎儿。

（2）胆道闭锁：多数见于胎儿宫内病毒感染导致胆管炎、胆管闭锁，结合胆红素排泄障碍。

（3）母乳性黄疸：约 1%母乳喂养的新生儿会出现黄疸，非结合胆红素升高。在停止母乳喂养后 3 天，黄疸减轻，非结合胆红素下降可诊断。

（4）遗传性疾病：葡萄糖 6-磷酸脱氢酶（G6PD）丙酮酸激酶和己糖激酶缺陷均可影响红细胞正常代谢。

（5）药物性黄疸：某些药物如磺胺类、水杨酸盐、维生素 K 等，可与胆红素竞争 Y、Z 蛋白的结合点，影响胆红素的代谢。

（二）病理生理

当患儿饥饿、缺氧、脱水、酸中毒、感染或颅内出血时，使红细胞破坏加速，胆红素的生成过多，肝细胞处理胆红素的能力减弱，肝肠循环增加，则使黄疸加重。Rh 溶血可引起胎儿重度贫血。由于重度贫血、低蛋白血症和心力衰竭可导致全身水肿。骨髓外造血增加，可出现肝、脾增大。血清未结合胆红素增高，可透过血-脑屏障，使基底核黄染、坏死，发生胆红素脑病，多留有后遗症。

三、治疗要点

1. 产前治疗

可采用提前分娩、血浆置换、宫内输血。

2. 新生儿治疗

包括光照疗法、药物治疗、换血疗法，以及防止低血糖、低体温，纠正酸中毒、贫血、水肿和心力衰竭等。

四、护理措施

1. 护理评估

（1）评估患儿意识及精神状况，为患儿进行生命体征、体重的测量，了解患儿家属对疾病的认知情况。

（2）询问患儿的既往史，了解其母孕期健康状况、家族史、过敏史、分娩方式，了解患儿出生后有无窒息史、胎龄及出生体重等。

（3）评估患儿的营养状况、大小便情况及睡眠情况、皮肤完整性等。

（4）评估患儿的病情。①评估患儿黄疸程度。②监测患儿生命体征，观察患儿肌张力和肝脏大小、质地变化等。③注意观察患儿精神反应，有无嗜睡、发热、腹胀、呕吐、惊厥等，哭声有无异常及拥抱、吞咽、吸吮等反射有无异常等。

（5）了解患儿的相关检查及结果，主要是用于诊断的实验室检查，包括：胆红素、血红蛋白、红细胞计数、网织红细胞计数等。

（6）心理-社会状况：了解患儿家属对患儿疾病拟采取的治疗方法、对治疗及可能导致并发症的认知程度、家庭经济承受能力等，以提供相应的心理支持。

2. 护理措施

（1）一般护理。①休息：保持病房安静，减少噪声，一切必要的治疗、护理操作集中进行，动作要轻、稳、准，尽量减少对患儿移动和刺激，静脉穿刺最好采用留置针，减少反复穿刺。②保暖：低体温和低血糖时胆红素与白蛋白的结合会受到阻碍。应注意保暖，使体温维持在36~37℃。③合理喂养：提早喂养有利于肠道菌群的建立，促进胎便排出，减少胆红素的肝肠循环，减轻黄疸的程度。④预防感染：及时纠正缺氧、酸中毒，预防和控制感染，避免使用引起新生儿溶血或抑制肝酶活性药物，如维生素K、磺胺等。

（2）密切观察病情。①观察黄疸出现的时间、颜色、范围及程度，以协助医师判断病因，并评估血清胆红素浓度，判断其发展情况。②监测生命体征：体温、吸吮能力、有无呕吐、肌张力和肝脏大小、质地变化等。③观察大小便次数、量、性质及颜色的变化，有无大便颜色变浅，如有胎便排出延迟，应给予患儿通便或灌肠，促进大便及胆红素的排出。

（3）用药护理。①合理安排补液计划，及时纠正酸中毒。根据不同补液内容调节相应的速度，切忌过快输入高渗性药物，以免血脑屏障暂时开放，使已与白蛋白结合的胆红素进入脑组织。②白蛋白心衰者禁用，贫血者慎用，使用过程中注意观察患儿有无寒战、发热、恶心、弥散性荨麻疹等不良反应。③苯巴比妥不适用于急重症患儿，对确诊及高度怀疑溶血者应尽早使用免疫球蛋白。用药后注意患儿有无腹泻、恶心、呕吐、呼吸困难、皮疹等不良反应。

（4）心理护理：做好心理护理，多对患儿进行抚摸，给予一定的安慰，缓解家属焦虑及紧张情绪，使其配合治疗，促进患儿康复。

（5）健康教育。①按需调整喂养方式，少量多餐，耐心喂养，保证热量摄入。提倡母乳喂养，向家属讲解母乳喂养的好处及正确的喂养方法。光疗的患儿失水较多，注意补充足够的水分。②若为母乳性黄疸，嘱可继续母乳喂养。如吃母乳后仍出现黄疸，可改为隔日母乳喂养逐步过渡到正常母乳喂养。若黄疸严重，患儿一般情况差，可考虑暂停母乳喂养，病情恢复后再继续母乳喂养。③对患儿的疾病情况进行相应的讲解，使家属了解病情，取得家属的配合。指导家属密切观察，以便早期发现问题，及早就诊。④发生胆红素脑病者，注意后遗症的出现，给予康复和护理。向家属宣传育儿保健常识、介绍喂养的知识（讲解母乳喂养的好处和添加辅食的重要性）、保暖、预防感染的重要性及相应的措施、预防接种等方面的知识。

3. 光疗的护理

（1）光疗前的准备。①光疗箱：清洁光疗箱，湿化器内加水，接通电源，检查线路及光管亮度，并预热暖箱到适宜温度。②患儿的准备：使患儿全身裸露（戴上眼罩及遮挡生殖器），护住手脚，清洁皮肤后放入箱内，记录照射时间。③护士的准备：了解患儿诊断、日龄、体重、黄疸发生的原因、范围、程度及血清胆红素的结果。

（2）光疗过程的护理：应使患儿受照均匀，单面光疗时，每隔2小时更换一次体位。双面或多面光疗时，应勤巡视，防止患儿受伤。定时监测体温及箱温的变化，冬天注意保暖，夏天注意防热。保证水分及热量的供给，准确记录出入量。

（3）光疗后的护理：出暖箱时为患儿穿好衣服，观察黄疸消退情况及皮肤完整性，继续观察皮肤黄疸反跳现象，做好暖箱终末消毒工作。

（4）注意事项：光照强度定期检测，护士在蓝光下护理患儿时需戴墨镜，经培训后才能使用光疗箱，使用中严格按照操作常规操作以保证安全。

第七节　新生儿败血症

新生儿败血症是指致病菌侵入血液循环，并在血液中生长繁殖、产生毒素而造成的全身性感染，是新生儿时期常见的严重感染性疾病，其发病率和死亡率高。

一、病因与发病机制

1. 病原菌

致病菌种类较多，中国以葡萄球菌多见，其次为大肠杆菌等革兰阴性杆菌。各种导管、气管插管技术的广泛使用，增加了病原菌感染的机会，厌氧菌以及耐药菌株等的感染有增多趋势。

2. 自身因素

新生儿免疫系统功能不完善，皮肤黏膜屏障功能差，血液中补体含量少，中性粒细胞产生及储备少，IgM 和 IgA 在新生儿体内含量很低，T 细胞处于初始状态，对特异性抗原反应差，细菌一旦侵入易致全身感染。

3. 感染途径

（1）产前（宫内）感染：与孕妇感染有关，细菌可经过胎盘血行感染胎儿。

（2）产时（宫内）感染：与胎儿通过产道时受细菌感染有关，如胎膜早破、产程延长、急产或助产时消毒不严等。

（3）产后感染：是主要感染途径。与细菌经脐部、皮肤黏膜损伤处、呼吸道及消化道等部位的侵入有关，其中以脐部侵入最为常见。也可在某些局部感染的基础上（如肺炎），细菌经血行蔓延扩散而导致本病；消毒不严的雾化器、吸痰器、呼吸机可造成医源性感染。

产前、产时感染，病原菌以革兰阴性杆菌为主，产后感染以革兰阳性球菌多见。

二、临床表现

1. 分型

临床上根据发病时间不同可分早发型和晚发型。

2. 表现

不典型，缺乏特征性，主要以严重的全身中毒症状为主。

（1）全身中毒症状：①早期表现，为“三少”，即少吃、少哭、少动。②病重表现，出现“八不”，即不吃、不哭、不动、精神不好（萎靡或嗜睡）、面色不好（苍白或发灰）、体温不升或发热、体重不增、黄疸不退或呈进行性加重。

（2）疑似败血症，有以下症状时应高度怀疑败血症：①黄疸不退或退而复现。②皮肤黏膜瘀点、淤斑，消化道出血，肺出血，DIC 等。③肝脾呈轻至中度肿大。④面色苍灰、血压下降、皮肤有花纹、尿少或无尿等休克征象。⑤呼吸衰竭、中毒性肠麻痹等其他表现。

（3）并发症：常见有化脓性脑膜炎、肺炎、骨髓炎等。

三、实验室及其他检查

1. 血常规

白细胞总数 $<5\times10^9/L$ 或 $>20\times10^9/L$，中性粒细胞杆状核细胞大于或等于总数的 20%，出现中毒颗粒或空泡，血小板计数 $<100\times10^9/L$ 有诊断价值。

2. 病原学检查

血培养阳性是确诊的依据，脑脊液常规、涂片及培养检查有助于化脓性脑膜炎的诊断。

3. 急相蛋白

C 反应蛋白（CRP）、触珠蛋白（HP）等在急性感染早期即可增加，其中 CRP 反应最灵敏，在感染 6~8 小时内即上升，8~60 小时达高峰，感染控制后可迅速下降。

4. 鲎试验

鲎试验用于检测血和体液中细菌内毒素，阳性提示有革兰阴性细菌感染。

四、治疗要点

1. 控制感染

抗生素使用原则：①早期、足量、联合、静脉、足够疗程，一般用药 10~14 天，有并发症者应治疗 3 周以上。②选用敏感、杀菌、易透过血脑屏障的抗生素。

2. 清除感染病灶

及时处理皮肤、脐部、口腔等感染灶。

3. 对症及支持治疗

保证液体入量，纠正酸中毒和电解质紊乱；保暖、供氧，必要时输入新鲜血、血浆或给予免疫球蛋白以增加免疫力。

五、常见护理诊断/问题

1. 体温调节无效

与感染有关。

2. 营养失调（低于机体需要量）

与反应差、拒奶有关。

3. 有电解质失衡的危险

与心力衰竭、中毒性脑病、中毒性肠麻痹等有关。

4. 潜在并发症

化脓性脑膜炎、感染性休克、DIC。

六、护理措施

（一）维持体温正常

1. 密切观察体温变化

每天监测体温4~6次，体温超过38℃时，可采取头部垫冷水枕、多喂水、松解衣被或调节温箱温度等方式降温。如果新生儿出现四肢发凉、体温不升时，应加强保暖。调节合适的室温及湿度。

2. 妥善处理局部病灶

及时处理如脐部、皮肤、口腔感染病灶，避免感染加重。

（二）合理喂养

根据新生儿的消化功能情况，少量多餐，必要时给予管饲喂养、静脉营养。观察新生儿的残余奶量，有无腹胀及肠鸣音情况，早期发现坏死性小肠炎的症状。

（三）合理安排输液

注意输液速度不宜过快，并注意观察药物的毒副作用。抗生素需现配现用。及时监测血气及生化指标，合理安排输液次序，及时纠正水、电解质、酸碱平衡。

（四）密切观察病情变化

观察新生儿的面色、四肢温度、反应等，如果患儿出现高热、反应差、前囟门隆起、呕吐、肌张力高等症状，应警惕并发化脓性脑膜炎的发生。如出现脸色青灰、吃奶反应差、皮肤发花、四肢厥冷、脉搏细弱等应考虑感染性休克或DIC的可能，及时做好抢救准备。

（五）健康教育

向患儿家属宣教有关败血症的相关知识及预防感染的方法。指导家属识别新生儿败血症的异常表现，做好出院后随访等。

（杜　萍）

第五章　新生儿呼吸系统疾病

第一节　新生儿上呼吸道感染

新生儿上呼吸道感染由病毒、细菌、衣原体或其他病原体引起，主要侵犯鼻、鼻咽和咽部，简称上感。

一、病因和发病机制

各种病毒及细菌均可引起上感，常见的病毒有呼吸道合胞病毒、流感和副流感病毒，巨细胞病毒和柯萨奇病毒；常见的细菌有葡萄球菌、溶血性链球菌、大肠埃希杆菌；衣原体和支原体。

新生儿由于呼吸系统的特点，鼻腔小，鼻道狭窄，鼻黏膜柔嫩，富于血管，炎症时黏膜易肿胀而出现严重的鼻腔阻塞和呼吸困难；由于新生儿对感染的局限能力较差，上呼吸道感染易发展成附近组织和器官的炎症。

二、诊断

（一）临床表现

轻重不一，轻者只有鼻塞、喷嚏、流涕，偶有咳嗽；重者发热，伴拒食、呕吐、不安和腹泻。有的新生儿可出现鼻炎、咽炎、结膜炎和喉炎的症状。

（二）并发症

1. 中耳炎

症状不典型，表现为低热不退，烦躁。

2. 颈（或颌下）淋巴结炎

发热持续不退，颈部淋巴结肿大，有压痛。

三、治疗

（1）一般治疗。多喂水湿润和清洁口腔；不能吸吮时用小匙喂入。

（2）因多由病毒感染引起，当有鼻炎时用0.5%利巴韦林滴鼻，每侧鼻孔1滴，1日4次，连用3~5d。以咽炎为主时，可用利巴韦林雾化喷入，1日2次。

（3）继发细菌感染时或发生并发症时选用适当抗生素，口服阿莫西林，30~50mg/(kg·d)，分3~4次；无效时改用其他适合的抗生素。

（4）鼻部阻塞严重时，还可滴入生理盐水洗去分泌物，短期少量滴入地麻滴鼻剂。

四、预防

可应用相关的疫苗预防。

第二节　新生儿感染性肺炎

感染性肺炎是新生儿的常见病。发病早期呼吸道症状和体征均不明显，尤其是早产儿，给早期诊断带来困难，是引起新生儿死亡的重要原因。可发生在宫内、分娩过程中或出生后，由细菌、病毒或原虫引起。

一、病因和发病机制

1. 宫内感染的途径

（1）吸入污染的羊水。

（2）血行传播至肺。

2. 产时感染

产时感染的病原微生物与宫内吸入污染羊水所致肺炎相似，细菌感染以杆菌较多见，此外有B组链球菌、沙眼衣原体、解脲支原体及TORCH病毒等。

3. 生后感染途径：

（1）接触传播。

（2）血行传播。

（3）医源性传播。

二、诊断

（一）病史

宫内感染者有孕母妊娠晚期感染史、羊水早破24h以上或羊膜绒毛膜炎病史。产时感染有产程中吸入被病原菌污染的产道分泌物或断脐不洁史。生后感染多因密切接触者有呼吸道感染史，新生儿败血症、脐炎、皮肤感染史以及反复接受侵入性操作史。

（二）临床表现

宫内感染多于生后3d内出现症状；产时及生后感染多于出生3d后出现症状。常先出现体温不升或发热，反应低下，拒奶等一般感染症状。随后出现咳嗽、喘、口吐白沫、呛奶等症状。患儿口唇青紫，呼吸浅促、鼻翼扇动、吸气三凹征（胸骨上、下，锁骨上窝及肋间隙软组织凹陷），两肺可闻细湿啰音。病情严重者可出现呼吸困难、呼吸暂停，甚至呼吸衰竭和心力衰竭。

（三）实验室检查

1. X线检查

两肺纹理重，边缘模糊，两肺中、下野内带斑片状阴影，病灶融合时可呈毛玻璃密度影。金黄色葡萄球菌肺炎常出现肺大疱，有时并发肺脓肿等。早发B组溶血性链球菌肺炎的 X 线改变显示肺野透明度减低，伴支气管充气影，与呼吸窘迫综合征（RDS）不易区别。

2. 测血清 IgM

升高提示宫内感染。应进一步测血清特异性 IgG 和 IgM 抗体，气管内分泌物和血培养等有助病原学诊断，呼吸困难明显者做血气分析。

三、治疗

（1）保暖。室温 23℃～25℃，湿度 50%。新生儿皮肤温度应达 36.5℃。

（2）供氧。供氧的临床指征是发绀；PaO_2<50 mmHg（6.7 kPa）。使血 PaO_2 维持在 50～80 mmHg（6.7～10.7 kPa）。

（3）雾化吸入。用于湿化痰液，以利排痰。

（4）抗生素治疗。用药原则同败血症。

（5）供给足够的营养和液体。

（6）对症治疗。

四、预防

（1）产前监测孕妇阴道分泌物，如有 TORCH 感染应给予治疗或终止妊娠，育龄妇女在婚前应注射风疹疫苗，及 GBS 荚膜多糖疫苗等。

（2）分娩过程中避免过多指诊，羊水早破应监测，尽早结束分娩。

（3）母婴同室、婴儿室、新生儿病房、新生儿加强监护病房（NICU）应严格执行隔离制度，护理新生儿前必须严格洗手。严格探视制度。

第三节　哮喘持续状态

中华医学会儿科学分会呼吸学组 2004 年将哮喘持续状态定义为：哮喘发作在合理应用常规缓解药物治疗后，仍有严重或进行性呼吸困难者，称为哮喘持续状态，亦称哮喘危重状态。必须紧急救治，否则可因肺通气衰竭而死亡。

一、病因和发病机制

（一）病因

有个人或家族过敏史、家族哮喘病史，发作多与接触变应原、冷空气、物理或化学性刺激、病毒性上、下呼吸道感染、运动等有关。

（二）发病机制

主要为呼吸道慢性炎症，还涉及 I 型过敏反应和呼吸道高反应性两大原因，表现为支气管平滑肌痉挛，黏膜和黏膜下炎症、水肿，呼吸道内大量的黏液栓。严重呼吸道狭窄使呼吸道阻力大幅度增高，呼气时间延长，从而造成胸腔内压增高和肺过度充气。

长时间的胸腔内压增高和肺过度充气可改变通气/血流灌注比例，导致氧气交换障碍，加以低氧血症使肺动脉收缩，肺动脉压升高，右心负荷增大，最终引起右心功能衰竭。为代偿低氧血症，呼吸肌增加做功，更会加大体内氧耗，使缺氧更加明显。

二、诊断

（一）症状

主要表现为呼吸急促、呼吸困难、喘息，辅助呼吸肌收缩，心动过速、奇脉及多汗。出现呼吸衰竭时，则有青紫、意识障碍、全身衰竭，甚至心跳呼吸骤停。合并感染时有发热。患儿由于喘息导致脱水。

（二）体征

呼吸急促，喘息，鼻翼扇动，三凹征（胸骨上、下，锁骨上窝及肋间隙软组织凹陷）阳性，胸廓饱满，双肺闻及喘鸣音；严重者出现极度呼吸困难、发绀、意识障碍、呼吸音减弱，几乎听不到哮鸣音及呼吸音，甚至心搏呼吸骤停而死亡。

婴幼儿哮喘诊断标准：①年龄<3 岁，喘息发作≥3 次。②发作时双肺闻及呼气相喘鸣音，呼气相延长。③具有特应性体质，如过敏性湿疹、过敏性鼻炎等。④父母有哮喘病等过敏史。⑤除外其他引起喘息的疾病。凡具有以上第①②⑤条即可诊断哮喘；如喘息发作 2 次，并具有第②⑤条诊断为可疑哮喘或喘息性支气管炎；如同时具有第③和（或）④条时，可考虑给予哮喘治疗性诊断。

儿童哮喘诊断标准：①年龄≥3 岁，喘息呈反复发作者。②发作时双肺闻及以呼气相为主的喘鸣音，呼气相延长。③支气管扩张剂有明显疗效。④除外其他引起喘息、胸闷和咳嗽的疾病。

（三）实验室检查

（1）呼气峰流速（PEF）或第 1 秒用力呼气容积（FEV_1）降低。

（2）血气分析。氧分压降低，过度通气，晚期可伴 $PaCO_2$ 进行性上升，有呼吸性酸中毒或合并代谢性酸中毒存在。

（3）胸片多有过度通气表现，合并肺炎者，可有肺实质浸润。

（四）鉴别诊断

（1）心源性哮喘：常有心衰的症状和体征。

（2）其他慢性阻塞性肺疾病：哮喘患儿早期由于过度通气，二氧化碳分压不升高，甚至轻度降低，一般<40mmHg（5. 3kPa），这与其他慢性肺疾病不同。

三、治疗

1. 保持气道通畅并立即吸氧

面罩吸氧不能缓解缺氧时，可予鼻腔持续气道正压通气（NCPAP）或气管插管、机械通气。

2. 立即给予支气管扩张剂

（1）雾化吸入：首选 β_2 受体激动剂，如 0. 5%沙丁胺醇或特布他林雾化吸入。15～20min 后可重复吸入，病情好转后可每 4～6 H 吸入一次。

（2）氨茶碱：负荷量：6～9mg/kg，30min 静脉输入。如果在 6h 内曾用过氨茶碱，则开始剂量减半。有效血浓度 10～20μg/mL，30min 内追加 1mg/kg，可提高血药浓度 2μg/mL。

维持量：0.8～1.0mg/（kg·h），至哮喘缓解，肺内喘鸣音消失，停止静脉用药后立即改为口服。口服量：每次 5mg/kg，每 6h 一次。

3. 建立静脉通道，维持体液与酸碱平衡

静脉补液是治疗的关键之一，可按 50～100mL/kg 给予，开始可给 1/3 张含钠液，以后可改为 10%葡萄糖液维持。

4. 肾上腺皮质激素

尽量选择起效快、半衰期短的制剂，如甲泼尼龙每次 2mg/kg，最大量 100mg/次，每 4～6 h 一次，24h 后延长给药间隔。布地奈德雾化吸入，可与 β_2 受体激动剂同时吸入应用。

5. 呼吸支持

（1）机械通气的指征：①呼吸停止。②意识障碍、昏迷、血压改变。③经常规药物治疗后仍有严重的呼吸困难和发绀。④呼吸音减弱，几乎听不到哮鸣音及呼吸音。⑤呼吸肌疲劳使胸廓运动受限，患儿处于极度衰竭状态。⑥在充分氧疗的基础上（FIO_2>60%），仍发绀或 PaO_2<60 mmHg（8.0 kPa）。

⑦$PaCO_2$ 进行性上升，每小时增幅>5 mmHg（0.7 kPa），且绝对值>50 mmHg（6.7 kPa），出现呼吸性酸中毒。

⑧pH<7.25，有呼吸性酸中毒或合并代谢性酸中毒存在。

凡符合以上任何一项即可考虑上呼吸机，而有前两项者为立即上呼吸机的指征。

（2）呼吸机使用特点：①气道压力较高，注意避免气压伤。②选带套囊的气管插管，防止漏气。③潮气量初调为 6～10mL/kg，然后根据血气和病情调整。④应用 PEEP 或 CPAP 使过早萎陷的小气道扩张，调节 PEEP 值低于内源性 PEEP。⑤呼吸频率较生理频率略慢。⑥注意呼气时间的调节；哮喘患者呼气时间延长。

⑦如人机不合拍，可使用镇静剂甚至肌松剂以保证有效通气，防止气压伤。如罗库溴铵：负荷量 0.08～0.10mg/kg，维持量 0.010～0.015mg/kg。

⑧血气：维持 $PaCO_2$50～60mmHg（6.7～8.0 kPa），$PaO_2$80～100mmHg（10.7～13.3 kPa），SaO_2>90%，pH 7.20～7.30。

6. 抗感染

根据具体情况给予抗生素或抗病毒药物。

7. 镇静

患儿烦躁不安时可用水合氯醛、苯巴比妥等，慎用对呼吸有抑制作用的药物。注意监测心率、呼吸和血压。

对已经行气管插管机械通气的患儿可给予咪哒唑仑或氯氨酮。咪哒唑仑用法见 ARDS 诊疗常规。氯氨酮首剂：1mg/kg，静脉注射；维持量：20～40μg/（kg·min），静脉滴注。出现严重的人机对抗者可用肌松剂。

8. 合并心衰时

可应用洋地黄制剂。

9. 异丙肾上腺素

在以上支气管扩张剂等治疗无效时使用，且注意心电监护并监测血压。用法：0.1μg/

(kg·min)，静脉注射。若无效，可在心电图和血气监测的条件下，每 15～20 min 增加 0.1μg/（kg·min)，直至 6μg/（kg·min)；当出现心律不齐时，即以 0.1μg/（kg·min）的速度减量或停用。病情好转可维持 12～24h，如症状明显减轻，可每 2～4h 减 0.1μg/（kg·min)。因异丙肾上腺素可使分泌物黏稠，耗竭糖原储存，有可能加重病情，故慎用。

10. 对症治疗

祛痰、降温、支持等。

四、并发症及处理

急性心功能衰竭：哮喘持续状态易合并本症，出现心率加快，肺部啰音，肝脏增大，尿少等。治疗需强心、利尿（详见相关章节)。

五、预防

应注意防止复发。指导患者长时间合理用药，并查找病因，及时预防，减少或避免再次发作。

第四节　新生儿吸入性肺炎

吸入性肺炎是新生儿早期发生呼吸困难的症候之一。若胎儿在宫内或分娩过程中吸入大量羊水称羊水吸入性肺炎；若吸入被胎粪污染的羊水称胎粪吸入性肺炎；生后吸入大量乳汁至肺部称乳汁吸入性肺炎。其中以胎粪吸入性肺炎最为严重。

一、病因和发病机制

（1）羊水吸入。任何因素导致胎儿宫内或产时缺氧，由于低氧血症刺激胎儿呼吸中枢，出现喘息样呼吸，导致羊水被吸入呼吸道。

（2）胎粪吸入。当胎儿在宫内或分娩过程中发生窒息，呈急性或慢性低氧血症时，机体血流重新分布，肠道血流量减少，肠壁缺血导致痉挛，肛门括约肌松弛使大量胎粪排出，低氧血症刺激胎儿呼吸中枢，诱发胎儿喘息样呼吸，吸入含胎粪的羊水。

（3）乳汁吸入。常见于吞咽障碍、吮乳后呕吐、食管畸形、食管功能不全和严重腭裂、兔唇的新生儿。

二、诊断

（一）临床表现

1. 羊水吸入性肺炎

多有窒息史，在复苏或出生后出现呼吸急促或呼吸困难伴发绀、呻吟。吸入量少时呼吸急促或无症状。吸入量多时呼吸困难明显，从口腔流出液体或泡沫，肺部可闻及粗湿啰音或细湿啰音。

2. 胎粪吸入性肺炎

常见于足月儿或过期产儿，有宫内窘迫及生后窒息史，羊水粪染。病情往往较重，患儿生后不久出现呼吸困难、呻吟、青紫、三凹征。肺部满布干湿啰音，可引起呼吸衰竭、肺不张、肺气肿、肺动脉高压及缺氧缺血性脑病的中枢神经系统表现。一旦并发气胸、纵隔气肿，病情突变甚至死亡。

3. 乳汁吸入性肺炎

常有喂乳呛咳，乳汁从口、鼻流出，伴气急、发绀等，严重者可导致窒息。

（二）实验室检查

胸部X线检查可见两侧肺纹理增粗伴肺气肿。胎粪吸入者往往有明显阻塞性肺气肿和两肺不规则斑片或粗大结节阴影。

（三）鉴别诊断

胎粪吸入性综合征（MAS）需与以下疾病鉴别。

1. 心源性肺水肿

围产儿心源性肺水肿多由于宫内感染病毒性心肌炎，或先天性心脏病合并心力衰竭，或因输液过多、过快引起，出现呼吸急促青紫，肺可闻及粗湿啰音，胸部X线示心脏扩大，羊水无胎粪污染可作鉴别。

2. 新生儿呼吸窘迫综合征（NRDS）

以早产儿多见，肺表面活性物质（PS）缺乏为原发性，无羊水污染史。

3. 继发感染性肺炎

MAS发生继发感染时病情恶化，需与ARDS型鉴别，肺部有感染时可有体温波动，痰培养及X线胸片可作鉴别，肺炎时呈小灶性或大片实变。

三、治疗

关键是清理呼吸道，改善通气及供氧。

（1）清理呼吸道。

（2）供氧及机械呼吸维持血 PaO_2 在60~80mmHg（8.0~10.7 kPa）。血气分析pH<7.2，PaO_2<50mmHg（6.7 kPa），$PaCO_2$>60 mmHg（8.0 kPa）时需用呼吸器治疗。

（3）合并气胸、纵隔气肿。轻症等待自然吸收，重症需立刻行穿刺抽气或插管闭式引流。

（4）保暖。新生儿皮肤温度应达36.5℃。

（5）纠正酸中毒。有条件做血气分析，根据结果进行处理，呼吸性酸中毒在改善通气、充分供氧后可得到纠正；代谢性酸中毒可用碳酸氢钠纠正。

（6）供给足够的营养和液体，保证需要量、液量。急性期为60~80mL/（kg·d），合并ARDS、肺水肿应适当限制液量。恢复期液量80~100mL/（kg·d），不能喂养可鼻饲，亦可给静脉营养。

（7）对症治疗。

四、预防

对羊水胎粪污染者应加强监护，及时发现异常。对娩出婴儿采取正确的处理措施。

第五节　新生儿湿肺症

一、病因和发病机制

新生儿湿肺症（Transient tachypnea of the newborn，TTN）是由于肺内液体积聚引起。急产、剖宫产尤其是选择性剖宫产、宫内窘迫等婴儿发病率较高，主要是剖宫产儿缺乏产道挤压，又缺乏应激反应，而使肺液蓄积。

二、诊断

（一）症状

多见于剖宫产婴儿，大多无症状。部分患儿生后1~2h出现呼吸急促，轻度呻吟，轻度发绀，吸低浓度氧（<40%）青紫可消失，一般经24~48h症状可缓解。重症者呼吸可达100次/分以上，青紫明显，呻吟吐沫，甚至发展至呼吸衰竭。

（二）体征

呼吸快，发绀。肺部体征不多，有时可闻及粗湿啰音。早产儿湿肺症发病早、症状重，呼吸困难和青紫明显，可发生呼衰和心衰，甚至死亡。

（三）实验室检查

胸部X线检查：①肺门血管影增多，纹理增粗，由肺门向外延伸。②肺泡积液症：肺野呈斑片状、面纱样或云雾状阴影，严重者类似白肺。③间质积液：网状条影。④叶间胸膜和胸腔积液症。以上X线表现大多在2~3d消失。

（四）鉴别诊断

1. 新生儿吸入性肺炎

多见于自然分娩儿，尤其是有围生期窒息患儿。患儿可出现呼吸急促，青紫，肺部啰音等，胸片多见两下肺野片状影，尤以内带明显。

2. 新生儿肺透明膜病

见于糖尿病母亲的婴儿、选择性剖宫产儿、有围生期缺氧新生儿，尤以早产儿多见。生后6~12h出现呼吸困难，进行性加重并伴呼气性呻吟，吸气性三凹征，吸氧青紫不易缓解，严重者呼吸减慢，节律不整，呼吸暂停。体格检查双肺呼吸音减低。胸片显示细小颗粒影，磨玻璃样，重者呈“白肺”。

三、治疗

（1）氧疗。如有青紫，给低浓度（30%~40%）氧吸入，维持 PaO_2 60~80 mmHg（8.0~10.7 kPa）。如呼吸困难症状明显，青紫明显，胸片改变严重，可行NCPAP治疗，个别危重患者也需行气管插管机械通气，一般病情 1~2d 缓解，如继续加重应考虑除外感染等其他病变。

（2）加强护理，维持营养。轻者在生后 4h 即可喂养，先用鼻饲。重症不能喂养者应静脉输液，液体应适当控制（60~80mL/（kg · d））。液量过多不利于肺液吸收，注意电解质和酸碱平衡。

（3）因本病为肺液清除延迟所致，可用呋塞米每次 1mg/kg，1~2 次，可加快肺液吸收，缩短病程。

四、并发症及处理

1. 新生儿心力衰竭

由于严重缺氧，引起心力衰竭。予以氧疗，镇静，强心，利尿，限液等（详见相关章节）。

2. 新生儿呼吸衰竭

由于严重缺氧，肺内液体积聚，引起通气、换气功能障碍，引起呼吸衰竭，需呼吸支持治疗，可应用 NCPAP 或机械通气。

五、预防

做好孕期检查，严格控制无指征剖宫产。

（杜　萍）

第六章　新生儿消化系统疾病

第一节　新生儿胃食管反流

胃食管反流（Gastroesophageal reflux，GER）是指因全身或局部原因引起下端食管括约肌功能不全、胃动力紊乱排空延迟而致胃或十二指肠内容物反流到食管的一种病。

一、病因和发病机制

（1）防止反流屏障失常。

（2）食管蠕动功能障碍。

（3）食管及胃解剖异常。

（4）激素的影响。

胃食管反流时由于酸性胃液反流，食管长期处于酸性环境中，可发生食管炎、食管溃疡、食管狭窄、反流物吸入气管可引起反复发作的支气管肺炎、肺不张，也可引起窒息、猝死综合征。

二、诊断

（一）临床表现

生后1周内即出现呕吐，常在每饮哺乳即将结束时发生，轻者仅表现为溢乳，反流较剧也可表现为喷射性呕吐。当并发反流性食管炎时，吐出物可能带血。常引起体重不增，食管炎、肺部疾病甚至呼吸暂停等并发症。

（二）实验室检查

（1）胃食管X线钡剂造影。

（2）食管测压。

（3）放射性核素食管显像。

（4）食管内窥镜及组织活检。

（5）食管pH24h监测。

（6）腔内多电极电阻抗技术。

三、治疗

（一）内科治疗

1. 体位治疗

是一种有效而简单的治疗方法，以抬高床头30°为宜，通过食物重力作用使反流物的量减少，而且反流物容易被清除。

2. 饮食及喂养方法

少食多餐、喂稠厚食物可减少胃内容物，减少反流机会，减少呕吐，减少哭闹时间，延长睡眠时间。

3. 药物治疗

目前多采用增加食管下括约肌（LES）张力、抑制胃酸分泌、增加食管蠕动、加速胃排空等方面药物。

（1）促动力药：通过增加食管蠕动减少 GER。

（2）抑制胃酸分泌药物和质子泵抑制剂：可抑制胃酸的分泌，减少胃容积，从而减轻 GER 的发生。

（3）小剂量红霉素：促进胃的排空及肠蠕动，建议剂量 3~5mg/（kg · d），分 3 次口服或静点。

（4）胃黏膜保护剂：能增加黏膜对酸的抵抗力及促进黏膜上皮修复。

（二）外科治疗

大多数胃食管反流患儿经内科治疗症状可以改善，仅不足 1%的患儿需行抗反流外科手术。经腹腔镜行胃底折叠术有效率达 94%，且并发症少。

第二节　新生儿腹泻病

新生儿腹泻是新生儿时期常见疾病之一，易导致水、电解质紊乱，对新生儿健康威胁甚大。感染性腹泻常常在妇产医院新生儿室或医院新生儿病室内引起新生儿的暴发流行。

一、病因和发病机制

（一）感染性

1. 细菌性

致病性大肠杆菌（EPEC）及肠毒素性大肠杆菌（ETEC）是新生儿腹泻的常见病原体，侵袭性大肠杆菌（EIEC）引起的腹泻多为散发性。

2. 病毒性

以轮状病毒为多见。

3. 真菌性

多发生在长期应用抗生素后，以白念珠菌为多见。

（二）非感染性

（1）喂养不当或肠道外感染。

（2）吸收不良。

二、诊断

(一) 临床表现

1. 消化道症状

轻症表现为一般消化道症状，每日腹泻次数多在 10 次以下，偶有呕吐、食欲不振，全身情况尚好，可有轻度脱水及酸中毒。重者可急性起病，也可由轻型病例发展而成，腹泻每日 10 次以上，呕吐频繁，短时间内即可出现明显脱水、酸中毒及电解质紊乱。

2. 全身情况

重症患儿可出现全身症状，如高热或体温不升、精神萎靡、腹胀、尿少、四肢发凉、皮肤发花等。部分病例可并发坏死性小肠结肠炎，也有的病例可先以全身症状起病，然后出现消化道症状，类似败血症表现。

3. 脱水、酸中毒

新生儿失水程度的估计与婴儿一样，分为轻度、中度和重度。新生儿酸中毒症状不典型，常表现为面色晦暗、唇周发绀、鼻翼扇动和（或）唇色樱红、呼吸深快。

(二) 实验室检查

(1) 细菌性腹泻早期大便培养阳性率较高，疑有败血症或其他部位感染者应及时做相应的检查、培养及药物敏感试验。病毒性腹泻可作大便涂片电镜检查找病毒颗粒，或双份血清病毒抗体测定，快速病毒抗原检测等。真菌性腹泻大便镜检可见真菌孢子及菌丝，大便真菌培养可获阳性结果。

(2) 血气及血生化测定，新生儿水、电解质紊乱或酸碱平衡失调因缺乏典型临床表现，故应及时测定血气、血电解质或心电图。

(3) 肠道吸收功能的试验。

三、治疗

治疗原则是预防脱水，纠正脱水，继续饮食，维持肠黏膜屏障功能。

(一) 饮食

一般腹泻只需继续喂母奶，或用新生儿配方奶，稀释成 1∶1 或 2∶1（奶∶水），奶量从少量开始逐步增加。对于慢性迁延性腹泻多有乳糖不耐受，可用替代食品。

(1) 无乳糖婴儿配方奶粉或鲜牛奶。以麦芽糖糊精或葡聚糖类替代乳糖的无乳糖婴儿配方奶，其他成分不变。

(2) 豆奶。以黄豆为基础的经特殊制造的配方奶，黄豆不含乳糖，蛋白质以黄豆蛋白为主，不宜长期服用。

(二) 液体疗法

1. 预防脱水

口服补液盐（ORS），每包内含氯化钠（食盐）3.50g+碳酸氢钠（苏打）2.5g+氯化钾 1.5g+葡萄糖粉 20g，服用时加凉开水或矿泉水 1000mL，作为治疗脱水用；如用于预防脱水时需再加凉开水稀释，一般将以上成分加凉开水至1500mL为宜（500mL葡萄糖瓶3瓶）。

2. 第一天补液

（1）液体总量：应包括累计损失量、生理需要量和异常继续丢失量（新生儿细胞外液多，体表面积大，累计损失量和维持量均相对较多。胎龄、日龄越小需要量相对越多）。

（2）液体配置及输液速度：①新生儿腹泻常用液体及张力数。

A. 2∶3∶1液（0.9%氯化钠∶5%或10%葡萄糖∶1.4%碳酸氢钠）为1/2张液；

B. 2∶1液（0.9%氯化钠∶1.4%碳酸氢钠）为等张液；

C. 1∶1液（0.9%氯化钠∶5%或10%葡萄糖）为1/2张液；

D. 10%糖盐钾液（0.9%氯化钠20mL、5%或10%葡萄糖80mL、15%氯化钾1mL），为1/3张液。

②速度：以均匀速度于前8h内输入总液量的1/2（每小时8～10mL/kg），后16 H输入剩余液量（每小时5～6mL/kg）。

重度脱水或有明显周围循环障碍者，先以2∶1等张液（见上述①B）20mL/kg于1h内静脉快速滴入扩容，并从总液量中扣除，有条件者可输血浆10mL/kg。

新生儿在输注葡萄糖时要注意速度，以每分钟8～12mg/kg为宜（所以糖的浓度以5.0%～7.5%为宜）。③钾的补充：见尿补钾。将0.15%～0.20%氯化钾加入输注液内（每100mL液体中加10%氯化钾1.5～2.0mL），时间不应短于6 H；停止输液后口服补钾，10%氯化钾1～2mL/（kg·d），分6次口服（每天3～4 mmol/kg），连续4～5d，有明显低钾血症者按低血钾处理。④纠正酸中毒：重者表现为面色晦暗，唇周发绀，可有鼻翼扇动和（或）唇色樱红，呼吸深快；轻度酸中毒不需另加碱性药物，中重度酸中毒可酌情先以1.4%碳酸氢钠（代替2∶1等渗液）20mL/kg扩容。或采用下面公式计算：

所需补充的碳酸氢钠量（mmol）=［22-所测 HCO_3^-mmol/L］×体重（kg）×0.5

一般先给计算量的1/2，以2.5倍注射用水稀释成等渗液，快速静脉滴注（其输入量应从总液量中扣除）。以后根据临床及血气酌情补充余量。⑤异常继续丢失量：过多者可酌情增加补液量和速度，反之可适当减少。⑥补钙：重度脱水酸中毒纠正后可给予10%葡萄糖酸钙2mL/kg加等量的葡萄糖液静脉快速滴注，每天一次，连续两天。

3. 第2d以后的补液

如脱水已经基本纠正，只需要再补充异常继续损失量（宜用1/2张含钠液）及生理维持液（宜用1/5张含钠液），可混合配成1/4～1/3张含钠液（所含的1/4～1/3张含钠液中0.9%氯化钠占2/3，1.4%碳酸氢钠占1/3），一般按120～150mL/kg（包括口服入量）补给，氯化钾仍为0.15%～0.20%。

补液期间每天记出入量及体重，有条件者可监测血pH、HCO_3^-，血细胞比容及电解质。

（三）控制感染

1. 细菌感染性腹泻

针对不同病原，选用高效窄谱抗生素，达到杀灭病原菌而又避免破坏其他肠道菌群，间接保护肠黏膜屏障的目的。有条件者可根据便培养细菌药敏试验，选用敏感抗生素，否则可选用氨苄西林、阿莫西林、多黏菌素E加小檗碱或庆大霉素，但后者对小儿有一定肾和耳毒性等副作用，虽口服吸收量较少，但其用药剂量不应过大、疗程不宜过长。严重者可选用三代头孢菌素（头孢他啶、头孢哌酮钠、头孢曲松钠等）或新型喹诺酮类药物。

2. 病毒性肠炎

不必使用抗生素。

3. 真菌性肠炎

应停用抗生素，给予制霉菌素，每次 12.5 万～25 万 U，每日 2～3 次口服；或克霉唑 20～30mg/（kg·d），分 3 次口服；或咪康唑 10～20mg/（kg·d）分 3 次口服或静脉滴注。

（四）保护肠黏膜药物的应用

蒙脱石散每次 0.5g，第一天 3 次，以后每日 2 次。

（五）微生态疗法

目的在于恢复肠道正常菌群，重建肠道天然生物屏障保护作用。有抑制病原菌入侵、促进肠道分泌型免疫球蛋白（SIgA）分泌，增强机体免疫功能，及阻止细菌、病毒与肠绒毛黏附等药理作用，从而缩短腹泻时间、减少大便次数及大便含水量，促进肠黏膜的修复及其功能恢复。

四、预防

（1）一旦发现腹泻病例，必须立即隔离，以免造成感染的蔓延。

（2）健全消毒隔离制度，认真做到接触每个患儿前彻底洗手。

（3）提倡母乳喂养。

第三节　新生儿坏死性小肠结肠炎

新生儿坏死性小肠结肠炎（NEC）是一严重疾患，由多种因素引起，早产儿、小于胎龄儿发病者较多。肠道病变范围可局限或广泛，回肠最多累及，依次为升结肠、盲肠、横结肠、乙状结肠，黏膜下层弥漫性出血及坏死，肌肉层亦可累及，严重者肠壁全层坏死甚至穿孔。

一、病因

新生儿坏死性小肠结肠炎多发生于体重低于 2500g 的早产儿。本病多在生后 24h 至 10d 内发病，以生后第 3～10d 为发病高峰。可能与以下几种因素有关：

（1）由于窒息、呼吸窘迫、休克等使肠黏膜受损，肠道细菌乘机侵入，引起肠黏膜坏死，严重者肠壁各层都可能坏死导致肠穿孔。

（2）人工喂养儿肠黏膜缺乏免疫球蛋白 IgA 保护，容易受细菌的侵袭。

（3）高渗溶液对肠黏膜的直接损害。

（4）其他疾病，如新生儿肺炎、败血症、低血糖、酸中毒等均可引起肠黏膜的损伤而诱发本病。

二、诊断

（一）症状及体征

较多发生在出生后第 3～10d，其起病形式不一，大多表现为腹胀、肠麻痹、胃潴留增加，可伴有体温不稳、呼吸暂停、心动过缓等非特异性症状；有少数起病急骤，表现为呼吸、循环衰竭，便血，腹膜炎及 DIC。腹胀是重要体征。NEC 时肠鸣音往往减弱，腹壁水肿或红肿示已发展为腹膜炎，NEC 可有明显便血，也可仅为便潜血阳性。

按病情轻重将本病分为三期：

第一期：可疑 NEC。症状较轻；腹胀、胃潴留增加，对食物不耐受，可伴有体温不稳、呼吸暂停、心动过缓；腹部 X 线平片可见肠道充气、功能性改变、无肠壁囊样积气。

第二期：可确诊 NEC。症状同第一期，大多有便血及呕血，腹胀更明显，有的患儿有代谢性酸中毒及血小板减少，X 线平片可见肠壁囊样积气。

第三期：重型 NEC。全身情况进行性恶化，甚至呼吸衰竭，血压下降，呼吸暂停频繁发作，并发腹膜炎或肠穿孔。

（二）辅助检查

1. 实验室检查

（1）血常规：感染性血象，白细胞计数可以正常、升高或降低，后者提示病情严重。血小板多降低。约半数患儿血小板计数低于 $60\times10^9/L$。

（2）粪常规：镜检可见红细胞、白细胞、潜血试验阳性。

（3）血气分析：可有代谢性酸中毒，病情严重者有呼吸性酸中毒及 PaO_2 降低。

（4）细菌培养：血、粪、腹腔穿刺液可培养出相应细菌。1/3 患儿血培养阳性。

（5）腹部 B 超：肝及门脉系统可有微小气泡。

（6）其他检查：目前进行的呼吸道氢气、尿液和血液中 D 乳酸盐，粪便中 A1-抗胰蛋白酶含量测定有助于坏死性小肠结肠炎（NEC）的诊断。

2. X 线检查

连续动态观察 X 线腹部平片，每 8～12h 作腹部 X 线检查，典型征象如下。

（1）肠胀气：小肠为主，有多个液平（立位腹平片），肠曲间距增宽。胃肠道动力性梗阻。

（2）肠壁囊样积气：肠壁黏膜下层及浆膜下可见多囊状、泡沫状、线状、环状透亮影，为较特征性改变，肠襻固定表明该段肠壁病变重。

（3）门静脉积气：自肝门向肝内呈树枝状透亮影，可在 4h 内消失，提示病情较重。

（4）腹膜外积气或胃壁积气：有时可见。

（5）其他：可有腹腔积液或气腹影，仰卧位水平投照可显示并发肠穿孔所致游离气体。

3. B 超检查

可发现肝区及门静脉内的气泡。

三、治疗

（一）基本处理

（1）禁食，胃肠减压。

（2）经常观察生命体征及腹围变化。

（3）观察胃肠道出血情况（胃肠减压吸出血性液及便血）。

（4）每6~8h腹部X线检查，待病情好转后检查间隔时间可延长。

（5）抗生素常选用氨苄西林及庆大霉素，厌氧菌感染用甲硝唑。

（6）维持水电解质、酸碱平衡。

（7）抽血送培养，必要时大便培养。

（8）随访血常规、血小板、血电解质、血浆蛋白及血气分析。

（9）纠正贫血，血细胞比容保持在40%左右。

（二）其他

除上述基本处理外，对第一期（可疑NEC）的细菌培养若阴性，且小儿一般情况也恢复正常，同时腹部平片也正常，则处理3~4d后可停用抗生素并开始恢复进食。可先试喂5%糖水，无呕吐及腹胀再喂少量稀释的乳汁，若能耐受则逐渐增加摄入量。若有呕吐、腹胀等症状，则应暂停哺乳一次，然后再减量试喂。

第二期除上述基本处理外，抗生素应用一般不少于10d，禁食也在10d以上，当腹部平片恢复正常后7d可开始进食，注意点同上。有的患儿因病变较广泛，恢复期有继发性乳糖酶缺乏，进食乳品后出现腹胀、腹泻，应暂时改为不含乳糖的代乳品。禁食期间予静脉营养，缺氧时供氧。

第三期除上述处理外，要加强呼吸管理，必要时予机械通气。由于感染重、肠壁水肿、腹腔渗出，要重视补液，输血浆10mL/kg以维持血容量，血压下降时除补充血容量外，尚可滴注多巴胺5~10μg/（kg·min）。当PaO_2、$PaCO_2$正常而代谢性酸中毒不能纠正时，要考虑血容量不足。

凡是考虑肠穿孔、右下腹部有块状物、腹壁红肿或经内科治疗无效者，均应请外科医师会诊。

四、预防

（1）预防早产。

（2）重视并正确处理诱发坏死性小肠结肠炎的因素，如围生期窒息、感染、红细胞增多症、脐动脉插管等。

（3）提倡母乳喂养。

（4）肠道酸化处理。

（杜　萍）

第七章　新生儿神经系统疾病

第一节　新生儿化脓性脑膜炎

新生儿化脓性脑膜炎是化脓性细菌从血液进入脑膜引起的颅内化脓性感染，多继发于败血症。

一、病因和发病机制

（1）病原菌：早发型国内以革兰阴性杆菌多见，尤其以大肠杆菌最常见。晚发型以革兰阳性球菌，特别是金黄色葡萄球菌占优势，可在新生儿室暴发流行。

（2）感染途径：①产前感染。②产时感染。③产后感染。

二、诊断

（一）病史

1. 宫内感染

有孕母妊娠晚期感染史、羊水早破 24h 以上或羊膜绒毛膜炎病史。

2. 产时感染

有产程中吸入被病原菌污染的产道分泌物或断脐不洁史。

3. 生后感染

多因密切接触者有呼吸道感染史。新生儿败血症、脐炎、皮肤感染史以及反复接受侵入性操作史。

（二）临床表现

1. 一般表现

与败血症相似，但常表现更重。

2. 特殊表现。

（1）容易激惹，突然尖叫。

（2）眼部的异常：双眼无神，双目发呆，落日眼，眼球震颤或斜视。

（3）前囟紧张，有柔韧感，饱满。

（4）骨缝可进行性增宽。

（5）惊厥：可仅眼睑抽动或面肌小抽动如吸吮状；亦可阵发性面色改变，呼吸暂停。

（三）实验室检查

1. 脑脊液检查

新生儿脑脊液的“正常值”生后头几天差别颇大。

（1）压力：>2.94~7.84kPa（30~80 mmH_2O）。

（2）外观：不清或混浊，早期偶尔可清晰透明。

（3）白细胞：$>20\times10^6$/L，多核白细胞>60%。

（4）蛋白：>1.5g/L，若>6g/L，预后差。

（5）葡萄糖：<1.1~2.2mmol/L（20~40mg/dL）或低于当时血糖的50%。

2. 涂片及培养

是确诊病原菌的可靠依据。

3. 血常规

白细胞增多，以中性增高为主，多见核左移及中毒颗粒。血红蛋白及血小板减少。

4. 免疫学检查

乳胶凝集（LA）试验、对流免疫电泳（CIE）、免疫荧光技术检查可测定菌体抗原。脑脊液鲎溶解物试验（LLT）阳性者可确诊为革兰阴性细菌感染。

5. B超及CT检查

用于确定并发症。

三、治疗

1. 抗菌治疗

选择通过血脑屏障良好的抗生素。用约后24~36 h应复查脑脊液。足够疗程2~3周。

2. 肾上腺皮质激素的应用

对控制脑水肿，减少炎症渗出及并发症，减轻中毒症状等均有作用。地塞米松每日0.6mg/kg，每6h一次，连用4d。

3. 脱水剂的应用

有严重颅内高压症状者需用20%甘露醇，每次0.25~1g/kg，每日2~3次，或加用呋塞米每次1mg/kg，静注。

4. 一般治疗和支持疗法

加强护理，及时对症处理，可予人免疫球蛋白（丙种球蛋白）支持治疗。

四、并发症及处理

1. 硬膜下积液

行硬膜下穿刺，每次放液不超过15~20mL，每日或隔日一次，至症状消失为止。有积脓者可注入抗生素。保守疗效不好者可手术治疗。

2. 脑室炎

侧脑室穿刺注入抗生素。

3. 阻塞性脑积水

行引流手术。

五、预防

预防新生儿感染是预防本病的关键。

第二节　新生儿缺氧缺血性脑病

新生儿缺氧缺血性脑病（HIE）是指在围生期窒息而导致脑的缺氧缺血性损害，临床出现一系列脑病表现。本症不仅严重威胁新生儿的生命，并且是新生儿期后病残儿中最常见的病因之一。

一、病因和发病机制

缺氧是新生儿缺氧缺血性脑病的主要病因，缺氧缺血性损伤可发生在围生期各个阶段。出生前、出生时、出生后均可发生。缺氧后可引起脑血流动力学改变、脑细胞能量代谢障碍、自由基损伤、细胞内钙超载、兴奋性氨基酸堆积导致的“兴奋毒”作用及神经细胞凋亡，多种发病机制交互作用，逐渐导致不可逆的脑损伤。

二、诊断

（一）症状及体征

1. 轻度

生后24h内症状最明显，以后逐渐减轻。无意识障碍。其特点为过度兴奋状态，如易激惹、对刺激反应过强。肌张力正常或增加，拥抱反射活跃，颅神经检查正常，前囟不紧张，无惊厥发生，脑电图正常。很少留有神经系统后遗症。

2. 中度

患儿有意识障碍，如嗜睡或意识迟钝，出现惊厥、拥抱反射减弱、肌张力减退、呼吸暂停，前囟可饱满，脑电图检查可异常。

3. 重度

生后即处于浅昏迷或昏迷状态，深呼吸不规则或呈间歇性，生后12h之内开始惊厥，浅反射及新生儿反射均消失，肌张力低下，瞳孔对光反射消失，前囟膨隆，脑电图呈现暴发抑制波形，死亡率高，幸存者多留有神经系统后遗症。

（二）诊断标准

诊断标准为中华医学会儿科学分会新生儿学组2004年11月修订：

1. 临床表现

是诊断 HIE 的主要依据，同时具备以下 4 条者可确诊，第 4 条暂时不能确定者可作为拟诊病例。

（1）有明确的可导致胎儿宫内窘迫的异常产科病史，以及严重的胎儿宫内窘迫表现（胎心<100 次/分，持续 5min 以上，和（或）羊水Ⅲ度污染）或者在分娩过程中有明显窒息史。

（2）出生时有重度窒息：指 Apgar 评分 1min≤3 分，并延续至 5min 时仍≤5 分；和（或）出生时脐动脉血气 pH≤7.00。

（3）出生后不久出现神经系统症状，并持续至 24h 以上，如意识改变（过度兴奋、嗜睡、昏迷），肌张力改变（增高或减弱），原始反射异常（吸吮、拥抱反射减弱或消失），病重时可有惊厥，脑干症状（呼吸节律改变、瞳孔改变、对光反应迟钝或消失）和前囟张力增高。

（4）排除电解质紊乱、颅内出血和产伤等原因引起的抽搐，以及宫内感染、遗传代谢性疾病和其他先天性疾病所引起的脑损伤。

2. 辅助检查

可协助临床了解 HIE 时脑功能和结构的变化及明确 HIE 的神经病理类型，有助于病情的判断，作为估计预后的参考。

（1）脑电图：在生后 1 周内检查。表现为脑电活动延迟（落后于实际胎龄），异常放电，缺乏变异，背景活动异常（以低电压和暴发抑制为主）等。有条件时，可在出生早期进行振幅整合脑电图（AEEG）连续监测，与常规脑电图相比，具有经济、简便、有效和可连续监测等优点。

（2）B 超：可在 HIE 病程早期（72h 内）开始检查。有助于了解脑水肿、脑室内出血、基底核、丘脑损伤和脑动脉梗死等 HIE 的病变类型。脑水肿时可见脑实质不同程度的回声增强、结构模糊、脑室变窄或消失，严重时脑动脉搏动减弱；基底核和丘脑损伤时显示为双侧对称性强回声；脑梗死早期表现为相应动脉供血区呈强回声，数周后梗死部位可出现脑萎缩及低回声囊腔。B 超具有可床旁动态检查、无放射线损害、费用低廉等优点。但需有经验者操作。

（3）CT：待患儿生命体征稳定后检查，一般以出生后第 4~7d 为宜。脑水肿时，可见脑实质呈弥漫性低密度影伴脑室变窄；基底核和丘脑损伤时呈双侧对称性高密度影；脑梗死表现为相应供血区呈低密度影。有病变者 3~4 周后应复查。要排除与新生儿脑发育过程有关的正常低密度现象。CT 图像清晰、价格适中，但不能做床旁检查，且有一定量的放射线。

（4）MRI：对 HIE 病变性质与程度评价方面优于 CT，对矢状旁区和基底核损伤的诊断尤为敏感，有条件时可进行检查。常规采用 T1WI，脑水肿时可见脑实质呈弥漫性高信号伴脑室变窄；基底核和丘脑损伤时呈双侧对称性高信号；脑梗死表现为相应动脉供血区呈低信号；矢状旁区损伤时皮质呈高信号、皮质下白质呈低信号。弥散成像（DWI）所需时间短，对缺血脑组织的诊断更敏感，病灶在生后第 1d 即可显示为高信号。MRI 可多轴面成像、分辨率高、无放射性损害，但检查所需时间长、噪声大，检查费用高。

3. 临床分度

HIE 的神经症状在出生后是变化的，症状可逐渐加重，一般于 72h 达高峰，随后逐渐好转，严重者病情可恶化。临床应对出生 3d 内的新生儿神经症状进行仔细的动态观察，并给予分度。

（三）实验室检查

（1）颅脑超声检查。检查时可发现患儿脑室变窄或消失（提示有脑水肿）。

（2）头颅 CT 检查。可分为四级：①正常：脑实质所有区域密度正常。②斑点状：区域性局部密度减低，分布在两个脑叶。③弥漫状：两个以上区域密度减低。④全部大脑半球普遍密度减低，灰白质差别消失，侧脑室变窄。

（3）脑电图。

（4）磁共振扫描。

（5）经颅多普勒超声测定新生儿前脑动脉血流阻抗指数。

（6）脑脊液检查。

（7）磷酸肌酸激酶脑型同工酶（CK-BB）的活性测定。

（8）血生化、血气分析检查。

（四）鉴别诊断

需与新生儿颅内出血、新生儿中枢神经系统感染、先天性遗传代谢病等鉴别。

三、治疗

（一）疾病极期综合治疗

1. 三项支持疗法

（1）维持良好的通气、换气功能，使血气和 pH 保持在正常范围，可酌情应用 5%碳酸氢钠纠正酸中毒，24h 之内使血气达到正常范围。

（2）维持各脏器血液灌流，使心率和血压保持在正常范围，根据病情应用多巴胺 2~5 μg/（kg · min），如效果不佳，可加用多巴酚丁胺 2~5μg/（kg · min）及营养心肌药物，ATP，细胞色素 C 等。

（3）维持血糖在正常高值（5. 0 mmol/L），以保证神经细胞代谢所需能源，及时监测血糖，调整静脉输入葡萄糖浓度，一般 6~8mg/（kg · min），必要时可 8~10mg/（kg · min）。根据病情尽早开奶或喂糖水，保证热卡摄入。

2. 三项对症处理

（1）控制惊厥：首选苯巴比妥，负荷量为 20mg/kg，12h 后给维持量 5mg/（kg · d），根据临床及脑电图结果增加其他止惊药物并决定疗程，如苯妥英钠、10%水合氯醛，地西泮类药物因呼吸抑制明显，应用时需密切观察呼吸情况。

（2）降颅内压：如有颅内压高表现，可及时应用甘露醇 0. 25~50g/kg 静脉推注，酌情 6~12h 一次，必要时加呋塞米 0. 5~0. 10mg/kg，争取 2~3d 内使颅内压明显下降。

（3）清除脑干症状：当重度 HIE 临床出现呼吸节律异常、瞳孔改变，可应用纳洛酮，剂量 0. 05~0. 10mg/kg，静脉注射，连用 2~3d 或用至症状消失。

3. 阶段性治疗目标及疗程

（1）生后 3d 内：维持内环境稳定。

（2）生后 4~10d：治疗重点为应用脑细胞代谢激活剂和改善脑血流药物，使神经细胞能量代谢恢复正常，受损神经细胞修复和再生，减少或避免迟发性神经细胞死亡，常选用药物为 1，6-二磷酸果糖 2.5mL/（kg·d），静脉点滴。胞磷胆碱 100~125mg 加入 5%葡萄糖 100mL 中，静脉点滴，或脑蛋白水解物（脑活素）5mL 加入 5%葡萄糖 50mL 中，静脉点滴。

（3）生后 10d 后的治疗：针对重度 HIE 和部分神经恢复不理想的中度 HIE。中度 HIE 总疗程 10~14d，重度 3~4 周。治疗原则为在维持内环境稳定的基础上，应用上述促进脑细胞代谢的药物。

4. 新生儿期后的治疗及早期干预

（1）对脑损伤小儿的智能发育，要有计划地进行早期干预。

（2）对有脑瘫早期表现的小儿及时开始康复训练，在 3~4 个月内尽早接受治疗。

（3）对有明显神经系统症状或影像检查、脑电图检查仍表现出明显的脑结构、脑发育异常者，6 个月内继续应用促进脑细胞代谢、脑发育的药物 4~6 个疗程。

四、预后

（1）确切了解缺氧的严重程度。

（2）动态临床观察。

（3）临床及辅助检查的变化。

第三节　新生儿惊厥

新生儿惊厥是新生儿期常见的病症。可由多种原因引起，表现亦多种多样，有些预后良好，而有些则病情凶险，还可能影响新生儿脑的发育，产生神经系统后遗症。

一、病因和发病机制

（1）围生期并发症。窒息缺氧或产伤，引起缺氧缺血性脑病（Hypoxic-ischemic encephalopathy，HIE）或颅内出血（Intracra-nial hemorrhage，ICH）。HIE 主要见于足月儿，惊厥常发生在生后第一天，可表现为微小型惊厥、多灶性甚至强直型惊厥。ICH 包括蛛网膜下腔出血、硬膜下出血和脑实质出血，多与产伤有关，已较少见。值得注意的是，早产儿窒息缺氧后常发生脑室内出血，出血量多者常在 1~2d 内病情恶化死亡。

（2）感染。宫内感染或生后感染，引起脑炎、脑膜炎、败血症等。病原可以是细菌、病毒等，注意新生儿化脓性脑膜炎症状常不典型，易漏诊，败血症患儿应做脑脊液检查，及时诊断。宫内感染患儿常有全身多脏器功能损害表现。

（3）代谢紊乱。这些疾病惊厥常表现为灶性和多灶性阵挛型惊厥。原因有：低血糖、低血钙、低血镁、低血钠或高血钠、胆红素脑病、维生素依赖症、遗传代谢缺陷（先天性酶缺陷）等。

（4）药物相关性惊厥。包括药物中毒和撤药综合征。

（5）其他。先天脑发育不全、染色体病、基因缺陷病等，如良性家族性惊厥、色素失禁症、神经纤维瘤等。

二、诊断

（一）症状

1. 病史

母孕期病史及用药史、家族遗传史、围生期窒息史、患儿的喂养情况、黄疸情况、有无感染等。

2. 惊厥表现（惊厥类型）

（1）微小型：最常见，26%～50%的新生儿惊厥表现为微小惊厥，可由多种病因引起，可与其他发作类型同时存在，可损伤脑组织。表现为呼吸暂停、眼强直性偏斜、反复眨眼、吸吮、咀嚼、单一肢体的固定姿势、上下肢游泳及踏车样运动等。

（2）强直型：四肢强直性伸展，有时上肢屈曲、下肢伸展伴头后仰，常伴呼吸暂停和双眼上翻、意识模糊。是疾病严重的征象，表示有脑器质性病变而不是代谢紊乱引起的。常见于胆红素脑病、严重中枢神经系统病变，如晚期化脓性脑膜炎、重度颅内出血或早产儿较大量脑室内出血等，预后不良。

（3）多灶性阵挛型：由一个肢体移向另一个肢体或身体一侧移向另一侧的游走性、阵挛性抽动。常伴意识障碍，可影响呼吸引起青紫，常见于HIE、ICH、中枢神经系统感染等，亦反映神经系统损害较重。

（4）局灶性阵挛型：身体某个部位局限性阵挛，常起自一个肢体或一侧面部，然后扩大到身体同侧的其他部位，通常意识清醒或轻度障碍，无定位意义，多见于代谢异常，有时为蛛网膜下腔出血或脑挫伤引起。大多预后较好。

（5）全身性肌阵挛型：表现为肢体反复屈曲性痉挛，有时躯干也有同样痉挛。此型在新生儿少见，表示有弥漫性脑损害，预后不良。脑电图（EEG）显示暴发抑制类型和逐渐演变成高峰节律紊乱。

（二）体征

1. 认真检查胎盘、脐带

有无畸形、感染、老化等。

2. 体格检查

除观察了解惊厥表现、神经系统体征外，还要注意有无其他部位的畸形，皮肤的改变如皮疹、黄疸、色素沉着或脱失，其他感染灶，眼睛和眼底等。

（三）实验室检查

（1）血生化检查。血糖、血生化、肝肾功能、血气分析，必要时做氨基酸、有机酸、血氨等测定。

（2）宫内感染检查。TORCH的血清抗体测定或病毒分离。

（3）脑脊液检查。

（4）影像学检查。X线片、头颅CT、头颅B超。

（5）脑电图。对病因诊断意义不大，但对于评估预后有一定价值。目前采用床边脑电多图像监护仪进行动态监护，可同时录下异常放电和惊厥动作，减少漏诊。

（6）眼底检查。

（7）维生素 B_6 50mg 静脉输入，对于原因不明、临床惊厥持续难止者，可用维生素 B_6 试验性治疗并协助诊断。

（四）鉴别诊断

（1）颤抖（抖动、震颤）大幅度、高频率、有节律的活动，特别是一打开包被的时候，肢体束缚被解除，皮肤受到寒冷刺激而出现，有时见踝部、膝部和下颌抖动，有时见于 HIE、低血钙、低血糖患儿，正常新生儿亦可见。与惊厥鉴别：发生时无眼球凝视、斜视等；在弯曲抖动的肢体时，发作立即停止；可因声音、皮肤刺激或牵拉某一关节而诱发，而惊厥是自发的；不伴有 EEG 的异常。

（2）早产儿原发呼吸暂停。呼吸暂停>20 秒，伴心率下降、青紫，无眼球活动改变，刺激后缓解，用呼吸兴奋药有效。

（3）周期性呼吸。呼吸暂停<10 秒，无心率下降、青紫等，呼吸暂停后，出现一次深长呼吸，有周期性变化。

（4）活动睡眠期。新生儿 50%的睡眠时间为活动睡眠，可表现呼吸不规整，眼球转动，有肌肉活动，如张口、笑、咂嘴、睁眼等，而在清醒时消失，注意与微小惊厥鉴别。

三、治疗

（一）一般治疗

保暖，保持呼吸道通畅，吸氧，维持水、电解质及酸碱平衡，监护生命体征。

（二）病因治疗

尽量去除或缓解引起惊厥的原发病因。

1. HIE、ICH

维持内环境稳定，限制液量，降低颅内压，控制惊厥发作。

2. 低血糖

25%葡萄糖（早产儿用 10%葡萄糖）2~4mL/kg，缓慢静脉输入，继用 10%葡萄糖维持输糖速度 4~8mg/（kg · min）［10%葡萄糖溶液（GS）60~120mL/（kg · d）］，维持血糖在正常水平（3. 89~6. 67 mmol/L（70~120mg/dL））。加奶后，可逐渐减少输糖量，一般 2~3d 可治愈。如治疗 3d 血糖仍持续低，可加地塞米松 0. 5mg/（kg · d），一般用 5~7d，血糖维持正常 3d 后，先减输糖量，后减激素。

3. 低血钙

10%葡萄糖酸钙 2mL/kg+10%葡萄糖等量稀释，静推 1mL/min，6~8 H 一次。病情缓解后减 1/2 量，血钙正常 3d 后改口服。在推钙过程中要做心电监护。

4. 低血镁

约一半低血钙同时可存在低血镁，给 25%~50%硫酸镁 0. 2~0. 4mL/kg，静脉输入。

（三）抗惊厥药物治疗

1. 苯巴比妥

首选药，负荷量 15～20mg/kg，静注，可分 2 次给。如仍不止惊，可每隔 5～10 min 再给 5mg/kg，总量可达 30mg/kg。惊厥停止后 12～24h 给维持量 5mg/（kg · d），分 2 次静注，间隔 12h，2～3d 后改口服，有效血浓度为 20～30μg/mL，负荷量>20mg/kg 时，应监护呼吸和循环。

2. 苯妥英钠

作用快、效果好。负荷量 10～20mg/kg，缓慢静注，负荷量可分两次静注，间隔 20～30 min。12h 后可给维持量 3～4mg/（kg · d），分 2 次静注或口服。有效血浓度 15～20μg/mL，应监测血浓度，且不宜长期使用。

3. 地西泮

为惊厥持续状态首选药，效果好，每次 0. 3～0. 5mg/kg，缓慢静注，可 15～20 min 后重复。一日可用 3～4 次。注意对呼吸和心血管系统有抑制作用，尤其是已用过其他止惊镇静药之后，此时应给予适当的呼吸和循环支持。

4. 氯硝西泮

安全有效，每次 0. 05mg/kg，缓慢静注（2～5 min），20min 后可重复一次。半衰期较长，平均 9h，每日可用 2～3 次。

5. 水合氯醛

每次 50mg/kg，口服或加等量生理盐水后灌肠。起效快，持续时间可达 4～8h。

（四）脱水剂

反复长时间惊厥常并发脑水肿，必要时可给 20%甘露醇每次 0. 25～0. 50g/kg，每日 2～4 次。呋塞米每次 5～1mg/kg，每日 1～2 次。

四、预防

（1）主要针对原发病预防。

（2）对先天因素引起的惊厥，主要是做好育龄妇女宣传教育，孕期检查。对新生儿密切监测，及时加用抗惊厥药。

（3）预后①胎龄越小，惊厥的发生率和死亡率越高。②与病因有关，早产儿脑室内出血、低血糖、新生儿胆红素脑病（核黄疸）、发育畸形、重度 HIE、化脓性脑膜炎（晚期）等预后差。③与惊厥类型有关，强直型惊厥、肌阵挛型惊厥等预后不良，微小型约有一半预后不良。④EEG 表现：EEG 显示波形平坦或低电压，预后极差；暴发抑制波形的预后也差；脑电图异常持续时间超过 1 周不恢复，预后不良。⑤其他与预后不良的相关因素：a. Apgar 评分：5min≤6 分，生后需要 5min 的正压复苏，生后 5min 仍肌张力低下。b. 早期出现惊厥，惊厥持续超过 30min；或≥3d 惊厥难以控制，用抗惊厥药效果不好或需用多种抗惊厥药。c. 惊厥间歇期有明显意识障碍及神经系统异常。d. 影像学检查显示颅内明显器质性病变。

（杜　萍）

第八章　新生儿循环系统疾病

第一节　新生儿先天性心脏病

先天性心脏病（以下简称先心病）是由于胚胎时期心血管发育异常所致畸形。

一、病因和发病机制

（1）胎儿发育环境的因素。以子宫内病毒感染最为重要，其中又以风疹病毒感染最为突出，其次为柯萨奇病毒感染。

（2）早产。早产儿患心室间隔缺损和动脉导管未闭者较多，前者与心室间隔在出生前无足够时间完成发育有关，后者与早产儿的血管收缩反应在出生后还不够强有关。

（3）高原环境。

（4）遗传因素。遗传学研究认为，多数的先心病是多个基因与环境因素相互作用所形成。

（3）其他因素。高龄母亲（35 岁以上）产患法洛四联症婴儿的危险性较大。

二、诊断

（一）症状

新生儿先心病的临床表现大都不典型，常因青紫、呼吸急促、喂养困难、难治性肺炎、反复心力衰竭、缺氧发作或发现心脏杂音来就诊。

（二）体征

1. 青紫

必须区分三种青紫的类型，即中央型、周围型及差异型，且要认识到新生儿青紫可见于许多疾病，诸如呼吸系统疾病（肺部换气不足）、血液疾病（异常血红蛋白增多）或中枢神经系统疾病（颅内出血）。

2. 呼吸类型

新生儿患心脏病者，呼吸可有减速、深沉、肋下凹陷、呻吟样呼吸甚至呼吸暂停等表现。气促多见于肺血增多、肺静脉梗阻、左心梗阻病变等先心病；过度呼吸见于右室流出道梗阻性先心病或完全性大动脉转位。

3. 心音

第二心音的性质有助于诊断，单一第二心音见于肺动脉闭锁、左心发育不良综合征、永存动脉干等。第二心音明显分裂可发生于完全性肺静脉异位引流。正常新生儿可闻及第三心音，但出现奔马律见于心力衰竭。

4. 心脏杂音

出生 1~2d 的新生儿常有心脏杂音，如多次听诊新生儿期呈现心脏杂音往往提示有心脏疾患，但听不到杂音也不能否认先心病的存在。由于新生儿期心脏杂音不典型，不能单凭心脏杂音判断心脏病性质

5. 脉搏及血压测定

新生儿的桡动脉、足背动脉及股动脉均可触及。四肢波动均弱者提示左心发育不良综合征、严重主动脉瓣狭窄或重症心肌炎。

6. 肝脏肿大

往往是右心室负荷增加的表现，左右两叶对称分布为水平肝，常为心脾综合征的表现之一。

（三）辅助检查

1. X 线检查

胸部正位、左前斜/左侧位片为先心病基本检查方法。通过平片提供先心病的线索有：

（1）心脏位置：正常位、右位及不定位心。

（2）肺血管：肺纹理正常、肺血量增多或肺血量减少。

（3）心脏大小及形态：心胸比例>（0.58~0.60）应考虑心脏增大，判断左右心房、心室增大情况。

（4）主动脉弓（左位或右位）。

（5）胸廓骨性结构。

2. 心电图

心率、节律、电轴、右心或左心室的电压有助于诊断。新生儿期生理性右室肥大常和病理性右室肥大相重叠。新生儿右室肥大征象为：T_{V1} 直立（3d 后）；V_1 呈 qR 型，$R_{V1}>1.5mV$，R_{aVR} 超过 1.0mV，S_{V5}、S_{V6} 加深，表现为 RS 型；新生儿左室肥大征象为：$S_{V1}>1mV$，$V_1R/S<1$，$R_{V6}>15mm$，$Q_{V6}>0.3mV$。心电轴：新生儿额面心电轴普遍右偏，平均为 135°，+30°以下为电轴左偏，+180°以上为电轴右偏，大部分青紫型先心病呈电轴右偏，而电轴左偏者常提示三尖瓣闭锁、肺动脉闭锁、右室发育不良，共同心房、单心室、大动脉换位伴主动脉缩窄等。

3. 超声心动图

二维及多普勒（彩色）超声心动图能够实时地显示心脏的结构、血流分布及进行心功能测定，为新生儿先心病的诊断提供了安全可靠、准确率高、重复性强的无创性诊断手段。新生儿时期超声图像清晰，常在剑突下、胸骨旁及胸骨上探查，危重病儿可在床旁进行探查。

4. 心导管检查及选择性心血管造影

多数新生儿先心病可以从临床表现和超声心动图检查明确诊断，可以省去心导管和心血管造影的检查。当需要进一步获得先心病血流动力学资料或大血管及其分支精确鉴别诊断有困难时，侵入性心导管检查结合选择性心血管造影才是不可缺少的手段。

5. 放射性核素心血管造影术

应用高锝（^{99m}Tc）酸钠（Pertechne-tate sodium）215 μCi/kg（1Ci = 3.7×10_{10}Bq）快速注入周围静脉后用 γ 照相机置于心脏及右肺上部测量放射性，通过电子计算机处理，显示^{99m}Tc 在肺部的稀释曲线，可用来估测心内的分流、静脉连接的解剖关系、梗阻时肺血流分布情况、心室功能及心肌缺血情况。

6. 血气及 pH 改变类型

动脉血气可作为评估青紫的可靠方法，可动脉穿刺取血样。

7. 其他

电生理检查、数字减影心血管造影术、X 线、CT 及磁共振，均为有用的检查。

三、治疗

1. 休息

半卧位，控制室温及湿度，供氧，偶用镇静剂。

2. 饮食

低盐，预防误吸，控制液体量（65mL/（kg·d））。

3. 药物

纠正低血糖、贫血、酸中毒，控制感染及其有关因素，酌用利尿剂、洋地黄，偶可用机械呼吸、腹膜透析，减轻后负荷。扩血管药物，儿茶酚胺类药物，前列腺素制剂。

4. 药物控制

控制动脉导管开放与闭合。

5. 介入性导管术。

（1）房间隔球囊导管造瘘术：治疗完全性大动脉换位等先心病，促进心房水平左向右分流，使缺氧得以改善，得以生存等待外科手术。

（2）球囊瓣膜及血管成形术：治疗重症肺动脉瓣狭窄，主动脉缩窄等，以缓解发绀或心力衰竭。

（3）外科手术：危重型新生儿先心病需要急诊手术治疗，如严重肺动脉瓣口狭窄、完全性大动脉转位、完全性肺静脉异位引流等。动脉导管未闭伴心衰经内科治疗无改善者可作结扎术，左向右大分流的室间隔缺损、房间隔缺损、房室隔缺损等，在新生儿期先采取保守治疗，临床观察，待数月后才进行根治术。

第二节　房间隔缺损

房间隔缺损是左右心房之间的间隔发育不全，遗留缺损造成血流可相通的先天性畸形。房间隔缺损根据胚胎发育可分为继发孔型及原发孔型缺损两大类，前者居多数。

一、病因和发病机制

房间隔缺损是最常见的先天性心脏病，占先心病的10%～15%。继发孔型房间隔缺损由于正常左、右心房之间存在着压力阶差，左房的氧合血经缺损分流至右房，体循环血流量减少，可引起患儿发育迟缓，体力活动受到一定限制，部分患者亦可无明显症状。原发孔型房间隔缺损又称部分心内膜垫缺损或房室管畸形。在胚胎发育过程中心内膜垫发育缺陷所致。

二、诊断

（一）症状

生后初期左、右心室肌的厚度差别不大，左、右室舒张期的充盈阻力差别不显著，分流量也不致过大，所以临床症状不明显。多数在成年后出现活动后气急、心悸、易疲劳、呼吸道反复感染，甚至右心衰竭。

（二）体征

体检时在胸骨左缘第2～3肋间的肺动脉瓣区，喷射性杂音可能未出现或闻及很轻的性质较柔和的、吹风样收缩期杂音，第二心音分裂随年龄增大才明显。

（三）辅助检查

辅助检查包括X线检查、心电图、超声心动图、右心导管检查。

三、治疗

房间隔缺损的自动关闭亦有可能，有报道1岁内50%可以自行关闭。分流量大者均应择期手术修补。

（1）诊断明确后，应争取早日手术，以终止左向右分流，避免引起肺动脉高压和心内膜炎，手术年龄以5岁左右为宜。合并心内膜炎者必须在感染控制3～6个月后才考虑手术；合并心衰者先积极内科治疗控制心衰、病情稳定后再手术。病变进入晚期，肺动脉压力和阻力重度增高，平静时肺循环血流量与体循环血流量的比值小于1.5，或由右向左分流时，应为手术禁忌。

（2）手术可在低温体外循环下行缺损直接缝合或补片修补术。手术安全效果良好，目前手术死亡率<1%。

第三节　室间隔缺损

室间隔缺损（VSD）是最常见的先天性心脏畸形。单纯性室间隔缺损占先心病中的25%～50%，在复合性畸形中约占2/3。

一、病因和发病机制

在胚胎发育过程中，胎儿心室间隔的形成发生障碍，若有大小各异的缺损称为室间隔缺损，占小儿先天性心脏病的首位。因左心室压力高于右心室，因此大量血液流向右心室，造成右心室负荷增加和肺血增多，常可超过正常体循环流量的2～3倍。

二、诊断

（一）症状

患儿多消瘦、体重不增、喂养困难。多汗，易患肺部感染，易导致心力衰竭。有时因扩张的肺动脉压迫喉返神经，引起声音嘶哑。

（二）体征

体检心界增大，心尖冲动弥散，胸骨左缘第 3、4 肋间可闻及Ⅲ～Ⅳ级粗糙的全收缩期杂音，向四周广泛传导，可于杂音最响部位触及收缩期震颤。

（三）辅助检查

1. X 线检查

小型室间隔缺损心肺 X 线检查无明显改变，或只有轻度左心室增大或肺充血；大型室间隔缺损心外形中度以上增大，肺动脉段明显突出，肺血管影增粗，搏动强烈，左、右心室增大，左心房往往也增大，主动脉弓影较小。

2. 心电图

小型缺损心电图可正常或表现为轻度左心室肥大；大型缺损常为左、右心室合并肥大。

3. 超声心动图

左心房和左心室内径增宽，右心室内径也可增宽，室间隔活动正常，主动脉内径缩小。缺损大时，连续扫描可直接探到缺损处，但阴性不能否定缺损的存在。扇形切面显像在心脏长轴和四腔切面常可直接显示缺损。多普勒彩色血流显像可直接见到分流的位置、方向和区别分流的大小，还能确诊多个缺损的存在。

4. 心导管检查

右心室血氧含量较右心房为高，小型缺损增高不明显。大型缺损右心室和肺动脉压力往往有所增高。导管自右心室经缺损插入左心室的机会极少。伴有右向左分流的患者，动脉血氧饱和度降低。肺动脉阻力显著高于正常值。

三、治疗

缺损小者，不一定需手术治疗。中型缺损临床上有症状者，动脉导管未闭宜于学龄前期在体外循环心内直视下做修补术。大型缺损在 6 月龄以内患儿发生内科难以控制的充血性心力衰竭，包括反复罹患肺炎和生长缓慢，应予手术治疗；6 个月至 2 岁的患儿，虽然心力衰竭能控制，但肺动脉压力持续增高、大于体循环动脉压的 1/2，或者 2 岁以后肺循环量与体循环量之比>2∶1，亦应及时手术修补缺损。

四、并发症

室间隔缺损易并发支气管炎、充血性心力衰竭、肺水肿及亚急性细菌性心内膜炎。膜部和肌部的室间隔缺损均有自然闭合的可能（占 20%～50%），一般发生于 5 岁以下，尤其是 1 岁以内。干下型室间隔缺损未见自然闭合者，容易发生主动脉瓣脱垂。

（杜　萍）

第九章　新生儿泌尿系统疾病

第一节　新生儿泌尿系感染

新生儿泌尿系感染是指因某种细菌感染引起的菌尿或尿中白细胞或脓细胞增多。包括肾盂肾炎、膀胱炎及尿道炎。由于感染病变难以局限在尿路某一位置，临床上无法定位，统称为泌尿系感染。新生儿易血行感染，以男婴发病率较高，与婴儿期女婴发病较多不同。

一、病因和发病机制

可由多种细菌引起，大肠杆菌是最常见的致病菌，占 60%～80%。感染途径有以下几种：①血行感染为新生儿期泌尿系感染的最常见途径。②上行感染。③淋巴感染。④直接感染。

二、诊断

（一）症状

新生儿期泌尿系感染多为血行感染，同时有全身或局部感染，症状极不一致，以全身症状为主且缺乏特异性。主要表现为不规则发热或体温不升，吃奶差甚至拒乳，面色苍白，萎靡或不安，呕吐、腹泻、腹胀、体重不增等。可有黄疸或惊厥。

（二）体征

无特异性。如因尿道梗阻引起的，可于腹部触及胀大的膀胱或肾盂积水的肿块或输尿管积水的肿块。

（三）实验室检查

1. 尿常规检查

沉渣尿检，白细胞>10 个/hP；非离心尿标本，白细胞>5 个/hP，即应考虑为泌尿系感染。

2. 尿培养及菌落计数

这是确诊的重要依据，菌落计数>10^5/mL 示感染，10^4～10^5/mL 为可疑，<104/mL 多系污染。在新生儿期应做耻骨上膀胱穿刺术采取尿标本避免外阴污染。

3. 尿液直接涂片查找细菌

此方法迅速简便易行。

4. 其他

如病情久治不愈或反复发作时，应做腹部超声波、泌尿系造影等，了解有无泌尿系畸形。血常规、血培养检查，了解同时是否有败血症。

（四）鉴别诊断

应与不伴泌尿系感染的其他感染性疾病如败血症等鉴别，尿液检查可助分析。

三、治疗

1. 一般治疗

注意局部护理清洁，同时保证足够的入量及营养，保持水、电解质和酸碱平衡。

2. 抗生素

因新生儿泌尿系感染以大肠杆菌或其他革兰阴性杆菌占大多数，故多选用氨苄西林或第三代头孢类药物；或根据尿液培养药敏结果选用有效抗生素。疗程一般为 2~4 周，或根据尿检及培养结果决定疗程。

四、预防

积极控制感染性疾病，及早发现并治疗泌尿系畸形可减少泌尿系感染的发生。

第二节　新生儿急性肾衰竭

新生儿急性肾衰竭（ARF）是指新生儿由于不同病因，在短时间内肾脏生理功能急剧下降甚至丧失，表现为少尿或无尿、体液代谢紊乱酸碱失衡以及血浆中经肾排出的代谢产物（尿素、肌酐）浓度升高的一种临床危重综合征。

一、病因和发病机制

新生儿在出生前、出生时及出生后的各种致病因素，均可引起 ARF。按肾损伤及部位的不同，可将病因分为三类：①肾前性，肾血流灌注不足引起。②肾性，肾前性 ARF 如不及时处理，可引起肾实质损伤，发生肾性 ARF。③肾后性，主要为尿路梗阻引起，见于各种先天泌尿系畸形，如后尿道瓣膜、尿道狭窄等。

二、诊断

（一）症状

新生儿期急性肾衰竭表现为少尿或无尿，此外尚有精神弱、吃奶差、拒乳、萎靡、呕吐等非特异性表现。临床分为少尿型及非少尿型，以少尿型多见。少尿型又可分为以下三期。

1. 少尿或无尿期

（1）少尿或无尿：新生儿尿量<25mL/d 或 1mL/（kg·h）为少尿，尿量<15mL/d 或 0.5mL/（kg·h）为无尿。此外出生后 48 H 内不排尿者也应考虑有 ARF。新生儿 ARF 少尿期持续时间长短不一，持续 3d 以上者病情危重。

（2）电解质紊乱：高钾血症（血钾>5.5 mmol/L）、低钠血症（血钠<130 mmol/L）及高磷、低钙、高镁血症。

（3）代谢性酸中毒。

（4）氮质血症。

（5）水潴留：可致全身水肿、心力衰竭，甚至肺水肿、脑水肿，是死亡的重要原因。

2. 多尿期

随着肾小球和部分肾小管功能恢复，尿量增多，一般情况逐渐恢复。

3. 恢复期

一般情况好转，尿量逐渐恢复正常，尿毒症表现和血生化改变逐渐消失。

（二）体征

无特异性，见症状所述。

（三）实验室检查

1. 血清肌酐（SCR）及尿素氮（BUN）测定

SCR≥88～142μmol/L，BUN≥7.5～11.0 mmol/L，或 SCR 每日增加≥44～142μmol/L，BUN≥3.75～11.00 mmol/L。

2. 生化及血气

电解质紊乱及酸中毒。

3. 肾脏超声检查

可精确描述肾脏大小、形态等。结合 CT 及 MR 检查有助于肾后性梗阻的诊断。

4. 肾小球滤过率（GFR）的计算

临床上可应用 SchwartzZ 公式计算新生儿 GFR：GFR［mL/（min · 1.73 m^2）］=0.55×L/Pcr［L 为身长（cm），Pcr 为血浆肌酐（mg/dL）］。

（四）鉴别诊断

应鉴别是肾前性、肾性或肾后性 ARF，肾后性 ARF 可根据影像学检查诊断。肾前性、肾性 ARF 可通过尿常规、尿钠、尿排钠分数、尿渗透压、尿 BUN/血 BUN 等协助分析。

三、治疗

新生儿 ARF 的治疗重点包括去除病因，保持水及电解质平衡，供应充足热量，减少肾脏负担等。

（一）早期防治

重点为去除病因和对症治疗。对高危儿密切监测血压、电解质、记出入量。纠正低氧血症、休克、低体温及防治感染等，肾前性 ARF 应补足容量及改善肾灌注。

（二）少尿或无尿期治疗

1. 严格控制液量

全天入量=不显性失水+前日尿量+胃肠道失水量+引流量-内生水。

2. 纠正电解质紊乱

（1）高钾血症：停止一切外源钾的摄入，阳离子交换树脂口服或灌肠降低血钾，5%碳酸氢钠静脉用药可碱化血液促进钾转移至细胞内，也可用葡萄糖和胰岛素输入促进钾进入细胞内。

（2）低钠血症：以稀释性低钠多见，限制入量多可纠正，血钠<120mmol/L 可适当补充3%氯化钠。

（3）低钙血症：可给予 10%葡萄糖酸钙 1mL/kg 静脉用药。

3. 纠正代谢性酸中毒

pH≤7.2 或血碳酸氢钠≤15mmol/L 时，应给予碳酸氢钠，5%碳酸氢钠 1mL/kg 可提高血碳酸氢盐 1mmol/L，可按提高 2~3mmol/L 给予。

4. 供给营养

充足的营养可减少组织蛋白的分解和酮体的形成，而适合的热量摄入及外源性必需氨基酸的供给可促进蛋白质合成和新细胞成长，并从细胞外液摄取钾、磷。

5. 其他

若上述治疗仍无效，伴有严重的心力衰竭、肺水肿、严重的代谢性酸中毒及高钾血症、持续加重的氮质血症者，可给予腹膜透析或血液透析。

（三）多尿期治疗

多尿期的前 3~4d 仍按少尿期的原则处理，大量利尿者应注意脱水、低钠或低钾血症。

四、预防

对高危儿密切监测血压、电解质、记出入量。及时纠正可能引起肾功能损害的因素如缺氧、低血压、低体温等。

第三节　先天性肾病综合征

先天性肾病综合征是指在 1 岁以内（多在出生后 3~6 个月内）发病的肾病综合征。典型的临床表现多在初生或出生后数周内出现。

一、病因和发病机制

根据病理和病因可分为 4 个类型：①芬兰型先天性肾病综合征，又称婴儿小囊性病，为常染色体隐性遗传，可能是某种遗传因素导致肾小球基底膜通透性及结构改变，使大量血浆蛋白从尿中排出，同时进一步损伤肾小管，使其扩大成囊状。②肾小球弥漫性系膜硬化症。③微小病变型和灶性肾硬化型肾病。④继发于先天性梅毒肾病综合征，伴有生殖器畸形的综合征、肾静脉栓塞、巨细胞病毒病、弓形虫病等。

二、诊断

（一）症状

（1）发病早，26%患儿于出生时即有水肿，其余在出生后 3 个月内出现明显水肿和腹水。蛋白尿亦出现甚早，19%出生时即出现，70%于出生后一周内出现，88%于出生后一个月内出现。

(2) 母亲常有妊娠高血压，胎盘大，占婴儿出生体重的 25%～40%，胎盘水肿，功能不足。

(3) 有宫内受累者表现为低体重儿，早产率高，因大胎盘影响胎儿在宫内的活动，臀位产发生率高。73%有羊水污染史，出生后窒息占 75%。

(4) 早期肾功能可正常，2 岁以后渐发展为尿毒症。

(二) 体征

出生后或不久即出现水肿，程度重，伴腹胀、腹水，常有身材矮小、耳位低、眼距宽、鼻小、颅缝宽。骨龄及智力发育均较正常儿迟缓。

(三) 实验室检查

(1) 尿常规检查，尿蛋白增高（++～++++），可高至 4～13g/dL，主要是白蛋白，也可有 α1 球蛋白。镜下血尿常见，偶可见白细胞和上皮细胞。

(2) 血浆蛋白明显减低，一般在 16～30g/L 之间，白蛋白及 α1 球蛋白减低，α2 球蛋白增高。IgG 减低，IgM 增高。

(3) 血胆固醇多在 5. 2～15. 6mmol/L 之间，有高达 20. 8mmol/L 者。

(4) 血 BUN 及肌酐于病程后期增高。

如病情久治不愈或反复发作时，应做腹部超声波、泌尿系造影等，了解有无泌尿系畸形。血常规、血培养检查，了解同时是否有败血症。

(四) 鉴别诊断

出生后即出现的水肿应与重症溶血病鉴别。后者具备母婴血型不合的条件，水肿同时伴有贫血，尿常规检查无异常，与先天性肾病不难区别。

三、治疗

芬兰型先天性肾病综合征及肾小球弥漫性系膜硬化症无特殊有效的治疗，各种对症治疗或交换输血等可暂时减轻症状，但最终仍不免死亡，一般于 1～19 个月内死亡，多死于感染、肾衰竭、出血等。

发病于 1 岁以内的微小病变型肾病，对肾上腺皮质激素和免疫抑制剂敏感。而继发于先天性梅毒的肾病综合征，青霉素治疗有效。

四、预防

目前主张产前明确诊断并终止妊娠。胎儿时期血浆蛋白中分子量较小的蛋白包括甲胎蛋白通过肾小球滤进尿液排入羊水，又经胎盘吸收进入母血。因此母血甲胎蛋白试验阳性则属诊断可疑，于妊娠第 16～20 周行羊水穿刺检查其中甲胎蛋白含量，以便早期确诊。

（杜　萍）

第十章 新生儿血液系统疾病

第一节 新生儿贫血

贫血是指单位体积周围血液中红细胞、血红蛋白和血细胞比容低于正常值，或其中一项明显低于正常。临床多以红细胞、血红蛋白作为衡量有无贫血的指标。新生儿期贫血多数为伴随其他症状出现，容易被忽视。而急性失血可致循环衰竭，重度溶血可致胆红素脑病，两种情况均可危及患儿生命，或遗留后遗症。故必须及时对新生儿期贫血及其病因做出诊断，以便正确治疗。

一、病因和发病机制

新生儿贫血原因众多，有生理性及病理性之分，病理性贫血一旦确定，可从血液丢失、红细胞破坏增加、红细胞生成减少三方面进行分析。

二、诊断

（一）症状

贫血的临床表现与病因、失血量以及贫血的速度有关。

1. 原发病表现

如失血性疾病可有便血、呕血、脐部渗血等，溶血性贫血可伴有黄疸。

2. 贫血非特异性表现

面色苍白、唇色淡，重者可出现气促、淡漠、喂养困难。

（二）体征

（1）面色苍白，口唇色淡。

（2）溶血患儿同时可肝脾肿大、水肿。

（3）急性失血患儿心率增快、脉搏细数、血压下降、休克。

（三）实验室检查

1. 贫血诊断

正常情况下，新生儿的血红蛋白随日龄不同有生理性变化，一般认为日龄 2 周内新生儿末梢血血红蛋白≤145 g/L，2 周后末梢血血红蛋白<100 g/L 可诊断为贫血。

2. 病因诊断

根据病史、临床表现、家族史等针对性做网织红细胞、胆红素、直接抗人球蛋白试验、母子交叉免疫试验、凝血三项检查，必要时查凝血因子活性、母血抗碱血红蛋白含量、葡萄糖-6-磷酸脱氢酶（G-6-PD）活性测定、骨髓常规及红细胞抗体、血小板抗体等检测。

（四）鉴别诊断

需要与新生儿生理性贫血相鉴别。后者是指足月儿生后6~12周时血红蛋白下降达95~110g/L；早产儿在生后4~8周血红蛋白为65~90g/L。其原因是：①生后血氧饱和度上升，红细胞生成素下降。②新生儿红细胞寿命短。③体重增加，血容量扩充使红细胞稀释。

三、治疗

（一）原发病治疗

（1）针对病因治疗和支持治疗。

（2）补充铁剂、维生素B12和叶酸等。

（3）手术治疗：遗传性球形红细胞增多症可行脾切除术。

（二）输血治疗

应根据贫血程度及起病缓急来决定是否输血。

1. 失血性贫血输血指征

①出生24h内静脉血血红蛋白<130g/L。②急性失血≥10%总血容量。③静脉采血所致失血≥5%~10%总血容量。④患肺部疾患时应维持血红蛋白≥130g/L。⑤先心病左向右分流时应维持血红蛋白≥130g/L，可增加肺血管阻力，减少左向右分流。⑥贫血同时有气促、淡漠、喂养困难等。

2. 输血量计算

一般为每次10~30mL/kg，输注3mL/kg压缩红细胞或6mL/kg全血可提高血红蛋白1g。

3. 溶血性贫血输血

见新生儿溶血病。

四、预防

应注意产前检查，避免产时意外及损伤性失血，溶血病的产前诊断可减少同族免疫性溶血性贫血的发生。

第二节　新生儿溶血性贫血

溶血是指红细胞提前破坏，如破坏速度超过红细胞生成能力就产生贫血。新生儿溶血几乎均伴有血清胆红素的升高，出现黄疸，可伴有贫血。

一、病因和发病机制

根据病因可分为三大类：①同族免疫性溶血性贫血，在我国最常见的是ABO血型不合，其次是Rh。②红细胞先天性缺陷（酶、膜、血红蛋白）所致的溶血性贫血，以G-6-PD缺陷病常见。③红细胞免疫性（获得性）溶血性贫血（感染、代谢紊乱、药物、维生素E缺乏），其中感染占多数。

二、诊断

（一）症状

1. 溶血的表现

黄疸，黄疸出现早，程度重，进展快。

2. 贫血的表现

面色苍白、唇色淡，重者可胎死宫内，胎儿、胎盘水肿。

（二）体征

（1）皮肤苍白，同时有黄疸者皮肤呈苍黄色。

（2）肝脾肿大、水肿。

（三）实验室检查

1. 贫血诊断

血红蛋白下降，网织红细胞增高，外周血有核红细胞增多。

2. 胆红素增高

以间接胆红素增高为主。

3. 病因诊断

根据病史、临床表现、家族史等针对性查母子血型、直接抗人球蛋白试验、母子交叉免疫试验、G-6-PD 活性测定、酸化甘油溶解试验、血红蛋白电泳及红细胞抗体等检测。

（四）鉴别诊断

黄疸伴有贫血的患儿不难与其他原因的贫血区分；死胎或生后即苍白水肿者应与先天性肾病相鉴别，后者尿蛋白增高，血浆蛋白尤其白蛋白明显下降，血胆固醇增高。

三、治疗

（1）病因治疗。对于同族免疫性溶血可在宫内或生后给予丙种球蛋白静脉用药阻断溶血进展。

（2）贫血治疗。胎儿期可用宫内输血；急性溶血性贫血伴有黄疸患儿常需要换血治疗；急性溶血期后骨髓处于抑制期，可少量多次输血。输血量计算：一般为每次 10～30mL/kg，输注 3mL/kg 压积红细胞或 6mL/kg 全血可提高血红蛋白 1g。血源选择必须根据病因而定。

（3）高胆红素血症治疗见新生儿溶血病。

四、并发症及处理

重症溶血可合并胆红素脑病，详见新生儿溶血病。

五、预防

应注意产前检查，监测胎儿及羊水胆红素变化，母子 Rh 血型不合时通过给 Rh 阴性孕妇注射 Rh（D）IgG 可预防抗 DRh 溶血。避免或慎用易导致溶血的药物，尽量避免围生期损伤及窒息。

第三节　先天性白血病

生后 4 周内起病的白血病称之为先天性白血病，临床较少见，与儿童相反，以急性粒细胞型多见，其次为淋巴细胞型和单核细胞型，慢性粒细胞型、巨核细胞型白血病罕见。

一、病因和发病机制

不能确定，可能与以下有关：①家族倾向，可在几代人中找到同样患者或同胞中有同样患者，称家族性白血病。②21-三体综合征中白血病的发生率是普通人群的 20～30 倍，故推测染色体质和量的改变可导致细胞增殖及成熟的调节缺陷及疾病。③可能有关的因素如父母与放射线接触，服用某些药物如保泰松、肾上腺皮质激素等。④病毒感染尤其 EB 病毒感染。

二、诊断

（一）症状

可于出生后即有症状，起病急、进展快、预后差。因白血病细胞广泛脏器浸润，表现为各型浸润性结节、肝脾淋巴结肿大；其皮肤损害最为突出，甚至可为首发症状，呈结节性皮肤浸润，质地硬、可移动，表面皮肤常呈蓝色或灰色。发热、贫血、出血点、瘀斑，重者可有颅内出血、消化道出血、肺出血，穿刺处出血不止，于生后 2～3 个月内死亡，多死于感染及失血。

（二）体征

各种皮肤浸润性结节，肝脾及淋巴结肿大，皮肤苍白，出血倾向。部分患儿可合并其他畸形。

（三）实验室检查

（1）血常规可见红系、血小板均减少，有泪滴样红细胞，有核红细胞、白细胞及大量未成熟白细胞显著增多。

（2）骨髓涂片，以幼稚白细胞为主。

（3）新生儿期白血病合并重症感染时因感染调动机体免疫系统，可使白血病暂时缓解，骨髓无异常，几个月后出现典型表现。

（4）骨髓病变可为局限性。

（四）鉴别诊断

1. 类白血病反应

发生多与感染、创伤、缺氧、糖皮质激素应用等诱因有关，脏器浸润轻、无出血、皮肤改变，末梢血 $WBC>50\times10^9/L$，常是中性粒细胞增高，周围血中幼稚细胞较骨髓中多见，血小板无减少。

2. 新生儿溶血病

重症溶血病尤其是 Rh 溶血，由于溶血骨髓代偿性增生，血常规检查可见贫血，有核红细胞、白细胞显著增多，且有肝脾肿大，应与白血病鉴别。溶血病发病于母子血型不合的患儿，贫血同时有明显的黄疸，且白细胞增多非持续性，与白血病不难区别。

三、治疗

抗白血病的药物及输血仅收到暂时的效果，且易复发。在早期缓解期用骨髓移植或造血干细胞移植是一种可能得到完全缓解的方法。

四、并发症及处理

易并发出血及感染，应给予相应处理。

五、预防

对有高危因素的孕妇如有家族病史或射线接触史者应严密产前监测。

（杜　萍）

第十一章　新生儿感染性疾病

第一节　新生儿脓疱疮

新生儿脓疱疮是发生在新生儿中的一种以周围红晕不显著的薄壁水脓疱为特点的金黄色葡萄球菌感染。

一、病因

本病病原菌与其他年龄组大疱性脓疱疮者相同，系由于第Ⅱ嗜菌体组 71 型金黄色葡萄球菌引起。传染途径常通过有皮肤感染或带菌的医护人员和产妇的接触。

二、诊断

（一）症状及体征

多于生后第 4~10d 发病。在面、躯干和四肢突然发生大疱，由豌豆大到核桃大，大小不等，或更大，疱液初呈淡黄色而清澈，1~2d 后部分疱液变混浊，疱底先有半月形积脓现象，以后脓疱逐渐增多，但整个大疱不全化脓，因而出现水脓疱的特征。疱周围红晕不显著，壁较薄，易于破裂，破后露出鲜红色湿润的糜烂面，上附薄的黄痂，痂皮脱落后遗留暂时性的棕色斑疹，消退后不留痕迹。病变发展迅速，数小时、1~2d 即波及大部分皮面，黏膜亦可受损。开始无全身症状，以后可有发热和腹泻。有的并发败血症、肺炎或脑膜炎等。

（二）鉴别诊断

（1）大疱性表皮松解症皮损为水疱，在皮肤受压或摩擦后发生。

（2）新生儿剥脱性皮炎为全身泛发性暗红色红斑，其上表皮起皱，并伴大片表皮剥脱。

三、治疗及预防

（1）凡患有化脓性皮肤病的医护人员或家属，均不能与新生儿接触，并隔离患儿。

（2）注意患儿清洁卫生，尿布应勤洗勤换。

（3）全身治疗：及早给予有效的抗生素，如青霉素、红霉素。

（4）局部可外涂 2%甲紫溶液、0.5%新霉素软膏或 2%莫匹罗星软膏等。

第二节　新生儿鹅口疮

鹅口疮是由白念珠菌所致的口腔黏膜炎症，又称口腔念珠菌病（Oral moniliasis）。新生儿时期常见本病。

一、病因

(1) 乳具消毒不严，乳母乳头不洁，或喂奶者手指污染。
(2) 出生时经产道感染。
(3) 长期使用广谱抗生素或肾上腺皮质激素。
(4) 慢性腹泻。
(5) 经医护人员手的传播，院内交叉感染。

二、诊断

(一) 临床表现

本病特征是在口腔黏膜上出现白色如凝块样物，常见于颊黏膜、上下唇内侧齿、牙龈、上颚等处，有时波及咽部。白膜不易拭去，强行剥落后，局部黏膜潮红、粗糙，并可溢血，白膜又迅速生成。患处无疼痛感，不影响吸吮，无全身症状，偶可表现拒乳。

当全身抵抗力下降时，病变可蔓延至咽后壁、食管、肠道、喉头、气管、肺等处，出现呕吐、呛奶、吞咽困难、声音嘶哑、呼吸困难等症状。

(二) 实验室检查

可取白膜少许置玻璃片上，加10%氢氧化钠一滴，在显微镜下可见到念珠菌菌丝及孢子或通过念珠菌培养确诊。

三、治疗

健康新生儿一般可自愈。轻症治疗可用2%碳酸氢钠（小苏打）溶液，清洁口腔。再用制霉菌素鱼肝油涂口腔黏膜，每日3~4次，2~3d便可治愈。切忌用粗布强行揩擦或挑刺口腔黏膜，以免局部损伤，加重感染。

四、预防

新生儿的用具要严格消毒，护理人员接触婴儿前要洗手，母亲喂奶前应洗净乳头。

第三节　先天性宫内感染

新生儿先天性宫内感染可发生于妊娠各阶段，母亲体内病毒通过各种途径进入胎儿体内，造成胎儿感染。

新生儿先天宫内感染的病原较多，有巨细胞病毒、疱疹病毒、Epstein-Barr病毒、肠道病毒（柯萨奇病毒、埃可病毒）、肝炎病毒、轮状病毒、腺病毒、呼吸道合胞病毒、风疹病毒、人类免疫缺陷病毒等。所谓TORCH是指弓形虫、风疹、巨细胞、单纯疱疹及其他感染的总称。感染方式：孕母病毒血症；子宫内膜炎和（或）附件感染；阴道病毒感染的上行感染，尤其在早期破膜后。

一、巨细胞病毒病

巨细胞病毒病（Cytomegalic inclusion disease，CID）是由巨细胞病毒（Cytomegalic virus，CMV）感染胎儿或新生儿后，引起胎儿及新生儿全身多个器官损害并出现临床症状，是胎儿及新生儿最为常见的病毒性感染疾病之一。

（一）诊断

1. 病史

母孕期有病毒感染史或有死胎、死产、流产史。活产者常为低出生体重儿或畸形儿。孕期 CMV 筛查阳性者。

2. 临床表现

90%为无症状的亚临床型，10%为严重的 CID。

（1）发育落后：早产儿，低出生体重及小于胎龄儿，出生后发育迟缓。

（2）肝脏损害：黄疸，肝脏及脾大，肝功能损害。

（3）血液系统损害：贫血，血小板减少，出血，单核细胞增多症。

（4）间质性肺炎：部分可无明显临床症状，由 X 线检查发现。有症状者表现呼吸困难，两肺偶闻细湿啰音。

（5）中枢神经系统感染：头小畸形、抽搐、肌肉瘫痪、肌张力障碍及智力发育落后。头颅 CT 检查可发现脑室周围钙化或脑发育不全。亦可导致神经性听力损害。

（6）其他损害：心肌炎、关节炎、膀胱炎、肾炎、胃肠炎等均可出现。

3. 实验室检查

（1）病理学检查。组织病理学检查和脱落细胞检查。显微镜下可见特征性的巨细胞及核内包涵体，有诊断价值。

（2）病毒学检查。病毒分离：从受检材料例如血、尿活检材料中分离出病毒；CMV 的 DNA 检测；CMV 的 mRNA 检测。

（3）血清抗体检测①CMV-IgG：阳性提示感染过 CMV，6 个月以内可能来自母亲抗体。从阴性转为阳性提示原发性感染。双份血清抗体滴度 4 倍以上增高提示 CMV 活动。②CMV-IgM：阳性表明近期活动 CMV 感染，如同时其 IgG 也为阳性提示原发感染。假阴性：新生儿、小婴儿产生 IgM 能力差。假阳性：类风湿因子干扰。

（二）治疗

目前尚无 CMV 感染的特异治疗药物。可用以下药物：

（1）更昔洛韦（丙氧鸟苷，Ganciclovir）：10mg/（kg · d），分 2 次静注，疗程 1~2 周。停药后复发率高，并对骨髓有抑制作用。

（2）利巴韦林（三氮唑核苷，Virazole）：10~20mg/（kg · d），疗程 1~2 周，有助黄疸消退，肝脾缩小，肝功能恢复。

（3）干扰素（Interferon）：100 万 U/d，肌注，每日一次，10 日一疗程。

（4）CMV 免疫核糖核酸（CMV-iRNA）：认为食用后可使白细胞介素 2（IL-2）增高，可溶性白细胞介素 2 受体（SIL-2R）降低，提高细胞免疫功能，有助于恢复。

（三）预防

主要致力于安全的疫苗研制。

二、先天性风疹综合征

先天性风疹综合征（Congenital rubella syndrome）是由于孕妇在妊娠早期若患风疹，风疹病毒可通过胎盘感染胎儿，所生的新生儿为未成熟儿，常伴有先天性心脏畸形、白内障、耳聋、发育障碍等多器官的病变，称为先天性风疹综合征。

（一）诊断

1. 病史

母孕期有风疹感染史，或有流产、死胎或畸形儿史。

2. 临床表现

常为早产儿或小于胎龄儿，胎儿几乎所有的器官都有可能发生暂时性或永久性的病变。

（1）出生时的表现。活产儿可表现为血小板减少性紫癜，皮肤出现大小不等的紫红色斑点，常伴有肝脾肿大、肝炎、溶血性贫血、前囟饱满、脑脊液细胞数增多或长骨的骨骺钙化不良等暂时性疾病。

（2）心脏畸形。以动脉导管未闭最为常见。亦可见肺动脉及其分支的狭窄、房间隔缺损、室间隔缺损、主动脉弓异常等更为复杂的畸形。

（3）眼部病变。最常见的是白内障，可为双侧，亦可为单侧，常伴有小眼球或青光眼。

（4）耳聋。耳聋可轻可重，可为单侧，亦可为双侧。

（5）中枢神经系统。头小畸形，脑膜炎、脑炎。脑脊液常表现为细胞数增多，蛋白质含量增高，甚至可在脑脊液中分离出病毒。智力、行为及运动方面的发育障碍为先天性风疹感染的一大特点，主要由于风疹脑炎所致，可造成永久性智力低下。

（6）骨骼生长障碍。软骨毛细血管不生长。X 线检查可见股骨远端及胫骨近端的骨骺端密度减低。

3. 实验室检查

（1）病毒分离。可取咽分泌物、尿、脑脊液及其他组织做病毒分离，阳性率较高。

（2）血清学检测。①风疹病毒 IgG：母亲传给胎儿的风疹病毒抗体生后 2~3 个月消失，如出生后 5~6 个月的婴儿风疹病毒 IgG 抗体阳性，又有先天性风疹的临床表现，可诊断为先天性风疹感染。②风疹病毒 IgM 抗体：阳性说明已有风疹病毒感染。

（二）治疗

无特殊治疗，主要对症治疗。受感染的新生儿在出生后 6~12 个月内仍可有排泄病毒，需注意隔离。

（三）预防

关键在于防止孕妇在妊娠期内，尤其是在妊娠早期发生风疹病毒感染。

（1）避免受感染。妊娠期妇女，尽量避免和风疹患者接触，以防发生风疹病毒感染，既往有分娩畸形新生儿的妇女，最好间隔 3 年以上再怀孕。妊娠早期妇女未患过风疹，血清抗体阴性，有风疹接触史，可考虑做人工流产。如不能进行人工流产，则静滴正常人免疫球蛋白或高滴度风疹免疫球蛋白，可能会防止胎儿发生先天性风疹。

（2）减毒活疫苗接种。

三、单纯疱疹病毒感染

单纯疱疹病毒（Herpes sim plex virus，HSV）可经胎盘或产道感染胎儿或新生儿，常见者为单纯疱疹病毒Ⅱ型经产道所致的感染。

（一）诊断

1. 病史

母有疱疹病毒感染史，尤其是原发性生殖器疱疹病史，或有流产、死胎、死产史。

2. 临床表现

（1）全身感染症状：主要为内脏受侵，表现为肝炎（血清转氨酶升高和（或）黄疸、肝脾大），肺炎（呼吸困难、发绀），弥散性血管内凝血（紫癜、血小板减少、血尿、血便），心包炎，循环衰竭以及全身中毒症状（精神萎靡、吸乳差、呕吐、腹泻、惊厥、昏迷）等。

（2）中枢神经系统受损：常表现为脑膜脑炎（昏迷、抽搐、病理反射、视盘水肿、囟门隆起等，脑脊液常呈病毒性感染改变）。孕早期感染者可有头小畸形、脑钙化等。

（3）皮肤黏膜受损：表现常见皮肤疱疹，多于头皮及面部以成串疱疹出现。

（4）眼受损：常表现为角膜炎，亦可为结膜炎、视网膜炎等。重者因角膜受损形成瘢痕、脉络膜视网膜炎、白内障或眼萎缩而导致失明。

（5）口腔黏膜受损：表现口、舌、咽部黏膜反复出现疱疹、溃疡。

新生儿期出现 HSV 感染的全身症状，同时具有典型疱疹性皮疹，诊断并不困难。如双亲具有生殖器疱疹的病史有助于诊断。但当侵犯中枢神经系统及其他内脏器官，而又不具典型皮肤损害则诊断困难。为明确诊断，应做相应的 HSV 感染的实验室检查。

3. 实验室检查

（1）病毒学检查。从疱疹液、脑脊液、咽拭子或病理组织标本做病毒分离，阳性者可确诊；使用酶联免疫吸附试验（ELISA）法或聚合酶链反应（PCR）技术进行 HSV-DNA 检测；用荧光抗体染色进行 HSV 抗原检测。

（2）病理学检查。疱疹液、皮损处涂片或组织切片染色后可发现典型的多核巨细胞与核内嗜酸性包涵体，可有助于诊断。

（3）血清中 HSV 抗体检测。IgG 抗体可因母亲血中 IgG 通过胎盘进入胎儿体内，故诊断价值不大，恢复期血清中 IgG 抗体效价高于急性期 4 倍以上有诊断价值。IgM 抗体可反映新生儿 HSV 感染情况。

（二）治疗

1. 一般治疗

加强护理，保持皮肤损害部位清洁，防止继发细菌感染。如结膜炎、角膜炎时局部可用1%碘苷滴眼剂液或阿糖腺苷点眼。

2. 抗病毒治疗

（1）阿糖胞苷（Ara-C）：可阻止 HSV-DNA 的合成，早期使用效果好。10～25mg/（kg·d），静脉滴注，每日一次，疗程 10～14d。

（2）阿昔洛韦（Acycloguanosine）：为合成核苷类药物，具有选择性抗病毒作用，对局部 HSV 感染有良好疗效。30mg/（kg·d），分 3 次静脉注射，疗程为 14～21d。

（三）预防

本病预防较为困难，但以下措施可减少其发生。

（1）孕妇临产前均应进行生殖器疱疹的监测。如确定有生殖道 HSV 感染，且有病损宜采用剖宫产，避免经阴道分娩感染新生儿，剖宫产应在胎膜未破时进行，胎膜早破 4～6h 后，新生儿有被上行感染的可能。

（2）新生儿出生后应避免和有活动性 HSV 感染的医护人员、亲属及新生儿接触。由 HSV 感染的新生儿应与其他新生儿隔离。丙种球蛋白被动预防新生儿感染 HSV 效果尚不肯定。

第四节　新生儿衣原体感染

新生儿衣原体感染是由沙眼衣原体（Chlamydia trachomatis，CT）所致，可引起包涵体结膜炎及 CT 肺炎。

一、病因和发病机制

衣原体感染是常见的性传播性疾病。衣原体亚型 B-K 引起性传播性疾病和相应的新生儿感染，通常为轻度亚临床感染。新生儿常在引导分娩的过程中由于母亲宫颈炎传染而发病。剖宫产新生儿衣原体感染非常少见，仅在有羊膜早破时发生。

三、诊断

（一）结膜炎临床表现

通常见于生后 1 周后，常在生后第 2～3 周出现症状。一般眼部先出现浆液性渗出物，很快变为脓性。眼睑水肿明显，结膜充血显著并有增厚，病变以下睑结膜更重。有时可形成假膜。

（二）肺炎临床表现

衣原体肺炎在婴儿出生 3 个月内是最常见的肺炎之一，婴儿在分娩的过程中呼吸道可直接感染。约半数婴儿在发生肺炎同时或之前伴有眼结膜炎。肺炎常出现在生后的第 3～11 周，因而几周后病情逐渐加重。最初常有 1～2 周的黏液样流涕，继之咳嗽、呼吸急促，95%以上的病例无发热。咳嗽具有特征性，呈发作性咳嗽而非持续性，影响睡眠和哺乳。婴儿可能有肺充血和呼吸暂停，多与衣原体感染后再继发感染有关。约有 1/3 的患儿并发中耳炎。

（三）辅助检查

1. 实验室检查

（1）组织培养：可用气管或鼻咽吸取物、鼻咽拭子采集标本做细胞培养。

（2）直接荧光抗体试验（DFA）：使用单克隆抗体对临床标本中的初级体进行染色。

（3）酶免疫试验（EIA）。

（4）DNA 探针：DFA 试验阳性、EIA 试验阳性或 DNA 探针的阳性结果应通过衣原体培养或另一种不同的非培养试验来确认。

（5）PCR：核酸扩增以及连接酶链反应（LCRS）。

（6）肺炎衣原体 IgM 抗体：衣原体抗体 IgM 抗体滴定度显著上升或高滴度（1∶32）提示衣原体感染。

（7）眼部分泌物的革兰染色：阳性。

（8）其他试验：在衣原体肺炎病例，白细胞计数正常，70%病例有嗜酸细胞>300×10^6/L。血气分析显示轻至重度低氧。

2. X 线检查

肺过度膨胀，双侧弥漫性肺间质阴影或肺泡浸润。

四、治疗

（1）CT 结膜炎或肺炎均首选红霉素 20～50mg/（kg · d），分 3 次，口服或静脉滴入，用 14d。这样不仅可以缩短病程而且能够减少鼻咽部排菌的时间。

（2）CT 结膜炎局部可用 0.1%利福平或 0.3%诺氟沙星或 10%磺胺醋酰钠眼药水滴眼，每日 4 次，也可用 0.5%红霉素眼膏，用 2 周。

（3）阿奇霉素（Azithromycin）比红霉素吸收好，半衰期长。剂量：10mg/（kg · d），共服 3d。

（4）衣原体感染没有必要实行隔离。

五、预防

高危母亲在分娩前应取标本进行衣原体培养并进行治疗。已知有衣原体感染而没有治疗的孕妇所生的婴儿应进行检查和口服红霉素 14d。

第五节　先天性梅毒

先天性梅毒是梅毒螺旋体由母体经过胎盘进入胎儿血循环中所致的梅毒。早期先天性梅毒指临床症状在 2 岁以前出现。晚期先天性梅毒指临床症状在 2 岁以后出现。

一、病因和发病机制

在妊娠的任何阶段梅毒螺旋体都可能通过胎盘感染胎儿。梅毒感染可致早产、死产、先天性感染或新生儿死亡，与母亲感染的时期及分娩前胎儿感染持续的时间有关。在妊娠的早、中期母亲感染而未经治疗者，常导致胎儿发病率高，而妊娠晚期感染者多数胎儿无症状。新生儿亦可能在出生经过产道过程中接触感染部位而发病。未经治疗的原发性或继发性梅毒感染孕妇所生的婴儿几乎都有先天性梅毒感染。

二、诊断

（一）母亲病史

极为重要。必须详细询问父母性病史、验血史及治疗史、母亲生育史。如有怀疑，母亲应做梅毒血清学试验。

（二）临床表现

大多数新生儿刚出生后症状和体征不明显，于2~3周后逐渐出现。早期先天性梅毒常见以下症状。

1. 一般表现

多为早产儿。营养障碍、消瘦，皮肤黏膜松弛，貌似老人。可有发热、贫血、体重不增、烦躁、易激惹。

2. 皮肤损害

常于生后第2~3周出现。皮疹为散发或多发性，浸润性斑块，外周有丘疹，带有鳞屑。掌跖部损害多表现为大疱或大片脱屑。口周病损呈放射状裂纹。

3. 黏膜损害

常见梅毒性鼻炎，表现为鼻塞，张口呼吸，可有脓血样分泌物，鼻前庭皮肤湿疹样溃疡。如损及鼻软骨及鼻骨，则日后鼻根下陷成马鞍鼻。侵犯喉部发生喉炎。

4. 骨损害

受累者占90%，X线表现更多。主要为骨、软骨炎、骨膜炎，肢体剧烈疼痛可导致假性瘫痪。

5. 肝脾大及全身淋巴结肿大

滑车上淋巴结肿大具有诊断价值。肝大可伴黄疸，肝功能损害。

6. 中枢神经系统梅毒症状

在新生儿期少见，多出现在生后3个月以后。可表现有低热、前囟突起、颈强直、惊厥、昏迷、角弓反张、脑积水等。脑脊液中淋巴细胞增加，蛋白增高，糖正常。

7. 其他

约1/4患儿有全身水肿，其原因主要由于低蛋白血症，先天性肾病或梅毒性肾炎。少见的还有脉络膜视网膜炎、指甲炎、青光眼等。

（三）实验室检查

1. 梅毒螺旋体检查

取胎盘、脐带或皮肤黏膜病损的渗出物或刮取物涂片，在暗视野显微镜下查找螺旋体。

2. 脐血IgM检查

梅毒婴儿较其他宫内感染者IgM水平升高，但无特异性。

3. 血清学试验

（1）非特异性非螺旋体抗体（NTA）试验：快速血浆反应素环状卡片试验（RPR）、性病研究实验室试验（VDRL），敏感度高，特异性低，易出现假阳性，一般作为筛查、定量试验、观察疗效、复发及再感染的指标。

（2）特异性抗螺旋体抗体（STA）试验：用梅毒密螺旋体或其成分作抗原的试验方法，包括梅毒密螺旋体间接血凝试验、螺旋体荧光抗体吸收试验，梅毒螺旋体制动试验等。这些试验方法灵敏度低，特异度高，临床上可用于确诊先天性梅毒。

4. 脑脊液检查

梅毒婴儿腰穿应作为常规。若脑脊液检查有单核细胞增加，蛋白质升高，VDRL 阳性，无论有无症状都可诊断神经梅毒。

5. X 线检查

（1）骨骼变化：以长骨改变明显。表现有骨膜下层加厚，骨影局部稀疏，骨干骺端浓厚的致密带。

（2）肺部：肺部炎性浸润。

（四）鉴别诊断

应与宫内弓形虫、巨细胞病毒、风疹病毒、疱疹病毒感染、大疱性表皮松解症、新生儿天疱疮、败血症等鉴别。

三、预防与治疗

1. 母亲治疗

母亲在妊娠期间患有梅毒且接受足量青霉素治疗，其婴儿患梅毒的概率甚小。如果母亲治疗不当或情况不明，或妊娠晚期最后 4 周才开始治疗或使用的药物不是青霉素（如红霉素），则其所生的婴儿应该进行治疗。在妊娠期间接受梅毒治疗的孕妇，孕期每月需进行 NTA 定量试验。合理的治疗能使梅毒抗原滴度进行性下降。

2. VDRL 阳性的婴儿

VDRL 阳性的婴儿如果不能及时地随访，即使婴儿体内可能有母体经胎盘转运的 IgG，也应该治疗。

3. 确定性治疗

水溶性结晶青霉素每日 10 万～15 万 U/kg，分 2 次静脉注射，疗程 10～14d；或普鲁卡因青霉素每日 5 万～10 万 U/kg，肌注，疗程 10～14d。出生时无症状的婴儿，如果母亲的梅毒治疗可能不恰当，婴儿要进行全面的评估，包括脑脊液的检测，如果脑脊液正常，长骨 X 线拍片正常，血小板计数和肝功能正常，建议单次肌注苄星青霉素，剂量 5 万 U/kg。如果母亲有 HIV 感染，建议采用 10～14d 的全程治疗。

4. 隔离措施

怀疑或已经确诊的先天性梅毒患儿，对其引流物、分泌物、血和体液需注意隔离至开始治疗后 24h。

5. 随访

婴儿在第3个月、6个月、12个月时应重复进行定量NTA试验。在足够的疗程后，大多数患儿试验结果呈阴性。如果滴度上升，要检查原因，并重新进行治疗。

（杜　萍）

第十二章　新生儿代谢性疾病

第一节　先天性代谢异常

一、病因和发病机制

先天性代谢异常是遗传性生化代谢缺陷导致的疾病。本类疾病多有染色体异常，下一胎再发病的概率较高，并且大多数在新生儿期和婴幼儿期起病，临床无特殊表现，常被误诊为重症感染、心肺疾病、脑病等，新生儿常在确诊前死亡。及时诊断和正确处理是非常重要的。

二、诊断

（一）临床特点

（1）大多数在 1 岁之内发病，新生儿期发病往往病情严重、进展迅速、病死率高。

（2）家族史，包括有流产、死胎史或同胞不明原因死亡（尤其是新生儿死亡）史；家族中有不能解释的发育落后、惊厥等。

（3）患儿出生时多正常，大多无特殊面容及可见畸形。

（4）急性起病者，最常见的四大临床症状为喂养困难、呕吐、精神反应低下、惊厥，常被误认为败血症、中枢神经或心肺系统疾病，病情进展快，且一般对症治疗不缓解。

（5）化验检查：常表现较严重代谢性酸中毒、顽固性低血糖、高血氨、肝功能损害等。

（二）实验室检查

1. 新生儿筛查

常规新生儿出生时的足跟血筛查，可筛查先天性甲状腺功能减退和苯丙酮尿症。有上述可疑家族史和临床表现者，应做尿或血的代谢筛查。

2. 血液检查

代谢性酸中毒（常见），低血糖，尿酮体阳性，血氨升高，甘油三酯、游离脂肪酸增高，尿酸降低，肌酐降低，尿有异味，血小板减少，嗜中性粒细胞减少，肝功能异常，肾功能异常等。

3. 染色体检查

有助于协助诊断。

4. 其他

B 超、血常规等。

（三）鉴别诊断

败血症，脑室内出血，脑瘫，癫痫，发育迟缓，突然原因不明的新生儿死亡（Sudden death in newborn），病毒性脑炎，缺血缺氧性脑病等。

三、治疗

针对不同病因，替代治疗或对症支持治疗。

四、预防

（1）高危患儿。有先天性代谢病症状及体征者，有家族病史者，有同胞可疑死亡史者，父母近亲结婚者，临床诊断不明、用其他疾病无法解释者。

（2）对育龄妇女进行宣传教育，做好孕期检查。

第二节　先天性肾上腺皮质增生症

先天性肾上腺皮质增生症（CAH）是一组常染色体隐性遗传性疾病。由于肾上腺皮质类固醇合成过程中某些酶的先天性缺陷，使皮质醇分泌不足，经负反馈作用刺激垂体分泌促肾上腺皮质激素（ACTH）增多，而导致肾上腺皮质增生，同时影响盐皮质激素及性激素生物合成紊乱。

一、病因和发病机制

肾上腺皮质类固醇合成过程中5种酶的缺陷，使其阻断部位以前的前体物质增加，阻断后的合成产物减少，引起不同程度的生化改变和临床表现。

二、诊断

21-羟化酶缺乏为最常见类型，占90%~95%，也是两性畸形最常见原因，发病率为1/5000~1/4000。

（一）临床表现

1. 单纯男性化型

为21-羟化酶不完全性缺陷，无肾上腺皮质功能减低和失盐表现。有明显男性化表现，女性胎儿不同程度外生殖器男性化，严重者外生殖器性别难辨；男性胎儿外生殖器正常或阴茎较大，生后6个月内逐渐出现假性性早熟；男女均出现男性第二性征，女孩出现男性体征，皮肤黏膜色素增加，乳晕及外生殖器皮肤发黑。

2. 男性化伴失盐型

为21-羟化酶完全性缺陷，生后很快出现肾上腺皮质功能不全和失盐表现，常在生后第6~14d出现精神萎靡、拒奶、呕吐、腹泻和脱水、消瘦、呼吸困难甚至发绀及皮肤黏膜色素沉着显著。电解质紊乱特点包括低血钠、低血氯、高血钾及代谢性酸中毒。男性化更为严重。

3. 非典型型（又称晚发型）

主要为女性，生后正常，直至儿童晚期或青春期出现多毛、痤疮、初潮延迟及月经紊乱或多囊卵巢与不育症等表现。

（二）实验室检查

（1）测电解质，包括血糖、血钾、血钠、血氯、二氧化碳结合力（CO_2CP）及血 pH。

（2）24h 尿液尿游离皮质醇（UFC）及 17-酮类固醇（17-KS）测定。

（3）血 17-羟孕酮（17-OHP）测定对 21-羟化酶缺陷具有诊断价值。

（4）非典型 21-羟化酶缺陷的诊断需做 ACTH 刺激试验。

（5）骨龄测定，对性别难辨者需进行性染色体检查。

（6）肾上腺 B 超或 CT 检查。

（三）鉴别诊断

（1）需要鉴别 11-羟化酶缺陷和 17-羟化酶缺陷。

（2）急性失盐型患儿需与先天性肥厚性幽门狭窄、暂时性肾上腺皮质功能不全、肾上腺皮质出血等疾病相鉴别。

（3）女性假两性畸形需与真两性畸形、获得性女性假两性畸形鉴别。

（4）男性假两性畸形需与真两性畸形、睾丸女性化综合征、XY 性腺不发育综合征、5α-还原酶缺乏、17，20-碳链裂解酶或 17-酮还原酶缺乏鉴别。

三、治疗

（1）常规维持治疗。

（2）糖皮质激素。应尽早开始治疗并终身服用，应根据临床改善情况、生化指标及生长状况调节药量，既保证有效抑制过多的雄性激素的分泌，又保证正常生长。一般用醋酸可的松，生理替代剂量为 16mg/（m^2・d），肌注作用时间为 3 日，可每 3 日肌注 45~50mg/（m^2・d），1.5~2 岁后改口服治疗。也可用氢化可的松，25mg/（m^2・d），每 8 h 口服一次。

（3）盐皮质激素。严重失盐者可予以醋酸去氧皮质酮（DOCA）肌注，每日 1~2mg；或予 9-氟氢可的松口服，常用剂量为 0.05~0.2mg/d，分 2 次口服。病情严重者可用至 0.4mg/d，在婴幼儿还需每日补充氯化钠 0.1~0.2 g/（kg・d），分 3~8 次口服。

（4）肾上腺危象及应激治疗

①纠正水盐代谢紊乱：扩容、纠正酸中毒、补充累积损失量和生理需要量。②补充盐皮质激素：扩容同时予醋酸去氧皮质酮（DOCA）肌注，每日 1~2mg，根据血清电解质、脱水、体重及血压恢复情况调整。③补充糖皮质激素：应用补液和 DOCA 仍不能恢复血压和肾上腺皮质功能时，氢化可的松琥珀酸钠 50mg/m^2 静注，继用 50~100mg/m^2 在 24h 内静滴。

（4）高血钾治疗。

第三节　先天性甲状腺功能减低症

先天性甲状腺功能减低症（简称甲低）又称克汀病或呆小病，多见于甲状腺先天缺陷，主要表现为体格和精神发育障碍，早期诊断和治疗可防止症状的发生或发展，否则可导致严重的脑损害和智力低下。

一、病因和发病机制

（一）原发性甲状腺功能减退

（1）甲状腺发育异常。

（2）甲状腺激素合成或代谢障碍（家族性甲状腺功能减退）。

（3）终末器官不反应。

（4）暂时性甲状腺功能障碍。

（二）继发性甲状腺功能减退

常伴有脑发育异常。

1. 促甲状腺激素释放激素（TRH）缺乏

孤立的或伴有其他促垂体激素缺乏和下丘脑功能障碍。

2. 促甲状腺激素（TSH）缺乏

孤立的或伴有其他垂体激素缺乏。

二、诊断

（一）临床表现

（1）大多数患儿出生时外表正常，症状出现的早晚及轻重与甲低（包括代偿）的程度和持续时间有关。

（2）少数较重患儿出生时或出生后数周出现症状。出生时身长正常，体重较重，早期表现包括：前后囟门、颅缝宽、嗜睡、少动、动作慢、反应迟钝、少哭、声音嘶哑、喂奶困难、吸吮缓慢无力、肌张力低、腹膨大、常有脐疝、肠蠕动慢、首次胎便时间延迟、经常便秘、生理性黄疸持续时间延长、体温低、少汗、四肢凉、苍白、常有花纹，呼吸道黏膜黏液性水肿可致鼻塞、呼吸困难、口周发绀或呼吸暂停，可伴有肺透明膜病。

（3）随年龄增长，症状更显著。身高及体重的增长和动作及精神发育均明显落后。黏液性水肿加重，非凹陷性，皮肤干燥粗糙，出现特殊面容：头发干枯、发际较低、前额较窄、常有皱纹、眼距宽、眼睑增厚、睑裂小、鼻梁低平、鼻短而上翘、唇较厚、舌大而宽厚、常伸出口外，重者影响呼吸。四肢短，躯干相对较长，手掌方形、指粗短。偶有心脏黏液性水肿导致心脏增大、心音低钝、心脏杂音、脉搏较慢、血压偏低、心电图呈低电压、PR 间期延长、T 波平坦或倒置。可有贫血。

（4）由酶系统缺陷所致的家族性甲低，少数在出生时即存甲状腺肿，多生后数月或数年出现症状。

（5）继发性甲低患儿出现症状缓慢，可为单纯 TRH 或 TSH 缺乏，或伴有其他下丘脑或垂体功能障碍，或有垂体、下丘脑发育不良或脑畸形。

（二）实验室检查

（1）甲状腺功能检查：三碘甲状腺原氨酸（T_3）、甲状腺素（T_4）、TSH、游离三碘甲状腺原氨酸（FT_3）、游离甲状腺素（FT_4）。

（2）甲状腺B超及同位素扫描。

（3）骨骼X线检查。

三、治疗

（1）甲状腺激素替代疗法。如出生前未发生严重甲低者，生后1个月内开始治疗，治疗越晚智力障碍越严重。

（2）左甲状腺素钠片（优甲乐）。首选，首剂10～15μg/（kg·d），1次/日，口服，每周增加10μg/kg，在3～4周时达25～125μg/（kg·d）交替服用，若仍需增量，宜减小、放慢，至T_4恢复正常，持续应用到1岁，此时为7～9μg/（kg·d）。以后随年龄调整剂量，约为4μg/（kg·d）。

（3）甲状腺片。60mg约相当于L-甲状腺素钠100μg（0.1mg），将所需剂量分3次口服。

（杜　萍）

第十三章　新生儿电解质紊乱

第一节　新生儿低钙血症

血钙低于 1.8 mmol/L（7.0mg/dL）或游离钙低于 0.9 mmol/L（3.5mg/dL）时称为低钙血症。

一、病因和发病机制

1. 早期低钙血症

多在生后 2 日内发生，见于低出生体重儿、各种难产儿等。

2. 晚期低钙血症

生后 2d 至 3 周发生的低钙血症，多见于足月儿，主要发生于人工喂养儿。

3. 出生后 3 周发生的低钙血症

见于维生素 D 缺乏或先天性甲状旁腺功能低下的婴儿，低血钙持续时间长。

二、诊断

（一）症状

症状轻重不同，早产儿表现不典型。

（1）主要是神经、肌肉的兴奋性增高，表现为惊跳、手足抽搐、震颤、惊厥等。

（2）抽搐发作时常伴有不同程度的呼吸改变、心率增快和发绀，可伴有呕吐、便血等胃肠症状。

（3）最严重的表现是喉痉挛和呼吸暂停。

（二）体征

神经、肌肉的兴奋性增高，易激惹、肌颤、手足抽搐、惊厥，肌张力稍高、腱反射增强，踝阵挛可阳性。

（三）实验室检查

（1）生后早期发病者血钙低，血磷正常或升高，可伴有低血糖。

（2）晚期发病者血钙低，血磷高。

（3）心电图 QT 间期延长（足月儿>0.19 秒，早产儿>0.20 秒）。

（4）尿 Sulkowich 试验阴性。

（5）对持久而顽固的低血钙应拍摄胸片，必要时查母血钙、磷、甲状旁腺激素（PTH）浓度。

（四）鉴别诊断

1. 与神经系统疾病鉴别

缺氧缺血性脑病（HIE）、颅内出血、感染、先天性脑发育不全、核黄疸等。

2. 与代谢性疾病鉴别

低血糖、低血镁、低钠和高钠血症、孕母患糖尿病、先天性遗传代谢病等。

三、治疗

1. 无症状高危儿低钙血症

支持治疗 10%葡萄糖酸钙 2.5~4.0mL/（kg·d），缓慢静滴。

2. 有惊厥或明显神经肌肉兴奋症状者

立即静脉补钙，用 10%葡萄糖酸钙每次 2mL/kg+5%葡萄糖液等量稀释缓慢静注，速度为 1mL/min，必要时 6~8h 再给药 1 次，惊厥停止后改口服钙维持，10%葡萄糖酸钙 4~6mL/（kg·d），3~5d。

3. 长期或晚期低钙血症

口服钙盐 2~4 周，维持血钙 2.0~2.3 mmol/L。

4. 饮食调节

母乳喂养或钙磷比例适当的奶粉。

5. 甲状旁腺功能低下

长期口服钙剂，同时用维生素 D 10000~25000 U/d。

第二节　新生儿低钠血症

血钠低于 130mmol/L 时称为低钠血症。

一、病因和发病机制

1. 钠缺乏

钠摄入不足和（或）丢失增多引起失钠性低钠血症。

2. 水潴留

水摄入过多和（或）排泄障碍引起稀释性低钠血症。

3. 体内钠重新分布

钾缺乏时细胞内液失钾，钠由细胞外液进入细胞内液，使血钠降低。

4. 假性低钠血症

高血糖、高脂血症、高蛋白血症。

二、诊断

（一）症状

一般血清钠低于125mmol/L即出现症状。可有或无口渴、尿少、肢端凉、烦躁或精神反应弱，严重低血钠可发生脑细胞水肿，出现神经系统症状。

（二）体征

1. 失钠性低钠血症

主要是低渗性脱水症状，无明显口渴，细胞外液减少、血液浓缩、眼窝及前囟凹陷、皮肤弹性减低、心跳加快、四肢厥冷、血压下降，严重者发生休克，尿不少，严重低血钠可发生脑细胞水肿，出现神经系统症状。

2. 稀释性低钠血症

细胞外液增加，血液稀释，原有水肿可加重，ADH异常分泌综合征多无水肿，主要是脑水肿引起的神经系统症状。

（三）实验室检查

（1）电解质及肝肾功能检查。

（2）血、尿、便常规。

（3）感染相关检查，如血培养及脑脊液检查。

（4）内分泌相关检查，如腹部B超、肾上腺B超。

（5）必要时查头颅CT。

三、治疗

（1）积极治疗原发病，去除病因。

（2）解除严重低钠血症的危害，使血清钠恢复到120 mmol/L以上。①失钠性低钠血症：补充钠盐使血清钠及现存体液渗透压恢复正常：

所需钠量（mmol/L）=［140-患儿血清钠（mmol/L）］×0.7×体重（kg）

先给半量，根据治疗后反应决定是否继续补充剩余量，一般24~48h补足。若脱水和异常丢失同时存在可与纠正脱水和补充正常及异常损失所需溶液分别计算共同给予。中度脱水伴循环障碍和重度脱水者需首先扩容、纠正酸中毒和补充钾剂，与低渗性脱水治疗相同。症状明显低钠血症用3%NaCl静脉滴注，使血清钠较快恢复至125mmol/L：

所需3%NaCl（mL）=［125-患儿血清钠（mmol/L）］×7×体重（kg）÷0.5（注：3%NaCl 1mL=0.5mmol）。②稀释性低钠血症：清除体内过多的水，使血清钠和体液渗透压及容量恢复正常。限制水摄入量，使之少于生理需要量。适当限制钠摄入量。对有钠、水潴留的低钠血症可应用利尿剂。对有心衰和肾衰的必要时腹膜透析。

体内过剩水量（L）=［140-患儿血清钠（mmol/L）］×0.7×体重（kg）÷140 mmol/L。

密切进行临床观察，记录出入量、监测体重、血清电解质、血气、血细胞比容、血浆及尿渗透压等，随时调整治疗。

第三节　新生儿高钠血症

血钠高于 150 mmol/L 时称为高钠血症。

一、病因和发病机制

1. 单纯水缺乏。①水摄入不足。②不显性失水增多。

2. 混合性失水失钠

失水在比例上多于失钠，包括。①肾脏丢失。②肾外丢失。

3. 钠潴留

钠摄入过多和（或）钠排泄障碍，进水相对不足。

二、诊断

（一）临床表现

（1）单纯性失水和混合性失水失钠的高钠血症，无高渗性脱水症状，烦渴、尿少、黏膜和皮肤干燥。但其脱水征较相同失水量的等渗性和低渗性脱水轻，周围循环障碍的表现也较轻，严重脱水也可发生休克。

（2）单纯失水性者脱水征更轻，易被忽略。

（3）急性高钠血症早期即出现神经系统症状，如发热、烦躁、嗜睡、昏睡、昏迷、震颤、腱反射亢进、肌张力增高、颈强直、尖叫、惊厥等，重症者可有颅内出血或血栓形成。

（4）钠潴留性高钠血症的细胞外液扩张，可出现皮肤水肿或肺水肿。

（二）实验室检查

（1）电解质及肝肾功能检查。

（2）血、尿、便常规。

（3）原发病相关检查。

（4）头颅 CT。

三、治疗

（1）积极治疗原发病，去除病因。

（2）单纯失水性高钠血症增加进水量使血清钠及体液渗透压恢复正常。

所需水量（L）=（患儿血清钠-140mmol/L）×0.7×体重（kg）÷140 mmol/L

先给半量，根据治疗后反应决定是否继续补充剩余剂量，速度不可过快，以免发生脑水肿和惊厥。

（3）混合失水失钠性高钠血症。纠正高钠血症所需水量同上，同时纠正脱水和补充正常和异常损失所需液量。

（4）钠潴留性高钠血症。治疗在于除去过多的盐，禁盐，应用襻利尿剂如呋塞米，同时适量增加水摄入量，肾灌注不良、肾功能障碍者可以行腹膜透析。

第四节　新生儿低钾血症

血清钾低于 3. 5 mmol/L 称为低钾血症。

一、病因和发病机制

（1）钾摄入不足。
（2）钾丢失过多。
（3）钾在细胞内外分布异常。

二、诊断

（一）临床表现

1. 神经肌肉表现

最为重要，神经肌肉兴奋性减低，精神萎靡，反应低下，躯干、四肢肌肉无力，常从下肢开始呈上升型。腱反射减弱或消失，严重者出现弛缓性瘫痪。

2. 消化道表现

平滑肌受累出现腹胀、便秘、肠鸣音减弱，重症可致肠麻痹。

3. 心血管表现

心率增快，心脏收缩无力，心音低钝，常出现心律失常，重症者血压可降低。心电图 T 波增宽、低平或倒置，出现 U 波，在同一导联中 U 波>T 波，两波相连呈驼峰样，可融合成为一个宽大的假性 T 波，QT 间期延长，ST 段下降。心律失常包括房性或室性期前收缩、室上性或室性心动过速、心室扑动或心室颤动、阿-斯综合征，可导致猝死；也可引起心动过缓、房室传导阻滞。

4. 肾脏改变

慢性缺钾（超过 1 个月）使肾小管上皮细胞空泡变性，对抗利尿激素反应低下而浓缩功能降低、尿量增多。缺钾时肾小管泌 H^+ 和再吸收 HCO_3^- 增加，氯的再吸收降低，发生低钾低氯性碱中毒伴有反常性酸性尿。

5. 代谢影响

低钾时胰岛素分泌受抑制，糖原合成障碍，对糖的耐受降低，易发生高血糖。低钾造成蛋白质合成障碍导致负氮平衡。

（二）实验室检查

血清钾低于 3. 5mmol/L。

三、治疗

（1）治疗原发病，尽量去除病因，防止钾的继续丢失。
（2）单纯性碱中毒所致钾分布异常，主要纠正碱中毒。
（3）缺钾需要补钾，静滴氯化钾 3mmol/（kg · d），另加生理所需钾量 4 ~ 5mmol/

(kg · d)，静滴氯化钾溶液的浓度和速度按所需的补钾量和补液量而定，给钾量过大或过快有发生高钾血症的危险。严重脱水应先扩容，有尿后再给钾。由于细胞内钾恢复慢，需持续给 4~6d。

第五节 新生儿高钾血症

新生儿日龄 3~7d 后血清钾大于 5.5 mmol/L 称为高钾血症。

一、病因和发病机制

（1）钾摄入过多。
（2）肾排钾障碍（钾潴留）。
（3）钾从细胞内释放或移出。

二、诊断

（一）临床表现

1. 神经肌肉表现

神经肌肉兴奋性减低，精神萎靡、嗜睡，躯干、四肢肌肉无力，常从下肢开始呈上升型。腱反射减弱或消失，严重者出现弛缓性瘫痪。脑神经支配的肌肉和呼吸肌不受累。

2. 消化道表现

乙酰胆碱释放导致恶心、呕吐、腹痛。

3. 心血管表现

心脏收缩无力，心音减弱，早期血压偏高，晚期降低。心电图早期改变为 T 波高尖、底部较窄呈帐篷样，重度高钾（7.5~10.0mmol/L）还有 P 波低平增宽、PR 延长、ST 段下降。以后 P 波消失、R 波变低、S 波加深。血钾>10mmol/L 时 QRS 波明显增宽、S 波与 T 波直接相连呈正弦样波形。可发生室性心动过速、心室扑动或心室颤动、最后心室静止，造成阿-斯综合征，可导致猝死。

（二）实验室检查

血清钾>5.5 mmol/L。

三、治疗

（一）轻症

血清钾 6.0~6.5 mmol/L，ECG 正常，停用含钾药物，减少和停止授乳，给予阳离子交换树脂保留灌肠或用排钾利尿剂等，促进钾的排出。

（二）紧急治疗

当血清钾>6.5mmol/L 时，需采取以下措施：

（1）拮抗高钾对心脏的毒性作用：10%葡萄糖酸钙 0.5~1.0mL/kg 缓慢静注，如无 ECG 改善，5min 后重复应用。

（2）使钾由细胞外液移入细胞内液：20%葡萄糖 10mL/kg（2g/kg）加胰岛素 0.5U 在 30min 内静脉滴注，5%碳酸氢钠 3~5mL/kg 缓慢静注。

（3）促进钾排出：阳离子交换树脂、排钾利尿剂、腹膜或血液透析。

（杜　萍）

第十四章　早产儿易患疾病

第一节　新生儿败血症

新生儿败血症是指新生儿期细菌侵入血液循环并在其中生长繁殖，产生毒素所造成的全身性感染。

一、病因和发病机制

（一）易感因素

（1）母亲的病史。

（2）产科因素。

（3）胎儿或新生儿因素。

（二）病原菌

我国以葡萄球菌和大肠杆菌为主。

二、诊断

（一）临床表现

1. 全身表现

（1）体温改变：可有发热或低体温。

（2）少吃、少哭、少动、面色欠佳、四肢凉、体重不增或增长缓慢。

（3）黄疸：有时是唯一表现，严重时可发展为胆红素脑病。

（4）休克表现：四肢冰凉伴发花，股动脉搏动减弱，毛细血管充盈时间延长，血压下降，严重时可有弥散性血管内凝血（DIC）。

2. 各系统表现

（1）皮肤、黏膜：硬肿症，皮下坏疽，脓疱疮，脐周或其他部位蜂窝织炎，甲床感染，皮肤烧灼伤，皮斑、瘀点，口腔黏膜有挑割伤。

（2）消化系统：厌食、腹胀、呕吐、腹泻，严重时可出现中毒性肠麻痹或坏死性小肠结肠炎（NEC），后期可出现肝脾大。

（3）呼吸系统：气促，发绀，呼吸不规则或呼吸暂停。

（4）中枢神经系统：易合并化脓性脑膜炎，表现为嗜睡、激惹、惊厥、前囟张力及肌张力增高等。

（5）心血管系统：感染性心内膜炎，感染性休克。

（6）血液系统：可合并血小板减少、出血倾向。

（7）泌尿系统感染。

（8）其他：骨关节化脓性炎症、骨髓炎及深部脓肿等。

（二）实验室检查

1. 细菌学检查

（1）细菌培养：尽量在应用抗生素前严格消毒下采血做血培养，疑为肠源性感染者应同时作厌氧菌培养，有较长时间用青霉素类和头孢类抗生素者应作L型细菌培养。怀疑产前感染者，出生后1h内取胃液及外耳道分泌物培养，或涂片革兰染色找多核细胞和胞内细菌，必要时可取清洁尿培养，脑脊液、感染的脐部、浆膜腔液以及所有拔除的导管头均应送培养。

（2）病原菌抗原及DNA检测：用已知抗体测体液中未知的抗原，对B组溶血性链球菌（GBS）和大肠杆菌 K_1 抗原可采用对流免疫电泳、乳胶凝集试验和酶联免疫吸附试验等方法，对已使用抗生素者更有诊断价值；采用16Sr RNA基因的聚合酶链反应（PCR）分型、DNA探针等分子生物学技术，以协助早期诊断。

2. 非特异性检查

（1）白细胞（WBC）计数：WBC减少（$<5\times10^9/L$），或WBC增多（≤3d者，WBC$>25\times10^9/L$；>3d者，WBC$>20\times10^9/L$）。

（2）白细胞分类：杆状核细胞/中性粒细胞（L/T）≥0.16。

（3）C反应蛋白（CRP）：≥8μg/mL（末梢血）。有条件者可做血清前降钙素（PCT）或白细胞介素6（IL-6）测定。

（4）血小板$\leq100\times10^9/L$。

（5）微量血沉≥15 mm/h。

（三）诊断标准

依据2003年中华医学会儿科学分会新生儿学组制定的新生儿败血症诊疗方案：

1. 确定诊断

具有临床表现并符合下列任一条：

（1）血培养或无菌体腔内培养出致病菌。

（2）如果血培养标本培养出条件致病菌，则必须与另次（份）血或无菌体腔内或导管头培养出同种细菌。

2. 临床诊断

具有临床表现且具备以下任一条：

（1）非特异性检查≥2条。

（2）血标本病原菌抗原或DNA检测阳性。

三、治疗

(一) 抗生素治疗

1. 一般原则

(1) 临床诊断败血症，在使用抗生素前收集各种标本，不需等待细菌学检查结果，即应及时使用抗生素。

(2) 根据病原菌可能来源初步判断病原菌种，病原菌未明确前可选择既针对革兰阳性菌又针对革兰阴性菌的抗生素，可先用两种抗生素，但应掌握不同地区、不同时期有不同优势致病菌及耐药谱，经验性地选用抗生素。

(3) —旦有药敏结果，应做相应调整，尽量选用一种针对性强的抗生素；如临床疗效好，虽药敏结果不敏感，亦可暂不换药。

(4) 一般采用静脉注射，疗程 10~14d。合并 GBS 及革兰阴性菌所致化脓性脑膜炎者，疗程 14~21d。

2. 主要针对革兰阳性菌的抗生素

(1) 青霉素与青霉素类：链球菌属应首选青霉素 G；葡萄球菌属［金黄色葡萄球菌和促凝酶阴性葡萄球菌（CNS）］应选耐酶青霉素如苯唑西林钠、氯唑西林钠。

(2) 第一、二代头孢菌素：第一代如头孢唑林钠对革兰阳性菌和革兰阴性菌部分作用，不易进入脑脊液；头孢拉定对革兰阳性菌和革兰阴性菌作用好，但对革兰阴性菌作用较弱。第二代如头孢呋辛钠对革兰阳性菌比第一代稍弱，对革兰阴性菌及内酰胺酶稳定，对革兰阴性菌更有效。

(3) 万古霉素：二线抗革兰阳性菌抗生素，主要针对耐甲氧西林葡萄球菌（MRS）。

3. 主要针对革兰阴性菌的抗生素

(1) 三代头孢：易进入血脑屏障。不宜单用，因为对金黄色葡萄球菌、李斯特杆菌弱，对肠球菌完全耐药。

(2) 氨基糖苷类：针对革兰阴性菌，对葡萄球菌较好，进入脑脊液差。注意阿米卡星有肾毒性、耳毒性。

(3) 哌拉西林钠：对革兰阴性菌及 GBS 敏感，易进入脑脊液。

(4) 氨苄西林：虽广谱，但对大肠杆菌耐药性高。

(5) 氨曲南：为单环，内酰胺类抗生素，对革兰阴性菌作用强，β-内酰胺酶稳定，不良反应少。

4. 其他

(1) 针对厌氧菌：甲硝唑。

(2) 其他广谱抗生素：亚胺培南—西司他汀钠：二三线，新型 β-内酰胺类抗生素，对革兰阳性和革兰阴性需氧和厌氧菌有强大杀菌作用，对产超广谱 β-内酰胺酶的细菌有较强的抗菌活性，不易通过血脑屏障，可引起惊厥。头孢吡肟：第四代头孢菌素，对革兰阳性和革兰阴性均敏感，对 β-内酰胺酶稳定，不易发生耐药。

（二）清除感染灶

（1）脐炎局部用3%过氧化氢、2%碘酒及75%酒精消毒，每日2~3次。

（2）口腔黏膜亦可用3%过氧化氢，每日2次。

（三）保持机体内、外环境的稳定

（1）注意保暖及维持水、电解质平衡。

（2）纠正低氧、酸中毒。

（四）增强免疫功能及其他疗法

早产儿及严重感染者可静注免疫球蛋白（IVIG）200~600mg/kg，每日1次，3~5d。

四、预防

产前筛查，鉴定出有高危因素的孕母（发热和有绒毛膜炎），并在其分娩时进行干预。对有高危因素孕母娩出的婴儿给予适当的治疗。

第二节　新生儿颅内出血

新生儿颅内出血是新生儿期常见的严重疾患，死亡率高，严重者常有神经系统后遗症，主要出血类型为硬膜下出血、蛛网膜下腔出血、脑室周围—脑室内出血、脑实质出血、小脑出血及丘脑、基底节出血。病因可分为缺氧性及产伤性。

一、早产儿脑室周围—脑室内出血

（一）诊断

1. 病史

妊娠分娩史、成熟程度、缺氧复苏史等。

2. 症状及体征

早产儿脑室周围—脑室内出血的早期临床常见特征是呼吸窘迫，依出血程度不同在临床上表现为以下三种类型：

（1）急剧恶化型。较少见，发生在严重出血的小儿。在数分钟至数小时内病情急剧进展，出现意识障碍、呼吸暂停、眼球固定、肌张力严重低下或周身强直性惊厥、难以纠正的酸中毒，可在短时间内死亡。

（2）持续进展型。症状在数小时至数天内继续进展。先表现为大脑皮层兴奋性增高，如烦躁不安、易激惹、惊厥等，继而出现皮质抑制表现，如神志异常、四肢肌张力低下、呼吸异常，可存活或进一步恶化甚至死亡。

（3）临床无表现型。此型最为常见，多在早产儿生后常规头颅B超筛查中发现。

3. 实验室检查

主要为影像学检查，如颅脑B超、CT、MRI，用以了解出血部位、程度、范围。

（1）影像学检查根据出血发生发展的过程及血液在脑室内填充的量而判断出血程度。

Ⅰ度：单纯室管膜下生发基质出血或伴极少量脑室内出血，旁矢状面探查出血占脑室面积 10%以下。

Ⅱ度：出血进入脑室，所占脑室面积为 10%~50%。

Ⅲ度：脑室内出血伴脑室扩大，所占脑室面积>50%。

Ⅳ度：同时伴脑室旁局限或广泛的脑实质出血。

（2）在脑室周围—脑室内出血诊断的同时，不应忽视对颅内常见合并症的诊断，如脑室周围白质病变、脑室旁梗死、梗阻性脑积水。

4. 鉴别诊断

需与新生儿缺氧缺血性脑病、新生儿中枢神经系统感染、先天性遗传代谢病等鉴别。

（二）治疗

目前尚无特异性治疗方法，主要为对症治疗，防止继续出血及保护脑细胞。

1. 加强护理

保暖、保持安静，减少干扰，避免剧烈哭闹，保证液量及热卡供给。

2. 对症治疗

可应用维生素 K_1、输新鲜血等，应用镇静剂控制惊厥，可选用适当抗生素预防感染及应用保护脑细胞的药物等。

3. 其他

反复腰穿放脑脊液可降低颅内压、维持脑的血流灌注，并可去除血及蛋白，以减少粘连，防止脑积水，但此法尚存争议。

4. 脑积水的治疗

尚无满意的治疗方法，必要时考虑进行外科分流术。

二、硬膜下出血

（一）诊断

1. 病史

妊娠分娩史、成熟程度、缺氧复苏史等。

2. 症状及体征

（1）严重后颅凹出血：可压迫脑干，短时间内危及生命。神经系统症状在生后立即出现，可有中枢性呼吸衰竭。

（2）后颅凹血肿：根据血肿大小及进展速度不同，临床可有不同表现。神经系统出现症状时间不等，生后数小时至 3、4d 内可无症状；神经系统症状程度不同，与颅内压增高程度有关；血肿逐渐增大，压迫脑干可危及生命。

（3）大脑镰撕裂：常伴随下矢状窦的损伤，使双侧脑半球受累，出现临床神经系统症状。

（4）上矢状窦损伤。此处的硬膜下出血依程度不同可分为三种类型：①出血量少，临床症状轻微。②出生后第 2~3d 出现局限性脑损伤表现。③新生儿期无异常表现，但由于慢性硬膜下渗出，至 6 个月左右发展为头围增大。

3. 实验室检查

影像学检查，如颅脑 B 超、CT、MRI，用以了解出血部位、程度、范围。当在大脑半球的硬膜下出血时，也可通过硬膜下穿刺做更直接的诊断，也可用颅骨透照来筛查。

（二）治疗

早期以对症维持生命体征为原则，对硬膜下积液者可做冠状缝硬膜下穿刺抽出积液，以减轻颅内压。若 10d 后液量无显著减少，则需考虑进行开放引流或硬脑膜下腔分流术。

三、原发性蛛网膜下腔出血

（一）诊断

1. 病史

妊娠分娩史、成熟程度、缺氧复苏史等。

2. 症状及体征

一般分为三种类型：

（1）出血量很少，仅有极轻的或无临床征象，如易激惹、肌张力低下，多于一周内恢复，此种类型最为常见。

（2）由于出血而致惊厥，常始于生后第 2d，间歇性发作，发作期间表现正常。

（3）大量蛛网膜下腔出血并急剧进展，血液存留于脑间隙及后颅凹，可危及生命。

（二）实验室检查

影像学检查，如颅脑 B 超、CT、MRI，用以了解出血部位、程度、范围。

（三）治疗

基本同其他类型颅内出血。

第三节　早产儿慢性肺部疾病

早产儿慢性肺部疾病（Chronic lung disease，CLD）为一组由多种因素所致的肺部疾病，这些因素包括早产儿本身、宫内感染、曾患过急性肺部疾病、长期呼吸器高压力和（或）高浓度氧治疗及动脉导管未闭等。出生体重小，生后应用机械通气的早产儿发病率高，病死率亦较高，需长期依赖氧和住院治疗，存活者的肺功能需数月甚至数年才能恢复，生后一年内易死于婴儿肺部感染。

一、病因和发病机制

临床上慢性肺疾病主要包括：

（1）支气管肺发育不良（Broncho-pulmonary dysplasia，BPD）：病因及发病机制是多方面的，主要病因为吸入高浓度氧及高气道正压所致肺泡上皮细胞损伤的结果。因此，生后早期接受呼吸器治疗的早产儿发病率较高，此外，基因的易感性、肺发育不成熟、肺水肿和动脉导管未闭、感染等亦为其致病因素。

（2）Wilson-Mikity 综合征：常见于未应用过机械通气的极低体重出生儿，可能与早产儿肺发育极不成熟、宫内感染等因素有关。

(3) 早产儿慢性肺功能不全：多发生于出生体重 1000g 以下的早产儿，主要与其肺发育极不成熟有关。

二、诊断

(一) 症状

1. 支气管、肺发育不良

患儿反应弱、气促、呼吸困难、体重增长缓慢。

2. Wilson-Mikity 综合征

此综合征少见，多发生于体重<1500 克婴儿。患儿呼吸增快、有轻度吸气性三凹征。

3. 早产儿慢性肺功能不全

发生于<28 周胎龄、体重<1000 g 的早产儿，早期无肺部疾病。出生后前三天无临床症状，一般于生后第 4~7d 发病，可见呼吸困难、青紫等。

(二) 体征

1. 支气管肺发育不良

本症常见于有新生儿呼吸窘迫综合征（NRDS）患儿，有时亦见于胎粪吸入综合征或重症肺炎患儿，早期应用过机械通气。在原发病急性期后病情改善不明显，于第 10~14d 后患儿仍存在呼吸困难，不能离氧或不能脱离呼吸机，甚至对氧要求反而增加。此种情况可持续超过 3~4 周并有二氧化碳潴留，造成慢性肺功能不全。轻症患儿在数月后可逐渐恢复，重症多于生后第一年内死于继发性肺部感染、肺动脉高压、心肺衰竭等。

2. Wilson-Mikity 综合征

出生后肺部 X 线正常或偶有轻微呼吸困难，有些可查找到宫内感染的证据。常在生后一周左右出现呼吸困难、缺氧等体征。重者需要呼吸支持，病程可持续数周至数月。

Wilson-Mikity 综合征诊断标准包括：①无肺透明膜病（HMD）。②呼吸增快，有轻度吸气性三凹征，持续 4 周以上。③生后 8 周内有 2 次以上胸片呈片状浸润阴影，晚期出现小囊性改变；骨质疏松，伴后肋多发性骨折。④部分患儿脐带血 IgM 在 300mg/dL 以上，胎盘有慢性羊膜炎等感染依据。

3. 早产儿慢性肺功能不全

一般于生后第 4~7d 发病，可见呼吸困难、低氧及高碳酸血症，并有呼吸暂停发作需氧气治疗。常于出生后 2 个月左右恢复正常。

(三) 实验室检查

1. 支气管肺发育不良

胸部 X 线可见早期两肺野密度增高，以后出现多发小囊肿，严重者可有肺气肿，并伴有条索纤维样改变或肺不张等。

2. Wilson-Mikity 综合征

胸部 X 线可见肺呈多发性囊性。改变的高透亮区与增厚的间质结构相间，常呈蜂窝状肺。并伴有骨质稀疏或肋骨多发性骨折。

3. 早产儿慢性肺功能不全

胸部 X 线检查可见部分肺呈过度充气现象，部分肺部有小气囊肿形成，但少见弥漫性病变。

（四）鉴别诊断

新生儿肺炎尤其是病毒或衣原体、支原体等宫内或产时感染者，其肺部 X 线表现与 CLD 相似，母亲可有围生期感染史，有早破水或宫内窘迫史等，应作有关检查，如 TORCH 等。

三、治疗

1. 氧及辅助通气支持疗法

常需长期依赖氧气及呼吸支持。呼吸支持治疗的原则是以最低压力和氧浓度使 PaO_2 维持在 50~70 mmHg（1mmHg=0. 133 kPa），$PaCO_2$ 40~50 mmHg 即可。然后根据患儿病情恢复情况，逐渐降低呼吸机压力、吸入氧浓度和呼吸频率，并过渡到 NCPAP，直至停机停氧。

2. 纠正贫血

需维持血细胞比容在 30%~40%。

3. 营养及液体疗法

给充分营养，热卡 100~130 kcal/（kg · d）（1cal=4. 1868J），常需行全静脉营养及喂以高热卡奶，注意补充各种维生素。患儿常不能耐受正常量的液体摄入，即使按正常需要量给液亦可能出现液体负荷增加及肺水肿现象，故必须控制液量及钠摄入量，一般 80~100mL/（kg · d）。并需每天监测血电解质及体重变化，可用利尿剂辅助治疗，如呋塞米每次 1mg/kg，静脉注射，每日 1~2 次，疗程 1~2 周（根据临床情况掌握）。

4. 激素治疗

地塞米松，可缩短患儿机械通气时间，改善临床症状及血气结果。目前，临床常用小剂量、短疗程，0. 5mg/（kg · d）×3d，0. 25mg/（kg · d）×3d，0. 125mg/（kg · d）×3d，部分患儿可重复疗程。应注意激素的副作用。

5. 茶碱治疗

茶碱可解除支气管痉挛，降低气道阻力，剂量 2mg/kg。每 12h 一次，静脉注射。用时需测药物血浓度，应将其维持于 12μg/mL。亦可用 β-肾上腺素激动剂等雾化吸入，有助于缓解支气管痉挛。

6. 物理治疗

根据肺部情况每天做胸部物理治疗。

四、并发症及处理

1. 肺炎

任何情况下病情恶化需考虑并发肺炎，积极抗感染治疗，呼吸支持等综合治疗。

2. 气管、支气管软化症

严重 $PaCO_2$ 潴留者提示预后不良，需考虑继发性气管、支气管软化症，必要时做支气管镜证实。

3. 其他

生后第一年中常有骨质疏松及佝偻病，甚至有自发性骨折现象，治疗中应注意补充维生素 D 及钙剂。

五、预防

针对病因预防，做好孕期保健，避免宫内感染、早产。尽量避免长时间正压通气和吸入高浓度氧气。

（杜　萍）

第五篇　麻醉护理

第一章　麻醉与疼痛

第一节　麻　醉

麻醉是指用药物或其他方法使病人的中枢神经系统或周围神经系统的某些部位受到可逆性的抑制，使机体全部或部分暂时失去感觉，或伴肌肉松弛、反射活动减弱或消失的一种技术。它是保证手术安全、减轻病人痛苦、创造良好手术条件的重要措施之一，也是当代外科治疗不可缺少的重要组成部分。

一、麻醉学的工作范畴

临床上常说的麻醉一般指手术过程中为消除疼痛而实施的麻醉。实际上，麻醉作为一门学科，其工作范畴除临床麻醉外，还包括重症监护与治疗、急救与复苏、疼痛治疗和麻醉治疗等。麻醉病人的护理主要涉及临床麻醉的方法及麻醉前、麻醉中、麻醉后病人的护理。

1. 麻醉前护理

麻醉前护理是指病人进入手术室接受麻醉之前的护理。麻醉前护理的主要任务是评估病人是否存在影响麻醉的全身和局部因素，以及病人对麻醉的耐受力，找出需要医疗或护理干预的问题，纠正全身状况，改善重要脏器功能，消除不利因素，提高对麻醉的耐受力，确保麻醉和手术的安全，减少麻醉后并发症。

2. 麻醉中护理

麻醉中护理是指从病人进入手术室准备麻醉开始至手术结束一段时间的护理。在麻醉过程中，由于疾病本身的原因和麻醉药物的影响，病人可能出现神经、循环、呼吸等各个系统的异常情况，甚至出现生命危险。因此，麻醉中护理的主要任务是协助麻醉师实施麻醉、保证静脉输液通畅，与麻醉师密切配合，监测生命体征、尿量等变化，及时发现和协助处理异常情况，保证病人安全。

3. 麻醉后护理

麻醉后护理是指病人手术结束，终止麻醉之后的护理。由于外科疾病本身及麻醉、手术对病人生命活动的严重干扰，麻醉后可能存在呼吸、循环、消化、内分泌及神经系统等多方面的生理功能紊乱。对麻醉后呼吸和循环功能稳定者可直接送回外科病房，否则应留麻醉苏醒室（Recovery room）或 ICU 进行监测和护理。此期，护理工作的重点是监测病情变化，纠正麻醉及手术创伤所造成的各系统功能紊乱，预防和处理麻醉后并发症，促进机体的全面康复。

二、麻醉的分类

临床麻醉方法较多，主要根据病人身体状况、手术种类、手术部位等综合考虑和选择使用。根据麻醉部位、实施方法和麻醉药物的不同将临床麻醉分为以下五类：

1. 局部麻醉

包括表面麻醉、局部浸润麻醉、区域阻滞和神经阻滞。

2. 椎管内麻醉

从广义上讲，也属于局部麻醉。但因其在操作和药物使用方法上存在着特异性，故临床上将其作为专门的麻醉方法来看待。包括蛛网膜下隙阻滞（腰麻）、硬膜外隙阻滞（硬膜外麻醉）和骶管阻滞麻醉，其实骶管阻滞麻醉也是硬膜外隙阻滞麻醉的一种。

3. 全身麻醉

包括吸入全身麻醉、静脉全身麻醉。

4. 复合麻醉

为几种麻醉药物和（或）方法（如低温、控制性低血压）的配合使用。

5. 基础麻醉

为保证麻醉的顺利进行，在实施麻醉前使病人进入类似睡眠状态的麻醉前处理方法。

第二节　局部麻醉

局部麻醉（Local anesthesia）又称部位麻醉，是用局麻药暂时阻断某些周围神经的传导，使这些神经所支配的区域产生麻醉效应，简称局麻。局麻操作简便，对病人的生理干扰小、并发症少，但其止痛效果有限。

（一）常用局部麻醉药

局部麻醉药根据化学结构的不同，可分为两大类：

（1）酯类常用的有普鲁卡因、丁卡因等。

（2）酰胺类包括利多卡因、丁哌卡因、罗哌卡因等。

局麻药过敏反应：酯类较酰胺类局麻药多见。用药前做皮内试验，但结果可能有假阳性或假阴性。对酯类局麻药过敏者可换用酰胺类局麻药。

（二）常用局麻方法

1. 表面麻醉（Surlace anesthesia）

表面麻醉是将穿透力强的局麻药施于黏膜表面，使其透过黏膜面阻滞黏膜下的神经末梢，产生麻醉效应。常用方法如下：

（1）喷雾法：以1%的丁卡因或2%的利多卡因用喷雾器向咽喉、气管内喷洒，使局部黏脱麻醉。

（2）灌注法：用注射器将2%的利多卡因经尿道口注入，使局部黏膜麻醉。

（3）涂敷法和滴入法：将含有1%的丁卡因或2%的利多卡因棉片填入鼻腔片刻，使鼻腔黏胶麻醉；用0.5%的丁卡因或2%的利多卡因滴眼，使睑结膜与角膜组织麻醉等。

2. 局部浸润麻醉（Local infiltration anesthesia）

局部浸润麻醉是将局麻药注射到手术区的组织内，阻滞神经末梢而达到麻醉效应。常用0.25%~0.5%的利多卡因。操作时病人只有第一次进针的痛感，然后分层在肌膜下、肌内、竹膜前或腹膜等处注药，浸一层，切开一层，注药与手术交叉进行。此法单位时间内用药量小。也可一次将各层浸润阻滞后再行手术，此法单位时间内用药量较大，宜采用低浓度以控制用药剂量。

注意事项：①掌握一针注药法，使药液在组织内浸润神经末梢。②低浓度、限域用药，局麻药内加肾上腺素预防局麻药中毒。③每次注药前应回抽，以防直接注入血管内。④腹腔手术，应充分阻滞内脏神经。⑤范围大或深层手术，不选用此麻醉方法。

3. 区域阻滞（Regional block）

区域阻滞是在手术区四周和底部注射局麻药，阻滞手术区的神经纤维而达到麻醉效果。适用于肿块切除术，用药同局部浸润麻醉。

4. 神经阻滞（Nerve block）

神经阻滞是将局麻药注射到神经干、丛、节的周围，阻滞神经冲动的传导，使其所支配的区域产生麻醉作用。适用于肋间神经、眶下神经、坐骨神经、指（趾）神经干的神经阻滞，颈丛、臂丛神经阻滞等。

（三）主要护理诊断

1. 焦虑、恐惧

与面临麻醉风险和手术室的陌生环境有关。

2. 潜在（局麻）并发症

局麻药毒性反应、局麻药过敏反应等。

（四）护理措施

1. 配合麻醉

局部麻醉时由麻醉师实施如颈神经丛阻滞，有时由手术者实施如局部浸润麻醉。应协助摆放麻醉体位，提供好的灯光照明，充分暴露麻醉部位，同时应照顾到病人的舒适和隐私部位的保护；查看局麻药过敏试验结果，准备好注射器、消毒物品等；提供并核实局麻药，掌握好局麻药的用量和浓度，以防一次用量过大、短时间内用药过多或浓度过高，引起局麻药毒性反应。

2. 观察和处理并发症

（1）观察病人情况

局麻方法对机体影响较少，门诊手术病人若术中用药量较大或手术时间较长，应在术后休息片刻，观察无不良反应后方可离开。

（2）不良反应的护理

①毒性反应：主要表现为中枢神经系统和心血管系统的改变。病人出现头晕、目眩、多

语、寒战、惊恐不安和定向障碍等，严重者可引起抽搐和惊厥。心血管系统表现为抑制作用，如心肌收缩力下降、心排血量减少、心率减慢、血压降低，出现房室传导阻滞，甚至停搏。

预防及护理措施：给药前应回抽，无血时再注药；对于年老体弱者应减量；局麻药中适量加肾上腺素以减慢其吸收，但高血压、甲状腺功能亢进病人禁用；加强观察和积极处理毒性反应。一旦发现中毒，首先停药，并立即对症处理。主要包括给氧和维持呼吸，躁动不安时用安定 5~10mg 静脉注射（静注）；抽搐或惊厥用 2.5%的硫喷妥钠静注；若抽搐不止，在控制呼吸的条件下，用短效肌松药琥珀胆碱静注；低血压需行输液和麻黄碱或间羟胺升压；发生心搏、呼吸骤停者立即行心肺脑复苏。②过敏反应：即变态反应，在临床上主要表现为皮肤瘙痒、荨麻疹、哮喘、呼吸困难、血管神经性水肿等。预防及护理措施包括：尽快选用酰胺类局麻药，麻醉过程中仔细观察病人的呼吸、血压、皮肤改变，注意有无呼吸困难、荨麻疹等的发生；一旦发生过敏反应立即停药，采取肾上腺素静注，并行氧气吸入，抗组胺药苯海拉明肌内注射，静脉滴注地塞米松；低血压时用麻黄碱或间羟胺等升压药；用氨茶碱或异丙肾上腺素解除支气管痉挛。③其他反应：局麻药内加入肾上腺素，会引起心血管反应，应与局麻药的过敏反应或中毒反应相鉴别。个别病人在应用小剂量局麻药后，出现中毒样症状，称为高敏反应。这两种反应需停止用药或相应对症治疗。

第三节　全身麻醉

全身麻醉（简称全麻）是指麻醉通过呼吸道、静脉或肌肉注射等途径进入体内，产生中枢神经系统的暂时抑制，临床表现为神志消失、全身镇痛、遗忘、反射抑制和骨骼肌松弛。对中枢神经系统抑制的程度与血液内药物浓度有关，并且可以控制和调节。这种抑制是完全可逆的，当药物被代谢或从体内排出后，病人的神志及各种反射逐渐恢复。

按麻醉药进入体内的途径不同，全身麻醉分为吸入麻醉和静脉麻醉两种。吸入麻醉是一种将气体或挥发性的麻醉药经吸道吸入而产生全身麻醉的方法。静脉麻醉是一种将麻醉药经静脉注射进入体内，通过血液循环作用于中枢神经系统而产生全身麻醉的方法。

（一）常用的全身麻醉药

1. 吸入麻醉药

（1）氧化亚氮（N_2O）：俗名笑气，麻醉效能较低，常与其他药物复合使用。由于其一次性吸入的浓度很大，单纯吸入 N_2O 时易引起缺氧，麻醉时须维持吸氧浓度>30%的。此外，N_2O 易使体内闭合空腔的容积增大，肠梗阻、气胸的病人禁用；长时间吸入高浓度的 N_2O 易产生骨髓抑制。

（2）恩氟烷：也称安氟醚，可用于麻醉诱导与维持，可使眼压降低，对眼内的手术有利；能松弛子宫平滑肌，引起产后出血，所以子宫手术禁用；能增强非去极化肌松药的作用，麻醉维持时肌松药应减量，麻醉过深时能诱发癫痫发作，故癫痫病史者慎用。

（3）异氟烷：也称异氟醚，多用于麻醉维持。易维持循环的稳定，而且苏醒时间快；对脑血管的升颅压作用较恩氟烷轻，所以常用于颅脑手术；对外周血管扩张明显，可用于控制性降压。

（4）七氟烷：也称七氟醚，用于麻醉诱导和维持，麻醉过程平稳，苏醒快。但对脑血管有舒张作用，使颅内压升高；而且有较强的呼吸道抑制作用。

2. 静脉麻醉药

（1）硫喷妥钠：超短效巴比妥类静脉全麻药。易引起严重的喉痉窄，必须辅以肌松药才可完成插管；用于小儿基础麻醉时，须深部肌内注射；此外，也可用于短小手术的麻醉，控制惊厥等。

（2）氯胺酮：有较强的镇痛效果，用于全麻诱导和小儿基础麻醉。可使唾液和支气管分泌物增多，术中应保持呼吸道的通畅；可使脑血管扩张，颅内压、眼内压升高；可兴奋交感神经，使心率增快、血压升高、肺动脉压升高，故高血压、冠心病、颅脑与青光眼手术的病人慎用；苏醒期有幻觉、噩梦等副作用。

（3）普鲁泊福（异丙酚、丙泊酚）：超短效静脉麻醉药。对呼吸、循环有抑制作用；对静脉有轻微的刺激作用。但其起效迅速，苏醒快，有镇静、催眠和轻微的镇痛作用，现在临床上普遍用于全麻的诱导和维持。

（二）全身麻醉的实施

1. 麻醉前的准备

包括病人生理和心理的准备，麻醉前病情评估，麻醉方法的选择，麻醉设备的准备，麻醉前用药。

2. 全身麻醉的诱导

给予全麻药后，病人由清醒状态到意识消失，并进入全麻状态后进行气管内插管，这一阶段称为全麻诱导期。

（1）吸入诱导法：①开放点滴法：用金属丝网面罩绷以纱布扣于病人的口鼻上，将挥发性的麻醉药滴到纱布上，麻醉药的蒸汽靠病人的呼吸进入体内，使病人进入麻醉状态。如乙醚麻醉。②面罩吸入诱导法：将面罩扣于病人口鼻上，开启麻醉机蒸发器，通过病人的自主呼吸吸入麻醉药，当病人意识消失进入麻醉状态后辅以肌松药行气管插管。

（2）静脉诱导法：经静脉注入静脉麻醉药、镇痛药、肌松药后行气管插管。诱导迅速，但分期不明显，对循环干扰大。

3. 全身麻醉的维持

经呼吸道吸入一定浓度的麻醉药或经静脉单次、分次或连续注入麻醉药，维持适当的麻醉深度以满足手术的要求，手术过程中要加强对病人的管理，保证呼吸、循环等生命体征的平稳。

（三）主要护理诊断

1. 焦虑、恐惧

与面临麻醉风险和手术室的陌生环境有关。

2. 潜在并发症

呕吐与窒息、呼吸暂停、呼吸道梗阻、低血压或高血压、心搏骤停与心室纤颤、高热和惊厥等。

（四）护理措施

1. 心理辅导

体谅病人面临麻醉和手术室陌生环境所产生的心理变化，以和蔼的态度接待病人，耐心询问和说明有关问题，并配合适当的肢体语言，让病人感到亲切可信，减轻其紧张、焦虑或恐惧。

2. 麻醉中护理

（1）配合麻醉：全身麻醉实施前，应建立通畅的静脉通路；若有胃肠减压符，应开放导符并接引流袋；再次检查麻醉设备、器械和药品是否准备齐全，性能是否完好；连接监护仪监测心电图、血压、脉搏、呼吸、血氧饱和度等；协助麻醉师实施麻醉诱导、气管内插管、连接麻醉机和全麻维持等操作。

（2）麻醉期间的监护密切观察病人的呼吸系统、循环系统和中枢神经系统的功能，判断麻醉深度；注意监测麻醉机的工作状况。①呼吸功能的监护：呼吸的频率、节律、幅度及呼吸运动的类型；皮肤、口唇、指（趾）甲的颜色；脉搏血氧饱和度（SPO_2）；PaO_2、$PaCO_2$ 和 pH；潮气量、每分通气量。②循环功能的监护：脉搏；血压；中心静脉压；肺毛细血管楔压（PCWP）；心电图；尿量；失血量。③其他：注意表情、神志的变化，严重低血压和缺氧可使病人表情淡漠和意识丧失。监测体温，特别是小儿。体温过高可致代谢性酸中毒和高热惊厥，体温过低易发生麻醉过深而引起循环抑制，麻醉后苏醒时间延长。

3. 麻醉后护理

（1）体位去枕平卧，头偏向一侧，保持呼吸道的通畅；安装好各种监测仪器；保持各种管道和引流物的通畅。

（2）麻醉恢复期的监护：全麻手术及危重病人，应送病人于麻醉苏醒室或ICU，安排专人护理，常规进行呼吸、循环功能监测，并每15～30min记录1次，直到病人完全清醒。还应定时测定和记录体温变化，若有异常应连续监测。

具体观察内容如下：①呼吸系统：包括呼吸频率、节律及胸腹部呼吸活动幅度，以判断病人的呼吸功能；肺部听诊，了解有无导管移位、肺不张、分泌物积聚等；监测血氧饱和度、动脉血气分析，以及早发现低氧血症。②循环系统：包括心电监护，了解有无心肌缺血、心律失常等；监测血压、中心静脉压，以判断循环血量及心血管功能；按压甲床，观察毛细血管充盈时间，了解末梢循环情况；观察尿液，了解血容量和肾功能情况。③中枢神经系统：全麻后应注意意识状态、瞳孔大小及对光反射、对痛觉的感知及体温变化等；椎管内麻醉后应密切观察被阻滞部位的感觉和运动恢复情况等。④拔除气管插管指征：全麻病人满足下列条件时，即可拔除气管插管。

a. 意识及肌力恢复，能根据指令做睁眼、开口、舌外伸、握手等动作，上肢抬高时间达10 s以上；

b. 自主呼吸恢复良好，无呼吸困难，呼吸频率在15次/分左右；潮气量>5mL/kg；肺活量>15mL/kg；$PaCO_2$<6 kPa（45 mmHg）；非给氧状态下 PaO_2>8 kPa（60 mmHg）；吸纯氧状态下 PaO_2>40 kPa（300 mmHg）；

c. 咽喉、呛咳反射恢复；

d. 鼻腔、口腔及气管内无分泌物。⑤转回普通病房标准：麻醉苏醒室或ICU病人达到下列标准时，可转回普通病房。

a. 意识清楚，定向力恢复，能正确回答问题；

b. 呼吸平稳，能深呼吸和咳嗽，SaO_2>95%；

c. 血压、脉搏稳定已超过30min，心电图无严重心律失常及ST段、T波改变。

(3) 维持呼吸功能首先应保持呼吸道通畅，如防止误吸和舌后坠、清除呼吸道分泌物、及时处理喉痉挛和呼吸抑制等。较大手术后，无论全麻或椎管内麻醉，均应常规给氧。对并存肺部疾病或行开胸和上腹部手术者，更应重视呼吸功能的变化和管理。

(4) 维持循环功能麻醉恢复期，血压容易波动，体位变化对循环也有影响。血容量不足、静脉回流障碍，血管张力降低等可引起低血压；而术后疼痛、低氧血症和（或）高碳酸血症、颅内压增高、高血压病人术前停用降压药物等可引起高血压。除严密观察和监测外，应遵医嘱针对病因进行处理。

(5) 维持正常体温。多数全麻大手术后病人体温过低，应注意盖好被褥，无休克者可使用50℃以下的热水袋保暖。少数病人，尤其小儿全麻后可有高热，甚至惊厥，应给予物理降温、氧气吸入必要时给予镇静药物。

(6) 采取安全防范措施麻醉恢复期，应妥善保护病人，对躁动不安者应加床栏。必要时，予以适当约束，以防发生坠床、静脉输液针头或引流管拔出、切口敷料抓脱等情况。

(7) 常见并发症的防治及护理。①呼吸暂停：多见于未插管的静脉全麻病人，如使用异丙酚、氯胺酮、硫喷妥钠等进行麻醉的门诊手术病人；也可见于全麻病人苏醒拔管后，因苏醒不完全所致。

预防及护理措施：麻醉前备好急救设备和药品；麻醉期间密切监测各项指标；全麻结束拔管时，一定等病人完全苏醒后方可拔管。一旦发生危险立即进行人工呼吸，必要时在肌松药的辅助下行气管插管。②上呼吸道梗阻：常见原因如舌后坠、口腔内分泌物及异物阻塞、喉头水肿、喉痉挛等机械性梗阻。表现为呼吸困难并有鼾声，完全梗阻时出现鼻翼扇动和三凹征。

预防及护理措施：麻醉期间密切观察，一旦发现应立即处理。舌后坠时可将头后仰托起下颌，置入口咽或鼻咽通气道，同时清除咽喉部的分泌物和异物，即可解除梗阻；喉头水肿多发生于婴幼儿及气管内插管困难者，轻者可静注皮质激素或雾化吸入肾上腺素，严重者行气管切开；轻度喉痉挛者经加压给氧即可解除，严重者可经环甲膜穿刺置管后加压给氧。③下呼吸道梗阻：常见原因为气管导管扭折、导管斜面过长贴在气管壁上、分泌物或呕吐物误吸后堵塞气管及支气管。轻度梗阻时肺部时听到啰声，梗阻严重者可呈现呼吸困难、发绀、心率增快、血压降低，如处理不及时可危及病人的生命。

预防及护理措施：及时清理呼吸道；麻醉期间密切观察，一旦发现立即告知医生并配合治疗；注意病人因改变体位而引起气管导管扭折。④肺炎和肺不张：常见于胸部或上腹部大手术病人，服用具有抑制中枢神经系统药物的病人、吸烟及肥胖病人。麻醉期间呼吸道分泌物较多且引流不畅会引发肺炎。术后气道被黏稠的分泌物堵塞易发生肺不张。

预防及护理措施：术前禁烟至少两周；预防性使用抗生素；麻醉期间随时清除呼吸道分泌物；术后定时翻身拍背，鼓励病人正确咳嗽、咳痰，对于痰液黏稠不易咳出者，可雾化吸入以稀释痰液，必要时可在纤维支气管镜（纤维支气管镜）下吸出痰液并进行冲洗。⑤低氧血症：麻醉机故障、氧气供应不足、呼吸道梗阻、肺不张、误吸、肺水肿等都可引起低氧血症。

预防及护理措施：仔细观察病人有无出现呼吸急促、发绀、躁动不安、心动过速、血压升高等症状。密切监测血气分析结果，一旦发生低氧血症应给予有效供氧，必要时配合医生进行机械通气。⑥低血压：麻醉过深、术中脏器牵拉引起迷走神经反射，术中失血过多等都可导致低血压的发生。

预防及护理措施：密切观察病人的生命体征做到及早发现；根据失血量及时补充血容量，调节麻醉深度，避免麻醉过深；术中内脏牵拉时常可引起反射性的血压下降；应及时解除刺激，必要时给予阿托品治疗。

⑦高血压：与原发性高血压、颅内压增高等原发疾病，以及麻醉过浅、镇痛药量不足、氯胺酮麻醉及手术、麻醉操作等因素有关。

预防及护理措施：麻醉期间密切观察血压变化，一旦发生积极对症处理，如加深麻醉、加大镇痛剂的用量、应用降压药物和其他心血管药物等。

⑧心律失常：麻醉过浅、血容量较低、贫血及缺氧致心动过速；手术内脏牵拉引起迷走神经功能亢进，表现为心动过缓，甚至心搏骤停。

预防及护理措施：密切监测，一旦发现及时报告医生，并协助治疗；窦性心动过速与高血压同时出现时，应适当加深麻醉；因迷走神经反射所致心动过缓甚至心搏骤停应立即停止操作，必要时可注射阿托品。麻醉引起的偶发室性早搏无须特殊治疗。

⑨术后苏醒延迟与躁动：若全身麻醉后超过 2h 意识仍不恢复，在排除昏迷后，即可认为是麻醉苏醒延迟。苏醒延迟与麻醉药用量过度、循环或呼吸功能恶化、严重水、电解质失调或糖代谢异常等有关；躁动与苏醒延迟、苏醒不完全、镇痛不足有关。

预防及护理措施：术中避免低体温；用高流量纯氧快速冲洗残余的吸入性麻醉药；拔管前使用肌松药的拮抗剂；对于躁动的病人给予低剂量的异丙酚和适量的镇痛药。

第四节　疼　痛

一、疼痛诊疗范围

疼痛诊疗大致可分为三类：

1. 急性疼痛和慢性疼痛

急性疼痛包括外伤后疼痛、手术后疼痛、分娩痛等；慢性疼痛是指持续达 1 个月以上的疼痛，例如神经源性疼痛（如带状疱疹后痛）、神经血管性疼痛（如痛性糖尿病周围神经病）、骨关节相关性疼痛及癌痛等。

2. 非疼痛性疾病

非疼痛性疾病包括痉挛性斜颈、顽固性呃逆、面肌痉挛、眼睑痉挛、面神经麻痹等。

3. 功能性疾病

功能性疾病包括不定陈诉综合征、梅尼埃综合征、自主神经功能紊乱症、突发性耳聋、落枕、眩晕症、多汗症等。

疼痛的诊疗范围较广，但并非“所有的疼痛都由疼痛科诊治”例如：胃穿孔虽有疼痛，但不在疼痛科的诊治范围内；而面肌痉挛、面神经麻痹虽无疼痛，却可由疼痛科诊治。换言之，疼痛科的诊疗有一定的适应证范围，应严格掌握其适应证。

二、疼痛的评定

对于疼痛程度的评定，至今尚无准确、科学的方法，大多离不开患者主观评判，但学习或掌握评估疼痛的方法又是疼痛科医生的基本功之一，也是疼痛治疗（用药）的依据和原理鉴定的重要指标。

目前较常采用的评定方法如下：

（一）视觉模拟评分法（Visual analogue scale，VAS）

画一条横线（一般长为 10cm），一端代表无痛（0），另一端代表最剧烈疼痛（10cm），让患者自己在线上最能代表其疼痛程度之处进行标记，此点到 0 点的距离即为评分值。

常见的两种方式：

（1）将横线定为 10cm 长，自无痛端至患者画线的交叉点间的距离（cm）作为疼痛指数。

（2）将横线与数字分级法的 0~10 数字并列，用与患者画线交叉点相对应的数字代表疼痛程度。

（二）数字评分法（Numerical rating scales，NRS）

用 0~10 的数字代表不同程度的疼痛，0 为无痛，10 为最剧烈疼痛，让患者自己圈出一个最能代表其疼痛程度的数字。其中，0 为无痛；1~3 为轻度痛；4~6 为中度痛；7~10 为重度痛。

（三）疼痛问卷表

疼痛问卷表包括 McGill 疼痛问卷表（McGill pain questionnaire，MPQ）、简化的 McGill 疼痛问卷（Short-form of McGill pain questionnaire，SF-MPQ）、简明疼痛问卷表（Brief pain qu-setionnaire，BPQ）等。

（四）其他

其他还有行为疼痛测定法、疼痛日记评分法等。

应该注意，疼痛常伴有显著的病理生理变化，尤其在伤害性刺激或损伤的急性期。疼痛的生理相关性可以用来阐明疼痛产生的机制，并为发现新的治疗提供线索。疼痛最常测定的生理指标是心率、血压、皮肤的电活动、肌电图、皮质诱发电位、血浆皮质醇、酸性糖蛋白、阿片肽、神经肽类等。这些指标在疼痛的急性期有一定的相关性，但随着疼痛的持续存在和发展，许多指标逐渐恢复正常水平。此外，这些指标本身缺乏疼痛特异性，在情绪激动和应激反应时也可以出现。大量的研究提示，尽管疼痛过程中伴有许多生理变化，但许多似乎是对应激的反应，不是疼痛所特有的。

三、疼痛的诊断

疼痛的诊断应在详细了解病因的基础上进行，要对患者做全面、认真的检查。

（1）常规的望诊、触诊、叩诊、运动功能检查

通过主动或被动活动检查四肢、躯干、关节、肌肉、神经及血管的功能。

（2）神经定位检查

确定神经根、脊髓病变部位，通过神经所支配区域的运动、感觉、反射来定位。

（3）检验学诊断

在许多疼痛性疾病的诊断中，实验室诊断是整个诊断系统中的重要组成部分，如鉴别感染与非感染疾病，往往需测定血常规；对于考虑风湿、类风湿、结核患者，应进行血沉和抗"O"的测定；考虑痛风患者应测定血清尿酸、尿尿酸含量；准备实施硬膜外腔穿刺及置管者应进行出、凝血时间测定。

（4）影像学诊断

影像学诊断在疼痛性疾病的诊断过程中占有极其重要的地位，尤其是近年来医学影像诊断技术发展迅速，为临床诊断提供了极大帮助。①X 线片：对大多数骨、关节疾病，可做出诊断。②CT 检查：能够对各种密度相似的软组织做出分辨，对有些疼痛性疾病的诊断具有特殊意义。③磁共振：对神经、血管、脊髓系统病变方面的诊断具有重要意义。④ECT：放射性核素全身骨显像，虽不作为肿瘤骨转移的诊断依据，但却是良好的筛查方法。⑤PET-CT：正电子发射计算机断层显像，其原理是将微量的正电子核素显像剂注入人体，用扫描仪探测其在体内的分布，通过计算机断层以解剖图像方式，从分子水平显示机体及病变组织的功能及代谢、血流、细胞增殖情况等的技术。

（5）肌电图诊断

可描记神经肌肉单位活动的生物电，并以此判断所检查的神经肌肉功能状态，在临床上主要用于以下疾病检查：周围神经损伤、神经根压迫性疾病如颈椎病、椎间盘突出和椎管内肿瘤等。要区分肌肉萎缩原因和性质。

（6）诱发电位诊断

躯体感觉诱发电位：给予神经末梢刺激后记录大脑皮质的感觉定位，如用于脊髓损伤和三叉神经、臂丛神经病变及颈椎病等的诊断。视觉诱发电位：当视觉受到刺激，可从枕叶皮质或相应皮质区域记录到诱发电位。脑干听觉诱发电位：当听觉受到刺激时可从颅顶正中记录到的诱发电位。

四、急性疼痛的治疗原则

若急性疼痛是某疾病并存之症状，则以治疗"原发病"为主，辅以治痛。

若急性疼痛是围手术期的术后疼痛，则所用药物以哌替啶、芬太尼（用于重度疼痛）或布桂嗪（中度疼痛）为首选，给药途径以 PCIA、PCEA 为主。因治疗周期短，药物不良反应较为少见，但需要关注。

五、慢性疼痛的治疗原则

所谓疼痛治疗是指对慢性疼痛（本身就是疾病）的治疗，在合法、合情、合理的框架下，以介导微创手术为主，辅以药物、物理、心理等治疗方法；此外，可予个体化神经阻滞、神经破坏、神经毁损手术等。

六、术后疼痛的治疗原则

术后镇痛不仅能减轻患者的痛苦，更重要的是能预防或减少患者手术后疼痛引起的并发症。例如：胸科术后患者，良好的镇痛可促进术后深呼吸及咳痰，防止肺不张和肺内感染；心脏病患者的非心脏手术后镇痛，可防止心动过速，减少心肌做功和氧耗量，这对心脏病患者是非常重要的。总之，手术后疼痛治疗可减轻或防止机体的一系列应激反应，有利于患者的恢复，减少各种并发症，对提高患者的围手术期安全十分重要。

（一）治疗方法的选择

术后镇痛的方式很多，其选择应根据手术的大小、部位等决定。包括全身用药，口服、静脉、肌内、皮下注射给药，硬膜外给药等物理疗法及电刺激、心理治疗等技术。

1. 口服

口服适用于表浅、小手术的轻度、中度疼痛，术前口服。对患有消化性溃疡或肾脏疾病的患者相对禁忌。

2. 肌内注射

肌内注射与口服相比，起效快，易于产生峰值而迅速达到镇痛目的。但存在注射部位疼痛、药物吸收不可靠、持续时间短等缺点。

3. 静脉给药

静脉给药是手术后的常用镇痛给药方法之一，可分次静脉注射或患者自控持续输注（PCA），起效迅速，血浆药物浓度稳定，但需要严密监测，防止出现呼吸抑制。

4. 硬膜外或鞘内给药

硬膜外或鞘内给药可使用局部麻醉药联合阿片类药物，镇痛效果较好。但可能出现低血压、全身无力、麻木等不良反应，应予重视。

（二）患者自控镇痛（Patient-controlled analgesia，PCA）技术

1. 患者自控镇痛（PCA）

利用一种机械微量泵装置，让患者在感到疼痛时自行按压 PCA 装置的给药键，镇痛药即按设定的剂量注入，从而达到镇痛效果。其优点是：能维持稳定的血药浓度；避免镇痛药的滥用；可不用电源，而是通过特制的机械泵给药；体积小，便于携带。

2. PCA 分类

依其给药途径和参数设定的不同，可分为静脉 PCA（PCIA）、硬膜外 PCA（PCEA）、蛛网膜下隙 PCA（PCSaA）、皮下 PCA（PCScA）和区域神经 PCA（PCNA、PCRA）等。

3. PCA 技术参数

PCA 的技术参数包括单次给药剂量、锁定时间、负荷剂量、最大给药剂量、连续背景输注给药、单位时间的最大限量及注药速率等。

（1）负荷剂量：在开始 PCA 治疗时，由于受单次剂量和锁定时间的限制，短时间内难以达到镇痛所需的血药浓度，即最低有效镇痛浓度（MEAC）。给予负荷剂量的目的就是迅速达到镇痛所需要的血药浓度，即 MEAC，使患者迅速达到无痛状态。

（2）单次给药剂量：患者每次按压 PCA 泵所给的镇痛药剂量。由于不同患者对镇痛药的需求及不良反应的敏感性不同，应根据个体差异对单次给药剂量进行调整，剂量过小可能导致整个 PCA 过程镇痛效果欠佳，剂量过大有可能导致过度镇静甚至呼吸抑制。如果在足

够的 PCA 次数后仍存在镇痛不全，可将剂量增加 25%～50%，如果出现过度镇静，则应将剂量减少 25%～50%。

（3）锁定时间：是指间断给药之间的最短间隔时间，该时间内 PCA 装置对患者再次给药的指令不作反应，可以防止用药过量。静脉 PCA 锁定时间一般为 8～15 分钟。

（4）最大给药剂量：是 PCA 装置的另一安全保护措施，有 1 小时或 4 小时最大给药剂量限定。其目的在于对超过平均使用量的用药引起注意并加以限制。

（5）连续背景输注：大部分 PCA 泵除了 PCA 单次给药方式外，还有其他功能可供选择，包括：①持续给药，难以做到个体化用药。②持续给药加 PCA，持续小剂量给药的目的在于减少镇痛药血药浓度波动，改善镇痛效果。③PCA 基础上的持续给药，常使用速度可调节的给药方案。

4. PCA 常用药物

（1）PCIA：静脉 PCA 常用药物有吗啡、芬太尼、曲马朵、舒芬太尼等，一般与止吐药物氟哌利多、5-HT_3 拮抗剂恩丹西酮、格拉司琼、雷莫司琼等合用。中国医科大学附属盛京医院目前用的配方：曲马朵 600～800mg，加止吐药，稀释至 100mL。负荷量：曲马朵 50～100mg；芬太尼 0.8～1mg，加止吐药，稀释至 100mL。负荷量：芬太尼 0.03～0.05mg；吗啡 30～40mg，加止吐药，稀释至 100mL。负荷量：吗啡 2～3mg；舒芬太尼 100～130μg，加止吐药，稀释至 100mL。负荷量：舒芬太尼 5μg。均 2mL/h 静脉泵入，使用负荷量前单次给予止吐药，如格雷司琼 3mg。

（2）PCEA：术前先行硬膜外隙穿刺置管，术毕予以 PCEA 持续镇痛，一般常用局部麻醉药联合阿片类药。常用吗啡或芬太尼加用 0.125%～0.25%的丁哌卡因或 0.1%～0.2%罗哌卡因。中国医科大学附属盛京医院目前常用的配方：芬太尼 0.2～0.5mg 或盐酸吗啡 4～6mg 加 0.125%丁哌卡因溶液，0.9%氯化钠溶液稀释至 250mL。持续剂量：5mL/h。PCA 剂量：2mL/次。锁定时间：8 分钟。吗啡 4～6mg 加氟哌利多 5mg 和丁哌卡因 100～150mg，0.9%氯化钠溶液稀释至 100mL。持续剂量：2mL/h。PCA 剂量：0.5mL/次。锁定时间：15 分钟。PCEA 使用药物剂量和浓度要根据镇痛装置的特点、持续剂量进行调整，还应考虑患者手术大小、年龄、体重、性别等因素。

（孙　琳）

第二章　麻醉常用药物

第一节　麻醉中的药物相互作用

麻醉期间的药物相互作用包括了术前、术中和术后治疗用药与麻醉用药间的相互作用及麻醉中各种麻醉药之间的相互作用。

一、抗高血压药与麻醉

这类药物种类多，作用机制各不相同。利血平等萝芙木制剂主要是使儿茶酚胺储存耗竭，用药后在麻醉过程中可能发生严重低血压和心动过缓。因此，曾主张术前用过利舍平或其他耗竭儿茶酚胺药物的患者，应停药2周再施行麻醉和手术。但后来的研究确认麻醉过程中血压下降，主要应考虑高血压患者的病理生理变化，由于动脉粥样硬化的存在，心血管调节功能差，而并非完全由抗高血压药与全身麻醉药之间的相互作用所致。相反，接受抗高血压药物治疗的患者，如术前停用降压药，易出现血压反跳、急剧升高的情况，甚至有引起心肌梗死、心力衰竭、脑血管意外等潜在的危险，且处理上远较低血压处理困难。所以，近年来意见已接近一致，即认为抗高血压药应继续用至术前。在麻醉处理上，应按高血压患者的要求用药。一旦出现血压下降，应及早用血管活性药，一般采用去氧肾上腺素或甲氧明。

利血平和a甲基多巴可耗竭中枢神经系统储存的儿茶酚胺，引起中枢神经系统抑制，降低氟烷的MAC。可乐定可激活中枢节前α_2受体，抑制去甲肾上腺素释放，显著增加吸入麻醉药氟烷的麻醉效能。

二、β受体阻滞药与麻醉

β受体阻滞药常用于治疗高血压、心绞痛和心律失常。虽然吸入麻醉药与β受体阻滞药都有负性心变力作用，因而在抑制心肌收缩力方面呈现协同作用，并可加重血压降低和心率减慢，但也会因此降低心肌需氧量，所以只要给予适当监测和治疗仍然可以保证患者安全。对术前长期应用受体阻滞药治疗高血压或冠心病者，如果术前突然停药，可能会使病情恶化，使手术期高血压和心肌梗死的发生率增加，因而主张持续应用到手术当天。在这种情况下，应适当掌握吸入麻醉药的用量，并应加强对血流动力学的监测。

β受体阻滞药可减少肝血流，抑制肝脏的氧化代谢，影响多种药物的代谢。丁哌卡因和利多卡因的清除率均被降低，多次给药时可能发生蓄积甚至达到毒性浓度。另外，β受体阻滞药也会拮抗氨茶碱和其他β_2受体激动药的扩张支气管作用。

三、抗心律失常药与麻醉

奎尼丁、利多卡因和普鲁卡因能阻滞神经肌肉传导，增强去极化和非去极化肌松药的作用。用利多卡因治疗的心律失常患者，其肌松药的残余作用可能增强。奎尼丁能从蛋白结合部位置换地高辛，增加其血浆浓度。

利多卡因与 70%N_2O 合用时能产生镇静甚至意识消失的作用。有时气管插管时用利多卡因防治呛咳反应的方法可能会加深麻醉并使苏醒延迟。

氟烷有时出现干扰房室传导的作用，这时如出现传导异常引起的心律失常，应用利多卡因和苯妥英钠时可使抑制更明显。因此，氟烷麻醉时发生心律失常用利多卡因治疗可能无效。

四、强心苷与麻醉

用强心苷治疗的患者，阿托品常作为术前用药，以防止由于应用胆碱能药、抗胆碱酯酶药以及迷走神经兴奋而产生的心律失常。硫喷妥钠对心肌有抑制作用，可降低心排血量，因而有对抗强心苷的作用。氟哌利多有 a 肾上腺素能阻断作用、对抗心律失常和稳定自主神经系统作用，可用于应用强心苷的患者。地西泮虽可提高心室的应激阈和加强利多卡因抗心律失常效能，但对洋地黄化患者所引起的室性心动过速无效。在洋地黄化患者，有应用地西泮后出现心室颤动的个别报道。氯胺酮具有拟交感神经兴奋作用，可降低心脏对强心苷的耐受性，因此不宜与强心苷并用。乙醚、甲氧氟烷、氟烷均可降低强心苷对心脏的毒性。又因氟烷可延长房室传导系统的不应期而使传导性变慢，故在房室传导障碍或洋地黄化的患者，使用氟烷麻醉时应格外小心。

琥珀胆碱用于洋地黄化患者，容易引起室性心律失常。而筒箭毒碱可使这些心律失常消失。接受强心苷治疗的患者，应用泮库溴铵及加拉碘铵可发生窦性心动过速，后者还可能发生室性心律失常，因为这两种药物有直接或间接的拟交感神经作用，会导致循环中儿茶酚胺含量增加，增加对强心苷的敏感性，易引起心律失常。

低钾血症可诱发洋地黄中毒，凡可降低血清钾的药物和措施都可降低对强心苷的耐受性，因此，麻醉中对于使用强心苷的患者应用呋塞米（呋喃苯胺酸）等利尿药和羟丁酸钠时应引起警惕。过度通气所致的呼吸性碱中毒也可使血清钾降低，对洋地黄化的患者也可诱发心律失常，所以，对洋地黄化的患者麻醉期间应避免不适当的过度通气而致的呼吸性碱中毒。高钙血症能加剧强心苷毒性，引起严重的心律失常，故大量或快速输血后使用钙剂应慎重。

五、单胺氧化酶抑制药与麻醉

单胺氧化酶抑制药（MAOI）包括苯乙肼、异卡波肼（闷可乐）、苯丙胺等，是治疗精神抑郁症或高血压的药。其主要药理作用是抑制体内单胺氧化酶，从而使多巴胺、5-羟色胺、去甲肾上腺素等在组织中积聚。这一药理作用可持续数周，在此期间因多种酶受到干扰，所以，单胺氧化酶抑制药与其他药物合用可产生不良反应，给接受单胺氧化酶抑制药治疗的患者注射治疗剂量哌替啶等麻醉性镇痛药，可引起循环虚脱和长时间昏迷，甚至死亡；单胺氧化酶抑制药使巴比妥类药作用延长，并可以与吩噻嗪类药相互作用，引起锥体外系反应和高血压；接受单胺氧化酶抑制药的患者对升压药又极为敏感，可引起高血压危象、脑出血，甚至死亡。故主张在术前至少停用 2 周，即使停药 2～3 周后，仍可能发生危险，麻醉时仍须慎重处理。麻醉前用药禁止用哌替啶等麻醉性镇痛药和吩噻嗪类药，可用阿托品和东莨菪碱。局部麻醉药中不能加肾上腺素，脊椎麻醉和硬膜外阻滞最好不用，以免用升压药时发生危险。全身麻醉可选用恩氟烷、异氟烷、七氟烷，静脉硫喷妥钠剂量应减少，肌松药无禁忌。

一旦发生意外，应按以下措施处理：如应用麻醉性镇痛药后发生循环虚脱，可静脉注射氢化可的松，首次剂量至少 100mg，每隔 10～15 分钟重复注射，同时静脉输平衡盐液或羟己基淀粉、琥珀明胶或尿联明胶 250～500mL，直至循环稳定为止。如对升压药引起高血压反应，可静脉注射酚妥拉明 5～10mg，必要时重复注射，直至症状消失。如有心动过速，静脉注射 β 受体阻滞药普萘洛尔，一次 1～2mg，必要时 10～15 分钟后重复注射。

六、肾上腺素与麻醉

卤族吸入麻醉药对心脏有“促敏”作用，增加心肌对儿茶酚胺的致心律失常反应的敏感性。肾上腺素引起 50%的患者出现室颤的剂量（ED50）在氟烷、异氟烷和恩氟烷麻醉时分别是（2. 11 ± 1. 5）μg/kg、(6. 72±0. 66）ug/kg 和（10. 9±8. 9）ug/kg。氟烷麻醉时儿童的致颤阈值高于成人。

可卡因和三环类抗抑郁药能干扰肾上腺素能神经末梢和节前神经末梢的儿茶酚胺再摄取；氯胺酮抑制神经元内儿茶酚胺的摄取，都能降低肾上腺素的致颤阈。使用这些药物的患者，特别是同时应用卤族吸入麻醉药时，对应用肾上腺素要给予充分注意。

七、钙通道阻滞药

钙通道阻滞药可阻滞钙离子向细胞内转运，降低血浆肾素的活性；抑制血管平滑肌的收缩，降低外周血管阻力，使血压降低；对心脏有不同程度的负性肌力作用，对窦房结的自律性和房室传导有抑制作用，使心率减慢；长期服用者，与全身麻醉药对心肌抑制和血管扩张有协同作用；有增强局部麻醉药对房室传导的阻滞作用；可增强芬太尼的心动过缓作用。吸入麻醉药与钙通道阻滞药之间在抑制心肌收缩力及外周血管阻力等方面有相加作用，而对心脏传导阻滞方面有协同作用。实验研究表明，在氟烷、恩氟烷或异氟烷麻醉时如同时使用地尔硫（Diltiazem)，可使地尔硫的血药浓度提高 30%～100%。在氟烷麻醉时同时使用维拉帕米（Verapamil)，可使血压降低和使 PR 间期延长。在恩氟烷或异氟烷麻醉期间，随着维拉帕米的用量增加，血压、心排血指数的降低越来越明显，恩氟烷麻醉时更为明显。此外，异氟烷或氟烷与维拉帕米伍用，可使肺血管缺氧性收缩反应降低 40%～90%，这在单肺通气时应特别注意。

八、组胺 H_2受体拮抗药

西咪替丁常用于治疗消化性溃疡和反流性胃炎，也用于预防应激性溃疡的发生。西咪替丁可影响细胞色素酶 P450，抑制一些药物在肝脏中的代谢，也可因 H_2 受体阻断降低肝脏血流量发挥作用。西咪替丁能明显延长地西泮、咪达唑仑的镇静作用。西咪替丁可抑制假性胆碱酯酶的活性，延长琥珀胆碱的神经肌肉阻滞时间。西咪替丁可降低利多卡因的清除率，使利多卡因的清除减慢，使用时应注意利多卡因的毒性反应。阿片类如吗啡、哌替啶一部分经肝代谢，西咪替丁可降低其清除率，使其作用增强。

九、化疗药与麻醉

抗癌药及免疫抑制剂主要是经肝脏的混合功能氧化酶进行转化和代谢的，化疗后必然对酶系功能产生干扰，由此增加患者对静脉麻醉药、麻醉性镇痛药等药的敏感性，使患者容易发生对循环系统的抑制及麻醉药作用时间延长。此外，癌症患者的血清胆碱酯酶活性往往已有明显的抑制，化疗药也可干扰胆碱的合成或摄取，这对肌松药的应用可产生明显的影响。如环磷酰胺可明显增强琥珀胆碱的作用并延长其对呼吸抑制的时间。多柔比星（Doxorubicin）和柔红霉素（Daunomycin）可能引起心律失常，包括心脏阻滞和室速，呈剂量依赖性，并可能增加麻醉药对心肌的抑制作用。

十、抗癫痫药与麻醉

由于多数抗癫痫药的血浆蛋白结合率较高，如苯妥英钠，在麻醉期间发生相互竞争血浆蛋白结合部位，则可改变游离型和结合型药物的比例，常可导致药物的毒性增加。因全身麻醉药都有中枢神经抑制作用，可因竞争与血浆蛋白结合或干扰酶系而影响全身麻醉药的作用。如苯妥英钠与巴比妥类合用时，由于二者都有酶诱导作用，可增强对中枢神经及循环系统的抑制作用；苯妥英钠与苯二氮类药物合用，可增加毒性。

十一、抗生素与麻醉

胸腹部手术在关胸、关腹之前，为了预防感染，常常用新霉素、链霉素、卡那霉素等冲洗胸腔或腹腔，而这些抗生素具有箭毒样作用，可降低终板的敏感性，减少终板释放乙酰胆碱的量。与非去极化肌松药并用，易产生协同作用，出现所谓超敏感反应而致呼吸抑制延长，应引起重视。

应用青霉素时应注意电解质异常情况。大剂量青霉素 G 可引起高血钾或高血钠，因每一百万单位约有 1.7mmol 的钾或钠。羧苄西林、替卡西林（羧噻吩青霉素）产生非可再吸收性阴离子可能引起低钾血症。

十二、吸入麻醉药

硫喷妥钠、氯胺酮、咪达唑仑及丙泊酚都可使吸入麻醉药的用量减少，MAC 降低。麻醉性镇痛药与吸入麻醉药之间的相互作用是以降低 MAC 的程度来衡量的。芬太尼、阿芬太尼和舒芬太尼都可降低吸入麻醉药的 MAC，但并不能使 MAC 降到零，提示镇痛药并不是一种完全的麻醉药，应该与静脉或吸入全身麻醉药合用。

吸入麻醉药因能增加心肌对内源性和外源性儿茶酚胺的敏感性而容易引起心律失常。在氟烷麻醉下同时应用肾上腺素或去甲肾上腺素，容易引起室性心动过速。研究认为，氟烷增加心肌对儿茶酚胺敏感性的程度最高，恩氟烷次之，异氟烷、七氟烷和地氟烷最小。

氧化亚氮全身麻醉效能很差，不能单独用来做全身麻醉，需与其他麻醉药伍用。

十三、静脉麻醉药

苯二氮类的麻醉效应可被巴比妥类如硫喷妥钠增强，可能是苯二氮受体与巴比妥结合点在同一大分子复合体上。苯二氮类可降低硬膜外应用丁哌卡因的血清半衰期，有可能降低丁哌卡因的毒性反应。

硫喷妥钠与咪达唑仑合用可产生协同作用，硫喷妥钠的催眠作用可增加96%。阿司匹林等药的蛋白结合率都较强，可增强硫喷妥钠的作用，包括对中枢和循环系统的抑制作用。因此，术前以上述药物治疗者，为避免硫喷妥钠在麻醉诱导时对循环的影响，应酌情减少用量。此外，硫喷妥钠可降低吸入麻醉药的MAC，并可增强其对循环系统的抑制作用；与麻醉性镇痛药合用可进一步降低呼吸中枢对CO_2的敏感性，加重对呼吸的抑制作用；与非去极化肌松药合用可增强其肌松作用并延长作用时间。

阿片类药物与氯胺酮伍用在镇痛方面有协同作用，但对呼吸的抑制也增强。氯胺酮与硫喷妥钠或咪达唑仑之间，在催眠和抗伤害反应等方面都有相加作用，但未见协同作用。可能与氯胺酮的作用机制与硫喷妥钠不同有关。氯胺酮常与丙泊酚联合用于全凭静脉麻醉，在催眠或麻醉作用上有相加作用；丙泊酚对呼吸的抑制作用并未因氯胺酮而改变，但有利于维持血流动力学的稳定。

咪达唑仑与硫喷妥钠、丙泊酚及戊巴比妥有协同作用，咪达唑仑与阿片类药之间也有协同作用。

丙泊酚与硫喷妥钠及咪达唑仑之间有协同作用。丙泊酚与硫喷妥钠或咪达唑仑伍用时，可使硫喷妥钠的ED50减少55%，使丙泊酚的ED50减少61%；小剂量的咪达唑仑（0.02mg/kg）可使丙泊酚的ED50减少31%。以丙泊酚行麻醉诱导时，与咪达唑仑（0.02mg/kg）伍用可使丙泊酚用量减少49%；与阿芬太尼（0.02mg/kg）伍用有相加作用，可使丙泊酚的ED90从1.62mg/kg降低到1.24mg/kg；如果三种药联合应用，可使丙泊酚用量减少86%。由于丙泊酚无明显镇痛作用，对心血管系统有较强的抑制作用，因此，临床上常与强效镇痛药联合应用。丙泊酚和阿芬太尼之间也可发生药效动力学方面的协同作用，二者合用比单独应用可产生更强的镇静和镇痛作用。而丙泊酚和芬太尼联合用于麻醉诱导仅有相加作用。利多卡因可明显增强丙泊酚的作用并与剂量相关。当静脉应用利多卡因3.0mg/kg，可减少丙泊酚催眠剂量的34.4%。因此，若在用丙泊酚之前用过利多卡因，应酌情减少丙泊酚的用量。丙泊酚与常用吸入麻醉药及肌松药之间未发现有明显的协同作用。丙泊酚可增加心肌对肾上腺素的敏感性，在丙泊酚麻醉期间，应用肾上腺素容易引起心律失常。

第二节　肌肉松弛药

一、去极化肌松药：琥珀胆碱

1. 作用特点

琥珀胆碱具有起效快、时效短的特征，不能为任何非去极化肌松药所替代，是一种非常有用的肌松药。

2. 对骨骼肌的作用

琥珀胆碱与突触后烟碱受体结合，表现出Ach样作用。琥珀胆碱还与接头外受体和突触前受体结合。

（1）琥珀胆碱引起的去极化作用为不协调的骨骼肌纤维成束收缩。

（2）琥珀胆碱增加咬肌张力，可能为气管内插管带来困难，咬肌痉挛亦可能与恶性高热有关。

（3）预先静注少量非去极化肌松药，可防止琥珀胆碱引起强烈去极化表现，提示突触前受体主要与肌纤维成束收缩有关。

（4）琥珀胆碱对 NMJ 的阻断作用大概是由于其脱敏作用，即琥珀胆碱持续作为受体激动剂，以致敏感受体缺乏，使机体处于脱敏状态。

3. 去极化阻滞特点

（1）琥珀胆碱最初产生的阻滞为Ⅰ相阻滞，Ⅰ相去极化阻滞特点为：肌颤搐幅度降低；对持续强直刺激的反应不出现衰减；四个成串刺激时，肌颤搐降低的幅度相等（T4/T1 > 0.7）；强直刺激后无易化；可被非去极化肌松药拮抗；可被抗胆碱酯酶药强化。

（2）持续、大剂量应用琥珀胆碱，可能发生Ⅱ相阻滞，出现非去极化阻滞特点。Ⅱ相阻滞的出现与琥珀胆碱效应的快速减敏表现相一致。

4. 琥珀胆碱的药理学

（1）琥珀胆碱被血浆胆碱酯酶（假性胆碱酯酶）迅速水解为胆碱和琥珀单胆碱，消除半衰期为 2~4 分钟，琥珀单胆碱的肌松作用约为琥珀胆碱的一半。

（2）与麻醉性镇痛药氧化亚氮复合麻醉时，琥珀胆碱的 ED95 为 0.30~0.35mg/kg。

（3）静注大剂量 1~2mg/kg 琥珀胆碱，通常 1 分钟内起效。静注琥珀胆碱 1mg/kg，肌张力完全恢复需 10~12 分钟。

（4）一小部分（1/1 500~1/3000）患者具有遗传性不典型血浆胆碱酯酶，该酶不能水解琥珀胆碱。静注 1~1.5mg/kg 琥珀胆碱，持续作用时间为 3~6 小时。

5. 琥珀胆碱的不良反应

琥珀胆碱的不良反应包括心动过缓，尤其儿童，重复用药的成人更可能发生；过敏反应；肌纤维成束收缩；肌痛，肌纤维成束收缩并非其决定因素；胃内压升高，可被琥珀胆碱所致的食管下端括约肌压力显著升高所抵消；眼内压升高，由于琥珀胆碱对眼外肌的痉挛性收缩作用，预先静注少量非去极化肌松药也不能完全防止；颅内压升高，影响较小，临床意义尚存疑问；血钾浓度短暂升高，神经损伤、疼痛、广泛创伤、男性儿童不明肌肉萎缩症等一般升高 0.5~1.0mEq/L；诱发恶性高热，咬肌痉挛可为其早期征象；不典型血浆假性胆碱酯酶存在或血浆假性胆碱酯酶活性被新斯的明（非依酚氯铵）抑制时，琥珀胆碱时效延长。

6. 临床应用

（1）琥珀胆碱的主要用药指征为气管插管，常用剂量为静注 1mg/kg。若预先静注小剂量非去极化肌松药，则琥珀胆碱剂量可增至 1.5~2.0mg/kg。

（2）不明肌肉萎缩症：小儿应用琥珀胆碱可诱发高钾血症，并且琥珀胆碱应用于小儿，偶可激发恶性高热，因而小儿应慎用。

二、非去极化肌松药

(一) 对神经肌接头的影响

(1) 非去极化肌松药与突触受体结合（必须至少与一个 a 蛋白亚基结合），竞争性产生肌松作用。

(2) Ach 过多，尤其应用抗胆碱酯酶药时，可影响正常神经肌肉传递功能。

(二) 非去极化肌松药的特点

肌颤搐幅度降低；对持续强直刺激的反应出现衰减；四个成串刺激时，$T_4/T_1<0.7$；强直刺激后出现易化；无肌纤维成束收缩；可被抗胆碱酯酶药拮抗；可被其他非去极化肌松药强化。

(三) 药代动力学

(1) 源自非去极化肌松药血药浓度测定的药代动力学变量取决于所用剂量、抽样时间和测定的精确度。

(2) 非去极化肌松药的分布容积均大致等于细胞外液量。

(四) 起效与时效

(1) 静注非去极化肌松药 1~2 分钟内血药浓度即达峰值，但 5~7 分钟后才出现最强肌松作用，反映心排血量、骨骼肌距心脏距离和骨骼肌血流量影响起效时间。

(2) 非去极化肌松药血药浓度下降至临界水平之下所需时间决定其时效。

(五) 常用非去极化肌松药

1. 阿曲库铵

阿曲库铵为苄异喹啉类、中时效非去极化肌松药。

(1) 阿曲库铵在生理 pH 和体温下通过 Hofmann 消除自行降解，约占 1/3，另外 2/3 经酯酶水解。阿曲库铵的代谢产物 N-甲基四氢罂粟碱为一种脑兴奋剂，但应用临床剂量的阿曲库铵不可能有临床意义。

(2) 快速静注大剂量（>2ED95）阿曲库铵，因组胺释放出现低血压和心动过速，若注药时间在 1~3 分钟以上，可减弱组胺释放所致的不良反应。

(3) 阿曲库铵不经肝脏或肾脏代谢，所有年龄组患者需用剂量相似。阿曲库铵同所有非去极化肌松药一样，用于消瘦患者时均应减量。

2. 顺阿曲库铵

顺阿曲库铵为苄异喹啉类、中时效非去极化肌松药。

(1) 顺阿曲库铵为阿曲库铵十个同分异构体中的一个，同阿曲库铵在起效、时效、恢复和清除机制诸方面均相似。代谢不依赖肝脏和肾脏功能，主要通过 Hofmann 消除，但不能被非特异性血浆酯酶水解。

(2) 顺阿曲库铵的代谢产物包括 N-甲基四氢罂粟碱，对 NMJ 均无作用。顺阿曲库铵产生的 N-甲基四氢罂粟碱的峰值血浆浓度约为阿曲库铵的 1/5。

(3) 顺阿曲库铵的效能比阿曲库铵强，ED95 为 0.05mg/kg。大剂量（8 倍 ED95）不引起组胺释放，无心血管不良反应。

（4）以恒定速率持续静脉输注顺阿曲库铵，易于维持稳定的肌松作用。顺阿曲库铵不经肝脏和肾脏消除，肌张力恢复不依赖药物用量或持续用药时间。

（5）抗胆碱酯酶药促进肌张力恢复。

3. 多库氯铵

多库氯铵为长时效非去极化肌松药，无心血管不良反应，无组胺释放作用。

4. 米库氯铵（Mivacuriμm）

米库氯铵为短时效非去极化肌松药，系三种同分异构体混合物，由血浆胆碱酯酶分解。不典型血浆胆碱酯酶患者，米库氯铵较琥珀胆碱起效更慢，时效更长。

（1）静注 0.25mg/kg，起效时间约 30 秒。95%肌颤搐恢复时间为 30 分钟，若肌张力迅速自然恢复，则不必拮抗。

（2）应用 2 倍 ED95 剂量，心血管反应不明显；但应用 3 倍 ED95 剂量，可使组胺充分释放，短暂降低平均动脉压约 15%。

（3）抗胆碱酯酶药促进肌张力自然恢复，没有证据证明其抑制了血浆胆碱酯酶。

5. 潘库溴铵

潘库溴铵为长时效甾类非去极化肌松药，但无任何内分泌效应。

（1）潘库溴铵代谢为三羟基化合物，其肌松作用约为潘库溴铵的 50%。

（2）潘库溴铵适度（通常 15%）增快心率，升高血压，以及增加心排血量。

（3）潘库溴铵不释放组胺。

（4）应用大剂量阿片类药物麻醉的患者，用潘库溴铵进行肌松优于对心血管无影响的肌松药。

（5）与新型、价格更昂贵的短、中时效非去极化肌松药相比，潘库溴铵一直被更广泛用于临床，主要是基于其价格优势。在可用于时间超过 2 小时手术的非去极化肌松药中，其价格最低廉，但常规应用可增加术后骨骼肌无力的发生率。

（6）潘库溴铵的肌松作用比中时效非去极化肌松药更难以逆转。

6. Rapacuronium

Rapacuronium 为一种氨基甾类非去极化肌松药。静注 1.5mg/kg，60 秒内可进行气管插管，35 分钟内 TOF 比值自然恢复至 0.7，而注药 2~5 分钟后即用新斯的明拮抗，则仅需 17 分钟。

（1）Rapacuronium 的十七羟基代谢产物时效为 Rapacuronium 的 2.5 倍，经肾脏缓慢排泄。反复用药可致时效延长。

（2）尽管 Rapacuronium 的时效长于琥珀胆碱，但仍是起效和肌张力恢复最快的非去极化肌松药。

（3）Rapacuronium 可引起轻微剂量依赖性心动过速、低血压和支气管痉挛。

7. 罗库溴铵

罗库溴铵为氨基甾类非去极化肌松药，起效较维库溴铵快，而时效和药代动力学特点相似。静注 1mg/kg 后 60 秒即可得到良好的插管条件，与静注 1mg/kg 琥珀胆碱相似。

（1）与其他短、中时效非去极化肌松药相比，罗库溴铵对膈肌和喉肌的肌松作用快于拇内收肌，产生相同的肌松程度约需2倍剂量。

（2）静注大剂量（4倍ED95）无血流动力学变化或组胺释放。

8. 维库溴铵

维库溴铵为中时效氨基甾类非去极化肌松药，无组胺释放或心血管不良反应。

（1）维库溴铵为潘库溴铵分子去甲基生成的单季铵化合物，这使其Ach样作用减弱，脂溶性增强，促进了肝吸收。

（2）维库溴铵经自发脱乙酰基作用代谢，代谢产物中三羟基维库溴铵的肌松作用最强，约为维库溴铵的60%，经肾脏排泄。长期用于机械通气患者，肌无力时间延长。

（3）维库溴铵用于男性，其效能较女性差，时效亦较短，大概由于女性分布容积低，导致血药浓度高所致。

（4）维库溴铵在静脉套管中与硫喷妥钠意外混合，可形成巴比妥酸混合物，阻塞静脉套管。

（5）维库溴铵具有中时效、无解心脏迷走神经作用，所以适用于缺血性心脏病患者或时间较短的门诊手术。

第三节　激素类药

激素类药甚多，包括脑垂体激素、肾上腺皮质激素及性腺激素等，其中肾上腺皮质激素又可按生理功能差异分为：①盐皮质激素：主要作用于肾远曲小管，所致水、钠潴留与排钾，对调节电解质及体液平衡有重要作用。②糖皮质激素：具促进蛋白分解、使糖原异生增加的作用，对糖、脂肪、蛋白质代谢具有调节作用，可提高机体对不良刺激的抵抗力，也是麻醉治疗中的重要用药。

一、氢化可的松

1. 药理作用

氢化可的松（皮质醇）是肾上腺糖皮质激素，吸收后水解为氢化可的松发挥作用，主要影响糖、蛋白质、脂肪代谢，对水盐代谢影响小，具抗炎抗毒、抗休克和免疫抑制作用，能增加血中白细胞、红细胞、血小板数量，使嗜中性粒细胞减少，可提高中枢神经兴奋性，增进消化腺分泌，并有保钠排钾作用。

2. 适应证

（1）替代治疗：急性或慢性肾上腺功能减退症，肾上腺危象、先天性肾上腺皮质增生症。

（2）治疗自身免疫性疾病。

（3）治疗变态反应性疾病。

（4）用于感染性疾病的辅助治疗。

（5）用于抗休克治疗。

（6）血液系统恶性病治疗。

（7）眼科疾病治疗。除细菌性或病毒性感染和角膜溃疡外的各种眼疾。

（8）各种皮肤病的治疗。

（9）疼痛治疗中主要用于各类具有明确压痛点的软组织伤、肩周炎、神经炎等疼痛的治疗，可以做痛点注射或硬膜外腔给药，也可行局部软组织浸润注射。

3. 用法用量

①口服：每日 2 次，每次 20mg。②关节腔内注射：每次 1～2mL（25～50mg），鞘内注射 1mL（25mg）。③滴眼，用时摇匀。④局部外用。

4. 注意事项

①注射剂与滴眼剂用时混匀。②局部皮肤用时，用药量不可太大，时间尽可能缩短。

5. 不良反应

（1）医源性类皮质醇增多症：表现为向心性肥胖、满月脸、多毛、痤疮、水肿、低血钾、高血压、糖尿病等。

（2）肌萎缩和骨质疏松。

（3）诱发和加重感染。

（4）诱发和加重应激性溃疡。

（5）诱发精神症状。

（6）对胎儿的影响：妊娠早期应用皮质激素可能有致畸作用，妊娠后期则有可能引起胎儿肾上腺皮质萎缩，故孕妇忌用。

（7）停药反应：长期给药可致急性肾上腺皮质功能不全，表现有发热、肌痛、关节痛、全身无力、恶心、呕吐，甚至休克、昏迷，因此长期用药造成下丘脑和腺垂体的持续抑制，使 ACTH 释放减少而导致肾上腺皮质分泌功能减退，出现皮质功能不全。因此，使用皮质激素不可突然停药，而应逐渐减量直到停药。

6. 禁忌证

活动性消化性溃疡，严重高血压、精神病、糖尿病、骨质疏松、青光眼、库欣综合征、水痘、麻疹、真菌感染等。

二、泼尼松龙

1. 药理作用

泼尼松龙（氢化泼尼松，Prednisolone）是糖皮质激素合成代用品，其糖代谢与抗炎作用为氢化可的松的 4 倍，水盐代谢作用较弱。

2. 适应证

适用于全身给药或局部注射，因其不需经肝代谢而起作用，可用于肝功能不良患者。

3. 用法用量

口服：成人开始 10～40mg/天，分 2～3 次。维持 5～10mg/天。关节腔或软组织内注射：5～50mg/次，用量按关节大小而定，注意无菌操作。

4. 不良反应

见氢化可的松。

三、甲泼尼龙

1. 药理作用

甲泼尼龙（Methylprednisolone）吸收缓慢，作用与泼尼松相似，其特点是抗炎作用和抗风湿作用强而持久。

2. 适应证

直接注入软组织或关节用于治疗类风湿性关节炎、骨关节炎、滑囊炎及皮质激素适应之炎症性疾病。

3. 用法用量

水性混悬液 4~8mg，关节腔内注射剂量视关节大小。肌内注射可延长其全身作用，每 2 周 40mg 至每周 80mg，最高每周 120mg。

4. 注意事项

本品系混悬液，不能静注，应避光保存，温度不应超过 30℃，避免冷冻。

四、曲安西龙

1. 药理作用

曲安西龙（去炎松，Triamcinolone）糖代谢作用及抗炎作用比氢化可的松强 5 倍，水钠潴留作用轻微。

2. 适应证

类风湿性关节炎，其他结缔组织病、支气管哮喘、过敏性皮炎、神经性皮炎、湿疹等，尤适用于对皮质激素禁忌的伴有高血压和水肿的关节炎患者。

3. 用法用量

口服：开始每次 4mg，每日 2 次，其双醋酸酯混悬剂用于肌内注射，皮下注射和关节腔内注射，作用缓慢而持久，疗效达 2~3 周以上。肌内注射：每 1~4 周 1 次，每次 40~80mg。皮下注射：每次 5~20mg。关节腔内注射每 1~7 周 1 次，每次 5~40mg。

4. 注意事项、不良反应

见氢化可的松。

五、曲安奈德

1. 药理作用

曲安奈德系长效肾上腺皮激素类药，效力较可的松强 20~30 倍，注射剂吸收缓慢，数小时内生效，1~2 天达最大效应，作用维持 2~3 周。

2. 适应证

用于难以控制的支气管哮喘、过敏性鼻炎、顽固性荨麻疹、湿疹、神经性皮炎、斑状牛皮癣、瘢痕、风湿性关节炎、滑膜炎、滑囊炎、腱鞘炎、急性扭伤和眼科炎症等。

3. 用法用量

支气管哮喘：肌内注射每次 40mg，每 3 周 1 次，5 次为 1 个疗程，重症用量加倍，6～12 岁儿童用量减半，亦可用 40mg 在扁桃体穴或颈前甲状软骨旁注射，每周 1 次，5 次为 1 个疗程，注射前先用少量普鲁卡因局部麻醉。

各种关节病：每次 10～20mg，加 0.25%利多卡因液 10～20mL，一次进针至病灶，每周 2～3 次，症状好转后每周 1～2 次，4～5 次为 1 个疗程。

4. 注意事项

用前混匀，不能静脉注射，孕妇不宜久用，病毒性、结核性或化脓性眼病者忌用。

5. 不良反应

偶见全身荨麻疹、支气管痉挛、月经紊乱、视力障碍。

六、地塞米松

1. 药理作用

地塞米松（氟美松，Dexamethasone）的抗炎、抗毒作用及控制皮肤过敏的作用比泼尼松更显著，而对水钠潴留和促进排钾作用较轻微，对垂体肾上腺皮质的抑制作用较强。

2. 适应证

用于肾上腺皮质功能减退、活动性风湿病、类风湿性关节炎、全身性红斑狼疮、严重支气管哮喘、皮炎、感染性休克、急性白血病。其不含盐类激素，尤适于治疗脑水肿、先天性肾上腺皮质增生等。也可用于诊断皮质醇增多症及其原因。

3. 用法用量

口服，每次 0.75～3mg，每日 2～4 次，维持量每日 0.5～0.75mg。肌内注射地塞米松醋酸酯，一次 8～16mg，间隔 2～3 周肌内注射 1 次。静滴地塞米松磷酸钠，1 次 2～20mg，静滴时以 5%葡萄糖注射液 500mL 稀释。

4. 注意事项

凡有癔症史、精神病史、溃疡病、血栓性静脉炎、活动性肺结核及肠吻合手术后患者忌用或慎用。结核病、急性细菌性或病毒性感染患者应用时必须给予适当的抗感染治疗。

七、倍他米松

1. 药理作用

倍他米松为地塞米松的同分异构体，其作用与地塞米松相同，唯抗炎作用较地塞米松强，作用迅速，不良反应少而轻。

2. 适应证

用于治疗活动性风湿病、类风湿性关节炎、红斑狼疮、重症支气管哮喘、严重皮炎、急性白血病，也用于某些感染的综合治疗。

3. 用法用量

口服，每日 0.25～1mg，每日 2 次。维持量为每日 0.5～1mg。肌内注射，本品醋酸酯一次 6~12mg。

（孙　琳）

第三章　麻醉专科护理技术操作

第一节　气管内插管全身麻醉的护理配合

一、目的

(1) 气管插管的目的是有效保持呼吸道通畅，清除呼吸道分泌物或异物，减少气道阻力，增加肺泡有效通气量。

(2) 需要应用机械通气的患者，须先行气管插管。

(3) 气管插管后便于气道给药及气道湿化。

二、适应证

(1) 各种全身麻醉或静脉复合麻醉者。

(2) 危重患者抢救：呼吸衰竭需要行机械通气的患者，心肺复苏、药物中毒，以及新生儿严重窒息患者。

三、禁忌证

1. 气管插管绝对禁忌证

喉头水肿、急性喉炎、喉头黏膜下水肿。

2. 气管插管相对禁忌证

呼吸道不完全梗阻合并出血性疾病，易诱发喉头声门或气管黏膜下出血，或血肿继发呼吸道急性梗阻；医护人员气管插管技术不熟练；插管设备不完善。

四、操作流程

(一) 评估

(1) 患者的年龄、性别、体重及心理状况。

(2) 患者的意识、呼吸，是否有活动性义齿或松动牙齿，是否有颈椎外伤等情况。

(3) 有无感染性疾病。

(4) 环境是否适宜施行气管插管。

(5) 患者禁食时间。

(二) 准备

1. 护士

着装整洁，采用六步洗手法洗手，戴口罩、帽子。

2. 物品

麻醉机、监护仪、喉镜、听诊器、气管导管芯、医用水溶性润滑剂、插管钳、气管导管、牙垫（或口塞）、吸痰管、口咽通气管麻醉面罩、10mL 注射器、胶布、药物、头架、螺纹管固定架、过滤器、吸附器、黄色医疗废物袋。如遇困难气道患者需要插管，还应当准备特殊设备，包括喉罩、可视喉镜、支气管纤维镜、气管插管盲探条等。为可疑传染病患者插管，必要时准备防护目镜、防护 衣等。

3. 环境

环境舒适，调节室温 20~25℃，光线充足，必要时设置屏风。

4. 患者

气管插管前或术前告知患者及家属气管插管的目的，指导患者在插管及拔管时的配合方法，告知注意事项。

（三）评价

（1）患者行气管插管后气道通畅，缺氧改善。

（2）插管过程中无发生插管所致的牙齿松脱。

五、相关链接

（1）对可能存在颈髓损伤的患者，经口气管插管时需要 2 名医护人员，其中一名医护人员施行气管插管，另一名医护人员保持患者处于持续的线性牵引。

（2）选择合适的气管导管和喉镜片，气管导管的型号取决于气管内径：成人常用 7.0mm、7.5mm、8.0mm，插管深度一般为 21~24cm；2~12 岁的小儿导管选择计算公式为导管型号=（年龄/4+4）mm，插管深度=（年龄/2+12）cm。成年患者常用 2~3 号弯镜片，儿童常用 1~2 号弯镜片，婴儿常用 0-00 号弯镜片或直镜片。

（3）传染病患者尽量使用一次性喉镜片，如果使用非一次性喉镜片，使用后的喉镜片需用黄色医疗废物袋双层包裹，贴上标签，注明传染病名称、使用日期及时间、经手人等，集中统一消毒 处理。

（4）确定导管进入主气管的方法：①挤压胸部时，气管导管口有气流溢出。②人工呼吸时，可见双侧胸廓对称起伏，听诊双肺可闻清晰对称的肺泡呼吸音。③若使用透明导管，吸气时管壁清亮，呼气时可见明显的“白雾”样变化。④患者如有自主呼吸，连接麻醉机后可见呼吸囊随呼吸涨缩。⑤监测呼气末 $PETCO_2$，有 $PETCO_2$ 图形和数字则确认无误。

第二节　喉罩置入术的护理配合

一、目的

（1）喉罩使用的目的是快速建立紧急人工气道，有效保持呼吸道的通畅，维持有效的气体交换，达到改善缺氧、挽救患者生命的目的。

（2）喉罩使用为某些特殊手术提供合适的全身麻醉方法。

二、适应证

（1）各种原因引起的上呼吸道梗阻、呼吸停止、心脏停搏。

（2）合并有高血压、冠心病需要行全身麻醉的中小手术者。

（3）非预见性的困难插管或头颈部活动受限不能进行气管插管者。

三、禁忌证

（1）饱胃，腹内压过高，有呕吐、反流、误吸的高危患者。

（2）必须保持正压通气手术或通气压力需大于 25cmH_2O 的慢性呼吸道疾病患者。

（3）呼吸道梗阻的患者，如气管受压、气管软化、咽喉部肿瘤者等肺顺应性下降或气道阻力增高者。

四、操作流程

（一）评估

（1）患者病情、年龄、体重、意识情况，有无活动性义齿。

（2）患者有无声门上部或下咽部的损伤、重度肥大的扁桃体，以及明显的喉或气管的偏移。

（二）准备

1. 护士

着装整洁，采用六步洗手法洗手，戴口罩、帽子。

2. 物品

麻醉机（无麻醉机可选用简易呼吸囊代替）、监护仪、合适型号喉罩、30mL 注射器、手套、麻醉喉镜、听诊器、导管芯、医用水溶性润滑剂、气管导管、吸引装置、口咽通气管、麻醉面罩、胶布、药物、头架、过滤器、吸附器、黄色医疗废物袋，必要时准备防护目镜、防护衣。

3. 环境

调节室温 20~25℃，环境洁净，光线充足。

4. 患者

去枕仰卧位，头部后仰。

（三）评价

（1）置入喉罩后能有效保持呼吸道的通畅，维持有效的气体变换。

（2）无出现胃肠胀气、反流、误吸等并发症。

五、相关链接

（1）根据患者不同年龄和体重选择喉罩的型号，一般体重 5~10kg 选择 1.5 号喉罩，10~20kg 选择 2 号喉罩，20~30kg 选择 2.5 号喉罩，30~50kg 选择 3 号喉罩，50~70kg 选择 4 号喉罩，70kg 以上选择 5 号喉罩。

（2）正压通气时，气道内压力不宜超过 2.0kPa，否则容易发生气体进入胃内的情况。使用喉罩期间注意监测呼气末二氧化碳（$PETCO_2$）。

（3）警惕胃内容物反流、误吸的危险。喉罩留置期间必须密切监测双肺呼吸音，一旦发生反流、误吸，应拔除喉罩，清理呼吸道，并改用其他通气方式。饱胃的患者，禁忌使用喉罩。

（4）与气管内插管比较，喉罩无须使用喉镜及肌松药物便可置入，并且对气道的刺激小，置入和拔出时应激反应较小，尤其减少了心血管方面的应激反应。

（5）急救时喉罩能快速开放气道，还可以在喉罩的引导下进行气管插管，长时间机械通气的患者不适合使用喉罩。

第三节　椎管内麻醉穿刺术的护理配合

一、目的

（1）使患者能够了解椎管内麻醉的目的，主动配合操作（小儿和意识丧失的患者除外）。

（2）减轻患者心理负担。

（3）为麻醉医生准备各种物品，利于操作。

二、适应证

（1）需行腹部、下肢、会阴、肛门、直肠以及泌尿生殖系统等部位的手术患者。

（2）急慢性疼痛患者需行硬膜外腔镇痛者。

三、禁忌证

1. 椎管内麻醉绝对禁忌证

（1）背部穿刺点周围皮肤感染者。

（2）未纠正的低血容量者。

（3）凝血功能异常者。

（4）脊柱外伤、解剖结构异常、脊柱结核或肿瘤者。

（5）中枢神经系统疾病如脑膜炎者。

2. 椎管内麻醉相对禁忌证

（1）合并有神经系统疾病患者（如多发硬化症中枢神经系统和免疫有关的炎症及去髓鞘疾病）。

（2）正在接受抗凝治疗者。

四、操作流程

（一）评估

（1）患者病情、年龄、体重、意识状态。

（2）患者的心理状况、合作程度及对操作的认知程度。

（3）患者脊柱的活动情况及穿刺部位皮肤情况。

（二）准备

1. 护士

着装整洁，采用六步洗手法洗手，戴口罩、帽子。

2. 物品

硬膜外穿刺包（或腰硬联合包）、硬膜外导管、监护仪、麻醉机、听诊器、麻醉喉镜、麻醉面罩、无菌敷料、胶布、皮肤消毒液、无菌手套、局部麻醉药物、黄色医疗废物袋。

3. 环境

环境洁净、舒适，调节室温20~25℃，必要时设置屏风。

4. 患者

脱去上衣，覆盖胸前。

（三）评价

（1）遵守无菌操作规程。

（2）主动配合，及时为麻醉医生提供用物。

（3）患者了解注意事项，配合良好。

五、相关链接

1. 将麻醉药物注入椎管的蛛网膜下腔或硬膜外腔

脊神经根受到阻滞使该神经根支配的相应区域产生麻醉作用，统称为椎管内麻醉。根据注入位置不同，可分为蛛网膜下腔阻滞麻醉（又称脊麻或腰麻）、硬膜外腔阻滞麻醉、腰硬联合麻醉、骶管阻滞麻醉。

2. 椎管内麻醉对机体的影响

（1）椎管内麻醉阻滞交感神经后，使血管床增大，回心血量减少，心排血量下降，因而容易引起低血压。低血压的发生率与下降幅度与变感神经节前纤维被阻滞的平面有关，感觉阻滞平面在T12以下者，血压下降发生率较低，平面愈高，发生率愈高。因此，椎管内麻醉前应先进行静脉输液扩容。

（2）椎管内麻醉对通气的影响取决于阻滞平面，低位脊麻对通气影响不大，随着阻滞平面上移，肋间肌麻痹广泛，便可能引起通气不足，当阻滞平面上达颈部时，由于膈神经被阻滞，可发生呼吸停止。此外，高位脊麻因减少回心血量，肺动脉压下降，肺血容量减少，肺泡无效腔增大，可使 PaO_2 降低，而 $PaCO_2$ 轻度上升。支配支气管平滑肌的交感神经纤维来源于T4~5脊段，脊麻平面过高，有可能诱发支气管痉挛。

（3）腰骶段的交感神经阻滞后，尿道括约肌收缩，而逼尿肌松弛，可产生尿潴留。故腰骶段阻滞麻醉，一般需停留尿管1~2天。

第四节　动脉穿刺术的护理配合

一、目的

（1）提供准确、可靠和连续的动脉血压数据，有助于判断患者的心肌收缩功能、心排血量、血容量，以及外周血管阻力。

（2）通过动脉置管采集血标本。

二、适应证

（1）严重创伤和多脏器功能衰竭，以及其他血流动力学不稳定的患者。

（2）心脏大血管手术的患者，心肌梗死和心力衰竭抢救时。

（3）各类休克的患者。

（4）急性呼吸衰竭需要经常采取动脉血标本行血气分析患者。

（5）低温麻醉和控制性降血压的患者。

（6）不能行无创测压的患者。

三、相对禁忌证

（1）穿插部位有感染者。

（2）凝血功能障碍者。

（3）动脉近端梗阻者。

四、操作流程

（一）评估

（1）患者病情、年龄、体重、意识情况及配合程度。

（2）患者体温、出凝血功能。

（3）术侧远端肢体皮温、颜色。

（4）监护仪、压力配件、压力传感器性能。

（二）准备

1. 护士

着装整洁，采用六步洗手法洗手，戴口罩、帽子。

2. 物品

动脉穿刺针、压力传感器、无菌小方纱、无菌敷料、无菌手套、胶布、托手板、小方枕、固定带、皮肤消毒液、注射用 0.9%氯化钠溶液 500mL、肝素注射液 1 支、2%利多卡因、动脉导线、动脉监测模块、黄色医疗废物袋、锐器盘。

3. 环境

环境清洁、舒适，调节室温 20~25℃，符合无菌操作要求。

4. 患者

脱去上衣，覆盖胸前，拟行穿刺的一侧上肢外展。

（三）评价

（1）物品准备齐全。

（2）护理配合主动、熟练。

五、相关链接

1. 桡动脉穿刺之前做 ALLEN 试验

（1）术者用双手同时按压桡动脉和尺动脉。

（2）嘱患者反复用力握拳和张开手指 5~7 次至手掌变白。

（3）松开对尺动脉的压迫，继续保持压迫桡动脉，观察手掌颜色变化。若手掌颜色 15 秒之内迅速变红或恢复正常，即 ALLEN 试验阴性，表明尺动脉和桡动脉间存在良好的侧支循环；相反，若 15 秒手掌颜色仍为苍白，即 ALLEN 试验阳性，表明手掌侧支循环不良。ALLEN 试验阳性患者禁止行介入、动静脉内瘘等手术。ALLEN 试验阴性患者，可安全地进行桡动脉穿刺置管。

2. 压力传感器的位置

应与心脏的体表标志点第四肋间线与腋中线交点处对齐，确保监测结果准确。当压力传感器的位置低于右心房，监测到的血压数值偏高；当压力传感器的位置高于右心房，监测到的血压数值偏低。

3. 压力传感器必须充分排气

防止空气栓子进入动脉引起空气栓塞。测压过程需定时冲管，防止血液回流堵塞管道。

第五节　深静脉穿刺术的护理配合

一、目的

（1）监测血容量（心脏前负荷）与右心功能。

（2）作为指导输液量和输液速度的参考指标。

二、适应证

（1）严重创伤、各类休克及急性循环衰竭等需要接受大量快速输血输液的危重者。

（2）各类大、中手术，尤其是心血管、颅脑和腹部的大手术者。

（3）需行肠道外全静脉营养者。

（4）需长期输液而外周静脉因硬化、塌陷致穿刺困难者。

（5）需行血液透析、血浆置换术者。

三、禁忌证

(1) 有上腔静脉综合征者，不宜经颅内、锁骨下及上肢静脉置管。
(2) 穿刺部位有感染者。
(3) 凝血功能障碍并有出血倾向者。
(4) 重症肺气肿和呼吸急促者。

四、操作流程

(一) 评估

(1) 患者的病情、年龄、体重。
(2) 需置入导管的类型、用途。
(3) 患者颈部活动情况和合作程度。

(二) 准备

1. 护士

着装整洁，采用六步洗手法洗手，戴口罩、帽子。

2. 物品

中心静脉导管、无菌敷料包、无菌手套、输液管、肝素、皮肤消毒渣、0.9%氯化钠溶液 100mL×1、0.9%氯化钠溶液 10mL×2、2%利多卡因 5mL×2、肝素注射液（1.25 万 U）1 支、无菌持针钳、无菌角针与缝线、胶布、小方纱、砂轮、小枕、黄色医疗废物袋、锐器盘。

3. 环境

环境洁净、舒适，调节室温 20~25℃，符合无菌操作要求。

4. 患者

平卧，脱去上衣，覆盖胸前，肩部垫薄枕。

(三) 评价

(1) 患者能了解注意事项。
(2) 配合医生穿刺过程符合无菌要求，无污染。
(3) 注意观察病情变化，了解患者需求，中心静脉导管妥善固定，各连接紧密，无漏液。

五、相关链接

(1) 根据患者具体情况，选择合适的中心静脉和深静脉进行穿插。一般优先选择右侧颈内静脉穿刺，因为右颈内静脉与右头臂静脉的角度较平直，导管易于置入，距离右心房入口最近。左颈内静脉后方是胸导管所在，容易损伤。锁骨下静脉和股静脉也是经常选用的部位。

(2) 中心静脉输液时宜配合使用肝素，避免输液管接头意外分离导致大出血。

第六节　气管内插管拔除术的护理配合

一、目的

结束机械通气。

二、适应证

具备拔除气管内插管指征的患者：

（1）所需机械通气治疗的基础疾病或创伤已稳定或得到明显改善。

（2）手术结束停止麻醉后，肌松药物残余作用消失。

（3）生命体征稳定，暂无再次手术指征。

（4）自主呼吸恢复良好，咳嗽和吞咽反射恢复，呼吸道通畅，无喉头水肿、喉痉挛等气道狭窄的表现。

（5）呼吸频率、节律、潮气量恢复至术前水平，双肺呼吸音正常，脱离麻醉机，吸空气5~10分钟血氧饱和度>94%。

（6）吸氧浓度<40%时，动脉氧分压（PaO_2）>8.0kPa（60mmHg），呼气末正压（PEEP）≤0.49kPa（$5cmH_2O$）。

（7）呼唤患者有睁眼、张口伸舌、握手等指令性动作。

三、操作流程

（一）评估

（1）患者的病情、意识、血氧饱和度、合作程度。

（2）符合拔管指征。

（二）准备

1. 护士

着装整洁，采用六步洗手法洗手，戴口罩、帽子。

2. 物品

简易呼吸囊、吸引装置、麻醉面罩、可控面罩、气管插管用物、10mL注射器、0.9%氯化钠溶液500mL、手套、口咽通气管或鼻咽通气管、小纱布或纸巾、黄色医疗废物袋。

3. 患者

取仰卧位或半卧位，不合作的患者适当约束四肢。

4. 环境

调节室温在20~25℃，清洁、舒适，光线充足，必要时设置屏风。

（三）评价

（1）成功拔除气管导管，无再次插管。

（2）患者无出现喉痉挛、呼吸道阻塞等并发症。

四、相关链接

（1）饱胃、肥胖、颈短、术前有困难气道、多次气管插管或呼吸道分泌物较多的患者，宜在患者完全清醒后再行拔管，并在拔管前做好再次插管的准备。

（2）拔管前必须依次吸净气管导管、鼻腔、口腔内分泌物，气管内操作每次不超过10秒，注意观察患者生命体征的变化。拔管时应将吸痰管放入气管导管内，并超出导管远端，边吸痰边拔除气管导管。

第七节　喉罩拔除术的护理配合

一、目的

结束机械通气。

二、适应证

具备拔除喉罩指征的患者

（1）患者呼吸方式恢复正常，有自主呼吸，呼吸频率12~25/min，潮气量大于300mL。

（2）停止供氧5~10分钟，患者的SPO_2大于94%。

（3）患者意识恢复，可以合作保护气道。

（4）患者肌力完全恢复。

（5）无气道梗阻、喉痉挛等并发症。

三、操作流程

（一）评估

（1）患者的病情、意识、肌张力、合作程度、脉搏氧饱和度。

（2）符合拔除喉罩的指征。

（二）准备

（1）护士：着装整洁，采用六步洗手法洗手，戴口罩、帽子。

（2）物品：简易呼吸囊、负压吸引装置、麻醉面罩、可控面罩、吸痰管、气管插管用物、10mL注射器、0.9%氯化钠溶液500mL、手套、口咽通气管或鼻咽通气管、小纱布或纸巾、黄色医疗废 物袋。

（3）患者取仰卧位，不合作的患者适当约束四肢。

（4）环境调节室温在20~25℃、舒适，光线充足，必要时设置屏风。

（三）评价

拔除喉罩过程顺利，患者无出现喉痉挛、呼吸道阻塞等并发症。

四、相关链接

（1）拔除喉罩时气囊放气一般放至气囊充气量的2/3即可，避免因气囊完全放空而使喉罩前端形成各样棱角，在喉罩拔除过程损伤气道黏膜。

（2）拔除喉罩的时机选择：建议清醒时拔除喉罩。清醒患者可以按指令张口配合，并能吐出口腔分泌物进而避免引起反流物误吸，拔除喉罩时尽量不采用负压吸引咽喉部分泌物，避免因刺激引起喉痉挛。

（3）拔除喉罩后潜在的严重并发症是喉痉挛。当拔除喉罩过程中患者出现喉痉挛，紧急处理方法是：①麻醉面罩加压纯氧吸入。②轻提下颌可缓解轻度喉痉挛。③立即停止一切刺激或操作。④对重度喉痉挛，紧急情况下可采用 16 号以上粗针行环甲膜穿刺给氧，或行高频通气，或应用琥珀胆碱 1. 0~1. 5mg/kg 静脉注射后行气管插管。

（孙　琳）

第四章　常见麻醉患者的护理

第一节　气管、支气管内插管全身麻醉的护理

一、概述

气管和支气管内插管是麻醉气道管理的主要手段。气管内插管方法大致分为经口腔插管法、经鼻腔插管法、经气管造口插管法三大类，如把导管插入单侧支气管即称为支气管内插管。

二、护理常规

1. 麻醉前准备

（1）患者准备：①麻醉前评估患者劳动能力、吸烟与嗜酒史，有无长期服用催眠药史，有无怀孕，有无食物、药物过敏史。嘱患者清洁口腔、鼻腔，戒烟、酒。②术前禁食≥8 小时，婴幼儿禁食≥4 小时，禁饮（糖水、清果汁）≥2 小时。③嘱患者取下活动义齿、首饰、手表、戒指等。按医嘱执行麻醉前用药。④告知患者麻醉复苏期需要配合的内容，如应答、睁眼、伸舌等。⑤麻醉开始前测量和记录首次体温、心率、血氧饱和度、呼吸、血压。⑥建立上肢静脉通道。

（2）麻醉器械、设备、耗材准备：①多功能麻醉机、心电监护仪、听诊器、麻醉喉镜、注射泵、加温仪、简易呼吸囊。②检测氧气源和吸引装置压力、系统密闭程度，确认无漏气。③一次性耗材有气管导管（支气管内插管准备双腔支气管导管或支气管封堵管）或喉罩、导管芯、呼吸回路、麻醉面罩、吸痰管、吸附器、口咽通气管、过滤器、医用水溶性润滑剂。④困难气道麻醉用具如支气管纤维镜、可视喉镜。

（3）药物准备：按医嘱准备镇痛药、镇静药、肌肉松弛药、胶体和常规急救药品（包括阿托品、麻黄碱、肾上腺素、多巴胺、间羟胺）、0.9%氯化钠溶液 500mL。

2. 麻醉中的护理观察及记录

（1）连续动态监测心电图，每 10~15 分钟记录麻醉机、监护仪上各参数，支气管内插管麻醉根据手术需要单肺通气时，尤其要密切注意血氧饱和度的变化。

（2）协助填写麻醉记录单。

（3）妥善固定气管导管，防止脱管、阻塞。术中变换患者体位时注意观察导管置入的深度。

（4）记录用药时间点、用量。

（5）记录输注液体种类及其在麻醉手术期间的出入量。

（6）按需要给予液体加温、患者身体保温。

（7）根据医嘱采血进行各种检验。

3. 麻醉复苏期护理

（1）气管导管拔管指征：在麻醉医生的指导下进行操作。没有单一的指征能保证可以成功地拔除气管导管，下列指征有助于评估术后患者不需要辅助通气：①PaO_2 或 SPO_2 正常（一般 SPO_2>94%）。②呼吸方式正常，咳嗽、吞咽反射活跃。患者能自主呼吸，呼吸不费力，呼吸频率<30 次/min，潮气量>6mL/kg。③意识恢复，可以合作和保护气道。④肌力完全恢复。⑤气管导管内、口腔内和咽部无异物，无气道梗阻或通气不足现象。

（2）拔管时护理要点：①拔管前无菌操作下吸干净气管、咽喉、口鼻内分泌物。吸痰中观察患者脉搏氧饱和度，有口唇发绀、持续呛咳者应停止吸痰，给予吸氧，待症状改善后再吸痰。②将气管导管套囊放气，导管内插入输氧管供氧，肺充氧胀气。③将吸引管留置在气管导管前端之外，一边吸引一边缓慢拔管。④拔出气管导管后继续面罩吸氧，流量为 4～5L/min。再次清理口鼻咽喉分泌物。⑤当患者未清醒或有舌根后坠时，放置口或鼻咽通气管继续面罩吸氧，流量为 4～5L/min。

（3）观察和记录：①氧饱和度、血压、心率，每 10～15 分钟记录 1 次。②自主呼吸频率、节律、潮气量，每 10～15 分钟记录 1 次。③有无肺误吸、喉头水肿、气管塌陷等并发症表现。④神志恢复情况及对刺激的反应。⑤疼痛程度。⑥出入量，包括输血、输液量及尿量、引流量等。

⑦外科专科情况及皮肤情况。

（4）体位护理：患者未清醒时，平卧位头偏向一侧，清醒后可抬高头部 15°～20°。做好身体及四肢约束和固定，防止坠床或其他意外的发生。

（5）注意保暖，防止低温。

（6）转出麻醉恢复室的标准：①在恢复室停留>30 分钟，神志完全清醒，正确对答。婴幼儿能睁眼，哭声响亮。②生命体征等观察指标平稳。③停吸氧气 5～10 分钟，血氧饱和度>94%。当停氧后血氧饱和度持续<94%，请示麻醉医生，由医生评估患者情况后决定。④对镇痛剂的要求间隔>15 分钟。⑤转出 PACU 评分达到 8 分及以上。⑥STEWARD 评分达 4 分以上。⑦疼痛视觉模拟评分法评分≤3 分。

（7）转回普通病房后的护理建议：①持续监护脉搏氧饱和度、脉搏、血压≥8 小时。②持续鼻导管吸氧≥8 小时，流量 2～4L/min。③观察呼吸频率和节律，每 15～30 分钟记录 1 次，连续 2 小时。④及时清除呼吸道分泌物。

第二节　喉罩全身麻醉的护理

一、概述

喉罩（Laryngeal mask airway，LMA）是由英国医生 Brain 于 1981 年根据解剖成人咽喉结构所研制的一种人工气道，在其通气管的前端衔接一个用硅橡胶制成的扁长形套，其大小恰好能盖住喉头，故有喉罩通气管之称。已被广泛应用于临床全身麻醉施行呼吸管理。

二、护理常规

1. 麻醉前准备

（1）患者准备：①全面评估患者情况，包括年龄、体重、吸烟与嗜酒史，口腔张开程度，有无长期服用催眠药史，有无食物、药物过敏史，术前诊断和拟行手术方式等，重点了解患者有无喉罩插管禁忌证。②指导患者术前禁食≥8 小时，婴幼儿禁食≥4 小时，禁饮（糖水、清果汁）≥2 小时。③嘱患者取下活动义齿、首饰、手表、戒指等。按医嘱执行麻醉前用药。④告知患者麻醉复苏期需要配合内容，如应答、睁眼、伸舌等。⑤麻醉开始前测量和记录首次体温、心率、血氧饱和度、呼吸、血压。⑥建立上肢静脉通道。

（2）麻醉器械、设备、耗材准备：①多功能麻醉机、心电监护仪、听诊器、麻醉喉镜、注射泵、加温仪、简易呼吸囊。②检测氧气源和吸引装置压力。③根据患者体重选择合适的喉罩及医用润滑剂、喉镜、注射器、吸痰管等。同时备好气管插管用品，便于喉罩置入不能满足需要时能及时更换为气管插管。④困难气道麻醉用具，如支气管纤维镜、可视喉镜。

（3）药物准备：按医嘱准备镇痛药、镇静药、肌肉松弛药、胶体和常规急救药品（包括阿托品、麻黄碱、肾上腺素、多巴胺、间羟胺等）、0.9%氯化钠溶液 500mL。

2. 喉罩置入操作的配合

（1）LMA 使用前检查：漏气检查；轻度过度充气检查；弯曲度检查——弯曲 180°是否能恢复原状。

（2）通气罩的前端背面应涂抹医用润滑剂，润滑剂避免触及套囊的前缘。

（3）麻醉诱导后将患者头后仰，头部呈后仰伸位，口腔张开。

（4）按喉罩使用操作步骤（A. 以执笔式握持喉罩，将背尖部正对上切牙放置；B. 用示指辅助，将喉罩沿硬、软腭放入；C. 继续推进，越过舌根，有落空感即到位），配合麻醉医师置入喉罩。

（5）检查喉罩位置是否正确（监测呼气末二氧化碳分压；听诊呼吸音；观察导管内气体的运动；观察胸廓的起伏），放置到位的 LMATM 喉罩。

（6）连接呼吸回路，喉罩套囊注气，固定。

3. 术中护理

（1）若术中需要移动患者头部或麻醉变浅出现头部位置移动时，应及时提醒麻醉医师复查喉罩位置、麻醉机通气状态。

（2）术中漏气、反流的判断：

听：有无漏气声、捻发音。

看：口腔、鼻腔有无气雾溢出。

查：套囊位置有无改变致漏气，潮气量、压力改变。

（3）观察和记录连续动态监测心电图、血压、脉搏变化并记录；记录用药输血、输液情况。

4. 麻醉复苏期护理

（1）准备负压吸引装置、吸痰管及急救药品。手术结束后及时充分清除口腔内分泌物。

（2）拔除喉罩指征：患者完全清醒；自主呼吸恢复，通气良好；有保护反射出现。

（3）患者清醒前不宜将套囊放气，防止反流、误吸。

（4）拔出喉罩后继续面罩吸氧，流量 4~5L/min。再次清理口鼻咽喉内分泌物。

（5）观察和记录①氧饱和度、血压、心率，每 10~15 分钟记录 1 次。②自主呼吸频率、节律、潮气量，每 10~15 分钟记录 1 次。③有无肺误吸、喉头水肿、气管塌陷等并发症表现。④神志恢复情况及对刺激的反应。⑤疼痛程度。⑥出入量，包括输血（液）量及尿量、引流量等。⑦外科专科情况及皮肤情况。

（6）体位护理：患者未清醒时，平卧位头偏一侧，清醒后可抬高头部 15°~20°。做好身体及四肢约束和固定，防止坠床或其他意外的发生。

（7）注意保暖，防止低温。

（8）转出麻醉恢复室的标准：①患者在恢复室停留>30 分钟，神志完全清醒，正确对答。婴幼儿能睁眼，哭声响亮。②观察指标平稳。③停吸氧气 5~10 分钟，脉搏氧饱和度>94%。当停氧后血氧饱和度持续<94%，请示麻醉医生，由医生评估患者后决定是否转出恢复室。④对镇痛剂的要求间隔时间>15 分钟。⑤转出 PACU 评分达到 8 分及以上。⑥STEWARD 评分达 4 分以上。

⑦疼痛视觉模拟评分法评分≤3 分。

（9）转回普通病房后的护理建议①持续监护脉搏氧饱和度、脉搏、血压≥8 小时。②持续鼻导管吸氧≥8 小时，流量 2~4L/min。③观察呼吸频率和节律，每 15~30 分钟记录 1 次，连续 2 小时。④及时清除呼吸道分泌物。

第三节　硬脊膜外腔阻滞麻醉的护理

一、概述

将局部麻醉药注入硬脊膜外间隙，阻滞脊神经根，使其支配的区域产生暂时性麻痹，称为硬膜外腔阻滞麻醉。

二、护理常规

1. 麻醉前准备

（1）嘱患者麻醉前禁食≥8 小时，术前一天行全身皮肤清洁。

（2）麻醉器械、设备准备：麻醉机、心电监护仪、氧气、吸引装置。

（3）物品、药品准备：成人或儿童硬膜外穿刺包（含穿插针、导管、无菌敷料）、2%利多卡因或其他局部麻醉药；急救药品包括麻黄碱、肾上腺素、阿托品等。

（4）急救插管用物：麻醉喉镜、气管导管、简易呼吸囊、听诊器。

（5）建立上肢静脉通道。

（6）麻醉开始前测量和记录首次体温、血氧饱和度、心率、呼吸、血压。

2. 麻醉中的护理配合及观察记录

（1）向患者解释麻醉过程，指导患者配合麻醉穿刺。

（2）协助患者采取侧卧位，头部垫小枕，背部紧靠床沿，下颌尽量紧贴胸前，双手抱膝，膝部尽量紧贴腹壁。

（3）按外科手术切口要求行穿刺部位皮肤消毒。范围：上至肩胛下角，下至尾椎，两侧至腋后线。

（4）连续动态监测心电图、血压、心率、呼吸、血氧饱和度，每10~15分钟记录1次。

（5）观察口唇黏膜、皮肤及术野血液颜色，面罩供氧。

（6）观察记录输血、输液量与尿量、出血量，根据血容量情况调整输液速度及输液种类。

（7）常见并发症的观察及对症护理：①局部麻醉药全身中毒反应：其症状与处理详见局部麻醉的护理。②全脊髓麻：为最严重并发症。主要表现为低血压、呼吸抑制。应加快输液速度，按医嘱使用血管收缩药，同时做好急救插管准备。③头痛、神经损伤：头痛常出现于硬膜穿破后6~72小时，直立位时头痛加剧而平卧位后好转，此时嘱患者卧床休息，按医嘱对症处理；穿刺中患者出现触电感或痛感，警惕神经根损伤；下肢疼痛、麻木严重时按医嘱对症处理，2周内多数患者症状缓解。

3. 麻醉复苏期护理

（1）拔除硬膜外导管后消毒穿刺部位周围皮肤，覆盖无菌纱布。

（2）观察下肢活动情况。

（3）监测血压、心率、呼吸、血氧饱和度，每10~15分钟记录1次。

（4）面罩或鼻导管供氧。

（5）继续密切观察麻醉平面及患者主诉。

（6）外科专科情况及皮肤情况。

第四节　蛛网膜下腔阻滞麻醉的护理

一、概述

蛛网膜下腔阻滞是指把局部麻醉药注入蛛网膜下腔，使脊神经根、脊根神经节及脊髓表面部分产生不同程度的阻滞，简称脊麻。

二、护理常规

1. 麻醉前准备

（1）患者准备：麻醉前禁食≥8小时，术前1天行全身皮肤清洁。

（2）麻醉器械、设备准备：麻醉机、心电监护仪、氧气、吸引装置。

（3）物品、药品准备：腰麻包（含穿插针、无菌敷料）、2%利多卡因或其他局部麻醉药；急救药品包括麻黄碱、肾上腺素、阿托品等。

（4）急救气管插管用物：麻醉喉镜、气管导管、简易呼吸囊、听诊器。

（5）建立上肢静脉通道。

（6）麻醉开始前测量和记录首次体温、心率、血氧饱和度、呼吸、血压。

2. 麻醉中的护理观察及记录

（1）向患者解释麻醉过程，指导患者配合麻醉穿刺。

（2）协助患者取侧卧位，头下垫小枕，背部紧靠床沿，下颌尽量紧贴胸前，双手抱膝，膝部尽量紧贴腹壁。

（3）按外科手术切口要求行穿刺部位皮肤消毒。穿刺部位：成人腰 2 以下，儿童腰 3 以下腰椎间隙。消毒范围：穿刺点上下 15cm 以上，两侧腋后线。

（4）连续监测心电图、血压、心率、呼吸、血氧饱和度，每 10～15 分钟记录 1 次。

（5）观察口唇黏膜、皮肤及术野血液颜色，面罩供氧。

（6）记录输液/血量与尿量、出血量，根据血容量情况调整输液速度及输液种类。（7）停留导尿管。

（8）并发症的观察及对症护理：①低血压：加快输液速度，成人 15 分钟内输入液体 200～300mL，按医嘱予血管收缩药。②恶心呕吐：面罩吸氧，流量 4～5L/min，加快输液速度，按医嘱静脉使用麻黄碱、镇吐药如恩丹司琼。③头痛：去枕平卧。轻度头痛卧床休息 2～3 天可自行缓解；中度头痛应增加晶体液补充。按医嘱使用镇痛药。④若麻醉平面在胸 2 及以上，应警惕全脊麻，做好急救气管插管准备。

3. 麻醉复苏期护理

（1）检查穿刺部位皮肤覆盖的无菌纱布有无潮湿，及时更换潮湿纱布。

（2）观察下肢活动情况，麻醉后去枕平卧≥6 小时。

（3）连续监测血压、心率、呼吸、血氧饱和度，每 10～15 分钟记录 1 次。

（4）面罩或鼻导管供氧。

（5）继续密切观察麻醉平面及患者主诉。

第五节　蛛网膜下腔-硬膜外腔联合麻醉的护理

一、概述

蛛网膜下腔-硬膜外腔联合麻醉已广泛应用于下腹部、盆腔以及下肢手术。但精神病、严重神经官能症者，小儿等不合作患者，严重低血容量、凝血功能异常、穿刺部位感染、中枢神经系统疾病以及脊椎外伤患者禁用。

二、护理常规

1. 麻醉前准备

（1）患者准备：麻醉前禁食≥8 小时，术前 1 天行全身皮肤清洁，建立上肢静脉通道。麻醉开始前测量和记录首次体温、心率、血氧饱和度、呼吸、血压。

（2）麻醉器械、设备准备：麻醉机、心电监护仪、氧气、吸引装置。

（3）物品、药品准备：腰硬联合麻醉包（含穿插针、导管、无菌敷料）、2%利多卡因或其他局部麻醉药；急救药品包括麻黄碱、肾上腺素、阿托品等。

（4）急救气管插管用物：麻醉喉镜、气管导管、简易呼吸囊、听诊器。

2. 麻醉中的护理观察及记录

（1）向患者解释麻醉过程，指导患者配合麻醉穿刺。

（2）协助患者取侧卧位，头下垫小枕，背部紧靠床沿，下颌尽量紧贴胸前，双手抱膝，膝部尽量紧贴腹壁，严重肥胖患者可采用坐位。

（3）按外科手术切口要求行穿刺部位皮肤消毒。消毒范围：穿刺点上下 15cm 以上，两侧腋 后线。

（4）连续监测心电图、血压、心率、呼吸、血氧饱和度，每 10~15 分钟记录 1 次。

（5）观察口唇黏膜、皮肤及术野血液颜色，面罩供氧。

（6）记录输液、输血量与尿量、出血量，根据血容量情况调整输液速度及输液种类。

（7）停留导尿管。

（8）并发症的观察及对症护理：①蛛网膜下腔阻滞麻醉后，须严密监测血压、心率，每 60~90 秒测量 1 次，每 10~15 分钟测定呼吸功能。若出现低血压，可保持患者头低足高位，同时按医嘱补充血容量或给予血管活性药物（如麻黄碱、间羟胺等），直到血压回升为止。对心率缓慢者可考虑静脉注射阿托品 0.2~0.5mg 以降低迷走神经张力。②当蛛网膜下腔阻滞麻醉作用开始减弱或消退（在用药 60 分钟左右），需要经硬膜外腔追加药物时，注意观察硬膜外麻醉的并发症。详见第三节硬膜外腔阻滞麻醉。

3. 麻醉复苏期护理

（1）检查穿刺部位皮肤覆盖的无菌纱布有无潮湿，及时更换潮湿纱布。

（2）观察下肢活动情况，麻醉后去枕平卧≥6 小时。

（3）连续监测血压、心率、呼吸、血氧饱和度，每 10~15 分钟记录 1 次。

（4）面罩或鼻导管供氧。

（5）继续密切观察麻醉平面及患者主诉。

（6）外科专科情况及皮肤情况。

（7）转出麻醉恢复室标准：

距离最后 1 次使用局部麻醉药时间≥20 分钟。

第六节　全凭静脉麻醉——非气管插管的护理

一、概述

全凭静脉麻醉也称作全静脉麻醉（Total intravenous anesthesia，TIVA），是指完全采用静脉麻醉药及静脉麻醉辅助药的一种麻醉方法。其优点是诱导迅速，对呼吸道无刺激，患者舒适，苏醒较快。

二、护理常规

1. 麻醉前准备

（1）患者准备①无上呼吸道感染症状；麻醉前戒烟、酒；解释药物的刺激性。②成人禁食≥8 小时，婴幼儿禁食≥4 小时，禁饮（糖水、清果汁）≥2 小时。③嘱患者取下活动义齿、首饰、手表、戒指等。按医嘱执行麻醉前用药。④麻醉开始前测量和记录首次体温、血压、心率、血氧饱和度、呼吸。⑤建立上肢静脉通道。

(2) 麻醉器械、设备、耗材准备：①多功能麻醉机、心电监护仪、听诊器、简易呼吸囊。②氧气源和吸引装置。③一次性耗材：麻醉面罩、呼吸回路、吸痰管、口咽通气管。④抢救用品：麻醉喉镜、气管导管或喉罩、导管芯、吸附器、过滤器。

(3) 药物：按医嘱准备镇痛药、镇静药（如丙泊酚、芬太尼等）；抢救药品包括麻黄碱、肾上腺素、阿托品等。

2. 麻醉中的护理观察及记录

(1) 连续动态监测心电图、血压、心率、呼吸、血氧饱和度，每 10~15 分钟记录 1 次。

(2) 协助填写麻醉记录单，记录用药时间点、用量。记录麻醉手术期间输注液体种类和总量。

(3) 注意患者呼吸频率和节律，随时做好气管插管准备。

(4) 按需要给予液体加温、患者身体保温。

3. 麻醉复苏期护理

(1) 连续动态监测心电图、血压、心率、呼吸、血氧饱和度，每 10~15 分钟记录 1 次。

(2) 去枕平卧位头偏一侧，清醒后可抬高头部 15°~20°，做好身体及四肢约束和固定。

(3) 面罩或鼻导管供氧。

(4) 注意观察外科专科情况并做好相应的护理。

第七节　神经阻滞麻醉的护理

一、概述

将局部麻醉药注射至神经干、神经丛或神经节旁，暂时地阻断该神经的传导功能，使受该神经支配的区域产生麻醉作用，称为神经阻滞，也称为传导阻滞或传导麻醉。臂神经丛阻滞适用于肩关节以下的上肢手术。颈神经丛阻滞适用于颈项部的手术。

二、护理常规

1. 麻醉前准备

(1) 患者准备：①患者麻醉前禁食≥8 小时，术前 1 天行全身皮肤清洁。②建立上肢静脉通道。③麻醉开始前测量和记录首次体温、心率、血氧饱和度、呼吸、血压。

(2) 麻醉器械、设备、耗材准备：①常用物品：多功能麻醉机、心电监护仪、听诊器、麻醉面罩、呼吸回路、吸痰管、口咽通气管。②吸引装置、氧气源。③穿刺用品：皮肤消毒液、无菌敷料、穿刺针、注射器、连接导管、神经刺激仪。④抢救用品：简易呼吸囊、气管导管、麻醉喉镜。

(3) 药品：局部麻醉药（0.75%丁哌卡因、1%罗哌卡因、2%利多卡因等）、抢救药品(麻黄碱、肾上腺素、阿托品等)。

2. 麻醉中的护理观察及记录

（1）向患者解释麻醉过程，指导患者配合麻醉穿刺。

（2）臂神经丛阻滞采用锁骨上阻滞法时患者取仰卧位，双臂靠身体平放，头转向对侧，肩下垫一小枕；采用腋路阻滞法时患者取仰卧位，上臂外展 90°，前臂屈曲 90°，充分暴露腋窝。颈丛阻滞患者取仰卧位，去枕，头偏向对侧。

（3）消毒穿刺部位皮肤，直径 15～20cm，铺消毒孔巾或治疗巾，做好神经阻滞麻醉穿刺操作的配合。

（4）连续监测心电图、血压、心率、呼吸、血氧饱和度，每 10～15 分钟记录 1 次。

（5）面罩吸氧，流量 4～5L/min。

（6）并发症的观察及护理：①臂神经丛阻滞麻醉常见并发症：a. 气胸：处理方法依气胸严重程度及发展情况而采取不同的措施。小量气胸可继续严密观察，一般多能自行吸收；大量气胸（一侧肺受压>30%）伴有呼吸困难时应行胸腔抽气或胸腔闭式引流。b. 出血及血肿：局部压迫止血。c. 局部麻醉药毒性反应：其症状与处理详见本章第九节局部麻醉的护理。②颈神经丛阻滞麻醉常见并发症：a. 高位硬膜外麻醉及全脊髓麻醉：指药液误入硬膜外间隙或蛛网膜下间隙。应注意观察麻醉平面及呼吸情况。b. 局部麻醉药毒性反应：其症状与处理详见本章第九节局部麻醉的护理。③膈神经麻痹：注意患者有无胸闷及潮气量减少的表现，如出现膈神经阻滞应及时面罩吸氧，并及时辅助呼吸。④喉返神经阻滞：患者声音嘶哑或失声，甚至出现呼吸困难，应辅助呼吸。⑤霍纳综合征：阻滞侧眼睑下垂、瞳孔缩小、眼结膜充血、鼻塞、面部发红及无汗。药物半衰期过后症状可自行消失。⑥椎动脉损伤引起血肿：患者发生惊厥时应做好约束保护，避免发生意外的损伤。

3. 麻醉复苏期护理

（1）面罩或鼻导管供氧。

（2）观察穿刺部位有无渗血，保持穿刺部位的无菌。

（3）监测血压、心率、呼吸、脉搏氧饱和度至少 30～60 分钟，待生命体征稳定后方可停止 监测。

（4）观察外科专科情况。

（5）嘱患者卧床休息 30～60 分钟，无头痛头晕后方可下床活动。

（孙 琳）

参考文献

[1] 尤黎明．内科护理学［M］．北京：人民卫生出版社，2012.
[2] 陈燕，李卫国．外科护理学［M］．湖南：湖南科技出版社，2013.
[3] 刘晓东，刘绪荣．外科护理技术［M］．南京：东南大学出版社，2011.
[4] 张潮鸿，江领群．临床护理实践技能［M］．北京：科学出版社，2016.
[5] 唐前．内科护理［M］．重庆：重庆大学出版社，2016.
[6] 刘峰．临床护理指南［M］．北京：军事医学出版社，2011.
[7] 温贤秀，张义辉．优质护理临床实践［M］．上海：上海科学技术出版社，2012.
[8] 杨莘．神经内科临床护理思维与实践［M］．北京：人民卫生出版社，2013.
[9] 古海荣，吴世芬．基础护理技术［M］．北京：人民卫生出版社，2013.
[10] 俞卫锋，石学银，姚尚龙．临床麻醉学理论与实践［M］．北京：人民卫生出版社，2017.
[11] 吴惠平，付方雪．现代临床护理常规［M］．北京：人民卫生出版社，2018.
[12] 黄人健，李秀华．护理学高级教程［M］．北京：科学出版社，2018.
[13] 于卫华．护理常规［M］．合肥：中国科学技术大学出版社，2017.
[14] 黄金月，夏海鸥．高级护理实践［M］．北京：人民卫生出版社，2018.
[15] 赵孟磊，张成功，黄凤鸣．骶管阻滞麻醉与临床护理［M］．北京：科学技术文献出版社，2019.
[16] 陈湘玉．新编临床护理指南（护理常规卷）［M］．南京：江苏科学技术出版社，2010.
[17] 程国龙，喜爱梅．儿科护理学［M］．上海：第二军医大学出版社，2010.
[18] 王立新．新生儿护理技术［M］．北京：人民军医出版社，2010.
[19] 吴橙香，窦丽丽．基础护理技术［M］．郑州：河南科学技术出版社，2012.
[20] 侯友贤．恶性肿瘤放疗与康复［M］．北京：人民卫生出版社，2015.